간호사를 위한

알기쉬운

원가관리

임지영 • 노원정 • 김주행 공저

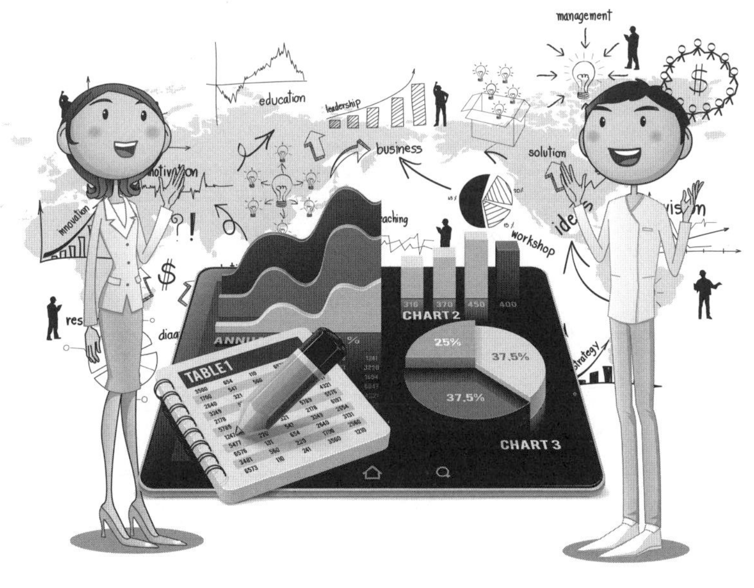

사이언스

| 저자 약력 |

임 지 영
고려대학교 간호대학 졸업
고려대학교 간호학 석사
고려대학교 간호학 박사
고려대학교 경영대학원 MBA 졸업 (관리회계 전공)
현 인하대학교 간호학과 교수
연구 분야: 간호조직 성과관리, 간호원가관리,
간호서비스 경제성 분석
재가간호 시스템 구축 및 평가

노 원 정
고려대학교 간호대학 졸업
고려대학교 간호학 석사
고려대학교 간호학 박사
현 가천대학교 간호대학 조교수
연구 분야: 간호성과관리, 간호원가관리,
간호서비스 경제성 평가

김 주 행
인하대학교 간호학과 졸업
Eastern University Health Services Management (USA) 석사
현 인하대학교 간호학과 박사과정
연구 분야: 간호원가관리, 간호성과관리, 간호조직관리

"간호사를 위한 알기쉬운 원가관리"는 한국연구재단의 지원을 받아 개발한 "디지털리터러시를 활용한 시뮬레이션 기반 간호원가분석 교육 프로그램"의 교육 교재입니다. 온라인 동영상 및 유튜브 동영상과 함께 학습할 수 있도록 구성되었습니다. 온라인 동영상 교육은 KOCW (http://kocw.net) 에 접속하여 무료로 이용할 수 있으며, 유튜브(https://www.youtube.com/)는 검색창에 "알기쉬운 원가관리"로 검색하여 이용할 수 있습니다.

간호사를 위한 알기쉬운 원가관리

초판 1쇄 인쇄 | 2017년 3월 10일
초판 1쇄 발행 | 2017년 3월 15일
지 은 이 | 임지영, 노원정, 김주행
발 행 인 | 황경수
발 행 처 | HN사이언스
주 소 | 121-869 서울시 마포구 연남동 224-26 5층
전 화 | (02)333-7781
팩 스 | (02)338-7782
이 메 일 | hb6569@chol.com
출판등록번호 | 제313-2011-55호

정가 26,000원

ISBN 979-11-8634-701-0 (93510)

머리말

'간호사를 위한 알기 쉬운 재무관리' 를 알고 있는 독자라면 본 '간호사를 위한 알기 쉬운 원가관리' 가 '자매서' 라는 것을 벌써 알아차렸을 것이다. 실제로 제목의 유사성이 말해 주듯이 본 서는 재무관리를 학습한 간호사가 한 차원 높은 조직 관리와 경영 의사결정 능력을 함양할 수 있도록 함을 목표로 완성된 안내서이기 때문이다.

아마도 재무관리를 학습한 독자라면 '그럼 재무제표 작성의 출발점이라 할 수 있는 원가계산은 어떻게 하는 거지...?', 또는 '재무제표 작성은 결국 지난 과거의 성과를 정리하는 것인데.... 실무 관리자에게 필요한 것은 현재 이 시점에서 어떻게 목표 수익을 달성할 것인가?, 이를 위해 어떤 관리 전략을 실행해야 할 것인가? 와 같은 구체적인 방안인데... 이런 방안은 어떻게 수립할 수 있지....?' 하는 생각을 한번 쯤 해 봤을 것이다.

'간호사를 위한 알기 쉬운 원가관리' 는 바로 이런 지점에서 간호사, 간호관리자, 간호경영자가 다음 단계로 jump-up 할 수 있도록 하기 위해 완성된 안내서이다. 때문에 본 서는 단순히 간호원가 계산의 방법적 이해, 기술적 원가계산 방법의 숙달에 그치지 않고, 더 나아가 원가정보를 이용한 조직관리와 성과평가까지, 현대 조직에서 가장 중요한 경영 활동을 원가정보에 기반한 합리적 의사결정 tool을 이용하여 수행할 수 있도록 독자를 안내하고자 한다.

이를 위하여 1장부터 4장까지는 원가회계의 기본 개념과 병원 원가의 구조 그리고 원가계산 방법을 소개하고, 5장과 6장에서는 현재 병원 간호원가계산에서 가장 많이 활용되고 있는 활동기준 원가계산과 시간동인 활동기준원가계산에 대한 자세한 소개를 담았다. 특히 7장은 독자가 간호원가 계산을 직접 수행해 볼 수 있도록 원가계산 시뮬레이션으로 구성하여 엑셀 화일을 다운받아 직접 원가계산 과정을 경험할 수 있도록 하여 이론적 학습이 실무 상황에의 적용으로 연결될 수 있는 연결점을 구성하였다. 끝으로 8장에서는 앞서 언급한 원가정보 기반의 성과평가의 기본 개념과 사례를 제시하여 조직구성원 관점에서 간호관리자 뿐 아니라 간호사가 알아야 할 원가기반 성과평가의 장점을 이해하고 이를 활용할 수 있도록 구성하였다.

바라건대 본 서가 비록 미미하지만 병원 경영자로서의 간호관리자를 꿈꾸는 그리고 지역사회 간호기관의 간호경영자가 되고 싶은 이 시대의 많은 간호사에게 staff nurse에서 nurse manager 나아가 nurse executives가 되는 초석이 되길 바란다.

대표 저자 임 지 영

차 례

PART 3 원가 분석

PART 4 원가 활용

01

원가 이해

제 1 장

원가회계의 기초

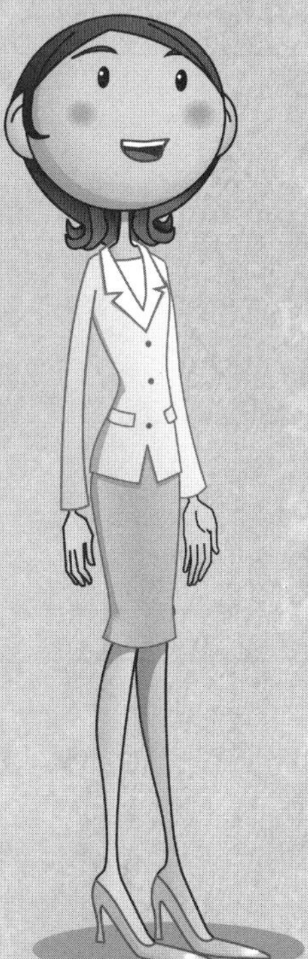

● **학습내용**

1. 원가회계의 개요
2. 원가의 개념과 목적

● **학습목표**

1. 원가계산을 학문적으로 발전시킨 원가회계에 대해 설명할 수 있다.
2. 병원 원가계산을 위한 원가의 개념과 목적에 대해 설명할 수 있다.

1 원가회계의 개요

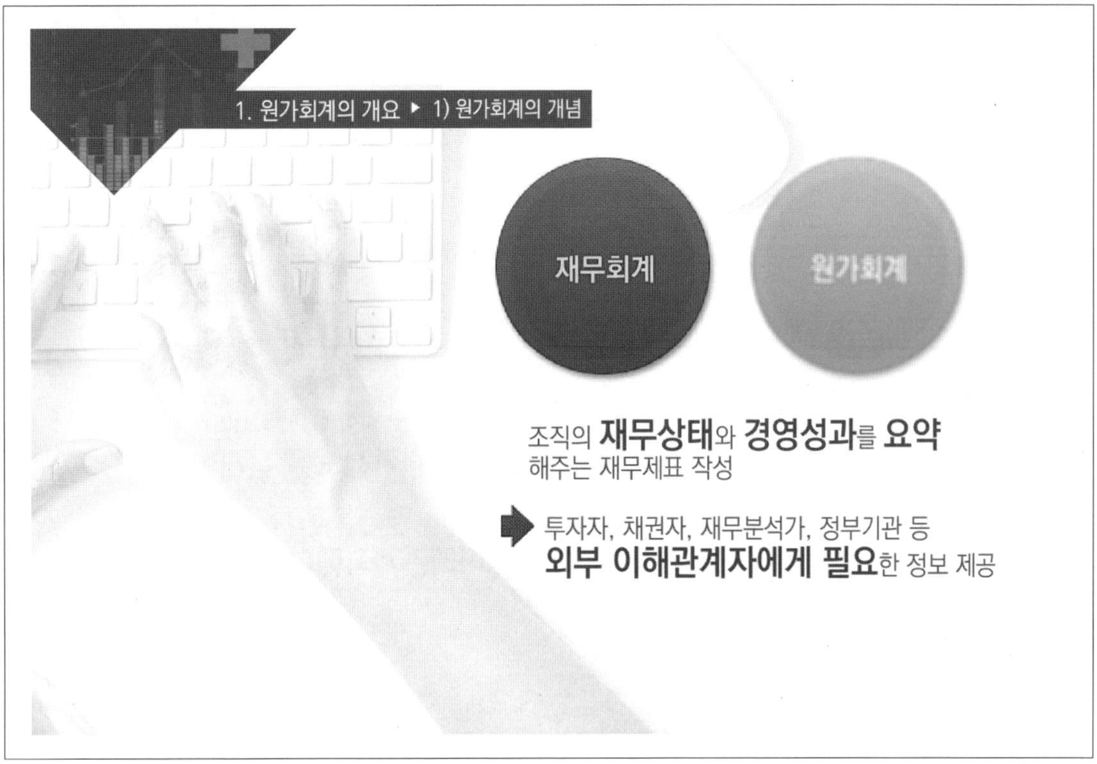

- 정보이용자에 따른 회계의 구분 : 재무회계와 원가회계
- 재무회계 : 조직의 재무상태와 경영성과를 요약해 주는 재무제표 작성을 통해 투자자, 채권자, 재무분석가, 정부기관 등 외부 이해관계자에게 필요한 정보를 제공하는 것에 목적을 둠

1 원가회계의 개요

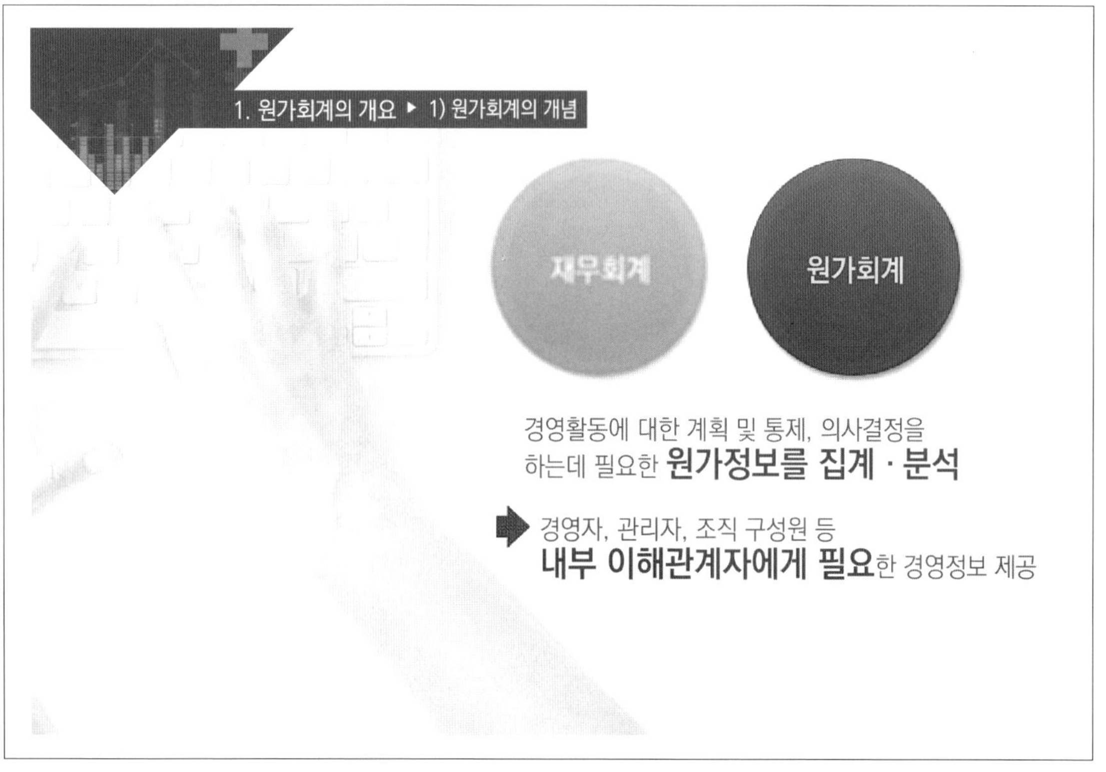

- 원가회계 : 경영활동에 대한 계획 및 통제, 의사결정을 하는데 필요한 원가정보를 집계하고 분석하여 경영자, 관리자, 조직 구성원 등 내부 이해관계자에게 필요한 경영정보를 제공하는 것에 목적을 둠
- 정보이용자
  - 재무회계 : 외부
  - 원가회계 : 내부

1 원가회계의 개요

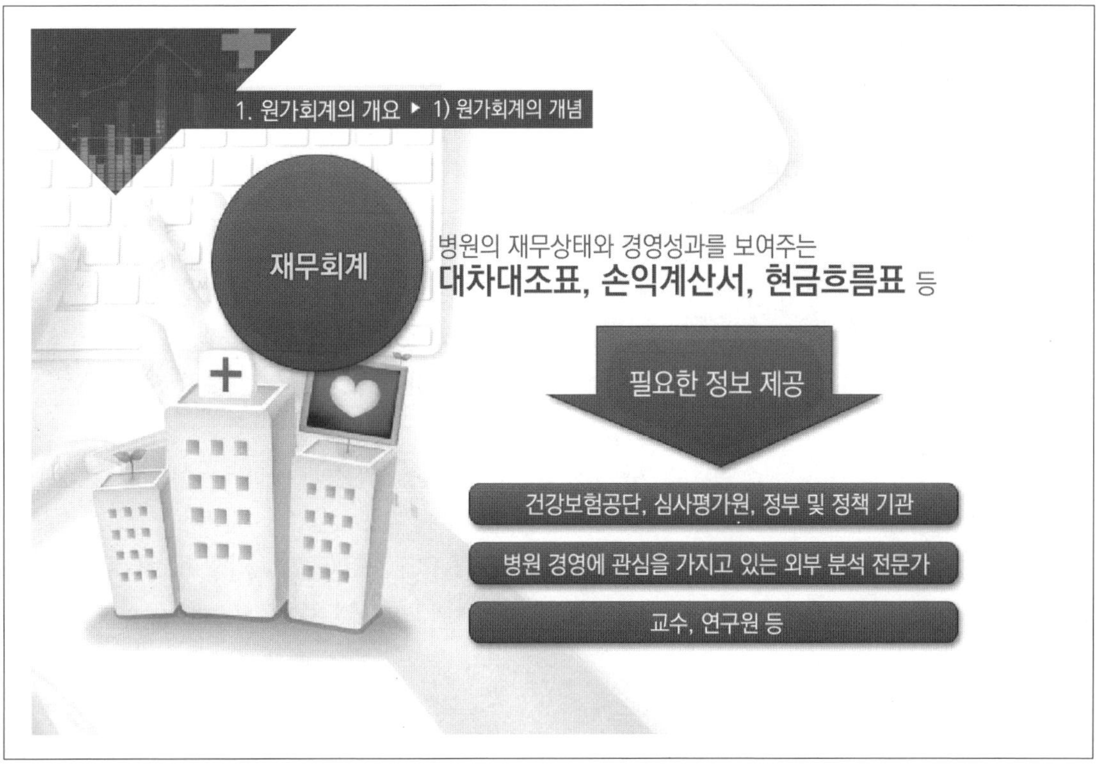

- 병원에서의 재무회계
  - 병원의 재무상태와 경영성과를 보여주는 대차대조표, 손익계산서, 현금흐름표 등을 통해
  - 건강보험공단, 심사평가원, 정부 및 정책기관, 또 병원 경영에 관심을 가지고 있는 외부 분석 전문가나 교수, 연구원 등에게 필요한 정보를 제공

1 원가회계의 개요

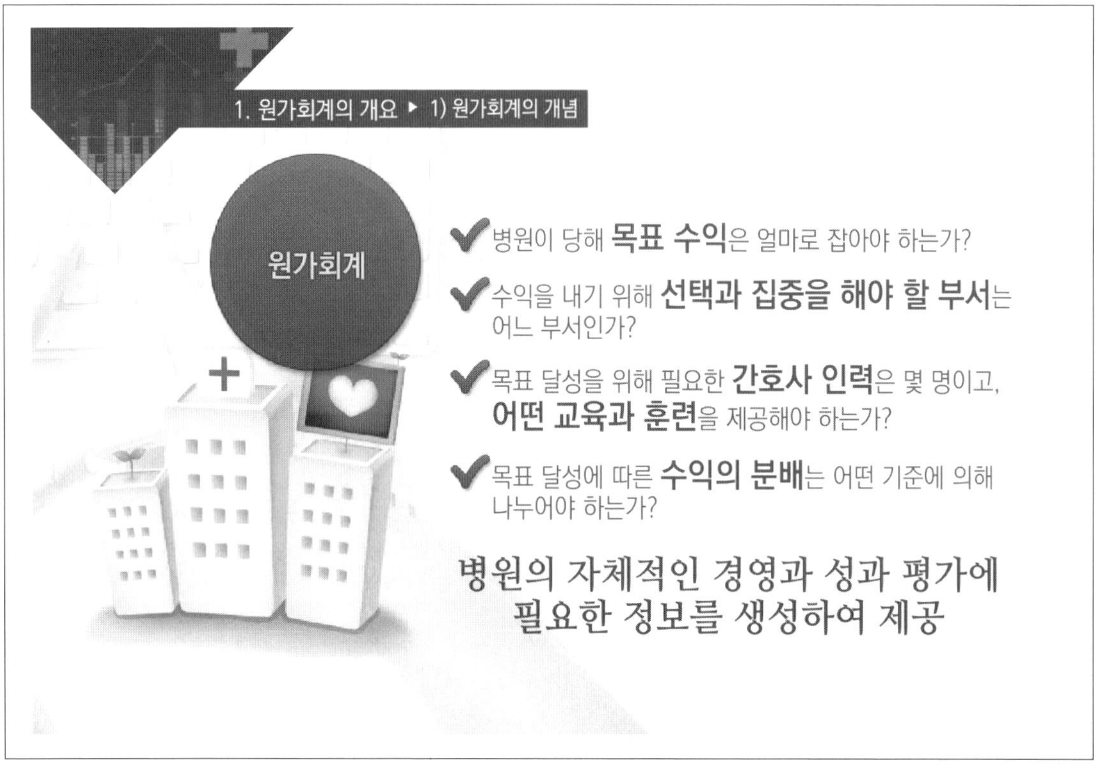

- 병원에서의 원가회계
  - 병원이 당해 목표 수익은 얼마로 잡아야 하는지,
  - 수익을 내기 위해 선택과 집중을 해야 할 부서는 어느 부서인지,
  - 목표 달성을 위해 필요한 간호사 인력은 몇 명이고,
  - 어떤 교육과 훈련을 제공해야 하는지,
  - 목표 달성에 따른 수익의 분배는 어떤 기준에 의해 나누어야 하는지
  - 병원의 자체적인 경영과 성과 평가에 필요한 정보를 생성하여 제공해 주는 것임

1 원가회계의 개요

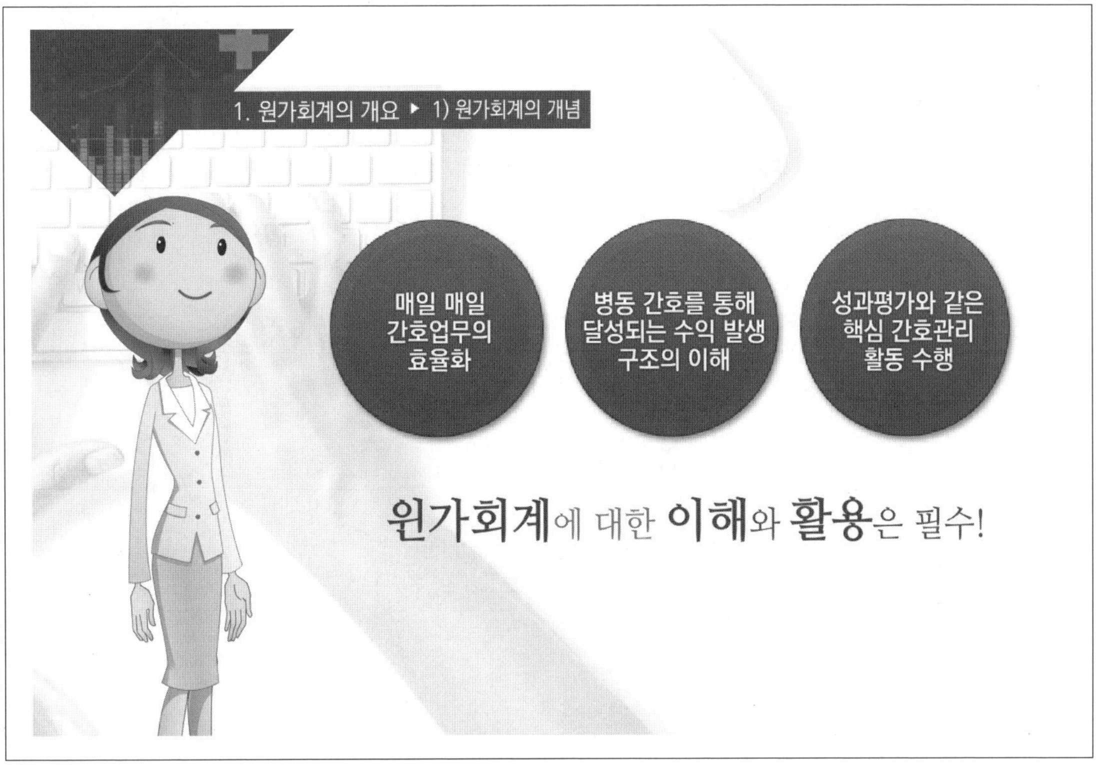

- 내부 조직구성원 중 하나인 간호사의 입장에서는 간호업무의 효율화나 병동 간호를 통해 달성되는 수익 발생 구조의 이해, 간호사 개개인에 대한 성과평가와 같은 핵심 간호 관리 활동을 수행하기 위해서 원가 회계에 대한 이해와 활용은 피할 수 없는 선택임

1 원가회계의 개요

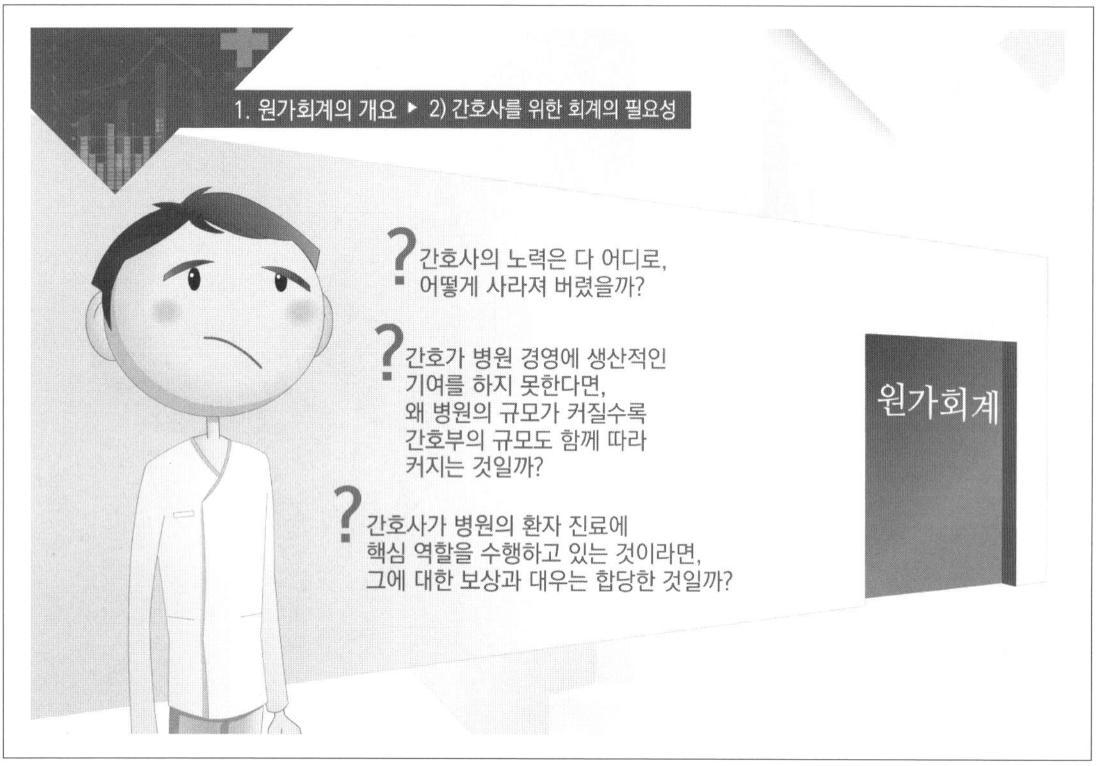

- 간호사를 위한 회계의 필요성 : 다음과 같은 질문에 대한 설명과 이유 탐색 가능
  - 근무시간 내내 환자간호의 일선에서 뛰고 있는 간호사의 노력은 다 어디로, 어떻게 사라져 버리는 것일까?
  - 간호가 병원 경영에 생산적인 기여를 하지 못한다면, 왜 병원의 규모가 커질수록 간호부의 규모도 함께 따라 커지는 것일까?
  - 간호사의 노력이 헛되이 소멸되고 마는 것이 아니라, 병원의 환자 진료에 없어서는 안 될 필수불가결한 핵심 역할을 수행하고 있는 것이라면, 그에 대한 보상과 대우는 합당한 수준일까?

1 원가회계의 개요

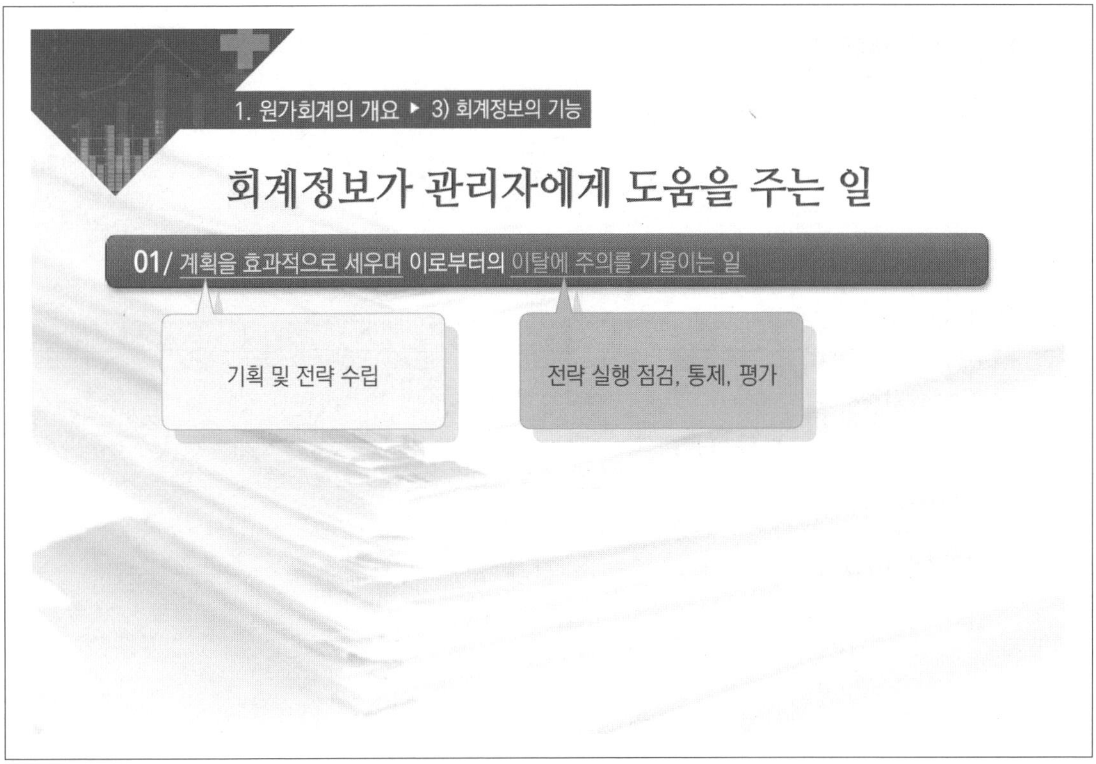

- 계획을 효과적으로 세운다는 것 : 기획 및 전략 수립을 의미
- 이탈에 주의를 기울이는 일 : 수립한 전략에 따라 실제 전략 실행이 이루어지는 지에 대한 점검과 통제, 평가의 기능을 의미

1 원가회계의 개요

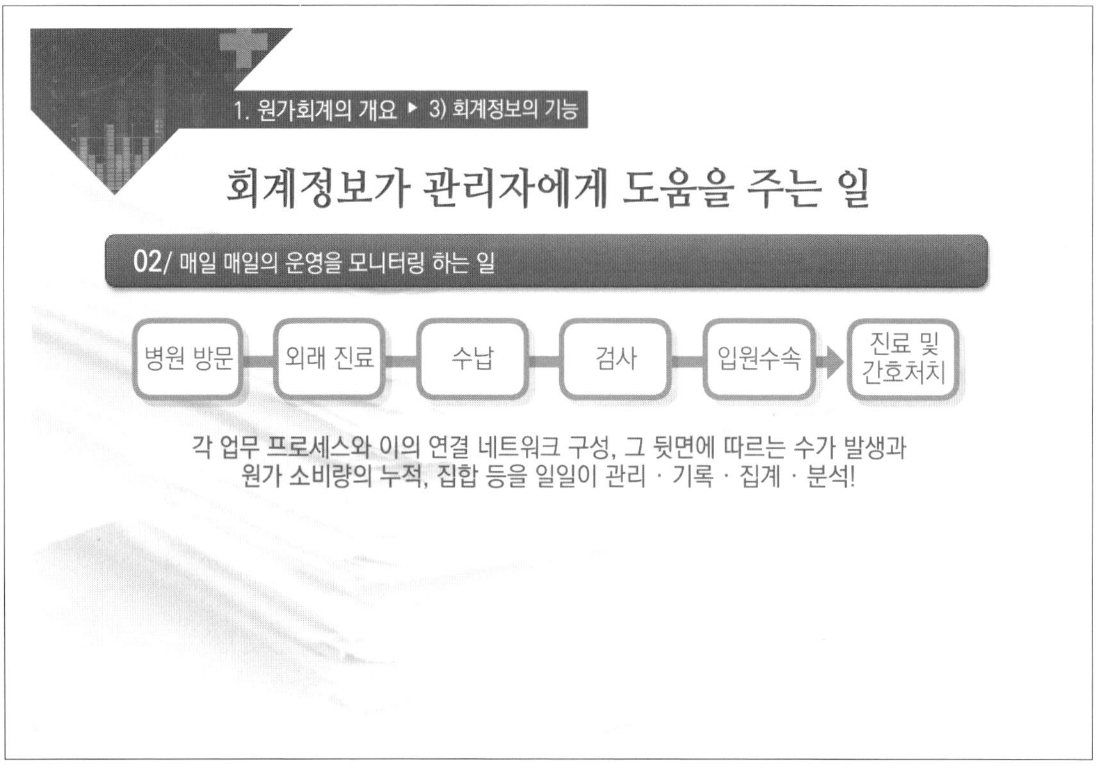

- 매일 운영을 모니터링 하는 일 : 매일 매일 병원에서 일어나는 하나하나의 업무 프로세스와 이의 연결 네트워크 구성, 그리고 그 뒷면에 따르는 수가 발생과 원가 소비량의 누적, 집합 등을 일일이 관리 · 기록 · 집계 · 분석하는 기능을 의미

1 원가회계의 개요

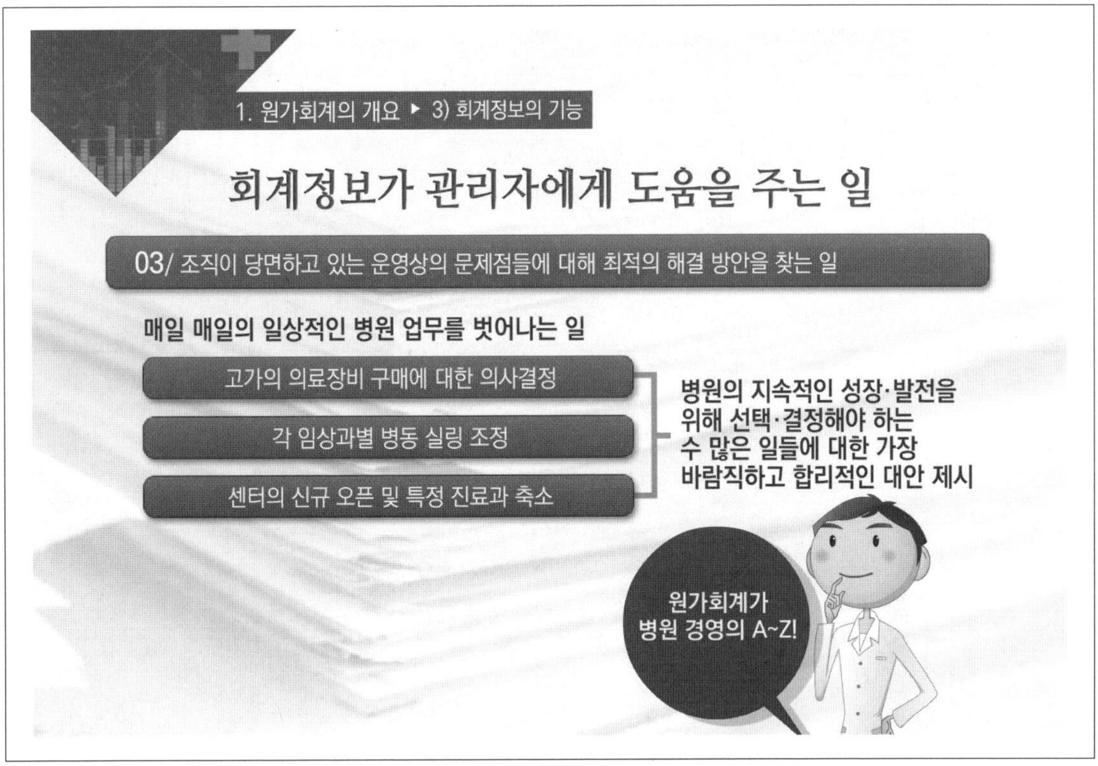

- 조직이 당면하고 있는 운영상의 문제점들에 대해 최적의 해결 방안을 찾는 일
  - 매일 매일의 일상적인 병원 업무를 벗어나는 일
  - 병원의 지속적인 성장과 발전을 위해서 선택과 결정을 내려야 하는 수 많은 일들에 대한 가장 바람직하고 합리적인 대안을 제시하는 일을 의미

1 원가회계의 개요

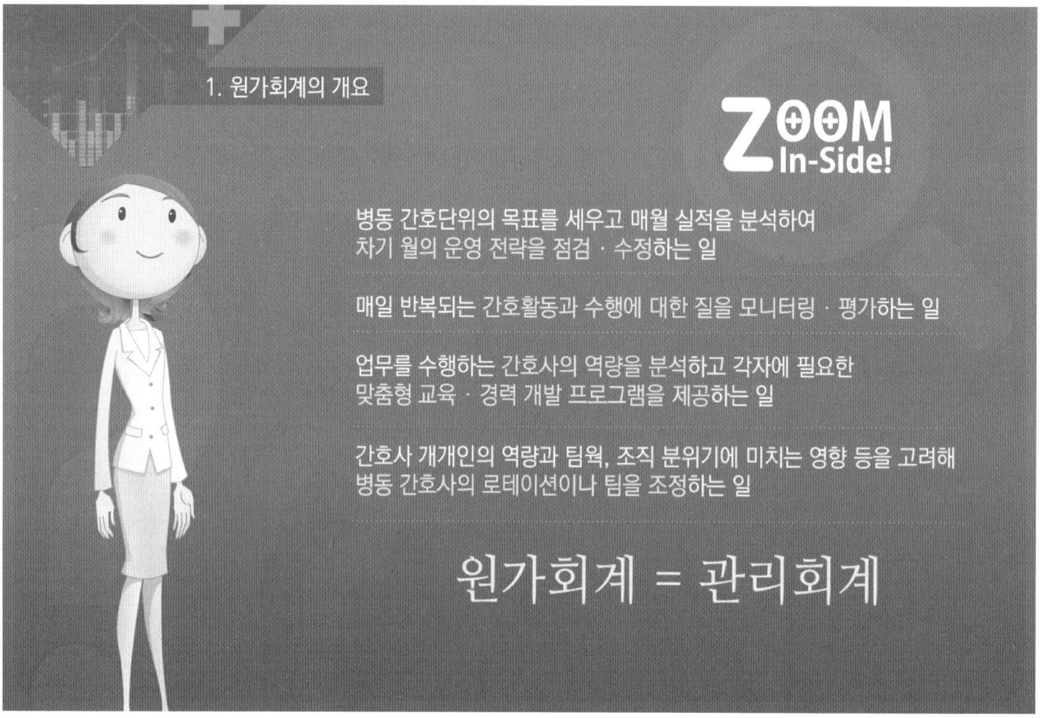

- 간호관리자의 입장에서 원가회계를 통해 근거 또는 자료를 획득할 수 있는 일
  - 간호관리자의 입장에서 보면, 병동 간호단위의 목표를 세우고 매월 실적을 분석하여 차기 월의 운영 전략을 점검하고 수정하는 일
  - 매일 반복되는 간호활동수행에 대한 질을 모니터링하고 평가하는 일
  - 업무를 수행하는 간호사의 역량을 분석하고 각자에 필요한 맞춤형 교육, 경력 개발 프로그램을 제공하는 일
  - 병동 간호사의 로테이션이나 팀 조정시 간호사 개개인의 역량과 팀웍, 조직 분위기에 미치는 영향 등을 종합적으로 고려하여 이를 조정하는 일
- 쉬운 듯 쉽지 않은 간호관리 활동 전반에 대한 합리적인 근거와 자료를 원가회계를 통해서 획득할 수 있어 간호관리자가 원가관리를 이해하는 것은 매우 필요한 관리 역량 중 하나라 할 수 있음

1 원가회계의 개요

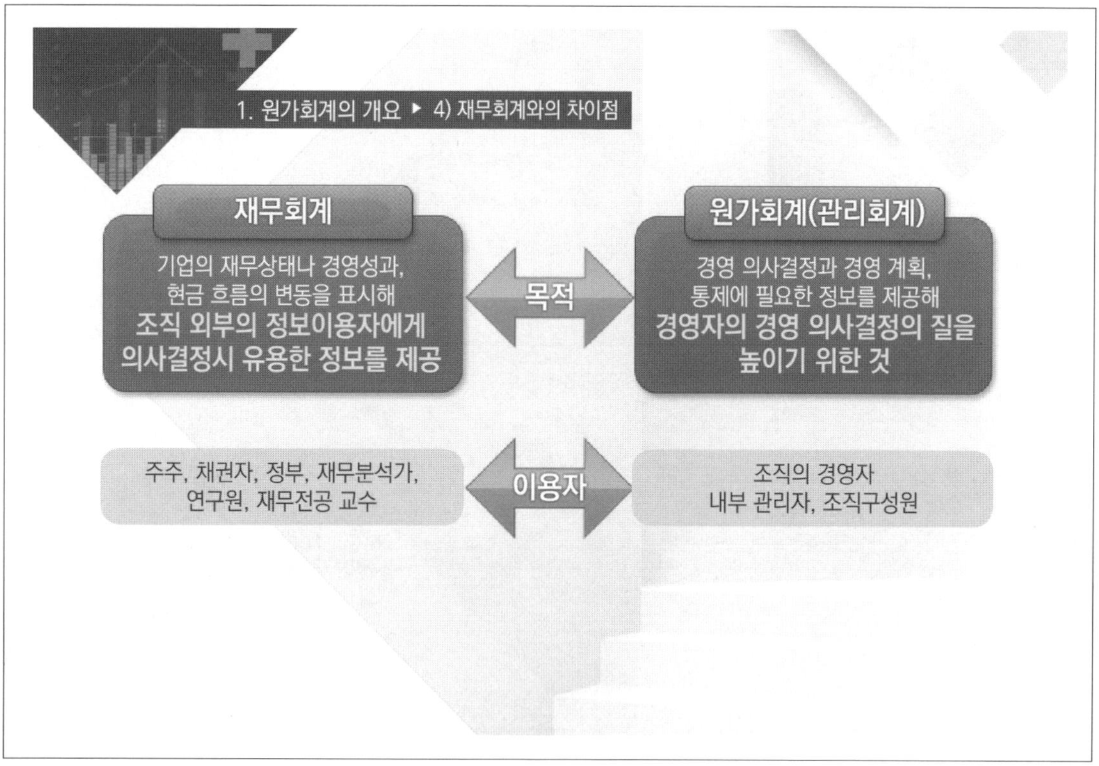

- 재무회계 : 기업의 재무상태나 경영성과, 현금 흐름의 변동을 표시하여 조직 외부의 정보이용자에게 의사결정시 유용한 정보를 제공하고자 함을 목적으로 하는 회계의 일 분야
  - 주요 정보이용자 : 주주, 채권자, 정부, 재무분석가, 연구원, 재무전공 교수 등
- 원가회계 : 경영 의사결정과경영 계획, 통제에 필요한 내부 관리 목적의 정보를 제공하여 경영자의 경영 의사결정의 질을 높이고자 함을 목적으로 하는 회계의 일 분야
  - 주요 정보이용자 : 조직의 경영자 또는 내부 관리자, 조직구성원 등

1 원가회계의 개요

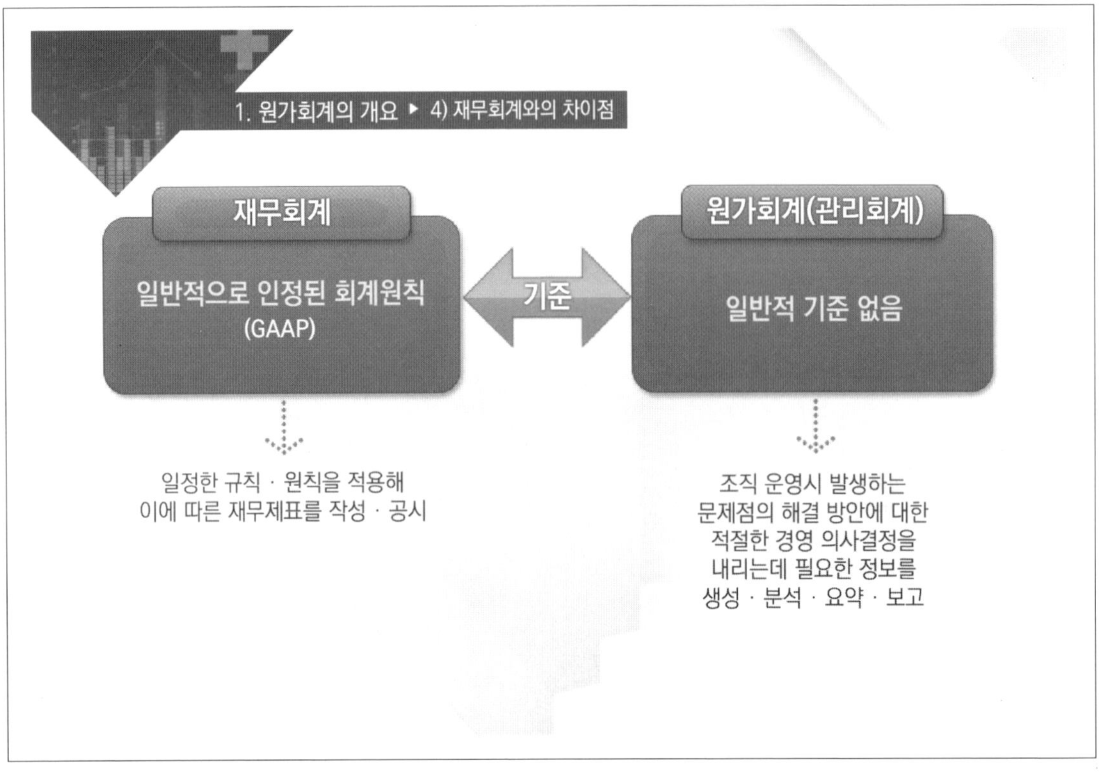

- 재무회계와 관리회계의 차이점 : 회계 정보 및 자료를 분석하고 요약할 때 적용해야 하는 원칙이 있고 없음이 가장 큰 차이점임
  - 재무회계는 GAAP회계원칙에 준하여 모든 재무제표를 분석, 요약, 작성, 보고함
  - 원가회계에서는 GAAP과 같은 일정한 작성 기준이 없음
  - 원가회계는 매일 매일 조직 운영에서 발생하는 문제점에 대한 해결 방안을 찾고, 이에 대한 적절한 경영 의사결정을 내리는 데 필요한 정보를 생성, 분석, 요약, 보고 하는 것이 목적이기 때문에 일정한 분석틀이나 원칙이 존재할 수가 없음

1 원가회계의 개요

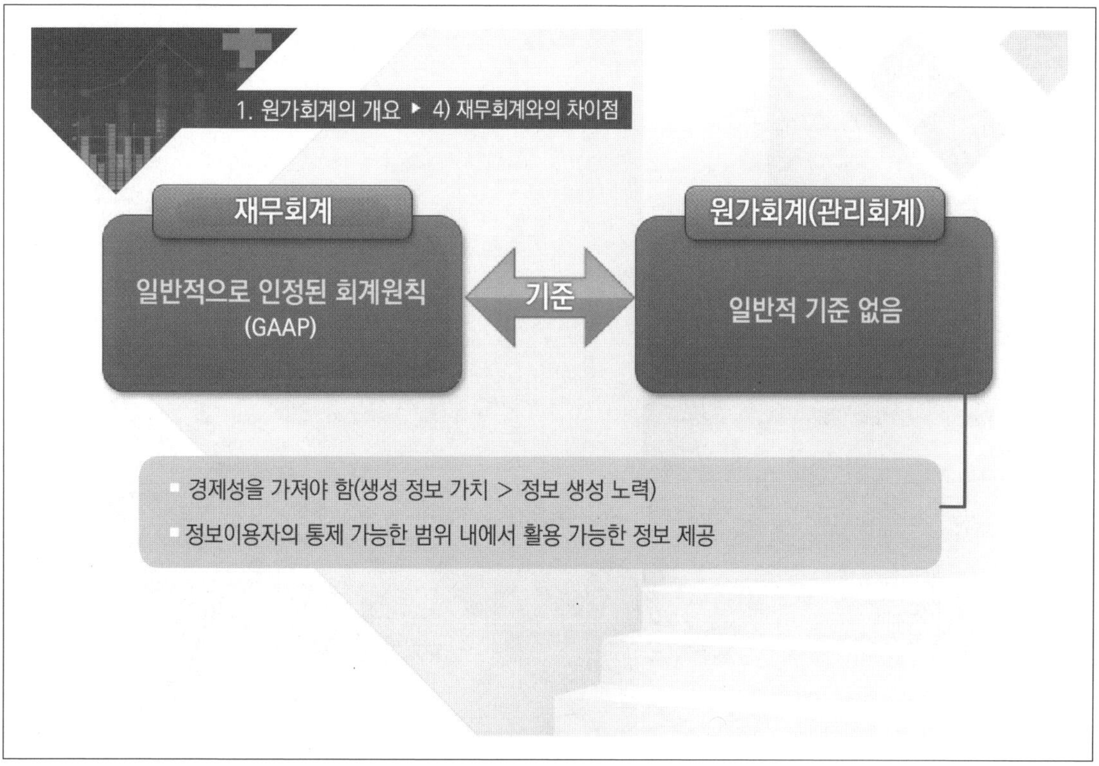

- 원가회계 정보 생성시 유의할 점
  - 정보 생성에 들어간 노력보다 얻어진 정보, 즉 생성되는 정보의 가치가 더 커야 한다는 의미에서 경제성을 가져야 함
  - 정보이용자의 통제 가능한 범위를 고려하여 각자의 권한 범위 내에서 통제 가능하고 활용 가능한 정보를 제공해야 한다는 요건을 충족해야 함

1 원가회계의 개요

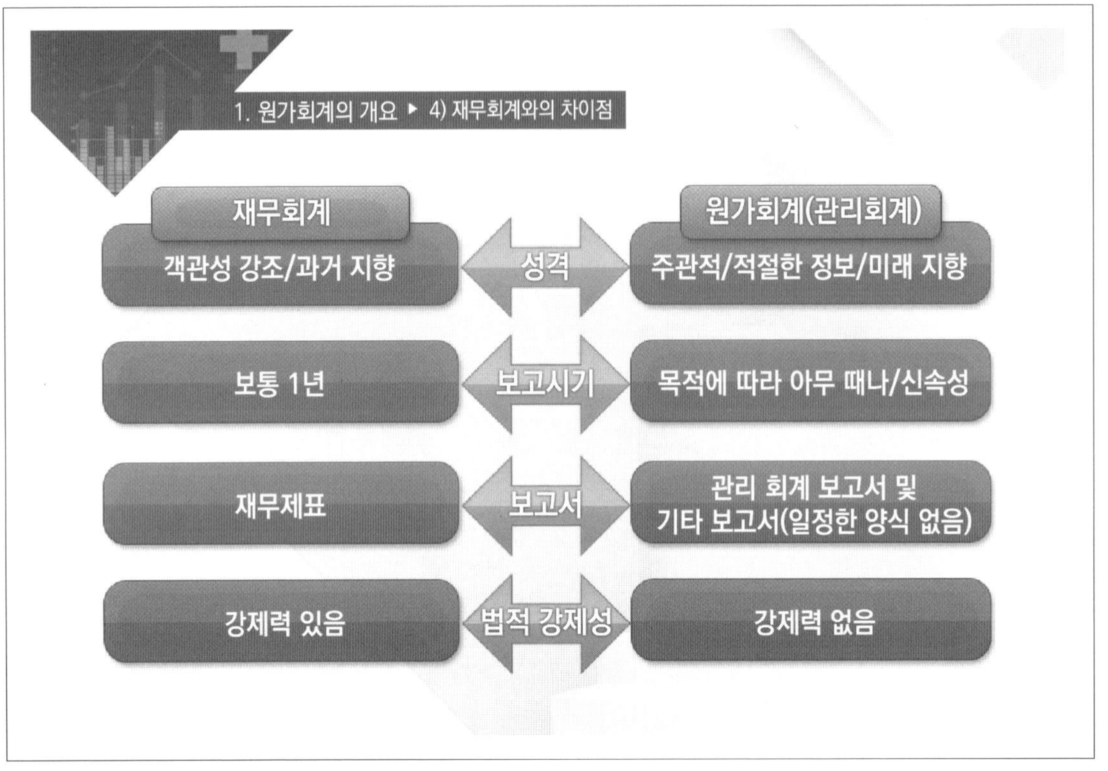

- 재무회계
  - 특징 : 객관성 강조 & 과거지향적
  - 활동 결과물 : 대차대조표, 손익계산서와 같은 재무제표 보고서 (보통 1년 주기)
  - 법적 강제력 : 있음
- 원가회계
  - 특징 : 주관적 & 적절한 정보 & 미래지향적
  - 활동 결과물 : 양식이나 틀이 정해져 있지 않음
  - 법적 강제력 : 없음

2 원가의 개념과 목적

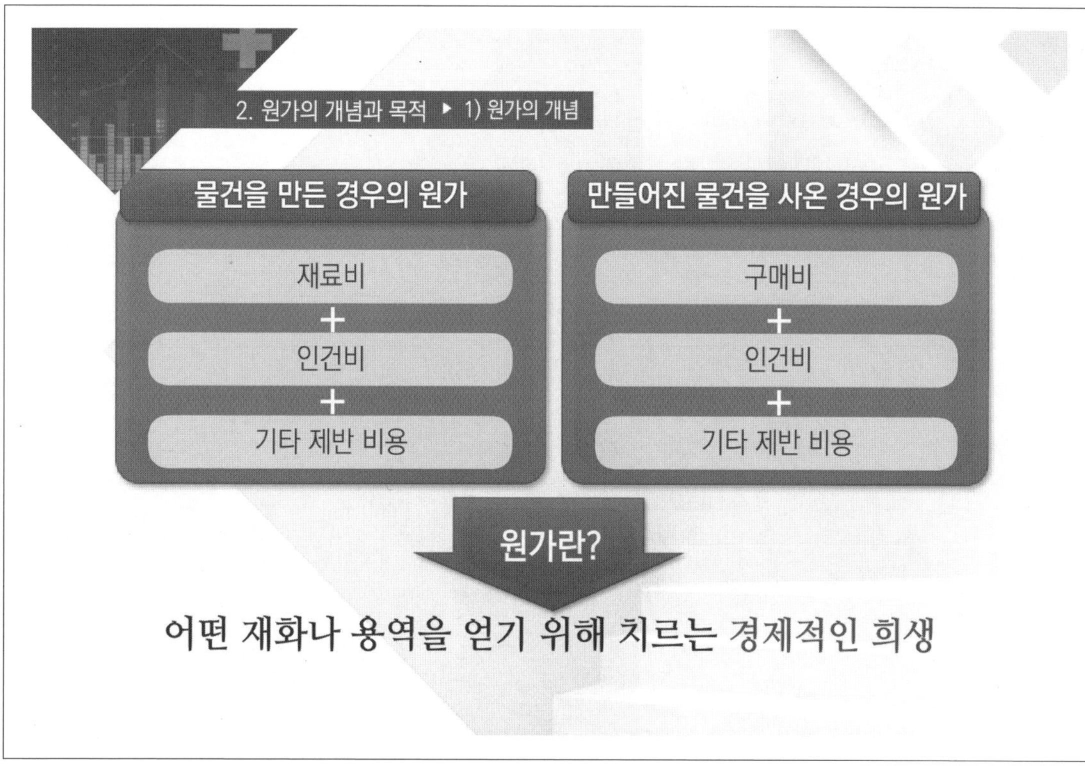

- 원가의 개념
  - 일반적으로는 물건을 만들었을 경우, 그 때 들어간 재료비와 인건비, 기타 제반 비용을 포함하여 물품 제조에 들어간 돈
  - 또는 이미 만들어진 물건을 사온 경우, 물품 구매비와 구매 업무를 진행한 담당자의 인건비, 기타 제반 비용을 포함한 돈
  - 학문적으로는 사람들이 일상생활에 필요한 여러 가지 재화를 획득하거나 서비스를 제공받기 위하여 치르는 경제적 희생을 의미

2 원가의 개념과 목적

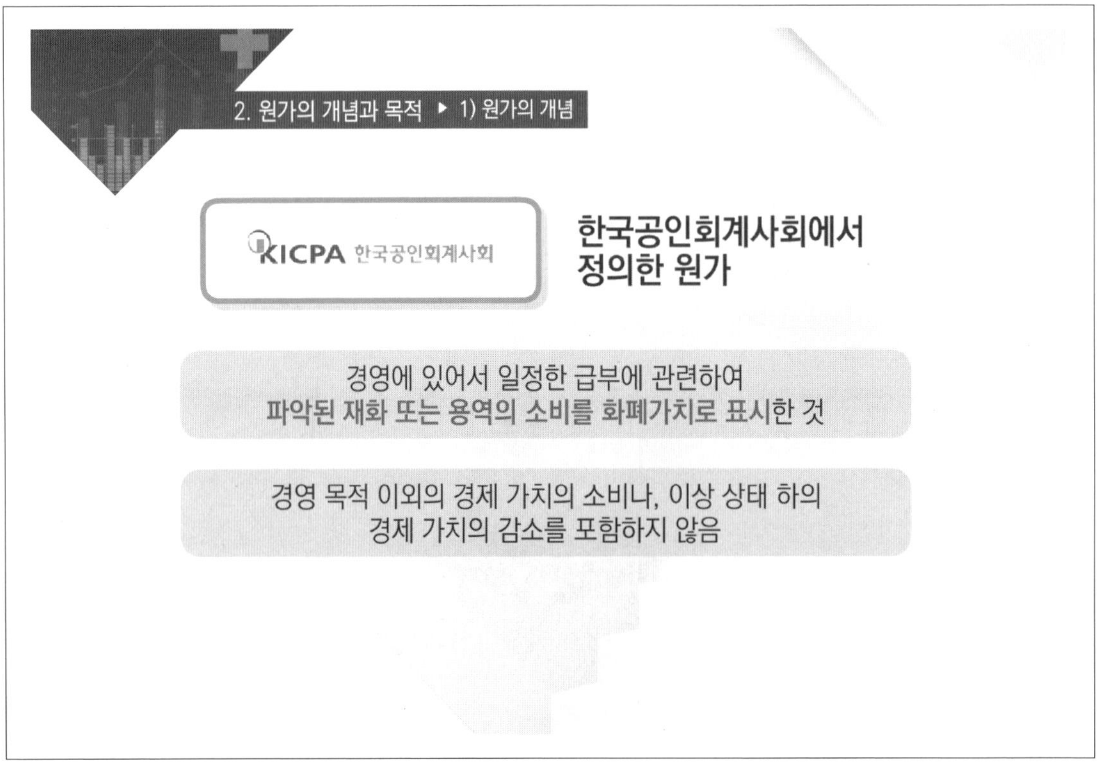

- 한국공인회계사회에서 제시한 원가의 개념
  - 파악된 재화 또는 용역의 소비를 화폐가치로 표시한 것
  - 경영 목적 이외의 경제 가치의 소비나, 이상 상태 하의 경제 가치의 감소를 포함하지 않는 것이 특징임

2 원가의 개념과 목적

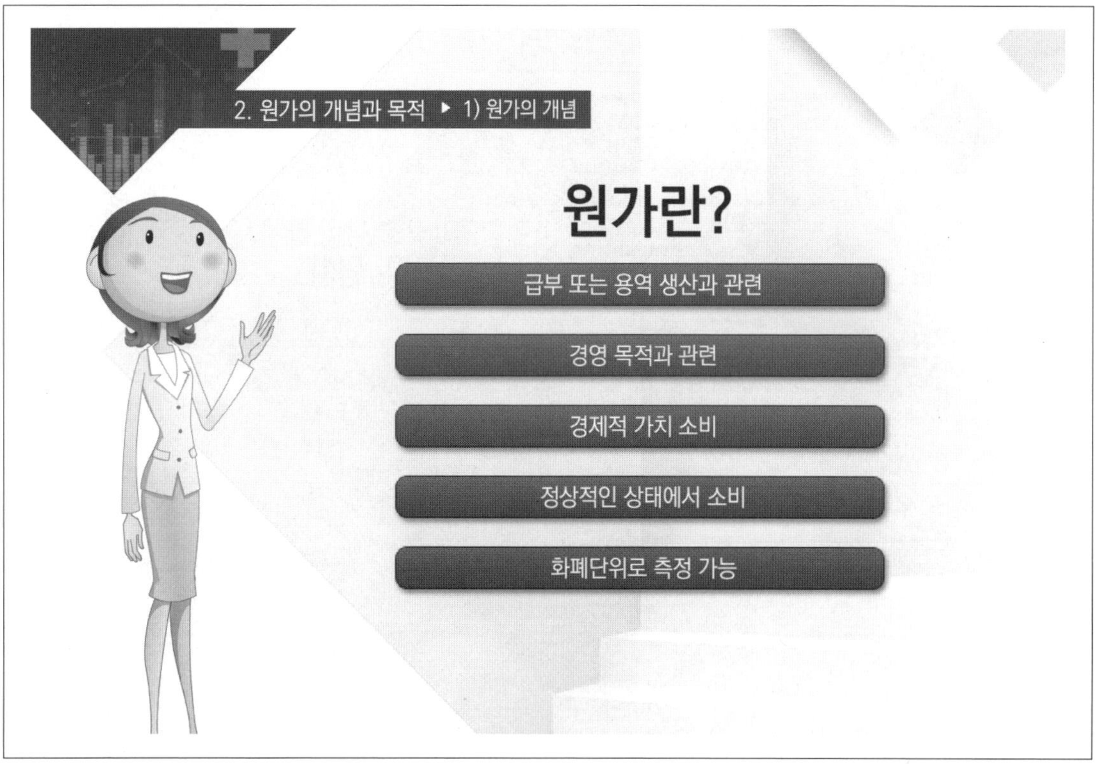

- 원가의 개념을 정리하면
  - 급부 또는 용역 생산과 관련되어야 함
  - 경영 목적과 관련되어야 함
  - 경제적 가치 소비가 수반되어야 함
  - 정상적인 상태에서 소비되어야 함
  - 화폐단위로 측정될 수 있어야 함
  - 이상의 모든 특징을 갖추어야 함

2 원가의 개념과 목적

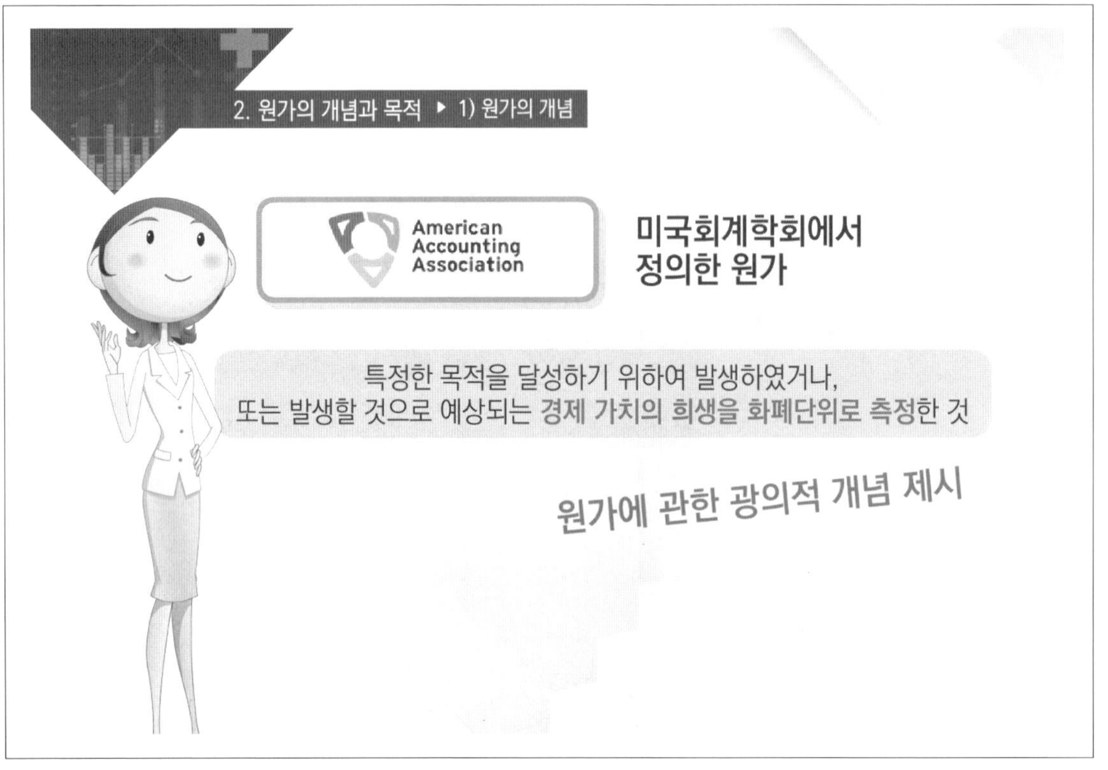

- 미국회계학회에서 제시한 원가의 개념
  - 특정한 목적을 달성하기 위하여 발생하였거나, 또는 발생할 것으로 예상되는 경제 가치의 희생을 화폐단위로 측정한 것
  - 원가에 관한 광의적 개념을 제시

2 원가의 개념과 목적

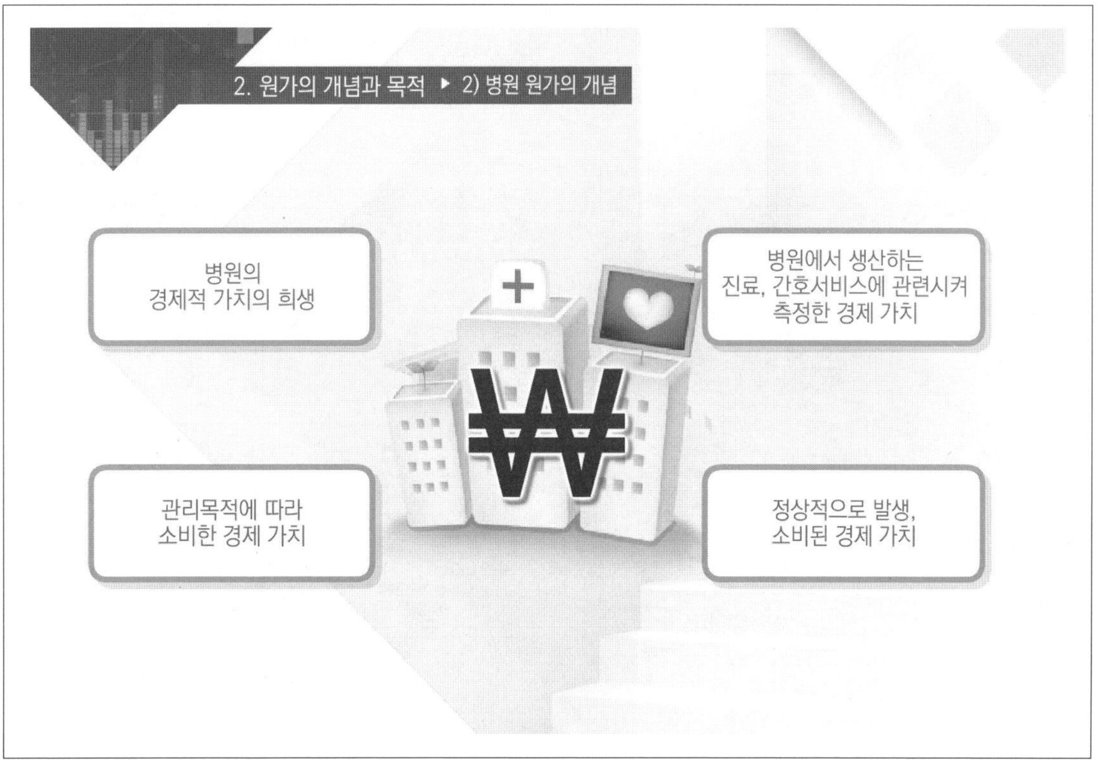

- 병원 원가의 개념을 정리하면
  - 병원의 경제적 가치의 희생이면서
  - 병원에서 생산하는 급부에 관련시켜 측정한 경제 가치이고
  - 관리목적에 따라 소비한 경제 가치이며
  - 정상적으로 발생, 소비된 경제 가치로 정리할 수 있음

2 원가의 개념과 목적

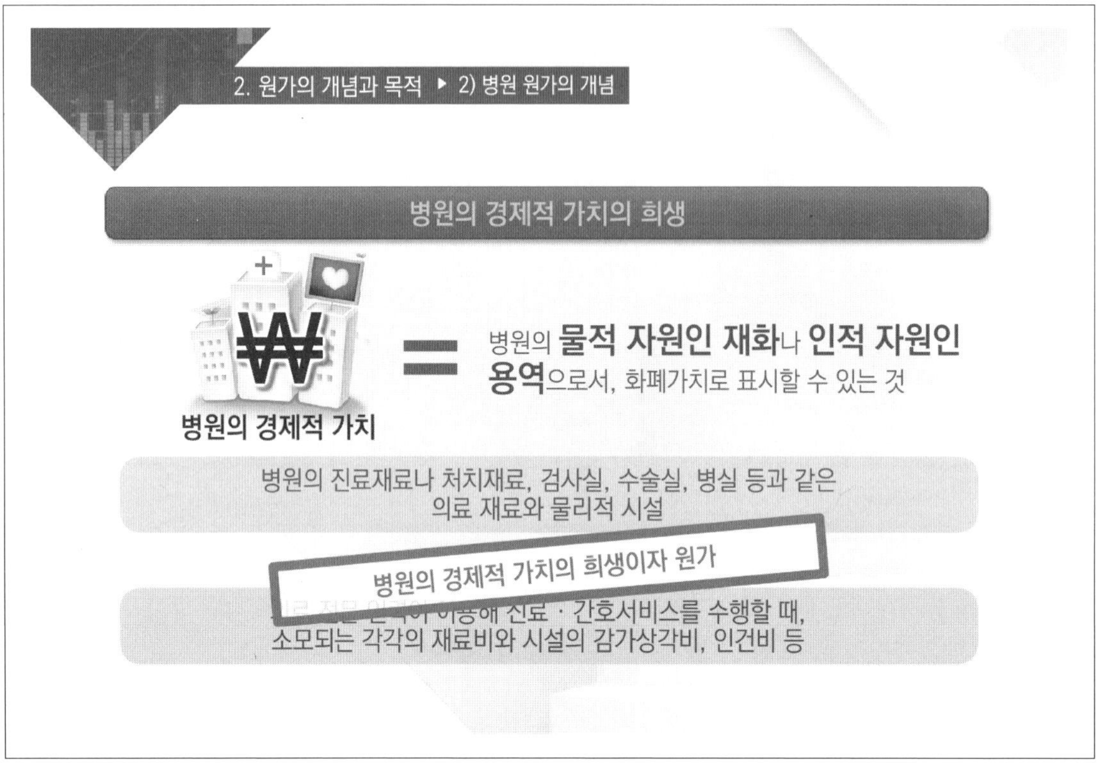

- 병원의 경제적 가치의 희생
  - 병원의 경제적 가치 : 병원의 물적 자원인 재화나 인적 자원인 용역으로서, 화폐가치로 표시할 수 있는 것
  - 병원의 진료재료나 처치재료, 검사실, 수술실, 병실 등과 같은 의료 재료와 물리적 시설을 간호사, 의사와 같은 의료 전문 인력이 이용하면서, 진료서비스 또는 간호서비스를 수행할 때, 소모되는 각각의 재료비와 시설의 감가상각비, 인건비 등이 병원의 경제적 가치의 희생이고 이것이 바로 병원 원가가 되는 것임

2 원가의 개념과 목적

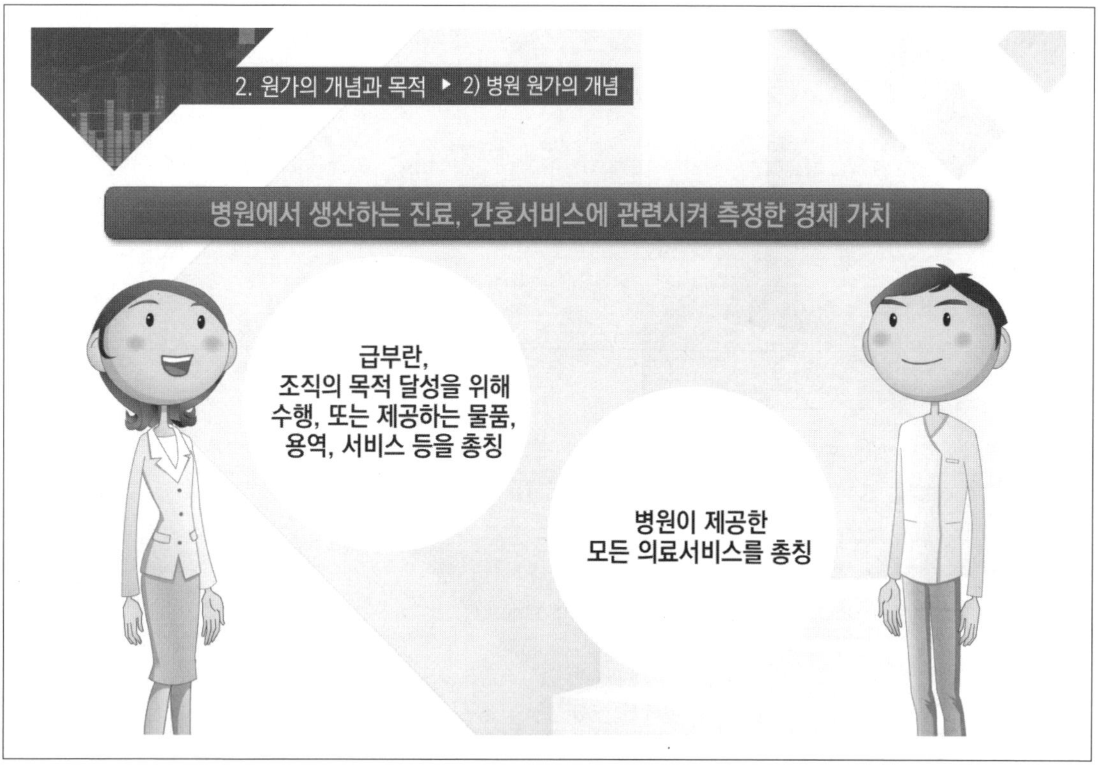

- 병원에서 생산하는 급부에 관련시켜 측정한 경제 가치임
  - 급부 : 조직의 목적 달성을 위해 수행, 또는 제공하는 물품, 용역, 서비스 등을 지칭하는 용어
  - 병원의 경우 : 병원이 제공한 모든 의료서비스를 의미

2 원가의 개념과 목적

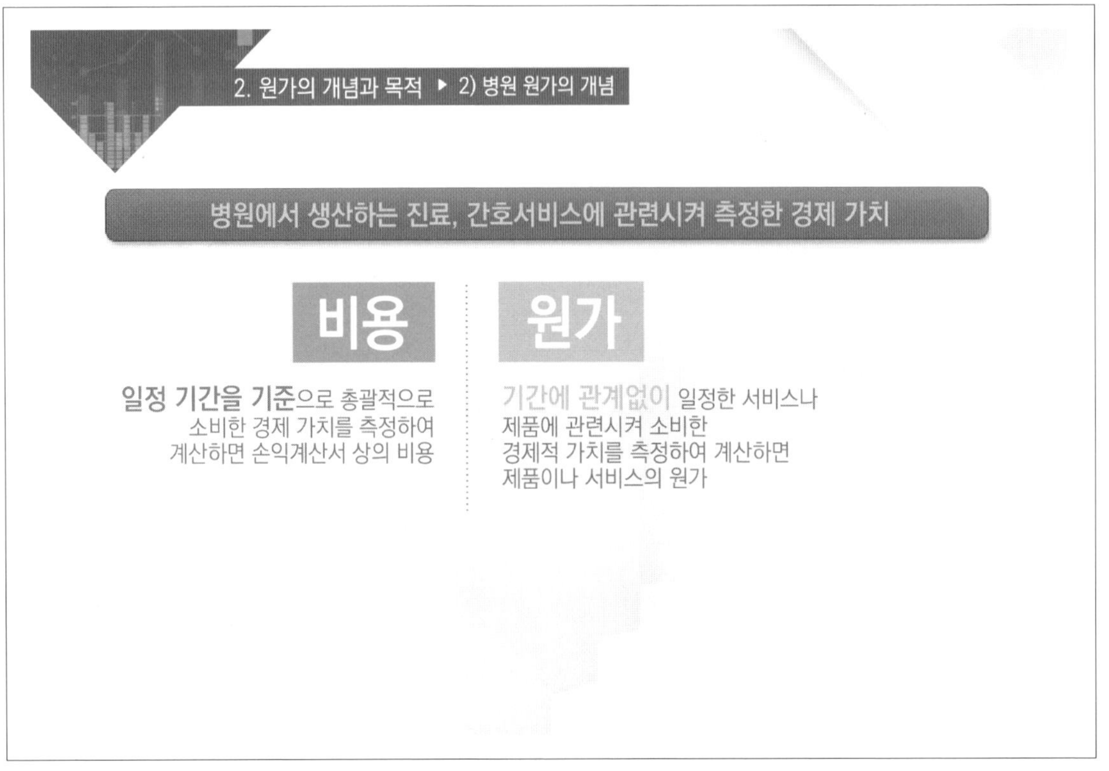

- 병원 원가의 개념에서 비용과 원가의 관계
  - 비용 : 일정 기간을 기준으로 총괄적으로 소비한 경제 가치를 측정한 것
  - 원가 : 기간에 관계없이 일정한 급부 즉 서비스나 제품에 관련시켜 소비한 경제적 가치를 측정한 것
  - 일반적으로 비용도 'cost', 원가도 'cost'라 하여 혼용하여 쓰이지만 엄밀하게는 두 용어 간에 큰 차이가 있음

2 원가의 개념과 목적

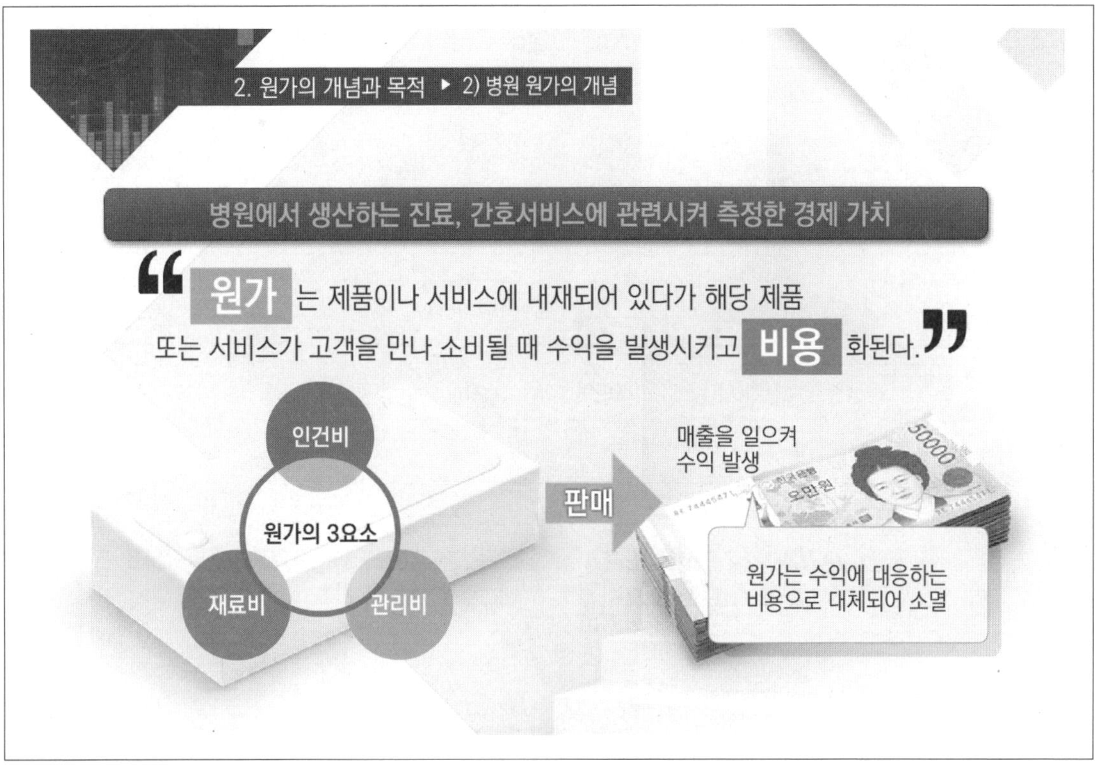

- 원가는 제품이나 서비스에 내재되어 있다가 해당 제품 또는 서비스가 고객을 만나 소비될 때 수익을 발생시키고 비용화 됨
  - 제품이나 서비스를 생산하는 과정에서 인건비, 재료비, 관리비의 원가의 3요소가 제품 또는 서비스 내로 이전되어 있다가, 고객을 만나서 판매되는 순간 매출을 일으켜 수익을 발생시키고, 이때 원가는 수익에 대응하는 비용으로 대체되어 소멸됨

2 원가의 개념과 목적

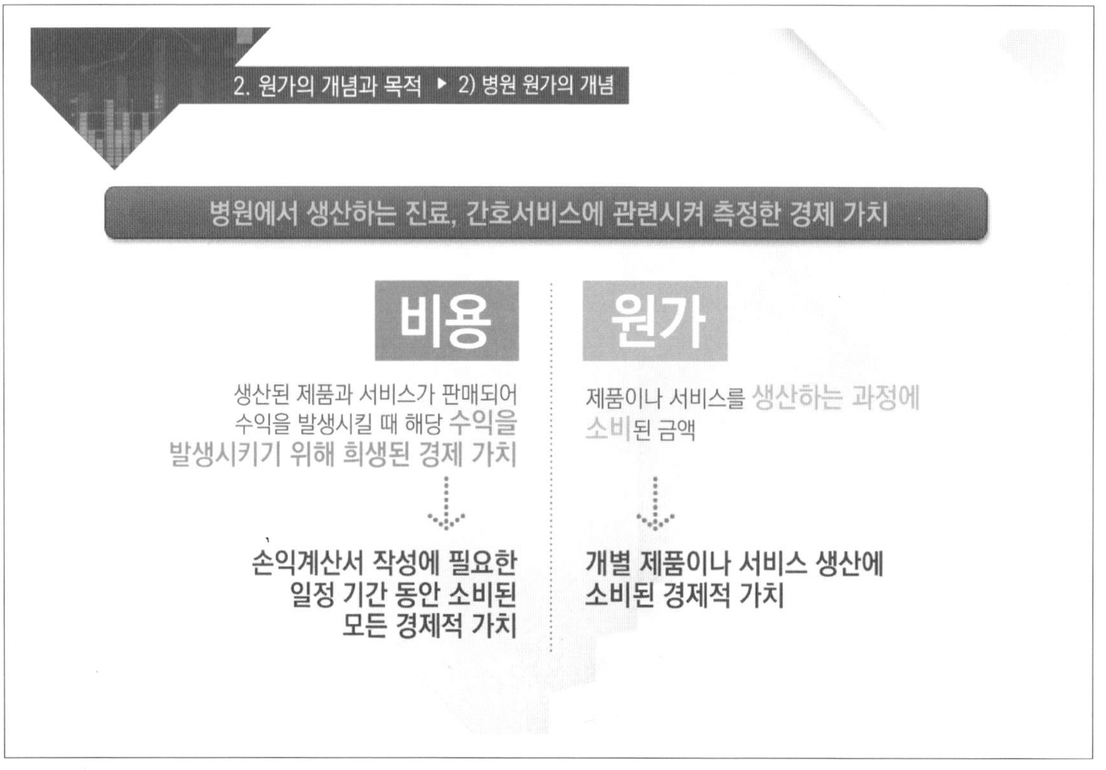

- 원가는 제품이나 서비스를 생산하는 과정에 소비된 금액을 말하고, 이렇게 생산된 제품과 서비스가 판매되어 수익을 발생시키게 되면 해당 수익을 발생시키기 위해 희생된 경제 가치는 더 이상 원가라 부르지 않고 비용이라 부름
- 원가 : 개별 제품이나 서비스 생산에 소비된 경제적 가치를 의미함
- 비용 : 손익계산서를 작성하는 데 필요한 일정 기간 동안 소비된 모든 경제적 가치를 의미함
- 즉 소비를 시점으로 그 이전에는 원가, 그 이후에는 비용으로 불린다고 간략히 정리할 수 있음

2 원가의 개념과 목적

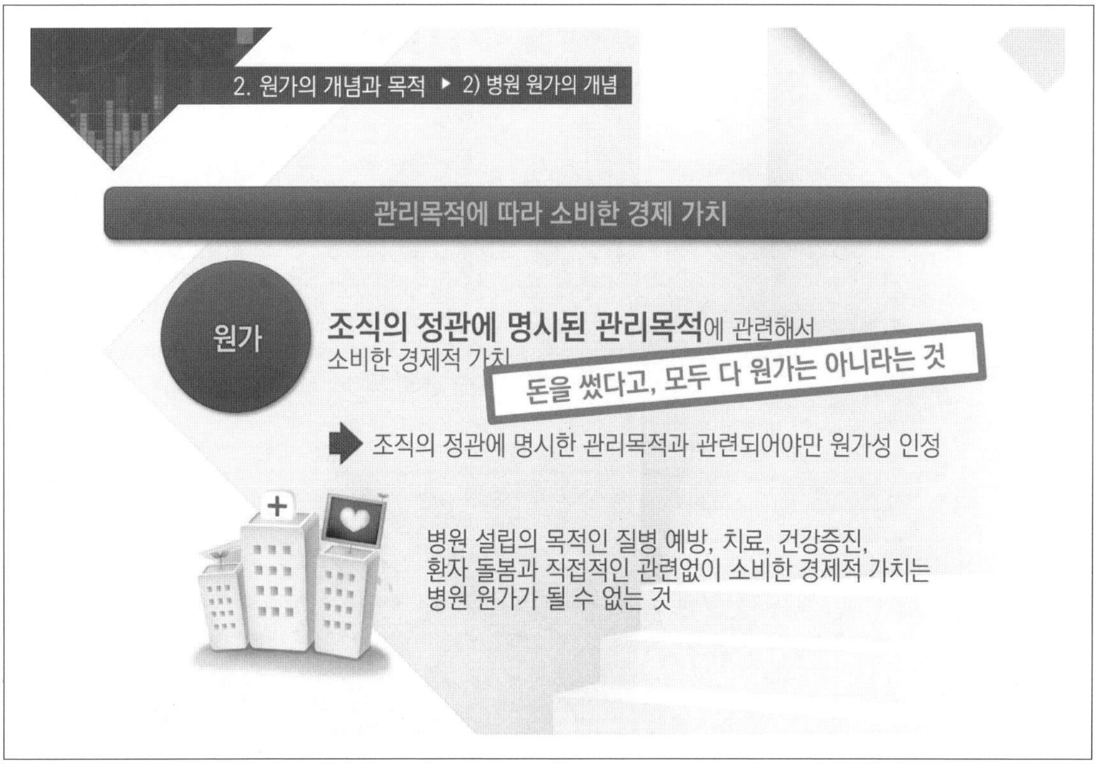

- 원가 : 관리목적에 관련시켜 파악한 것
  - 조직의 정관에 명시된 관리목적에 관련해서 소비한 경제적 가치로, 관리목적과 관련이 없는 경제가치의 희생은 원가가 아님
  - 실제 돈을 썼다 하더라도 모두 다 원가로 인정되는 것은 아니라는 중요한 시사점을 담고 있음
  - 조직의 정관에 명시한 관리목적과 관련되어야만 원가성을 인정 받을 수 있으니, 병원의 경우에 병원 설립의 목적이 질병 예방, 치료, 건강증진, 환자 돌봄이므로 이와 직접적인 관련 없이 소비한 경제적 가치는 병원 원가가 될 수 없는 것임
  - 이는 모든 간호사의 활동은 질병예방, 치료, 건강증진, 환자 돌봄을 목적으로 이루어지므로 간호사의 인건비는 모두 병원 원가가 됨을 의미함

2 원가의 개념과 목적

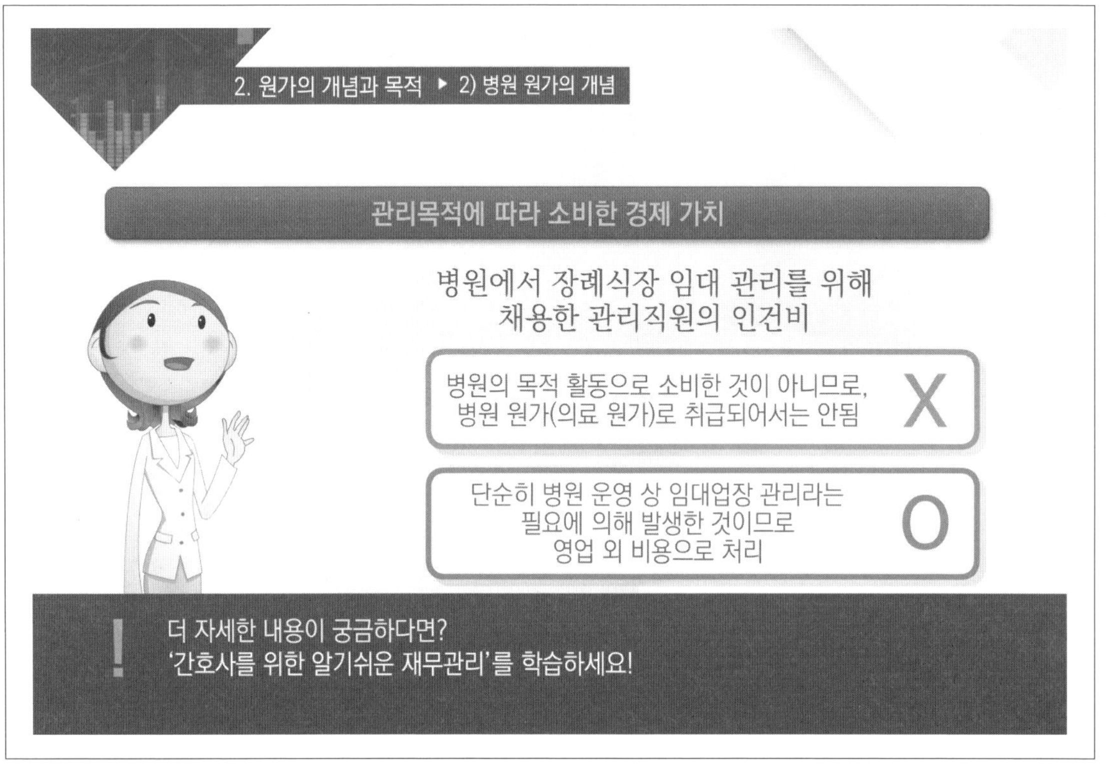

- 병원에서 장례식장을 임대해 주고, 임대한 장례식장 관리를 위해 관리직원 1명을 채용하였다면, 이 때 이 관리직원의 인건비는 병원의 목적 활동 즉 환자의 진료, 간호를 위한 목적으로 소비한 것이 아니기 때문에 병원 원가, 더 정확히는 의료 원가로 취급되어서는 안됨
  - 이 때 관리직원의 인건비는 단순히 병원 운영 상의 임대업장 관리라는 필요에 의해 발생한 것이므로 원가로 보지 않고 바로 영업 외 비용으로 처리 됨
  - 영업외 비용은 손익계산서 상의 비용항목으로 매출총액에서 매출원가를 뺀 나머지인 매출총이익에서 원가로 분류하지 않는 경제적 비용 발생분을 제외하는데, 이때 제외되는 비용을 의미함

2 원가의 개념과 목적

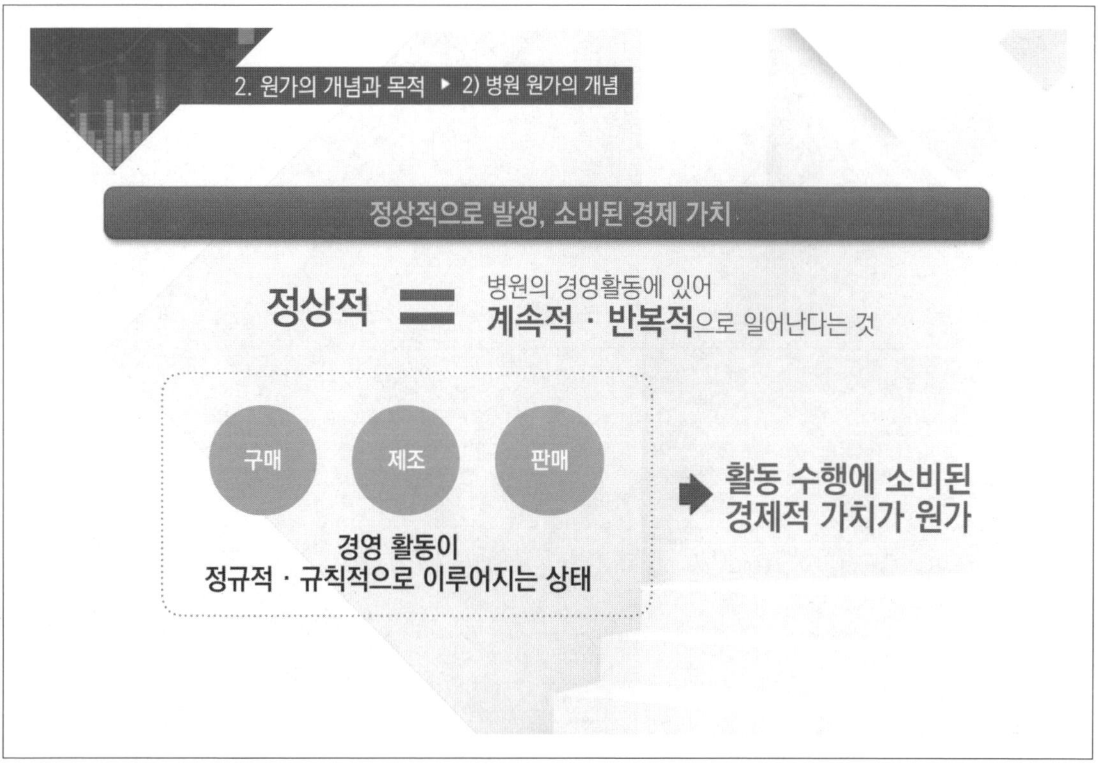

- 원가 : 정상적으로 발생한 것
  - 정상적 : 병원의 경영활동에 있어서 계속적이고 반복적으로 일어난다는 것을 뜻함
  - 경영에 있어서 구매, 제조, 판매 등과 같은 활동이 정규적이고 규칙적으로 이루어지는 상태로 이러한 활동 수행에 소비된 경제적 가치를 원가라 함.
  - 간호사의 간호활동은 병원의 일상에서 계속적이고 반복적으로 이루어지기 때문에 병원의 수익 창출에 기여하는 병원 원가라 할 수 있음

2 원가의 개념과 목적

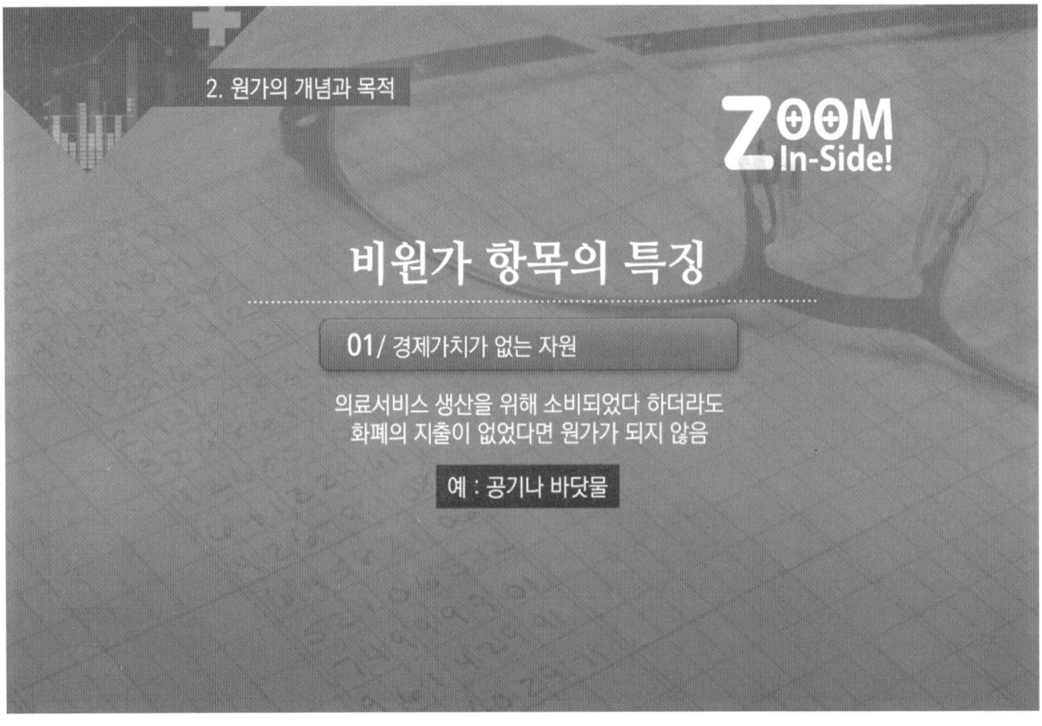

- 비원가 항목 : 원가처럼 경제적 가치가 소비되었다 하더라도 원가로 인정되지 않는 것이 있어 원가와 비원가 항목을 구분하는 것이 중요함
- 비원가 항목의 특징
  - 경제가치가 없는 자원, 경영목적과 관련 없는 가치의 소비, 비정상적인 가치의 소비라는 특징을 가지고 있음
  - 경제가치가 없는 자원이라는 것은 공기나 바닷물과 같이 의료서비스 생산을 위해 소비되었다 하더라도 화폐의 지출이 없는 것을 말하는 것으로, 이는 원가가 되지 않음

2 원가의 개념과 목적

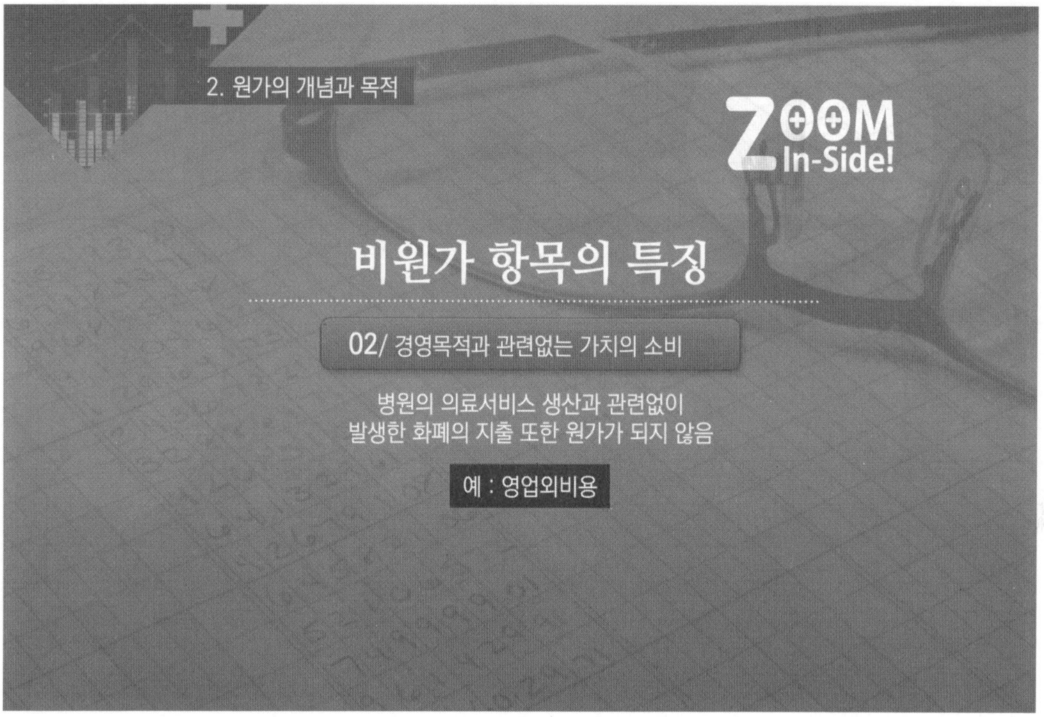

- 경영 목적과 관련 없는 가치의 소비
  - 투자 목적으로 소유하고 있는 부동산이나 기부금의 지출과 같이 병원의 의료서비스 생산과 관련 없이 발생한 화폐의 지출을 말하는 것으로 이 또한 원가가 되지 않음
  - 영업외비용 등이 여기에 해당

2 원가의 개념과 목적

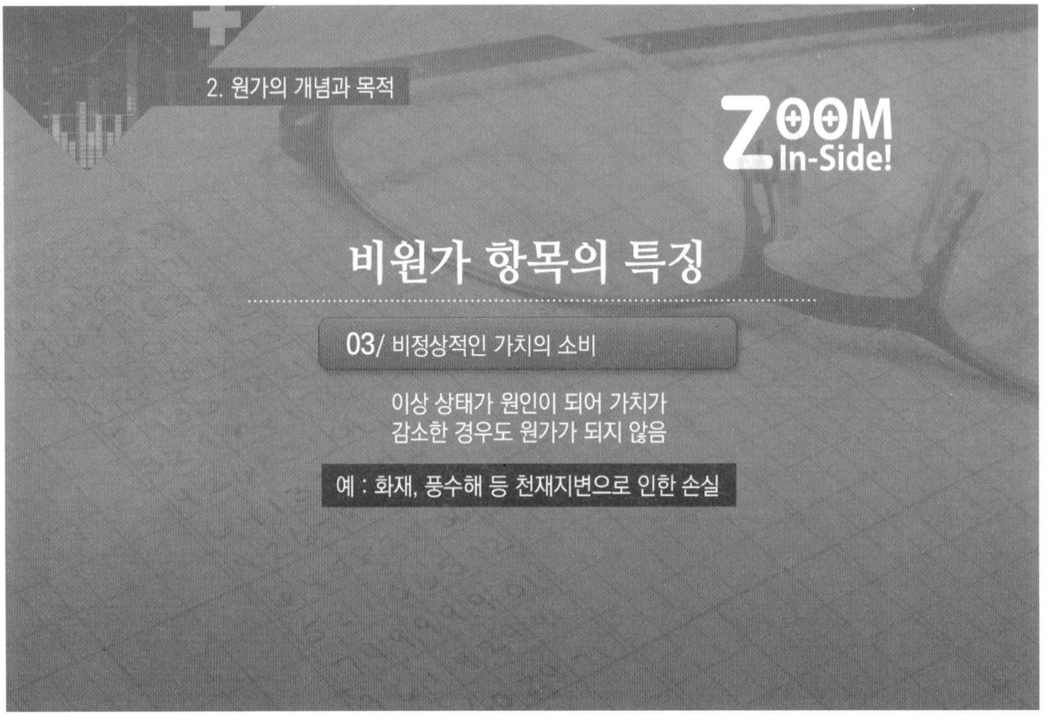

- 비정상적인 가치의 소비, 즉 이상 상태가 원인이 되어 가치가 감소한 경우도 원가가 되지 않음
  - 화재, 풍수해, 지진 등 천재지변으로 인한 손실이 발생했을 때 이러한 손실은 원가로 보지 않음
  - 손익계산서에서 원가와 구별하여 특별손실항목으로 처리함

2 원가의 개념과 목적

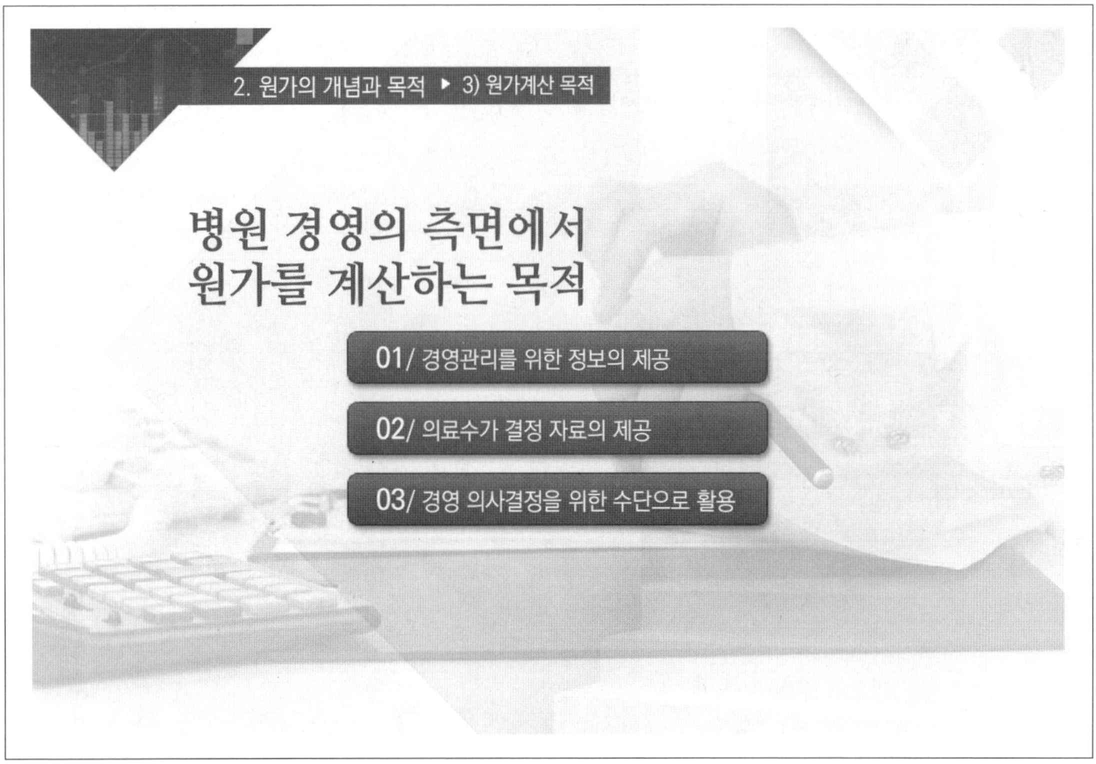

- 병원 경영의 측면에서 원가를 계산하는 목적
  - 경영관리를 위한 정보의 제공
  - 의료수가 결정 자료의 제공
  - 경영 의사결정을 위한 수단
  - 이와 같이 현대 병원 경영에서는 원가관리없이 합리적인 조직 운영, 병원 경영은 거의 불가능하다고 할 수 있음
  - 따라서 간호관리자도 병원 경영, 간호 경영의 수단인 원가관리 학습이 필요함

2 원가의 개념과 목적

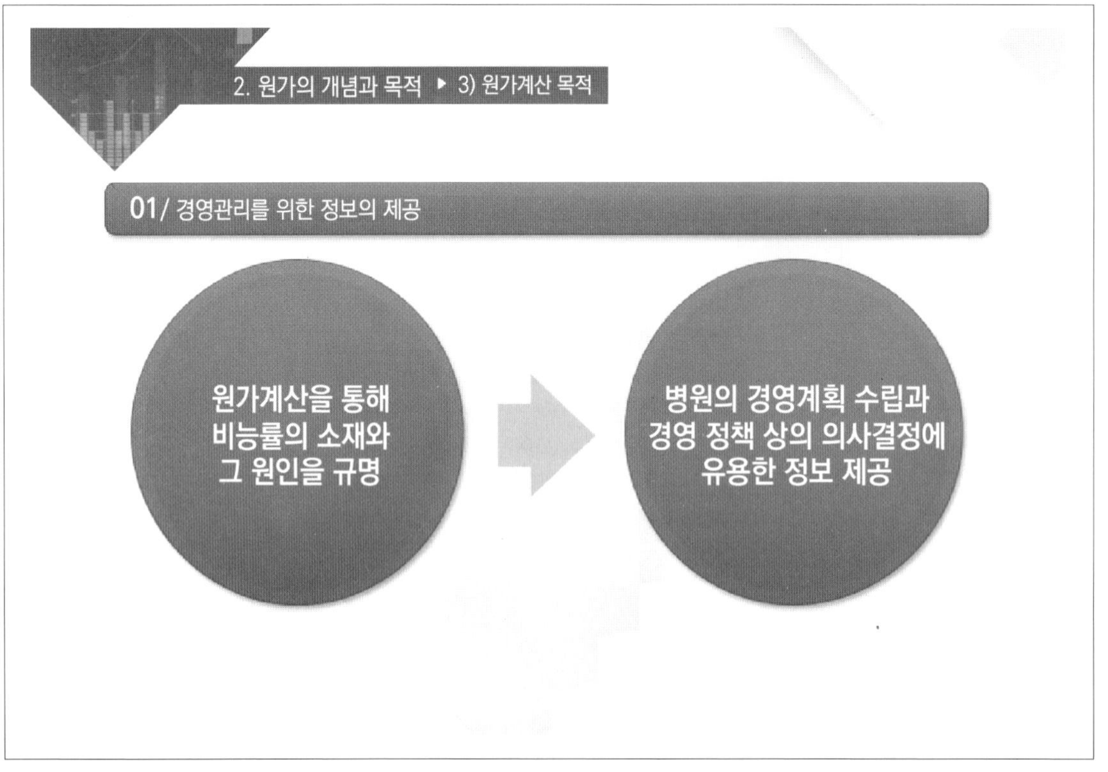

- 경영관리를 위한 정보의 제공
  - 원가계산을 통하여 비능률의 소재와 그 원인을 규명함으로써, 병원의 경영계획 수립과 경영 정책 상의 의사결정에 유용한 정보를 제공함

2 원가의 개념과 목적

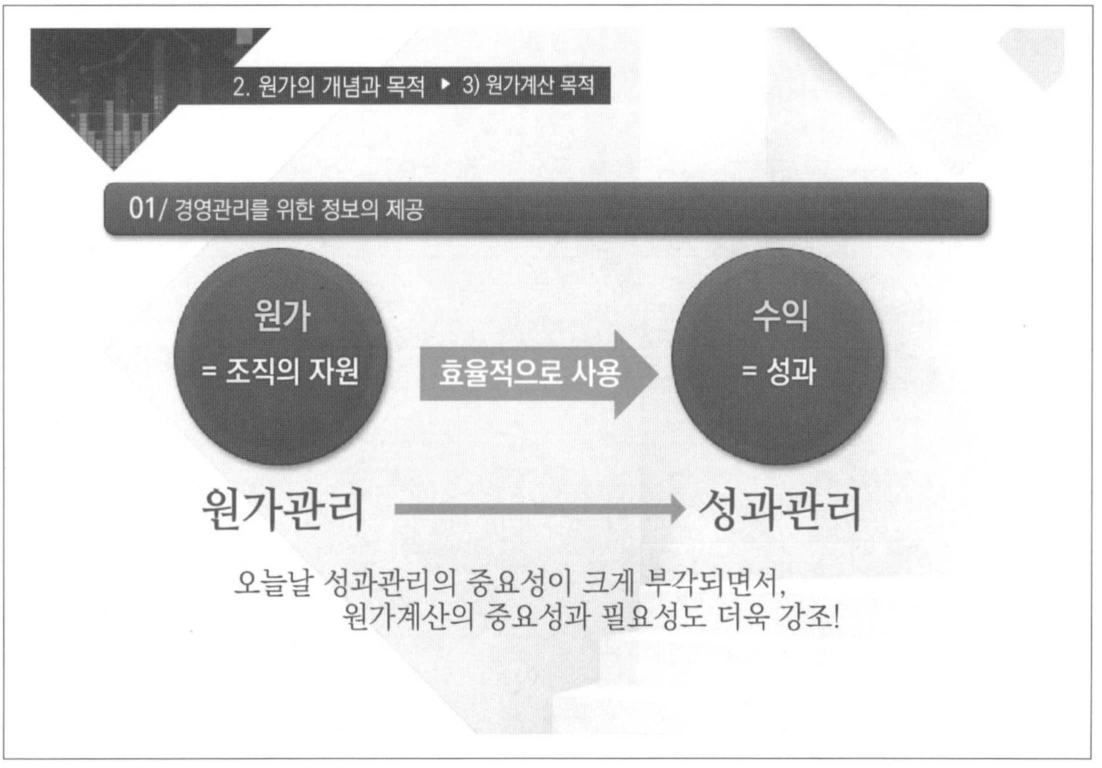

- 원가 : 조직의 자원
  - 자원을 효율적으로 사용하여 수익을 내면 이것이 성과가 됨
- 원가관리는 곧 성과관리로 이어지게 되고, 오늘날 성과관리의 중요성이 크게 부각되면서 원가계산의 중요성과 필요성도 더욱 강조됨

2 원가의 개념과 목적

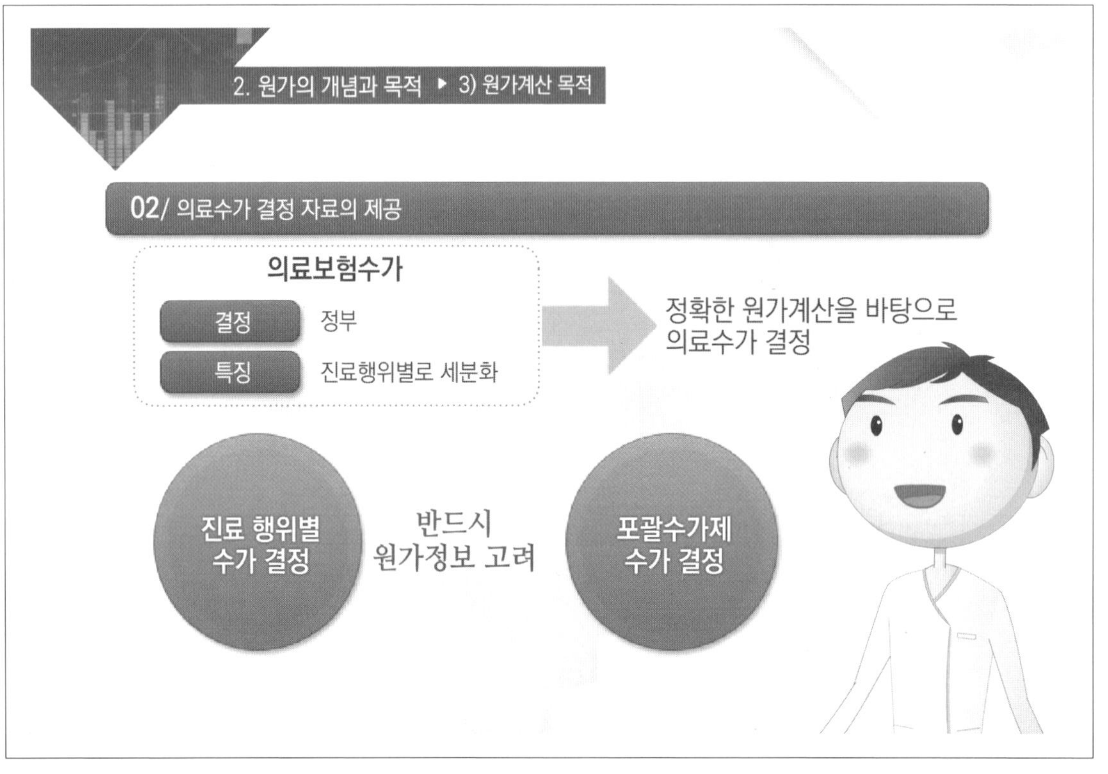

- 의료수가 결정 자료의 제공
  - 우리나라의 경우, 의료보험수가의 결정권이 정부에 있고, 수가가 진료행위별로 세분되어 있어 정확한 원가계산을 바탕으로 의료수가가 결정되어야 한다는 목소리가 높음
  - 진료 행위별 수가를 결정하거나, 최근 확대되고 있는 포괄수가제의 수가를 결정할 때에도 반드시 고려되어야 함

2 원가의 개념과 목적

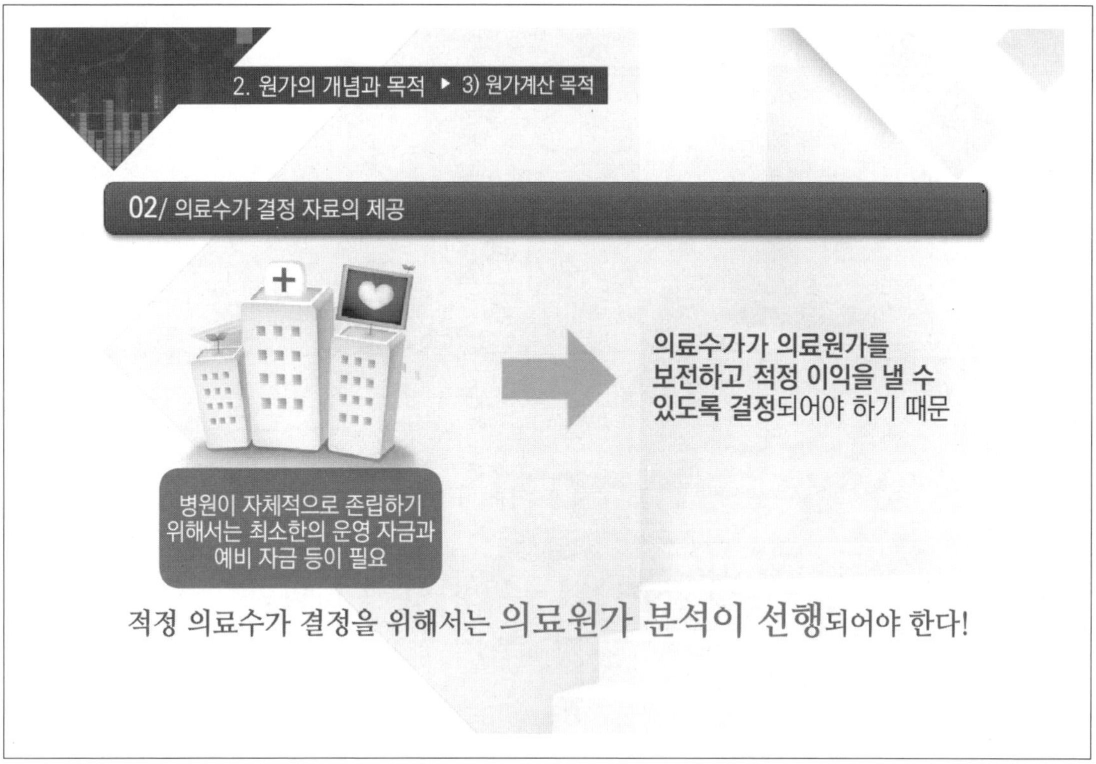

- 적정 의료수가 설정을 위해 의료원가 분석을 선행해야 하는 이유
  - 병원이 자체적으로 존립하기 위해서는 최소한의 운영 자금과 예비 자금 등이 필요하고, 이를 위해서는 적정 수준의 이익이 달성되어야 하므로, 의료수가가 의료원가를 보전하고 적정 이익을 낼 수 있도록 결정되어야 함

2 원가의 개념과 목적

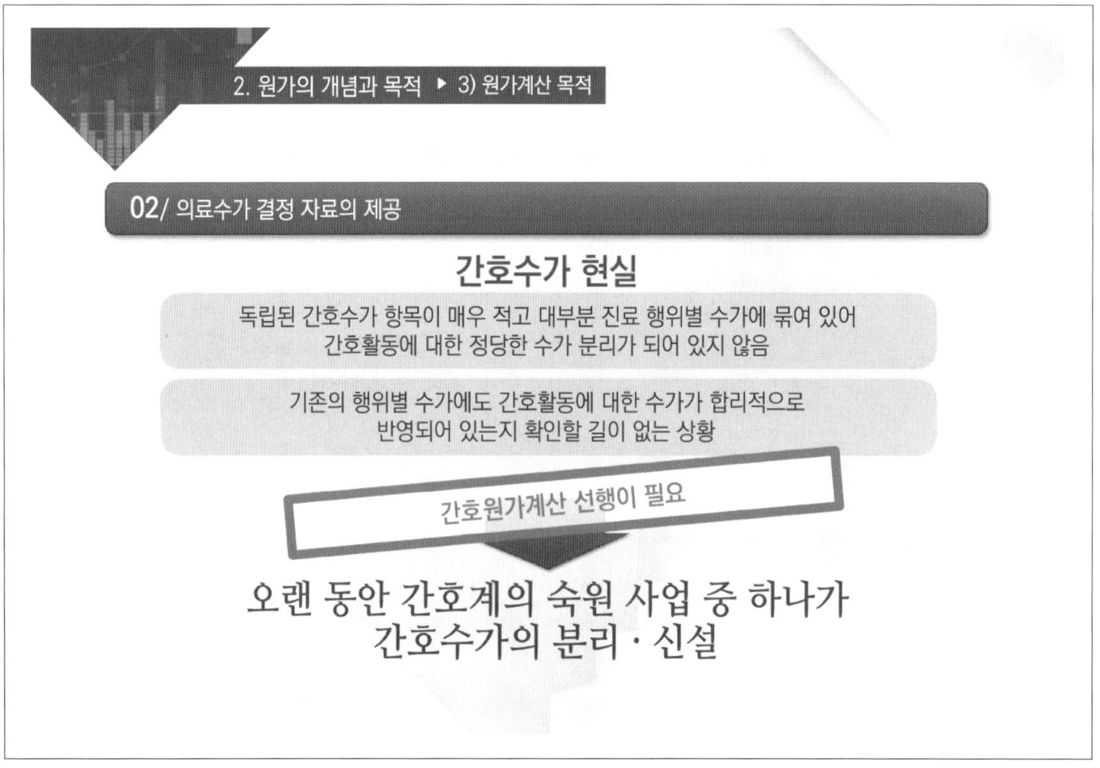

- 간호수가의 현실
  - 현재 의료수가 내에는 독립된 간호수가 항목이 매우 적고 대부분이 진료 행위별 수가에 묶여 있어 간호활동에 대한 정당한 수가 분리가 되어 있지 않음
  - 기존의 행위별 수가에 대해서도 그 안에 간호활동에 대한 수가가 합리적으로 반영되어 있는 지의 여부도 확인할 길이 없는 상황임
  - 향후 정당한 간호수가의 신설을 위해서도, 반드시 간호원가계산이 선행되어야 함

2 원가의 개념과 목적

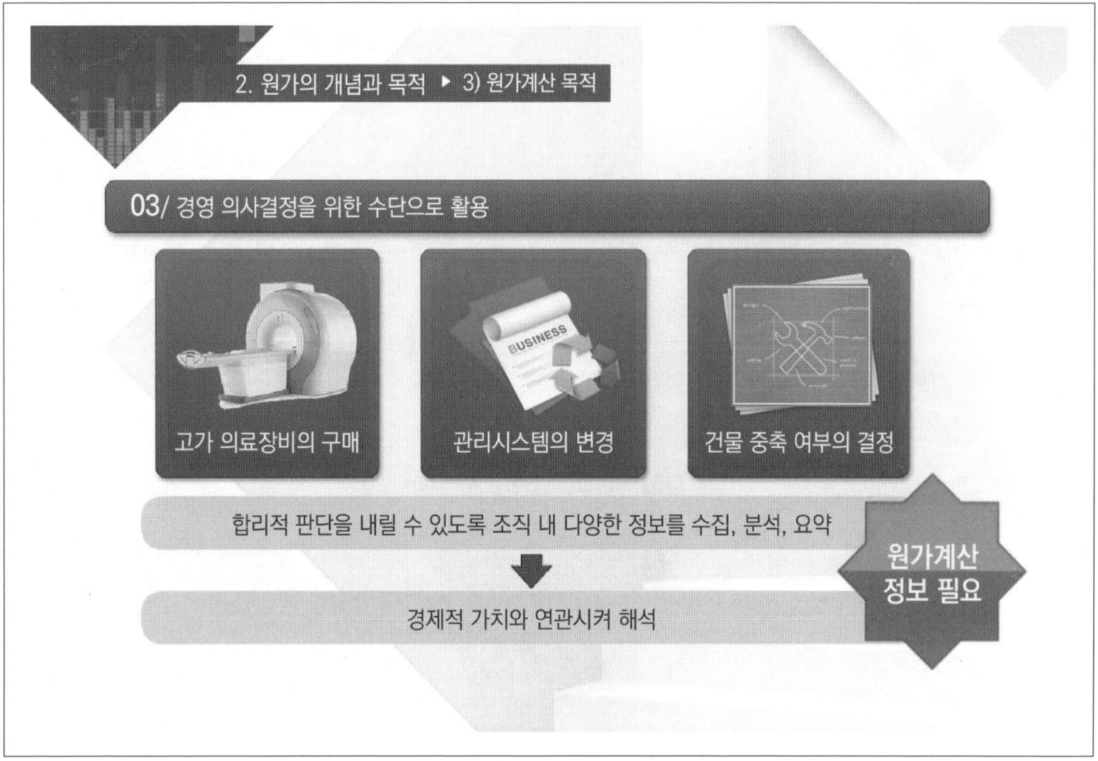

- 경영 의사결정을 위한 수단으로 활용
  - 병원 원가계산의 목적에는 대외적인 것보다는 병원 내부의 관리 · 운영 수단으로 활용하고자 하는 부분이 큼
- 고가 의료장비의 구매, 관리시스템의 변경, 건물 중축 여부의 결정 등과 같은 경영 의사결정 시 합리적인 판단을 내릴 수 있도록 조직 내 다양한 정보를 수집, 분석, 요약하고, 이를 경제적 가치와 연관시켜 해석하는 일체의 과정에 원가계산 정보가 필요함
- 합리적인 병원 경영의 필요성이 커지면 커질수록, 이와 함께 원가계산과 원가활용, 원가관리의 중요성도 함께 커짐

확인하기

Q1 다음의 문장이 맞으면 ○, 틀리면 ×를 고르시오.

원가회계는 병원 경영자나 간호관리자가 의사결정시 필요한 정보를 생성, 분석, 요약, 보고하는 분야이다.

① ○ ② ×

정답 ① 원가회계는 병원 경영자나 간호관리자가 의사결정시 필요한 정보를 생성, 분석, 요약, 보고하는 분야이며, 재무회계는 조직 외부의 정보이용자를 위한 재무제표 작성 등의 정보를 생성, 분석, 요약, 보고, 공시하는 회계분야이다.

Q2 원가회계의 역할에 대한 설명으로 옳지 않은 것은?

① 조직의 주요 업무를 분석하는데 활용할 수 있다.
② 조직의 문제점에 대한 해결방안을 모색할 수 있다.
③ 조직의 기획과 전략을 수립하는데 활용할 수 있다.
④ 외부에 조직의 경영 실적을 제시하는데 활용할 수 있다.

정답 ④ 조직의 경영 실적을 외부에 제시하는 것은 재무회계의 보고를 통해 이루어진다.

Q3 다음의 문장이 맞으면 ○, 틀리면 ×를 고르시오.

원가회계의 보고는 법에서 제시한 규정에 따라 작성하여야 한다.

① ○ ② ×

정답 ② 원가회계의 보고 시에는 재무제표 작성시 따라야 할 GAAP과 같은 규정이나 규제가 없다.

Q4 원가에 대한 설명으로 옳은 것은?

① 화폐단위로 측정되지 않을 수 있다.
② 인적 자원은 원가에 포함되지 않는다.
③ 재화나 용역의 소비와 관련이 있어야 한다.
④ 경영 목적 이외의 경제가치 소비도 포함된다.

정답 ③ 원가는 조직의 경영목적 달성을 위해 사용된 또는 사용될 재화나 용역의 소비와 관련이 있는 것으로 화폐단위로 측정되어야 한다.

Q5 다음의 문장이 맞으면 ○, 틀리면 ×를 고르시오.

의료기관의 원가회계 자료는 의료수가 결정을 위한 자료를 제공한다.

① ○ ② ×

정답 ① 의료수가 결정 시에는 의료원가와 적정 이익이 모두 고려되어야 하므로 원가회계 자료가 유용하게 활용될 수 있다.

정리하기

1. 원가회계의 개요

1) 회계의 종류와 활용

- 재무회계 : 조직 외부에 조직의 재무 상태와 경영 상태 보고를 목적으로 하는 회계
- 원가회계 : 조직 내부에 경영과 성과 평가에 필요한 정보 생성을 목적으로 하는 회계

2) 원가회계의 기능과 역할

- 기획 및 전략 수립과 평가
- 조직의 업무 프로세스 분석
- 조직의 문제점에 대한 해결방안 모색

3) 재무회계와 원가회계의 차이점

	재무회계	원가(관리)회계
의의	기업의 재무상태, 경영성과, 현금흐름의 변동 표시	경영 의사결정과 경영 계획, 통제에 필요한 정보 제공
목적	외부이용자에게 의사결정을 위한 유용한 정보 제공	경영자의 경영 의사결정의 질을 높이기 위함
이용자	주주, 채권자, 정부 등 외부관계자	경영자 및 내부 관리자
기준	일반적으로 인정된 회계원칙(GAAP)	일정기준 없음(정보가 경제성을 가져야 하고, 정보이용자가 통제 가능한 범위 내에서 의미 있는 정보를 제공)
성격	객관성 강조/과거 지향	주관적/적절한 정보/미래 지향
보고서	재무제표	관리 회계 보고서 및 기타 보고서(일정한 양식 없음)
보고시기	보통 1년	목적에 따라 아무 때나/신속성
법적 강제성	강제력 있음	강제력 없음

2. 원가의 개념과 목적

1) 원가의 개념

- 조직의 목적 달성을 위해 사용된 또는 사용될 자원을 화폐가치로 표현한 것

2) 원가와 비용의 관계

- 원가 : 제품이나 서비스 생산에 소비된 경제적 가치의 희생
- 비용 : 제품이나 서비스가 고객에게 소비되면서 수익에 대응하여 발생하는 경제적 가치의 희생

3) 원가계산 목적

- 경영 관리를 위한 정보 제공
- 의료 수가 결정을 위한 정보 제공
- 경영 의사결정의 수단으로 활용

제2장

병원 원가 구조

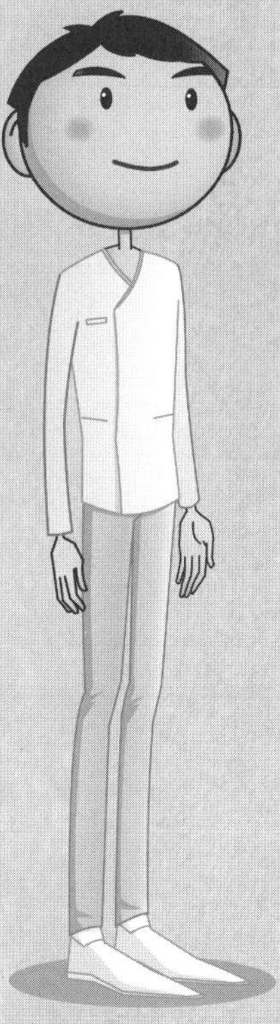

● **학습내용**

1. 원가계산
2. 원가의 종류

● **학습목표**

1. 병원 원가계산을 위한 원가 요소를 나열할 수 있다.
2. 원가 특성에 따른 원가를 분류할 수 있다.

1 원가계산

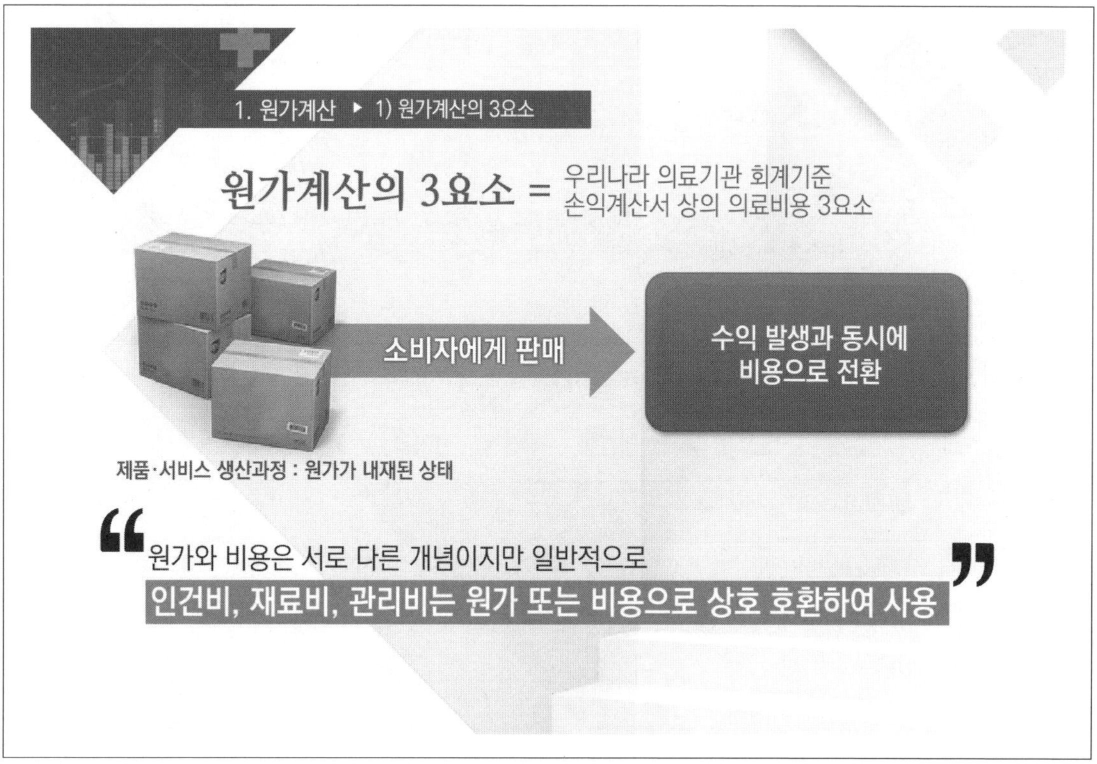

- 원가계산의 3요소
  - 인건비, 재료비, 관리비
  - 원가계산에서 빠질 수 없는 대표적 개념
- 원가계산의 3요소 : 우리나라 의료기관 회계기준 손익계산서 상의 의료비용 3요소와 일치
- 원가의 비용으로 전환 시점 : 제품 또는 서비스의 생산과정에서 이에 내재된 상태로 있다가 소비자를 만나 판매 되어 수익이 발생되는 때
- 원가와 비용은 서로 다른 개념
  - 그러나 일반적으로 인건비, 재료비, 관리비는 원가분석 또는 비용분석에서 상호 호환하여 사용되기도 함

1 원가계산

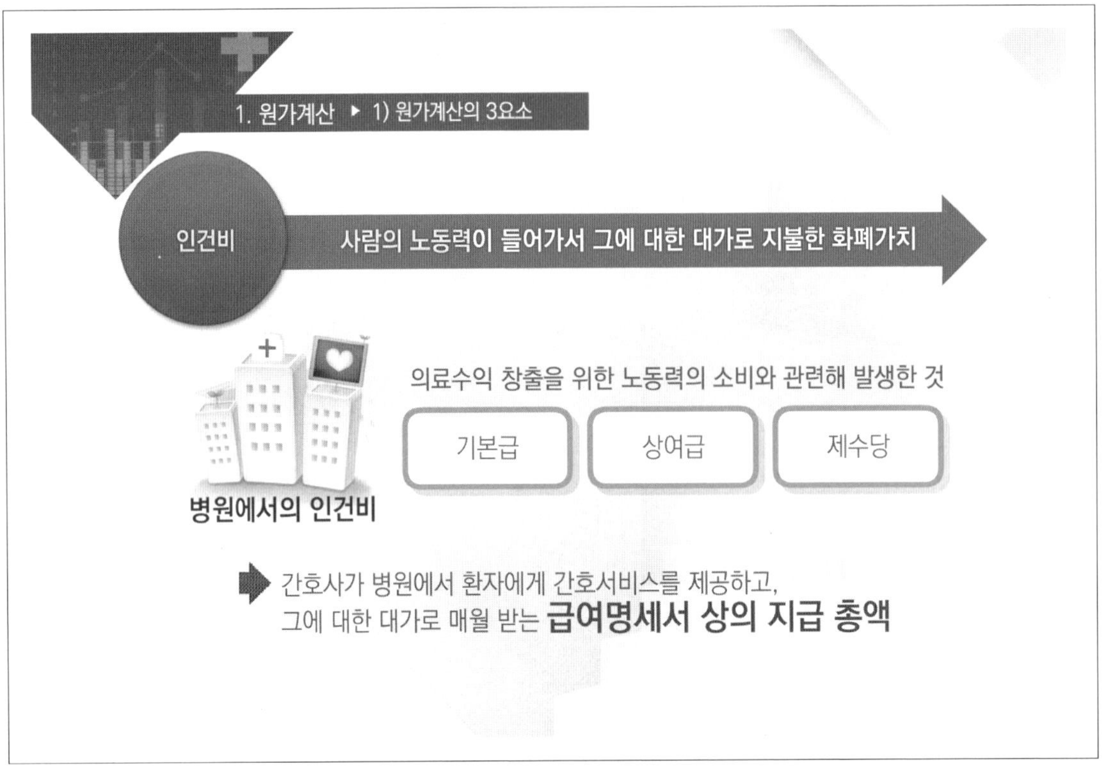

- 인건비 : 사람의 노동력이 들어가서 그에 대한 대가로 지불한 화폐가치를 말함
  - 의료수익의 창출을 위한 노동력의 소비와 관련하여 발생하는 것으로 기본급, 상여급, 제수당 등 포함
  - 간호사가 환자에게 간호서비스를 제공하고 그에 대한 대가로 매월 받는 급여명세서 상의 지급 총액을 의미

1 원가계산

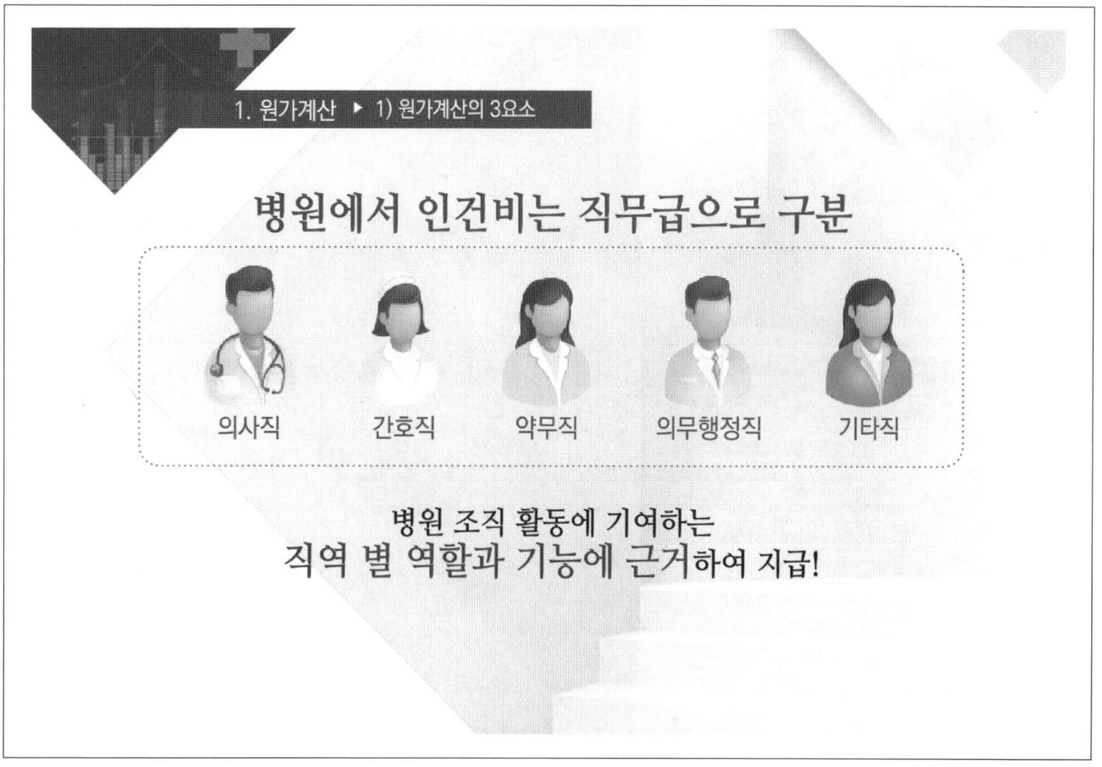

- 병원의 인건비 구분 방법
  - 직무급으로 구분 : 의사직, 간호직, 약무직, 의무행정직, 기타직 등
  - 병원 조직 활동에 기여하는 직역 별 역할과 기능에 근거하여 지급
  - 직무급별로 각각의 호봉체계가 다르며, 이 때 각 직무급별 기준 호봉의 임금이 다르기 때문에 결과적으로 같은 호봉이라 하더라도 소속된 직무급에 따라 임금 총액이 달라질 수 있음

1 원가계산

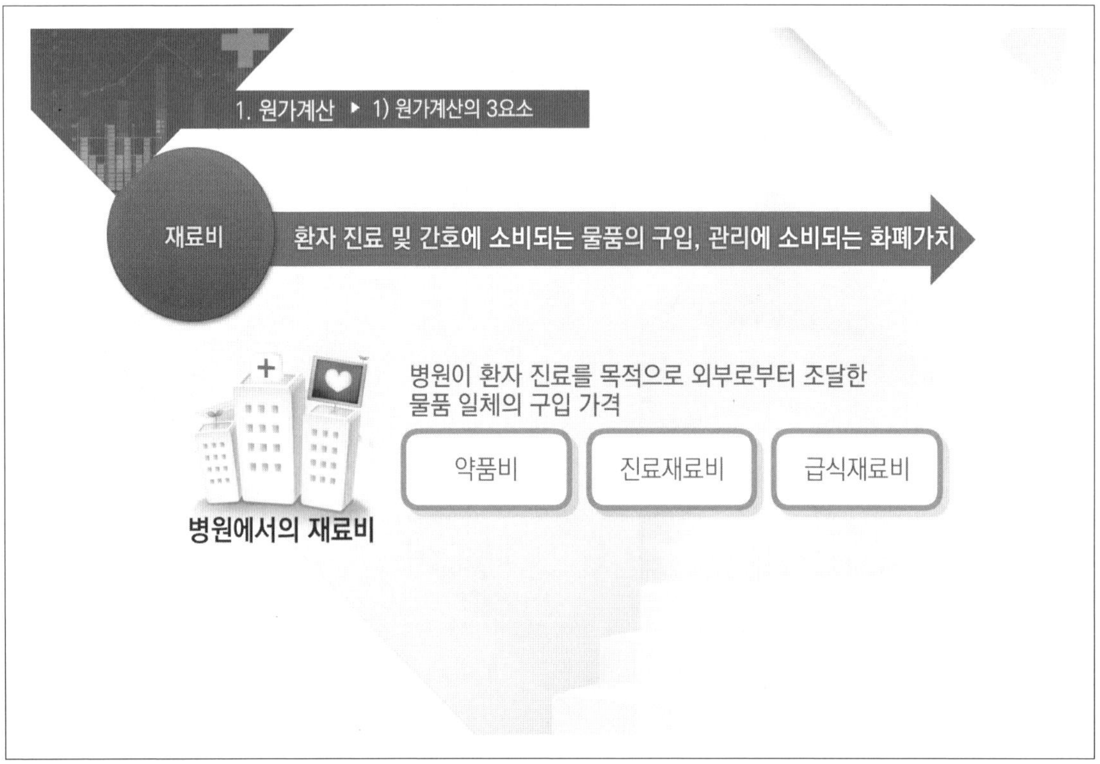

- 재료비 : 환자 진료 및 간호에 소비되는 물품의 구입 및 관리에 소비되는 화폐가치
  - 환자 진료를 목적으로 외부로부터 조달한 물품 일체의 구입 가격
  - 병원의 경우 약품비, 진료재료비, 급식재료비 등이 대표적임

1 원가계산

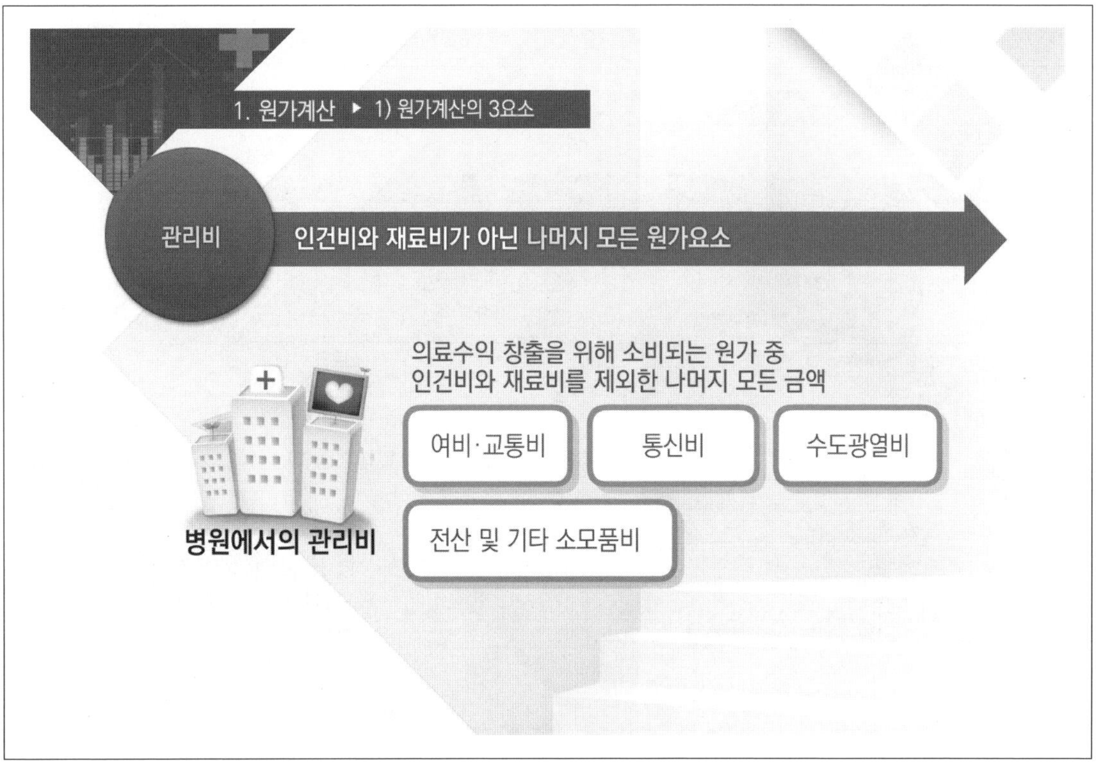

- 관리비 : 인건비와 재료비가 아닌 나머지 모든 원가의 총칭
  - 의료수익 창출을 위해 소비되는 원가 중 인건비와 재료비를 제외한 나머지 모든 금액
  - 일반적으로 여비교통비, 통신비, 수도광열비, 전산 및 기타 소모품비 등 관리비에 포함되는 원가항목이 가장 많음

1 원가계산

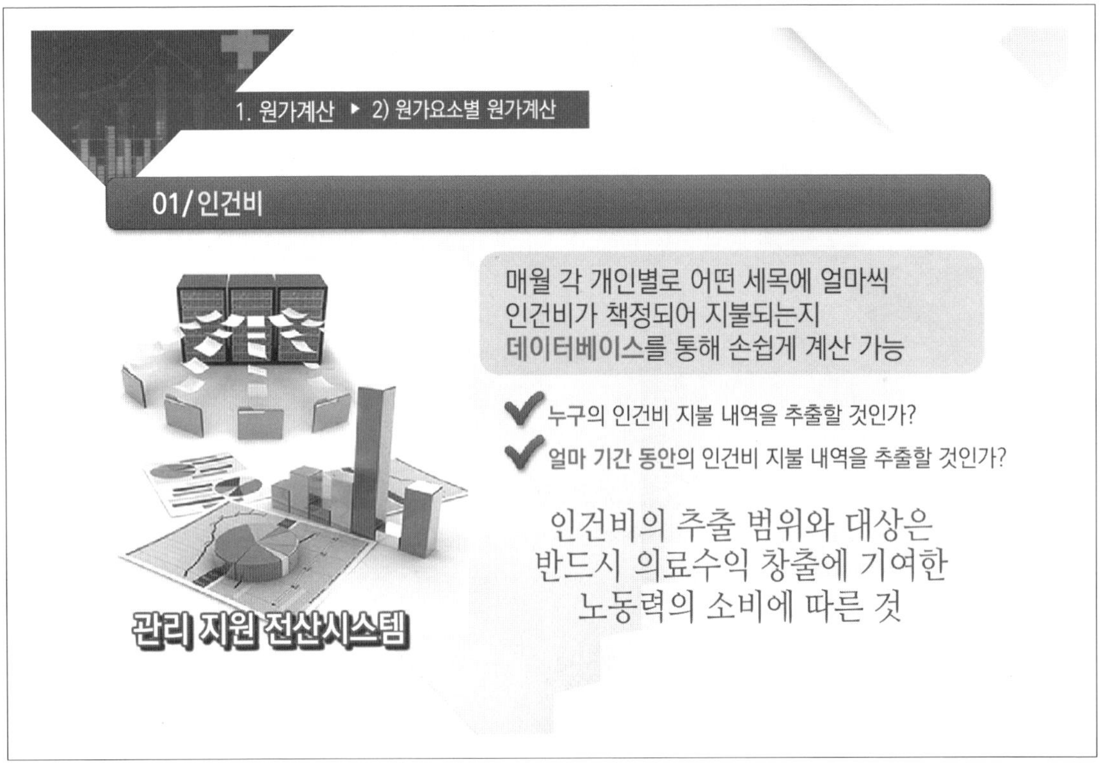

- 인건비 계산 방법 : 인사관리시스템과 같은 관리 지원 전산시스템 활용
  - 매월 각 개인별로 어떤 세목에 얼마씩 인건비가 책정되어 지불되는 지 데이터베이스를 통해 손쉽게 계산 가능
- 원가계산 목적에 맞추어 누구의, 그리고 얼마 기간 동안의 인건비 지불 내역을 추출할 것인가를 결정하면 원가계산 결과를 자동 추출 가능함
- 인건비의 추출 범위와 대상 : 반드시 의료수익 창출에 기여한 노동력의 소비에 따른 것이어야 함
  - 즉 비원가에 해당하는 인건비를 구분하는 것이 중요 포인트임

1 원가계산

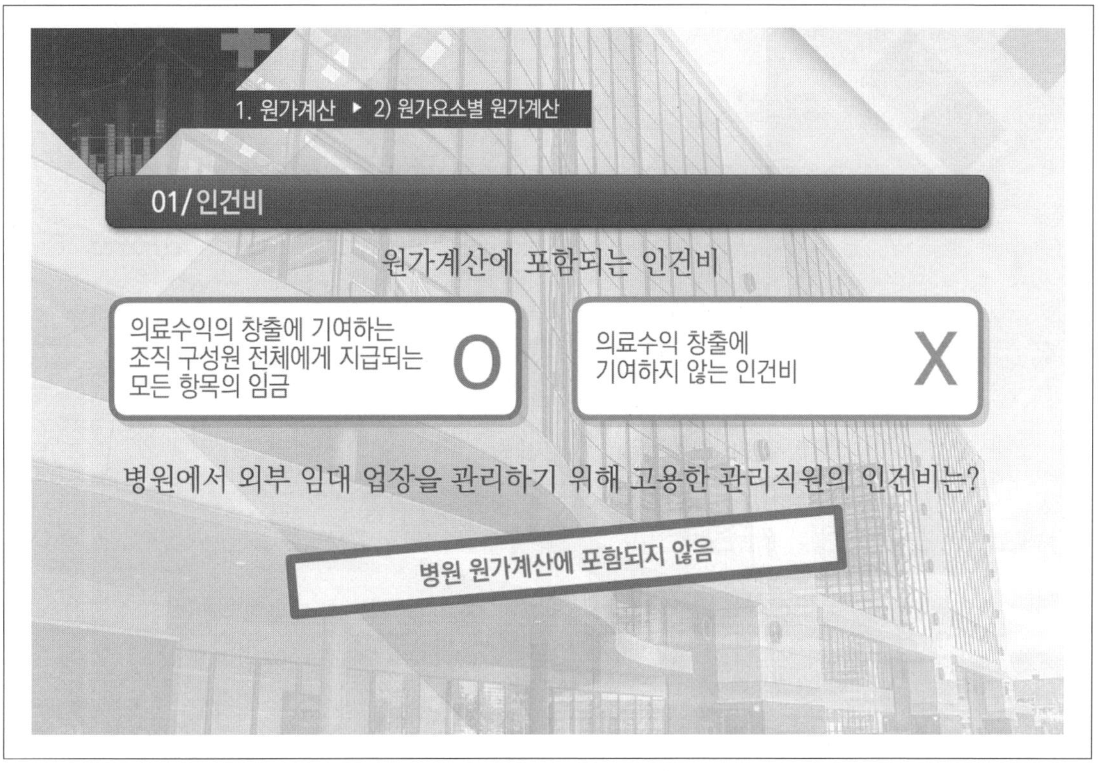

- 다시 말해서, 원가에 포함되는 인건비는 의료수익의 창출에 기여하는 조직 구성원 전체에게 지급되는 모든 항목의 임금을 의미함
  - 같은 인건비라 하더라도 의료수익 창출에 기여하지 않는다면, 이는 원가로 취급되어서는 안 됨
- 요즘 많은 병원이 지하에 아케이드를 두어 빵집, 죽집, 식당 등을 외부 업체에 임대
  - 외부 임대 업장을 관리하기 위한 목적의 관리직원에게 지불하는 인건비는 항목은 인건비이나 병원 원가계산에 포함되는 인건비가 아님
- 병원 원가계산에서의 원가 : 병원의 목적 활동인 진료 및 간호서비스 제공과 관련된 목적 활동 수행 시 소비되는 원가

1 원가계산

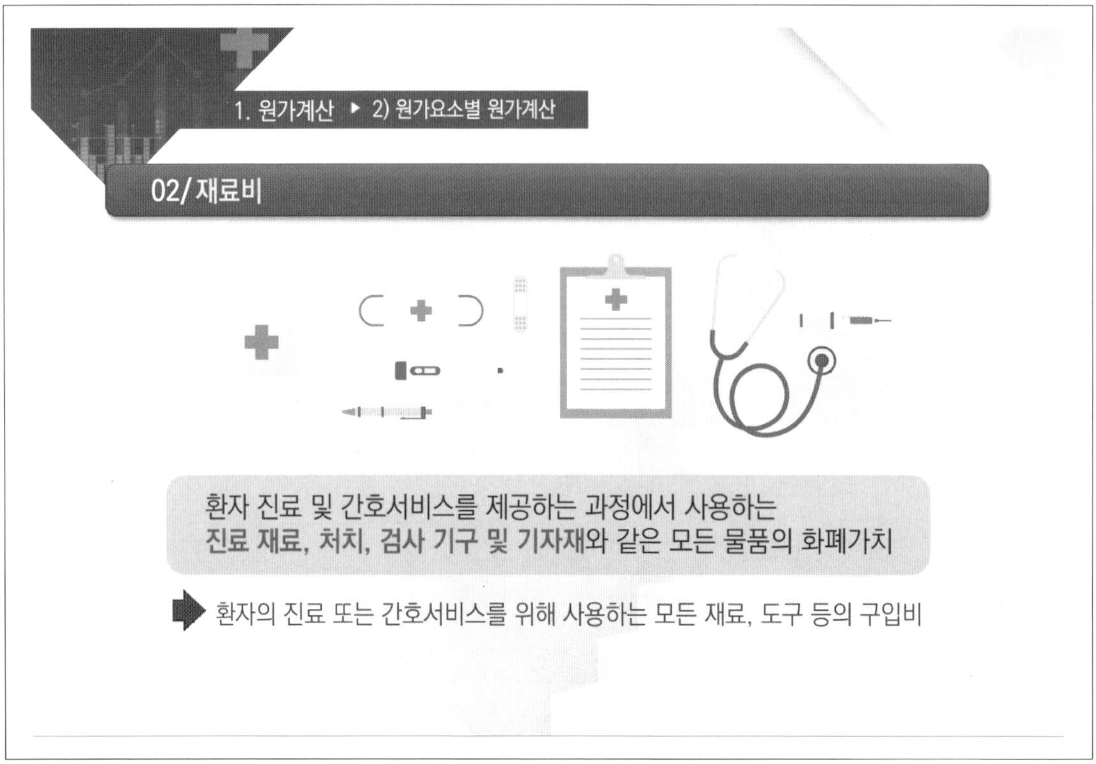

- 재료비 : 환자 진료 및 간호서비스를 제공하는 과정에서 사용하는 진료 재료, 처치, 검사 기구 및 기자재와 같은 모든 물품의 화폐가치
  – 환자의 진료 또는 간호서비스를 위해 사용하는 모든 재료, 도구 등의 구입 비용

1 원가계산

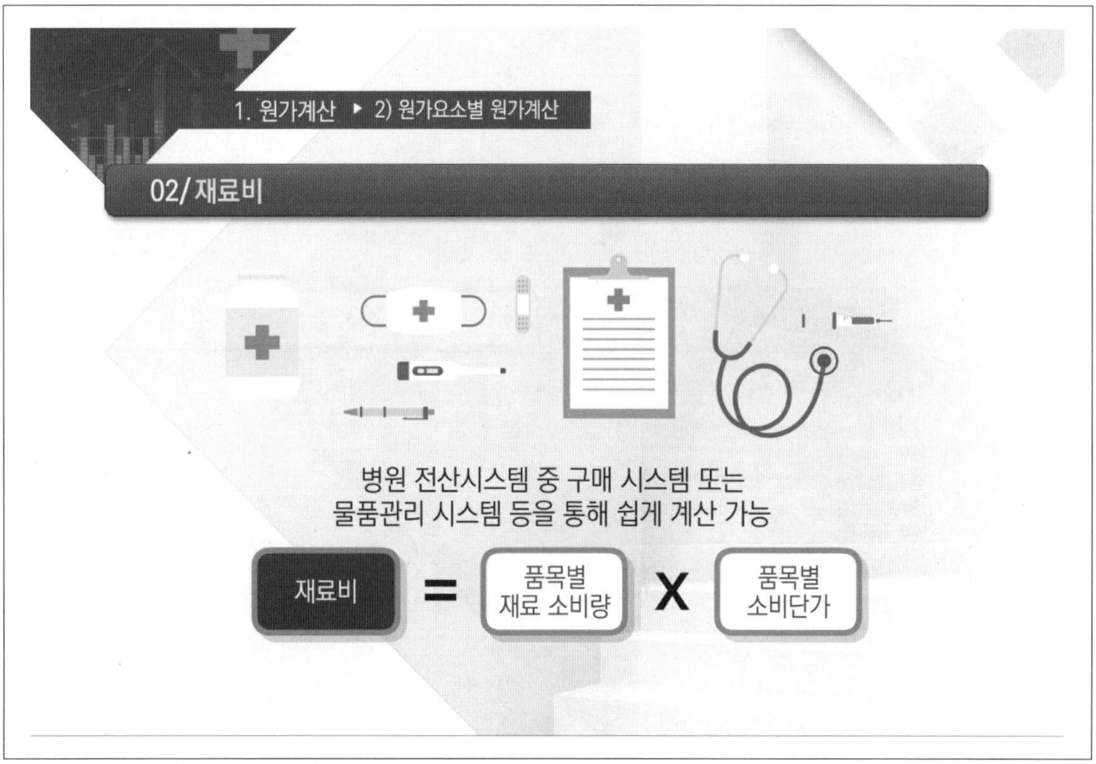

- 재료비 계산 : 병원 전산시스템 중 구매 시스템 또는 물품관리 시스템 등을 통해 계산
- 재료비 = 품목별 재료 소비량 × 품목별 소비단가로 산출

1 원가계산

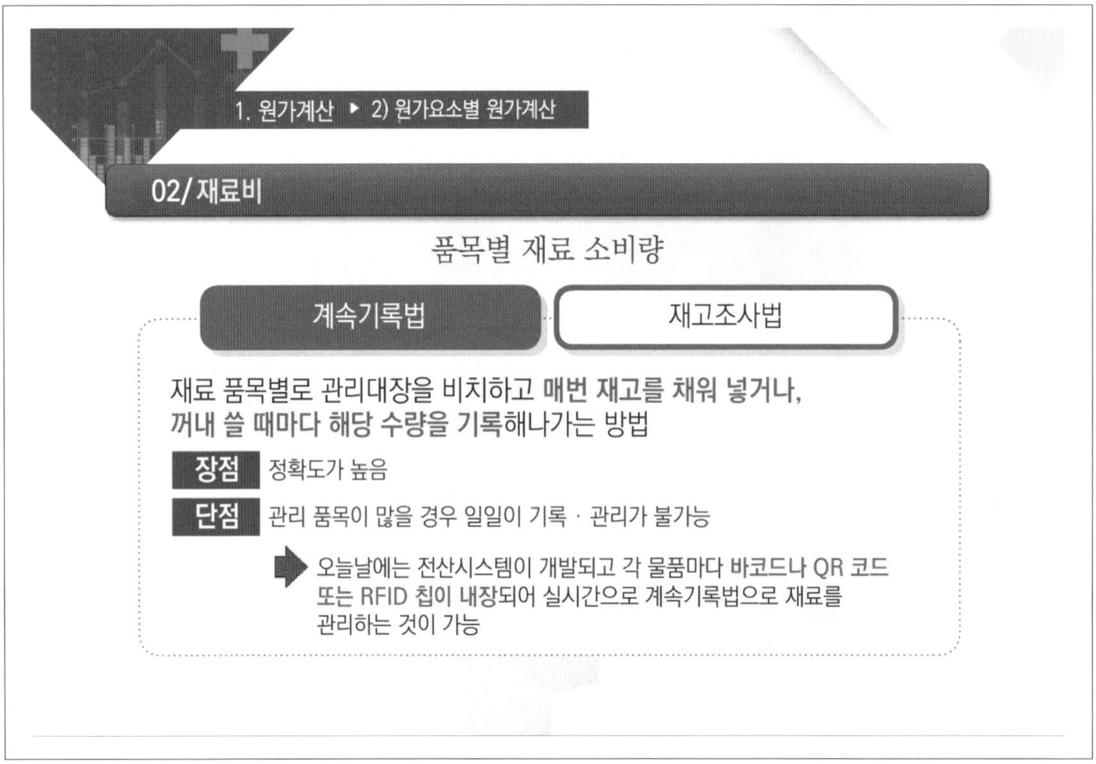

- 품목별 재료 소비량 계산 방법 : 계속기록법과 재고조사법을 활용
- 계속기록법 : 재료 품목별로 관리대장을 비치하고 매번 재고를 채워 넣거나, 꺼내 쓸 때마다 해당 수량을 기록해 나가는 방법
  - 계속기록법의 장점 : 정확도는 높음
  - 계속기록법의 단점 : 관리 품목이 많을 때에는 실제로 일일이 사람이 이를 기록하여 관리하기란 거의 불가능
  - 오늘날은 전산시스템의 개발과 물품마다 있는 바코드나 QR 코드 또는 RFID 칩의 내장으로 실시간으로 계속기록법으로 재료 관리 가능

1 원가계산

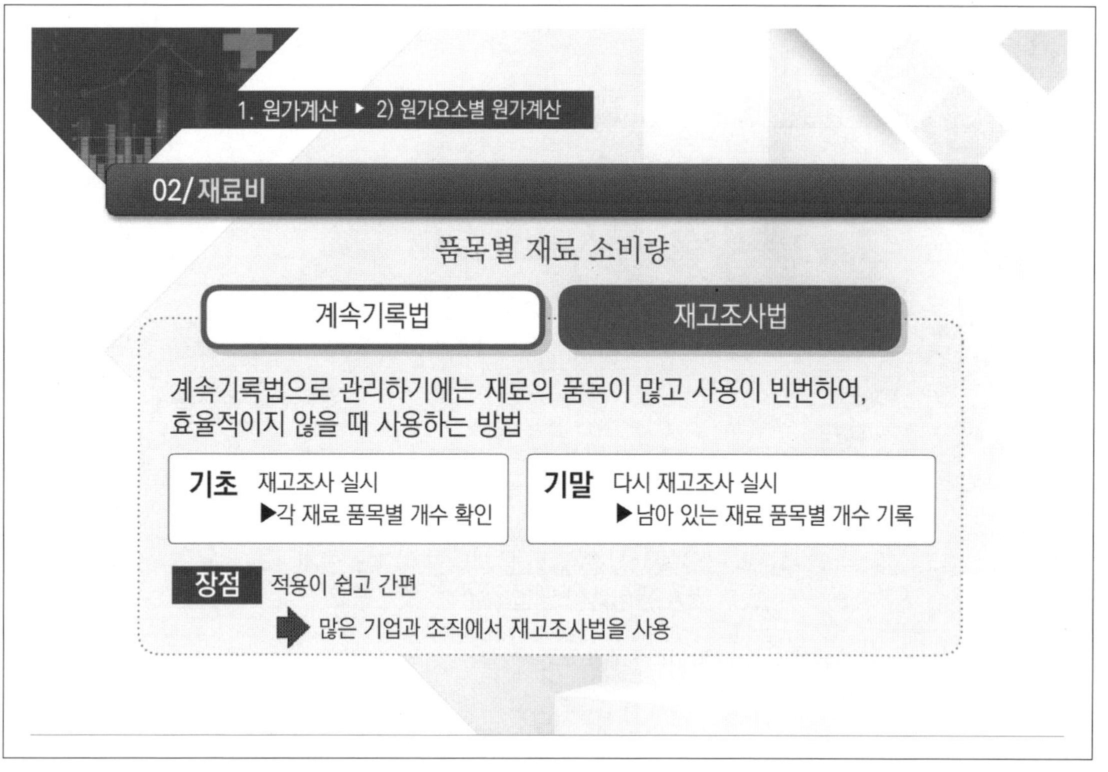

- 재고조사법 : 계속기록법으로 관리하기에는 재료의 품목이 많고 사용이 빈번하여, 효율적이지 않을 때 사용하는 방법
  - 기초에 한번 재고조사를 실시하여 각 재료 품목별 개수를 확인
  - 기말에 다시 재고조사를 실시하여 남아 있는 재료 품목별 개수를 기록하여, 기초와 기말의 차이를 비교하여 사용량을 확인하는 방법
  - 재고조사법의 장점 : 적용이 쉽고 간편, 많은 기업과 조직에서 재고조사법을 사용함

1 원가계산

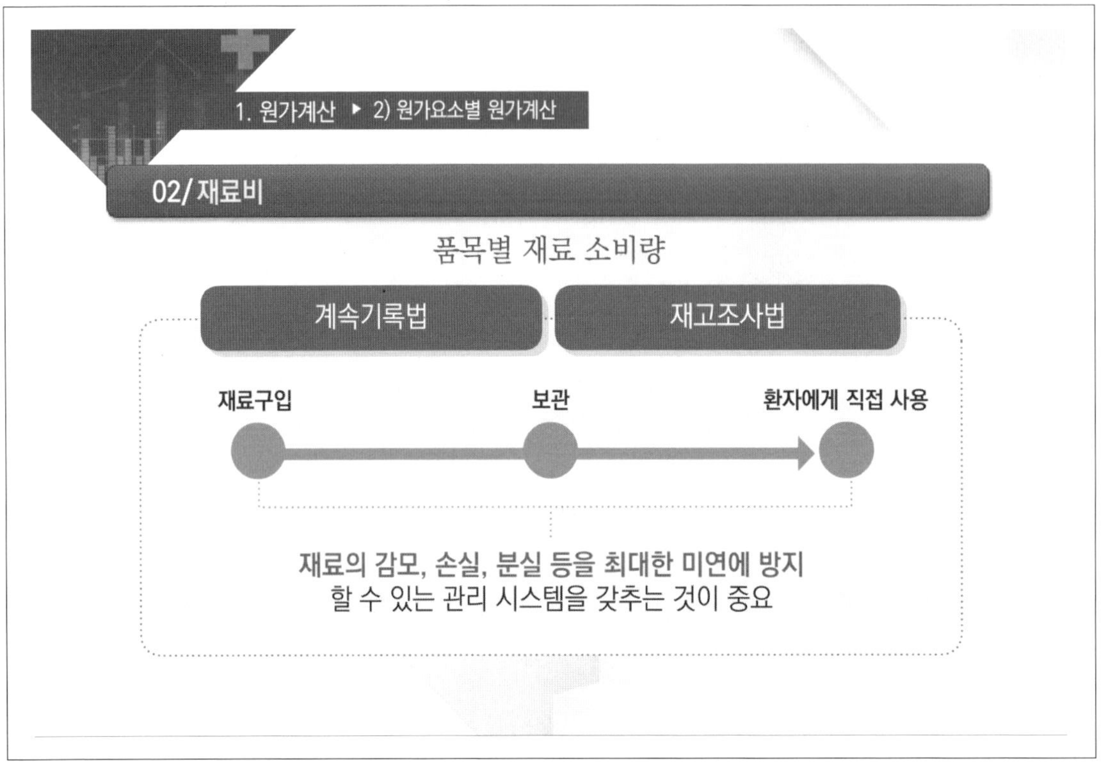

- 조직의 특성에 따라, 계속기록법과 재고조사법, 두 가지를 병용하는 방법을 선택함
- 재료를 구입한 후 보관하였다가 환자에게 직접 사용하기까지의 기간 동안 발생할 수 있는 재료의 감모, 손실, 분실 등을 최대한 미연에 방지할 수 있는 관리 시스템을 갖추는 것이 중요

1 원가계산

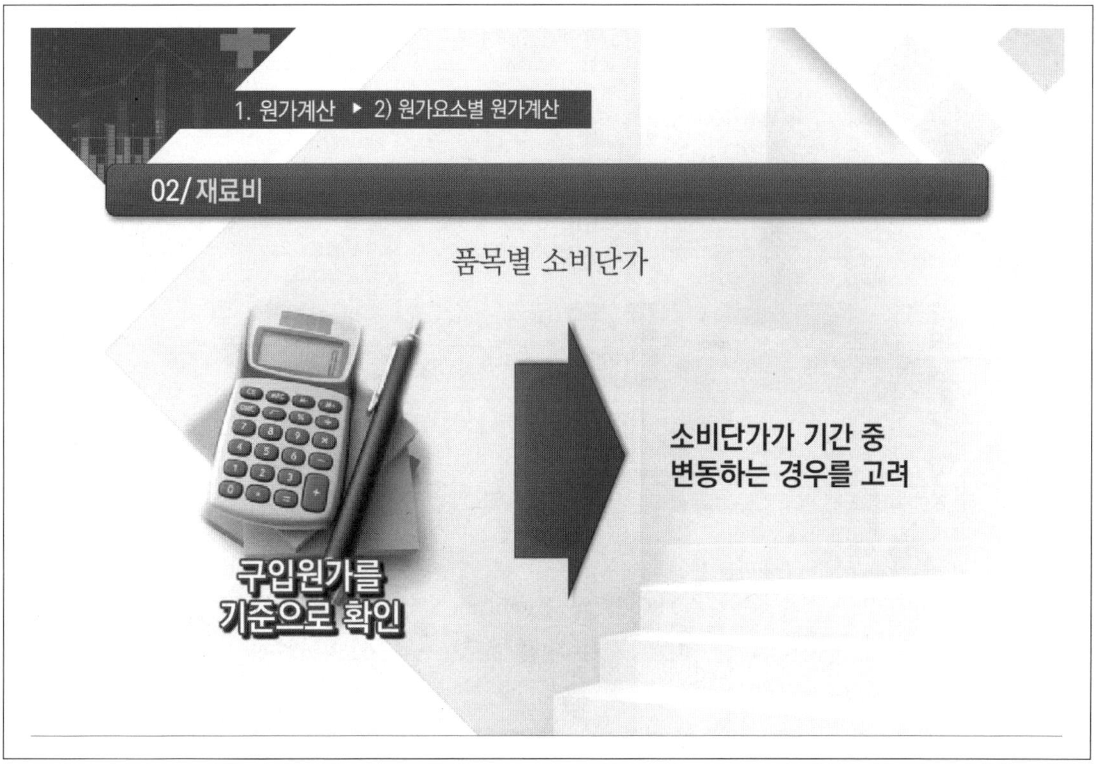

- 재료비 품목별 소비단가 확인
  - 일반적으로 소비단가는 구입원가를 기준으로 함
  - 그러나 소비단가가 기간 중에 변동하는 경우, 이를 정확하게 반영하기 위해 선입선출법 또는 후입선출법을 이용함

1 원가계산

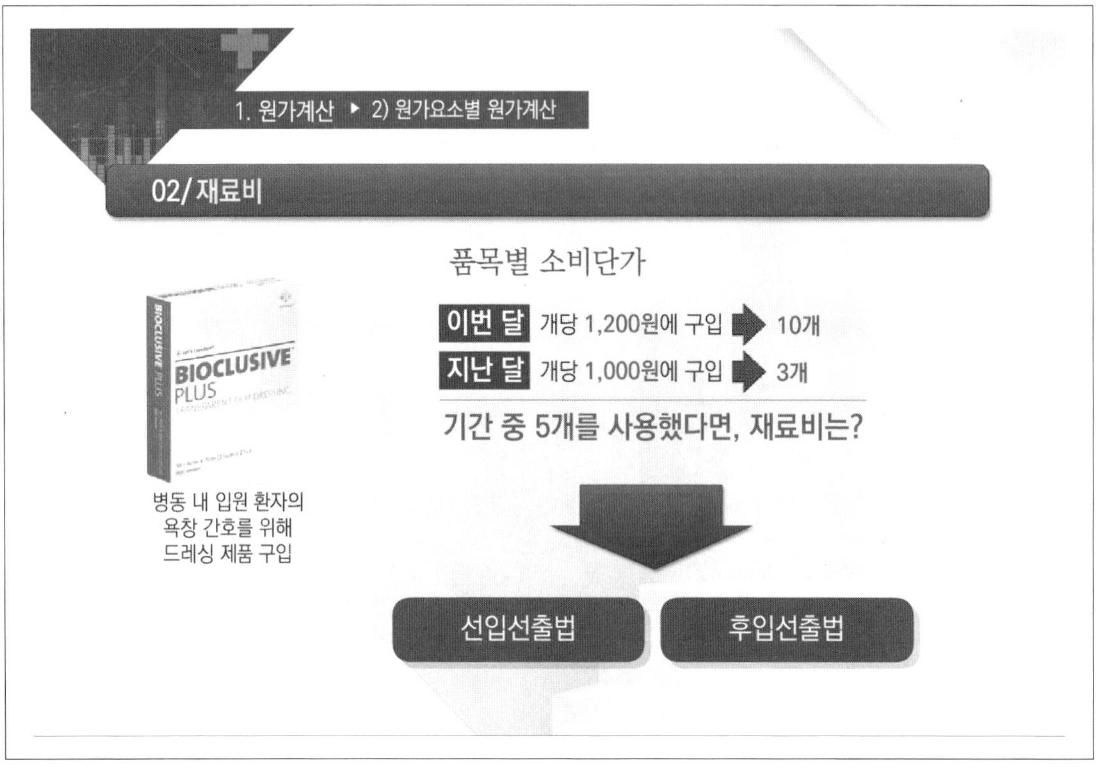

- 선입선출법과 후입선출법

예시 병동 내 입원 환자의 욕창 간호를 위해 드레싱 제품을 구입한 사례

- 지난달에 구입하여 쓰고 남은 드레싱 제품은 개당 1,000원에 구입
- 이번 달에 새로 구입한 드레싱 제품은 가격이 올라 개당 1,200원에 구입
- 1,000원에 구입한 드레싱 제품은 3개가 남아 있고 이 달에 새로 1,200원에 구입한 드레싱 제품은 총 10개인데 기간 중에 사용한 개수는 5개를 사용했다면, 재료비는?

- 선입선출법 : 먼저 구입한 것을 먼저 소비한다는 원칙을 적용하여 소비단가를 계산하는 방법
- 후입선출법 : 나중 구입한 것을 먼저 소비한다는 원칙을 적용하여 소비단가를 계산하는 방법

1 원가계산

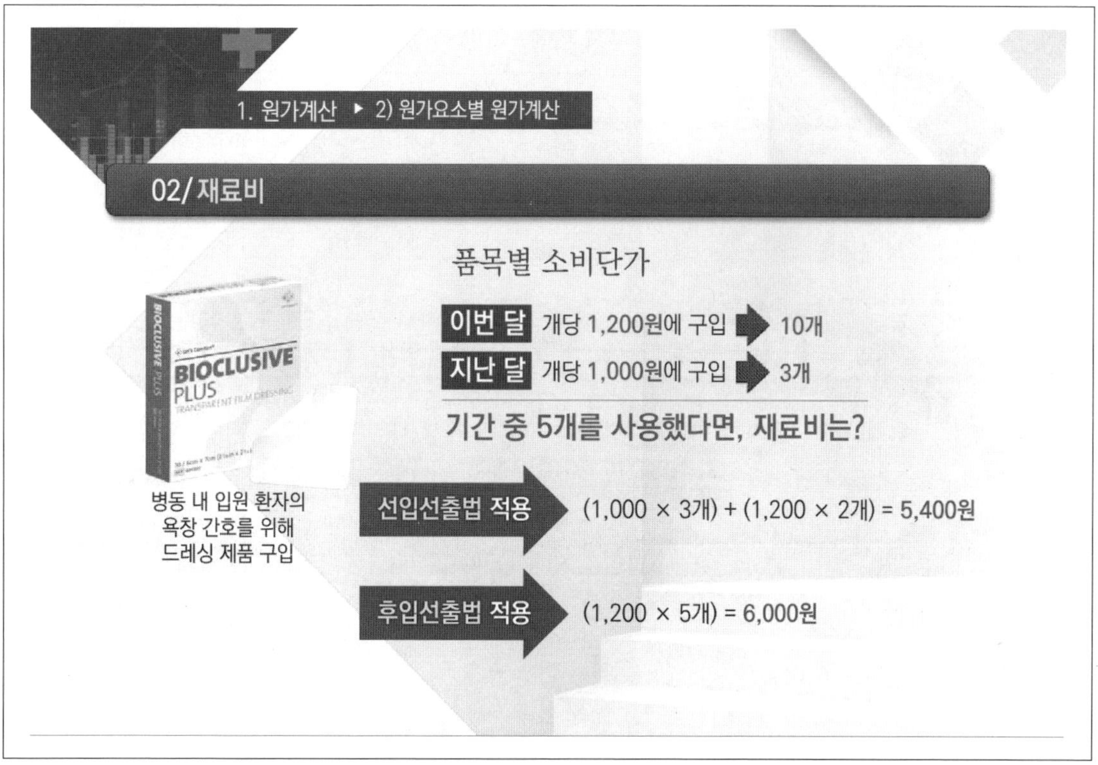

- 선입선출법을 적용할 경우
  - 3개는 1,000원을 적용
  - 나머지 2개는 1,200원을 적용
  - 계산하면 재료비가 총 5,400원이 됨
- 후입선출법을 적용할 경우
  - 5개 모두 1,200원을 적용하여 계산하면 재료비가 총 6,000원이 됨
- 적용방법에 따라 600원의 차이가 남
- 사례에서의 600원 차이 : 실제 병원에서 사용하고 있는 수많은 물품들의 품목과 가격을 생각해 볼 때 이 작은 차이는 결코 무시할 수 없는 차이임

1 원가계산

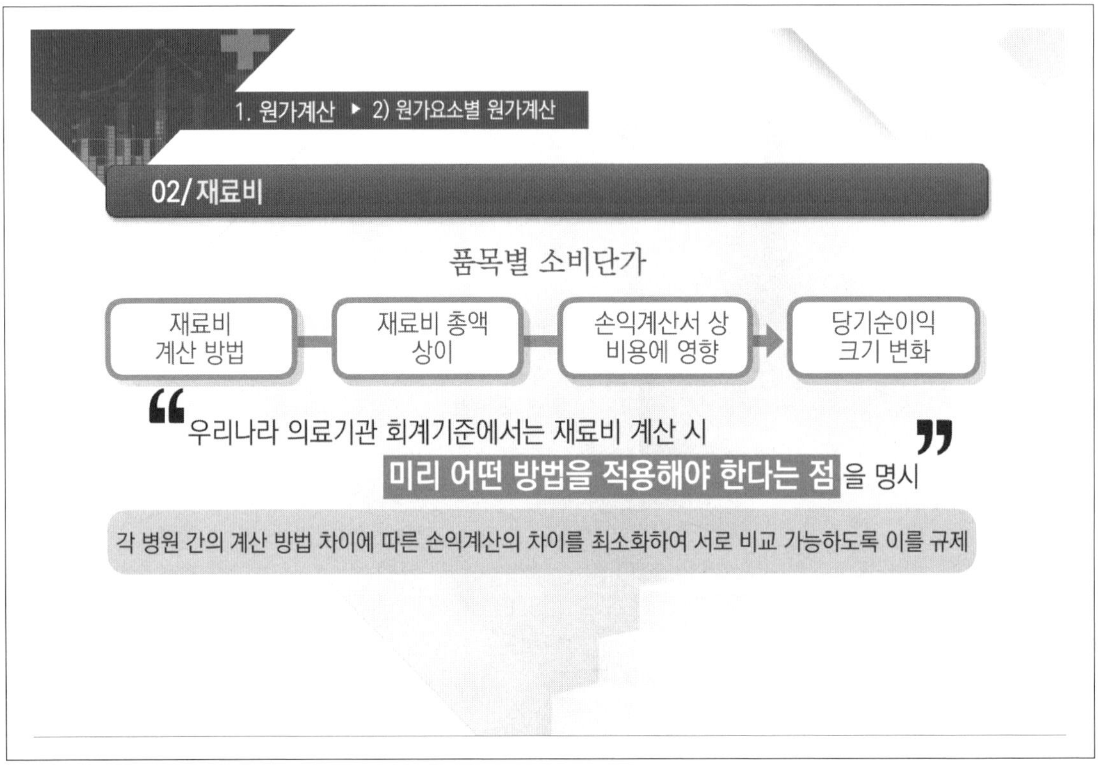

- 이와 같이 원가계산에서 재료비는 어떻게 계산하느냐에 따라 재료비 총액이 달라짐
- 달라진 재료비 원가는 매출원가에 반영되어 손익계산서상의 비용에 영향하여
- 결과적으로 당기순이익의 금액을 달라지게 함
- 따라서 여러 관점에서 다양한 방법을 적용할 수 있는 여지가 있는 재료비 계산이 원가계산의 정확성과 신뢰성 관점에서 매우 중요함
- 우리나라 의료기관 회계기준에서는 미리 재료비 계산 시에는 어떤 방법을 적용해야 한다는 점을 명시하도록 하여
- 각 병원 간의 계산 방법 차이에 따른 손익계산의 차이를 최소화하여 서로 비교 가능하도록 이를 규제하고 있음

1 원가계산

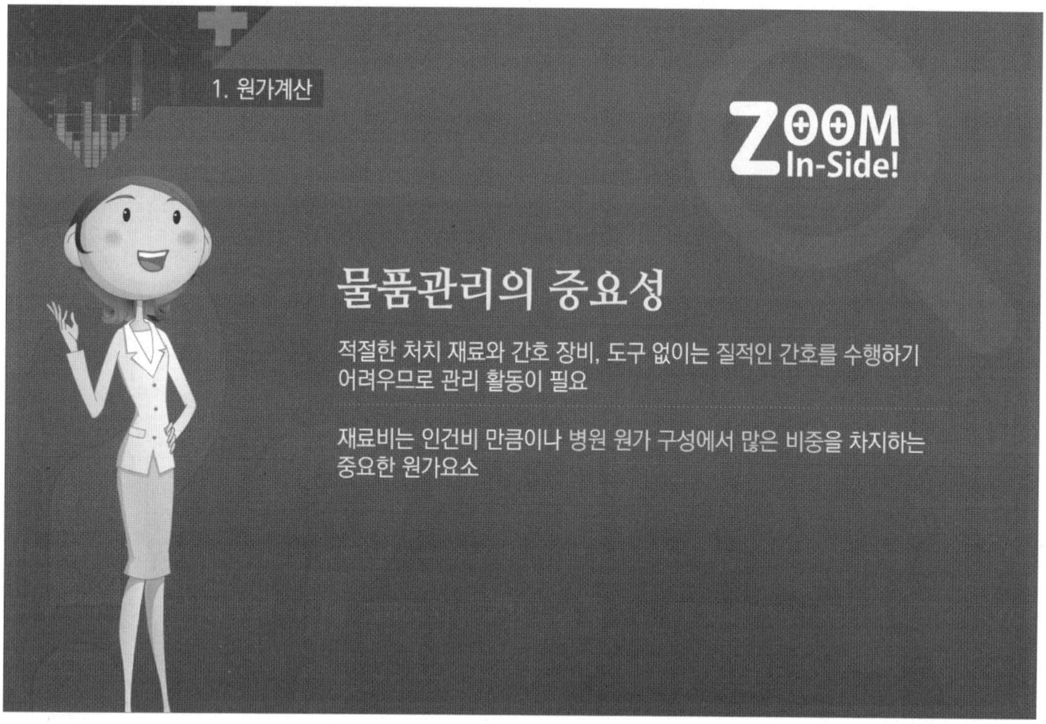

- 물품관리 : 환자간호를 수행하는데 있어 적절한 처치 재료와 간호 장비, 도구 없이는 질적인 간호를 수행하기 어렵기 때문에 이에 대한 관리 활동이 필요
- 원가관리 측면에서도 물품관리의 중요성을 재조명해 볼 수 있음
  - 재료비는 인건비 만큼이나 병원 원가 구성에서 많은 비중을 차지하는 중요한 원가요소이므로 간호단위 원가관리 측면에서 볼 때, 간호사의 인건비보다 상대적으로 재량권이 큰 물품관리 활동이 매우 중요함

1 원가계산

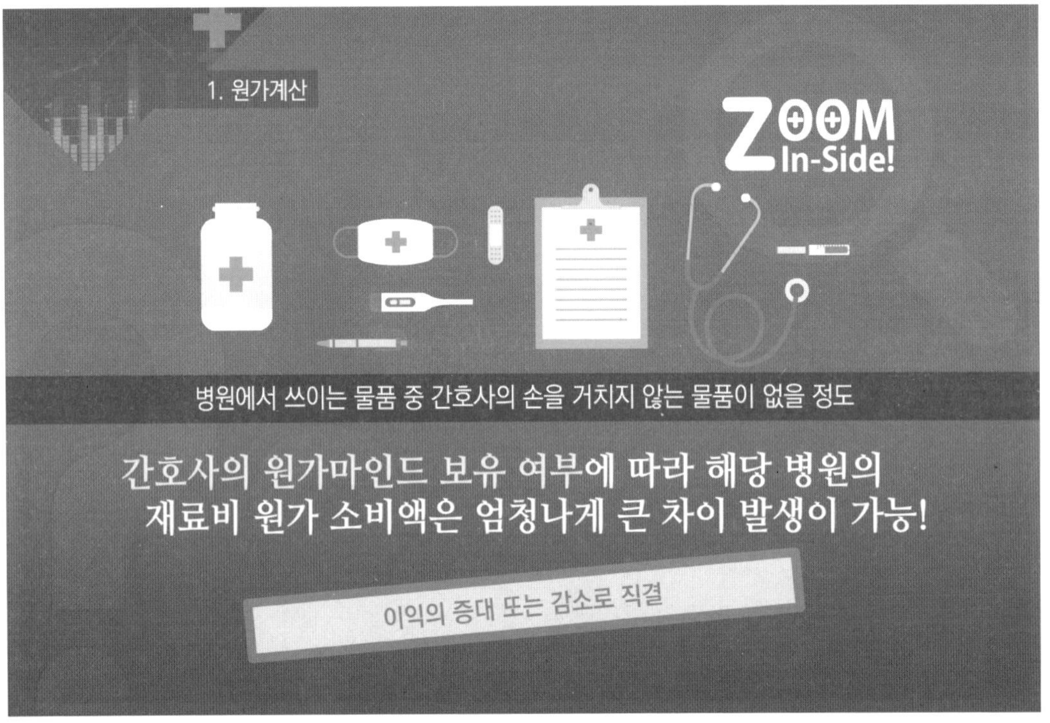

- 환자에게 제공되는 모든 약품과 진료재료, 기구와 장비, 드레싱세트, 알코올 솜, 간호스테이션의 컴퓨터와 처치실, 준비실의 수액 등 병원에서 쓰이는 물품 중 간호사의 손을 거치지 않는 물품이 없음
  - 병원의 거의 모든 설비와 장비, 기구, 물품이 최종 소비되는 시점에서 간호사의 손을 거치기 때문에 간호사의 원가마인드에 따라 병원의 재료비 원가 소비액은 엄청나게 큰 차이가 날 수 있음
  - 이러한 차이는 곧 간호단위 나아가 병원 전체 이익의 증대 또는 감소로 직결됨
- 병원의 짜임새 있는 운영을 위해서는 간호사, 간호관리자의 원가마인드가 핵심 성공 요인임을 인식하는 것이 중요함
- 원가마인드를 갖추기 위해서는 무엇보다도 간호사에게 적합한 원가관리 역량 강화 교육과 간호실무에서의 적극적 활용이 요구됨

1 원가계산

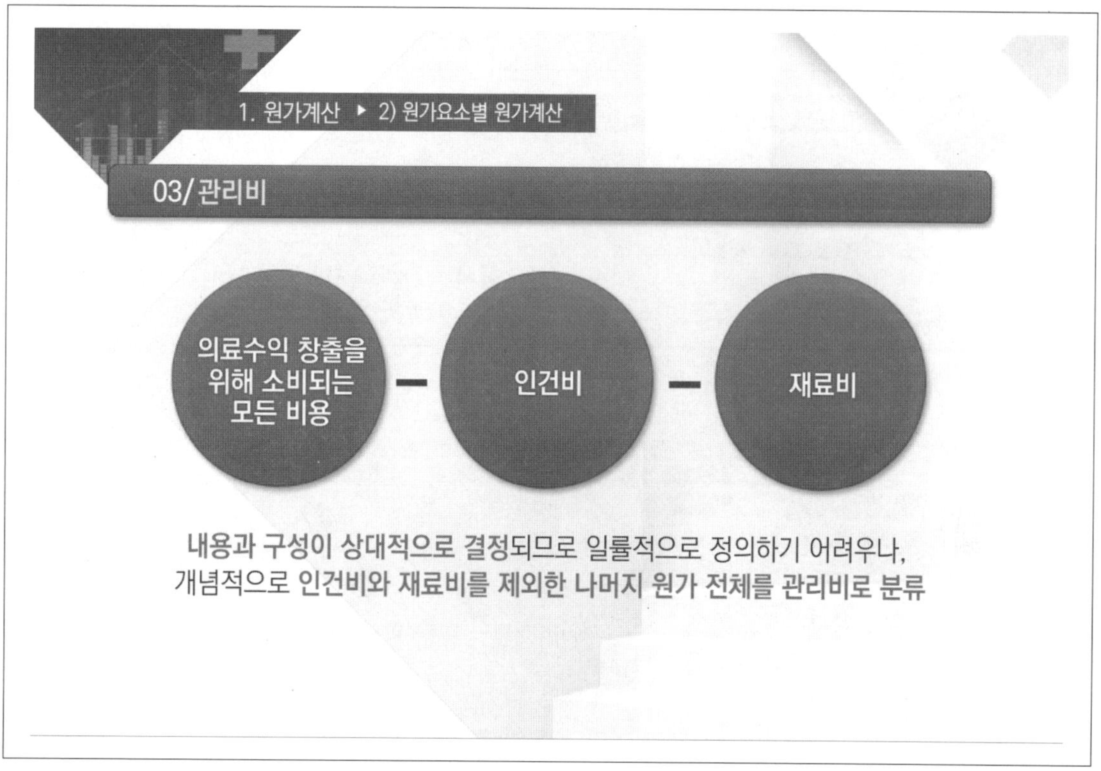

- 관리비 : 의료수익 창출을 위해 소비되는 모든 비용 중 인건비와 재료비를 제외한 나머지 모든 항목의 원가
- 인건비나 재료비와 달리 관리비는 내용과 구성이 상대적으로 결정되기 때문에 정의가 어려움
- 개념적으로는 인건비와 재료비를 제외한 나머지 원가 전체를 관리비로 구분함

1 원가계산

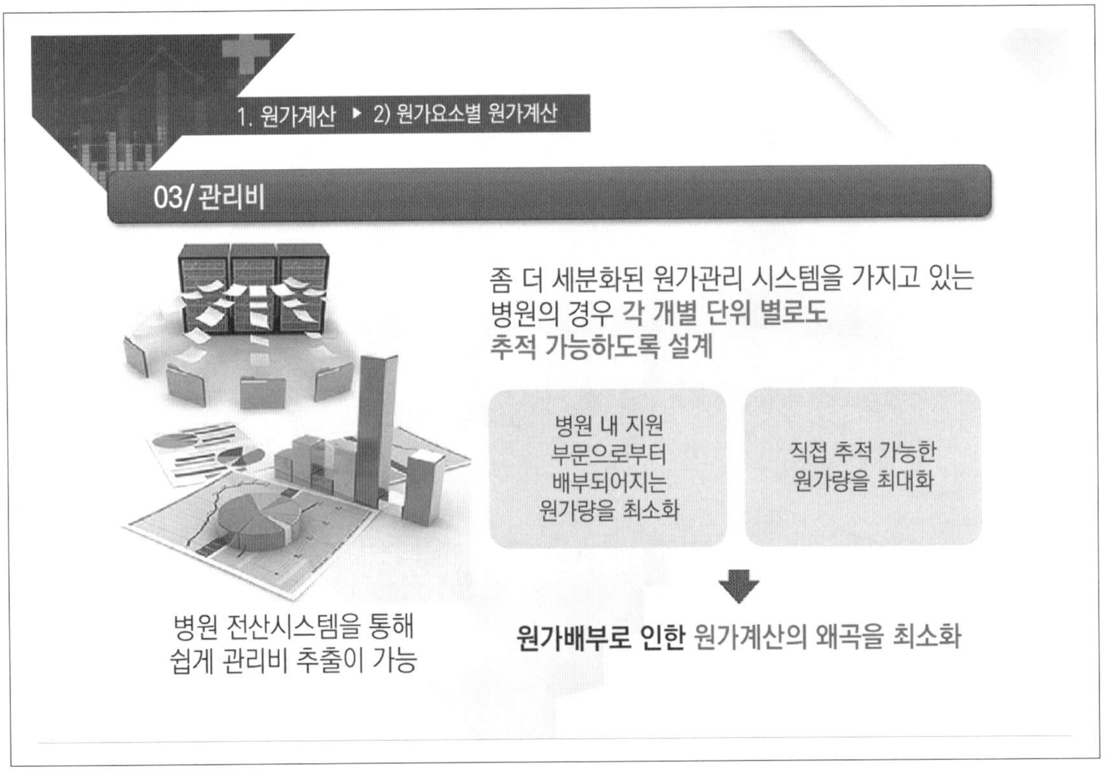

- 관리비 계산 방법 : 병원 전산시스템을 통해 쉽게 추출이 가능
- 오늘날에는 병원에 따라 병동이나 외래와 같이 각 개별 단위 별로도 추적 가능하도록 설계되어 있기도 함
  - 이런 경우는 병원 내 지원 부문으로 부터 배부되어지는 원가량을 최소화하고 직접 추적 가능한 원가량을 최대화함으로써 원가배부로 인한 원가계산의 왜곡을 최소화할 수 있는 장점이 있음
- 이러한 시스템이 갖추어져 있지 않는다면?
  - 다양한 원가와 원가대상 간의 관계를 설명할 수 있는 합리적인 배부기준을 개발하여 원가배부를 통해 해당 부서의 관리비 원가를 계산하여야 함

1 원가계산

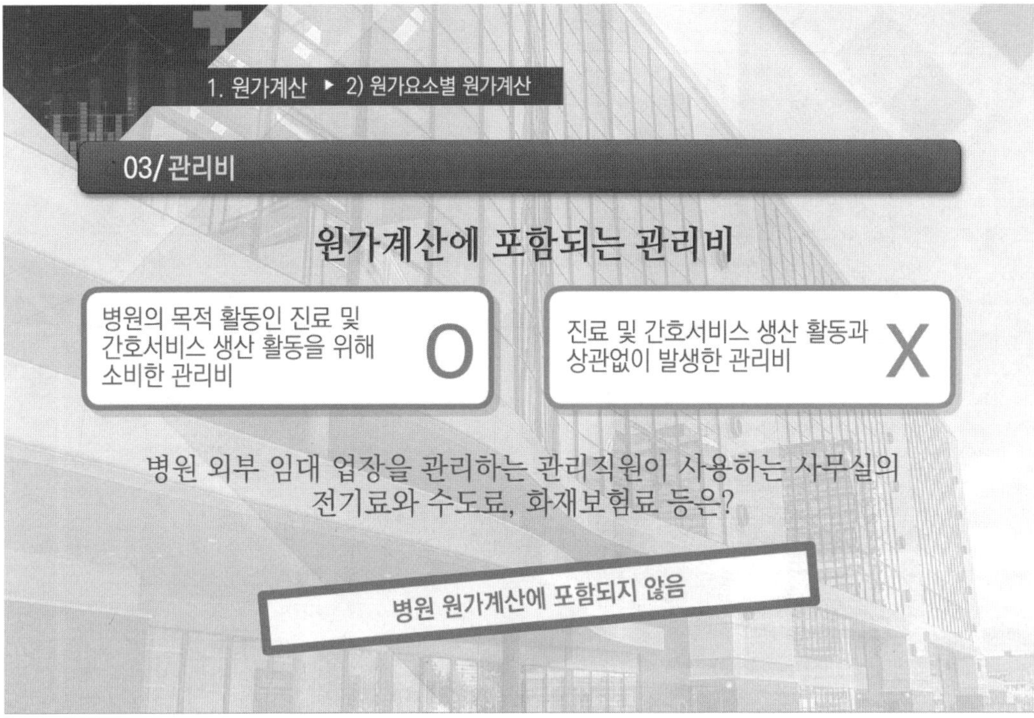

- 원가계산에 포함되는 관리비 역시 병원의 목적 활동인 진료 및 간호서비스 생산 활동을 위해 소비된 부분만 인정
  - 병원의 목적과 상관없이 발생한 관리비는 병원 원가 계산에 포함 안됨

    예) 지하 아케이드 매장을 관리하는 관리직원이 사용하는 사무실의 전기료와 수도료, 화재보험료 등의 관리비는 환자 진료 및 간호서비스 제공을 위한 목적 활동에 쓰인 것이 아니기 때문에 병원 원가계산 또는 간호 원가계산 시 제외됨

2 원가의 종류

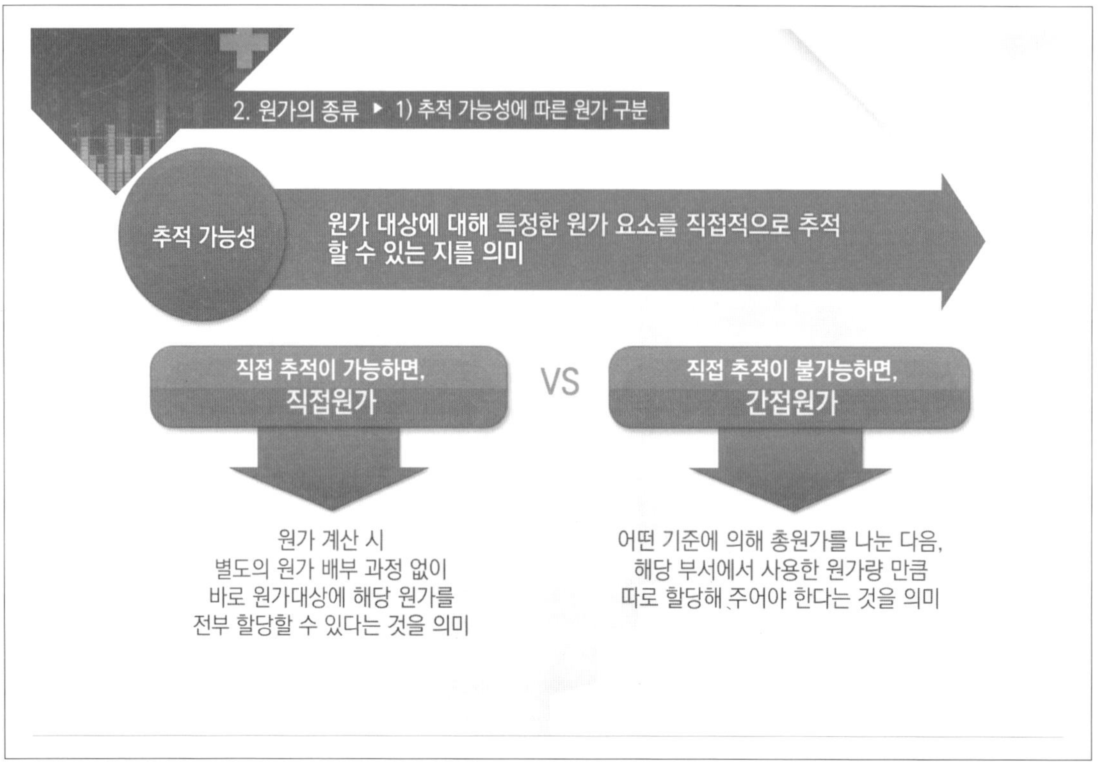

- 원가의 종류 : 추적가능성에 따라 직접원가와 간접원가로 분류함
- 추적 가능성 : 원가 대상에 대해 특정한 원가 요소를 직접적으로 추적할 수 있는 지를 의미
  - 직접 추적이 가능하면 직접 원가
  - 직접 추적이 불가능하면 간접 원가
- 직접 추적이 가능하다는 것 : 원가 계산을 할 때 별도의 원가 배부 과정이 필요 없이 바로 원가대상에 해당 원가를 전부 할당할 수 있을 때를 의미
- 직접 추적이 불가능하다는 것 : 얼마의 원가를 해당 부서가 사용했는 지 바로는 알 수 없어, 일정 기준에 의해 총원가를 나눈 다음, 해당 부서에서 사용한 원가량 만큼만 따로 할당 배부해 주어야 할 때를 의미

2 원가의 종류

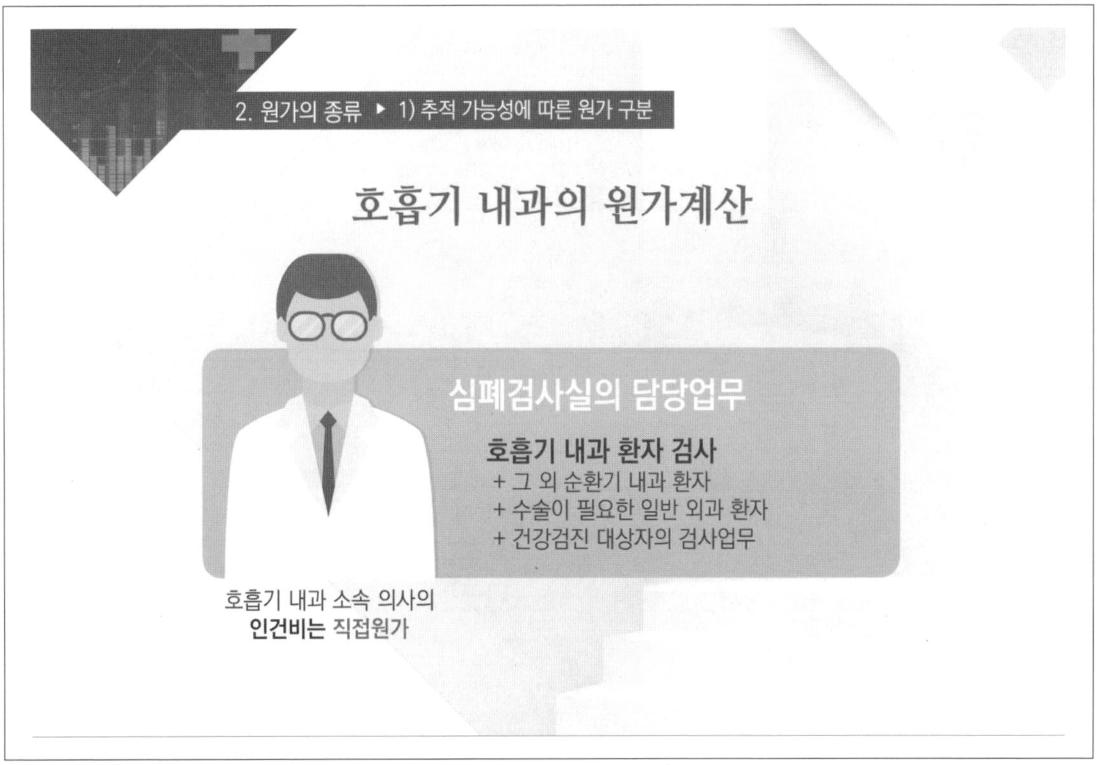

- 추적가능성에 따른 진료과별 원가계산의 경우
  - 호흡기 내과의 원가를 계산할 때 호흡기 내과 소속 의사의 인건비는 고민할 필요 없이 모두 호흡기 내과의 원가이기 때문에 직접 원가가 됨
  - 하지만 심폐검사실의 경우, 호흡기 내과 환자도 검사하지만, 그 외 순환기 내과 환자, 수술이 필요한 일반 외과 환자, 또는 건강검진 대상자의 검사업무도 함께 담당함
  - 따라서 호흡기 내과의 원가를 계산할 때 심폐검사실에 소속된 간호사의 인건비 중 얼마를 호흡기 내과로 분배할 지, 그 기준이 모호할 때 추적가능성에 따라 원가를 배분해야 함

2 원가의 종류

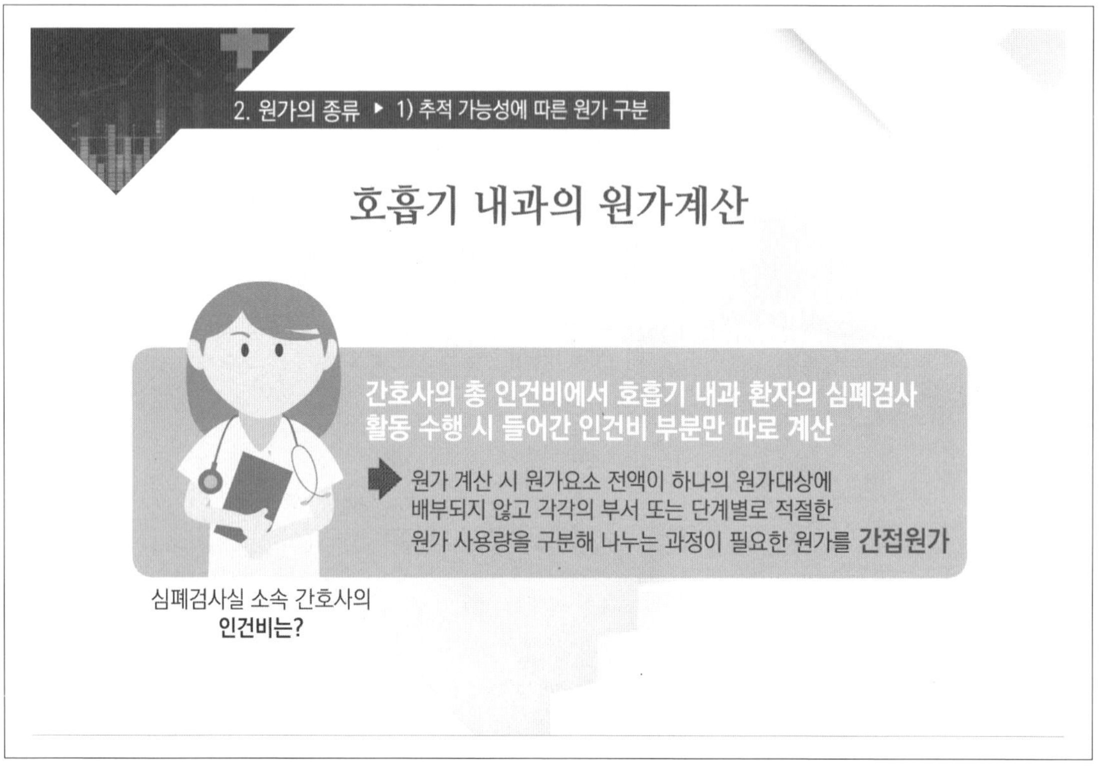

- 간호사의 총 인건비에서 호흡기 내과 환자의 심폐검사 활동 수행 시 들어간 인건비 부분만 따로 계산하여 이를 적절히 할당해야 하기 때문에 어려움
  - 원가를 계산할 때 원가요소 전액이 하나의 원가대상에 배부되지 않고 여러 부서에서 사용하거나, 여러 단계로 나누어져, 각각의 부서 또는 단계별로 적절한 원가 사용량을 구분하여 나누어 배분해야 할 때, 이러한 과정을 필요로 하는 원가를 간접원가라고 함

2 원가의 종류

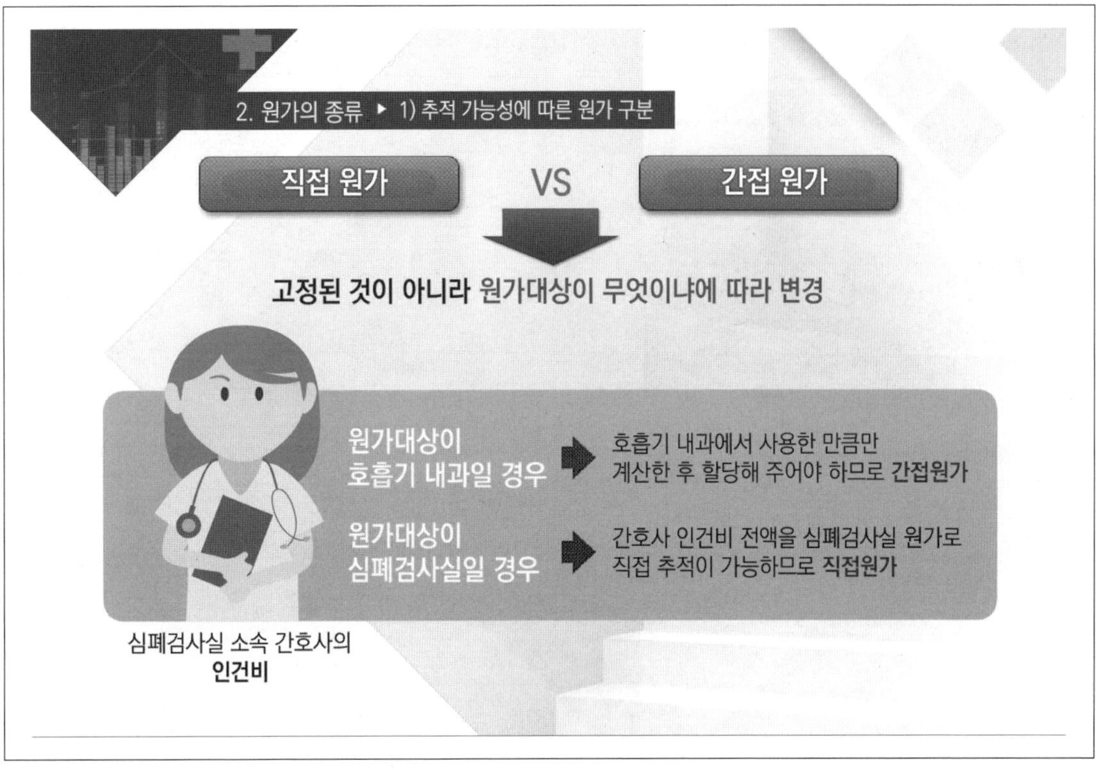

- 직접원가 또는 간접원가는 고정된 것이 아니라 원가 대상이 무엇이냐에 따라 매번 달라짐
- 심폐검사실의 간호사 인건비는 원가대상이 호흡기 내과일 때
  - 호흡기 내과에서 사용한 만큼만 계산한 후 할당해 주어야 하기 때문에 간접원가임
  - 만일 원가대상이 심폐검사실 자체일 때 : 호흡기 내과 소속 의사 인건비와 같이 간호사 인건비 전액을 심폐검사실 원가로 직접 추적이 가능하기 때문에 이때는 바로 직접원가가 됨

2 원가의 종류

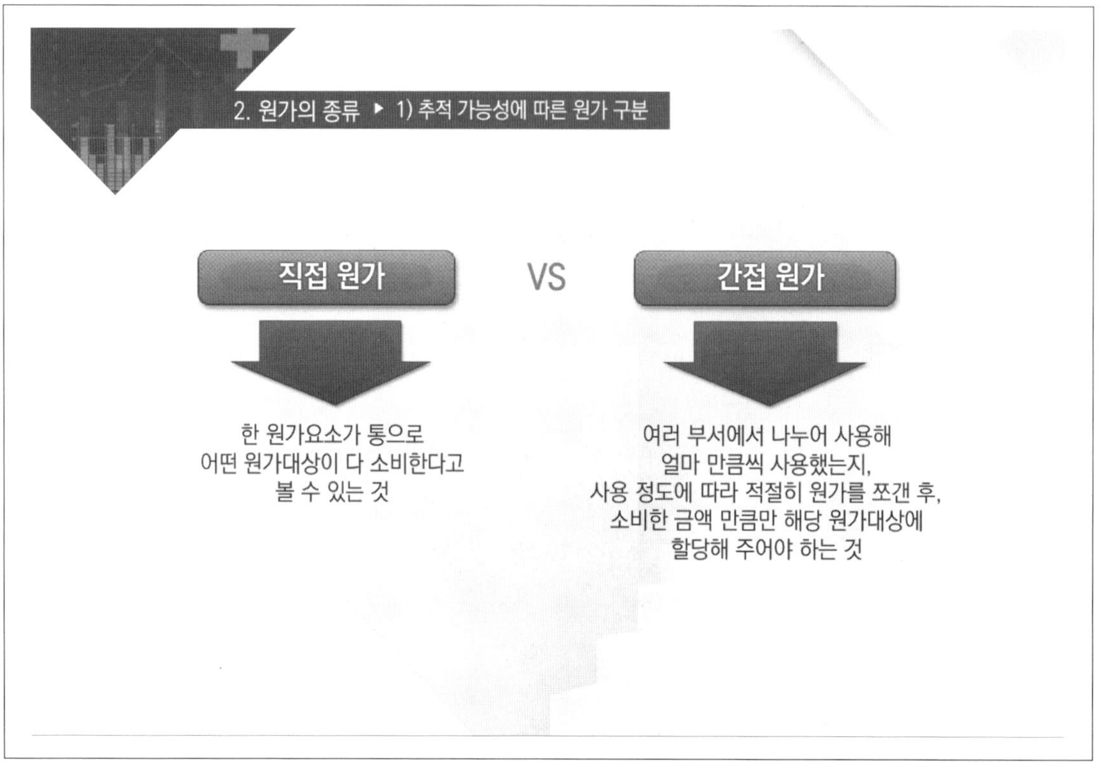

- 직접원가 : 한 원가요소가 전체로 어떤 원가대상이 다 소비한다고 볼 수 있는 것
- 간접원가 : 여러 부서에서 나누어 사용하여 얼마 만큼씩 사용하였는 지, 그 사용 정도에 따라 적절히 원가를 쪼갠 후, 소비한 금액만큼만 해당 원가대상에 할당해 주어야 하는 것

2 원가의 종류

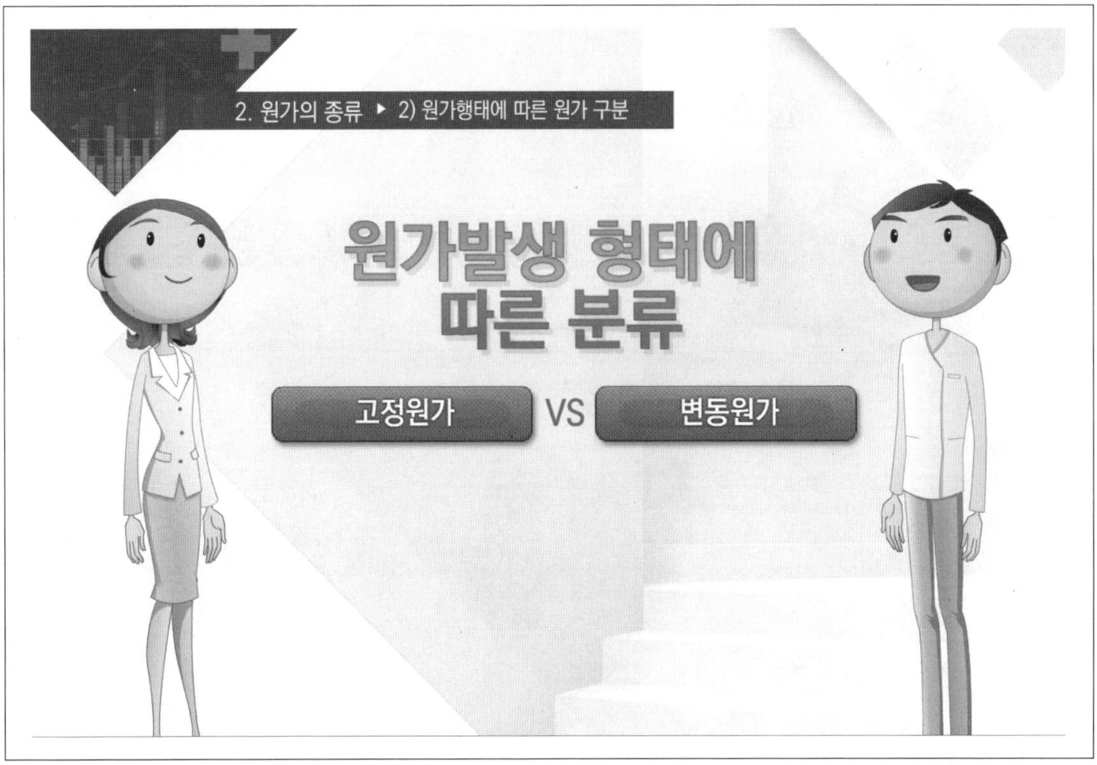

- 원가의 종류 : 원가발생 형태에 따라 고정원가와 변동원가로 분류함
- 고정원가 VS 변동원가
  - 원가는 조업도의 변화에 대한 원가발생의 형태에 따라 고정원가와 변동원가로 분류가 달라짐

2 원가의 종류

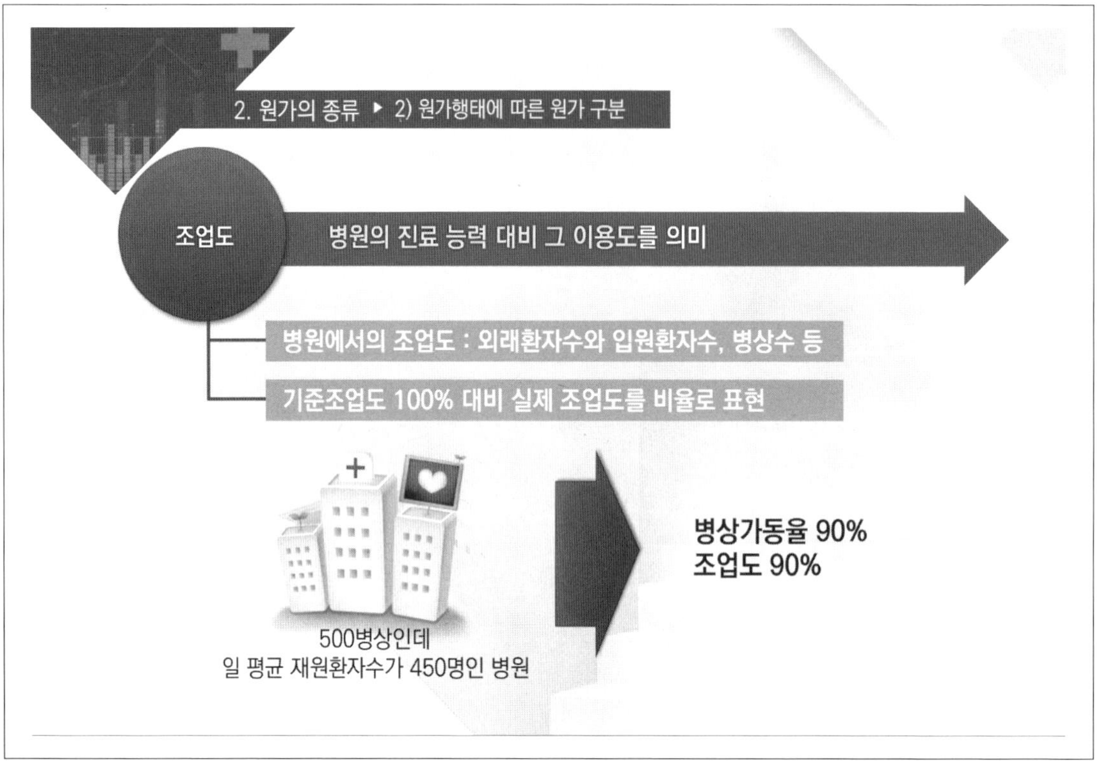

- 조업도 : 병원의 진료 능력 대비 그 이용도를 나타내는 지표
  - 병원에서의 조업도는 외래환자수와 입원환자수, 병상수 등을 의미
- 조업도는 기준조업도 100% 대비 실제 조업도를 비율로 표현
  - 어떤 병원이 500병상인데, 일 평균 재원환자수가 450명이라면 그 병원의 병상가동율은 90%
  - 이를 원가적 관점에서 조업도는 90%라고 함

2 원가의 종류

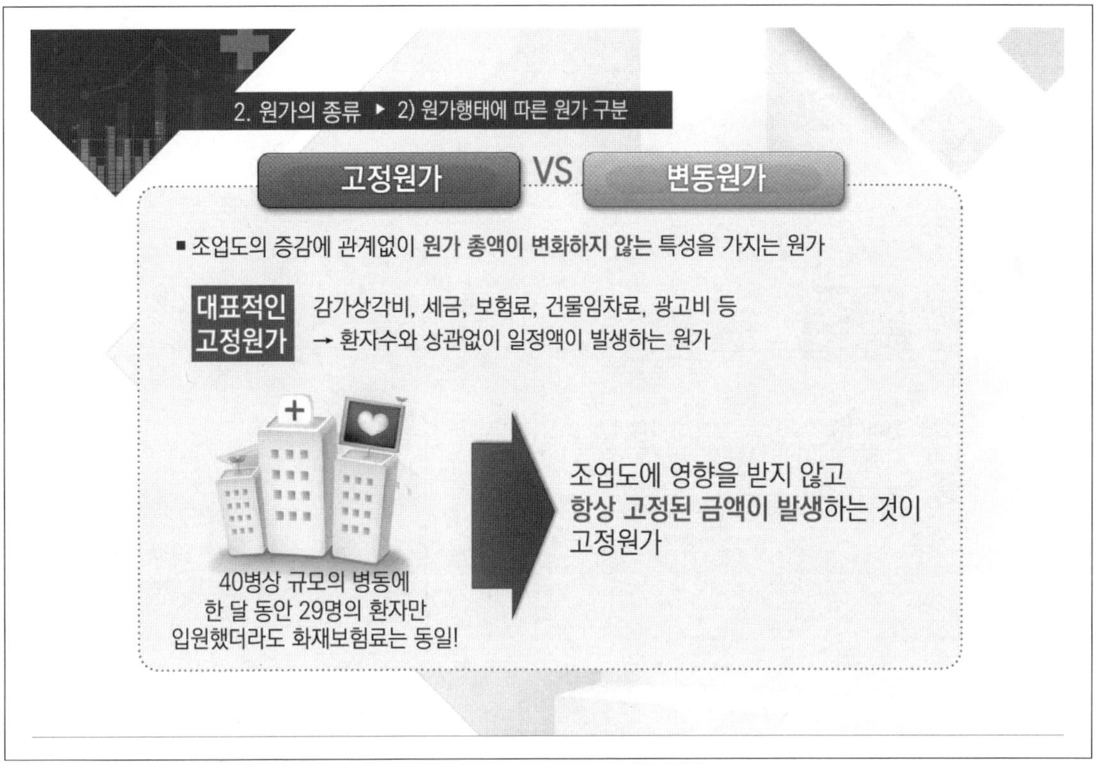

- 고정원가 : 조업도의 증감에 관계없이 원가 총액이 변화하지 않는 특성을 가지는 원가
- 대표적인 고정원가 : 감가상각비, 세금, 보험료, 건물임차료, 광고비 등 환자수와 상관없이 환자가 늘던, 줄건 간에 일정액이 발생하는 원가
  - 40병상 규모의 병동에 환자가 줄어 한 달 동안 29명의 환자만 입원한 경우, 환자가 꽉 차지 않았다고 해서 병동의 화재 보험료를 깎아 주지 않음
  - 이처럼 조업도에 영향을 받지 않고 항상 고정된 금액이 발생하는 원가가 고정원가임

2 원가의 종류

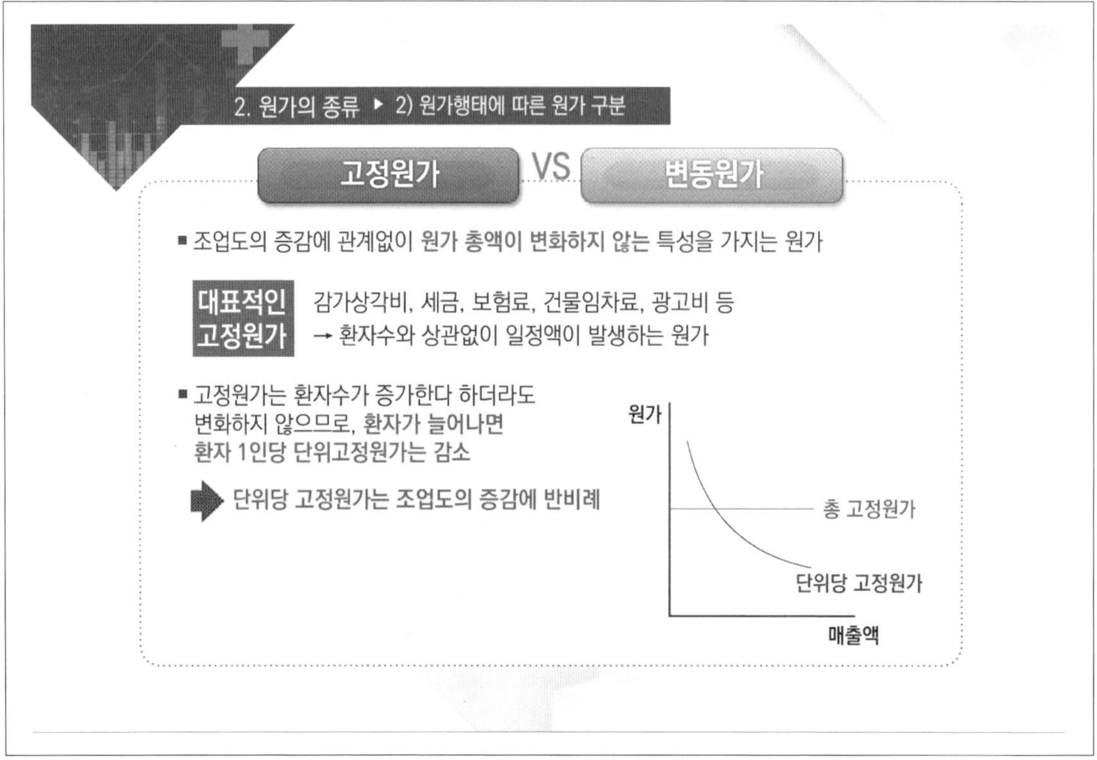

- 고정원가는 환자수가 증가한다 하더라도 변화하지 않기 때문에, 일반적으로 환자가 늘어나면 환자 1인당 단위당 고정원가는 감소하게 됨
  - 따라서 단위당 고정원가는 조업도의 증감에 반비례함

- 그림에서와 같이 총 고정원가는 일정하기 때문에, 매출이 증가하면, 단위당 고정원가는 감소하여 총 고정원가는 직선으로 단위당 고정원가는 곡선을 그리게 됨

2 원가의 종류

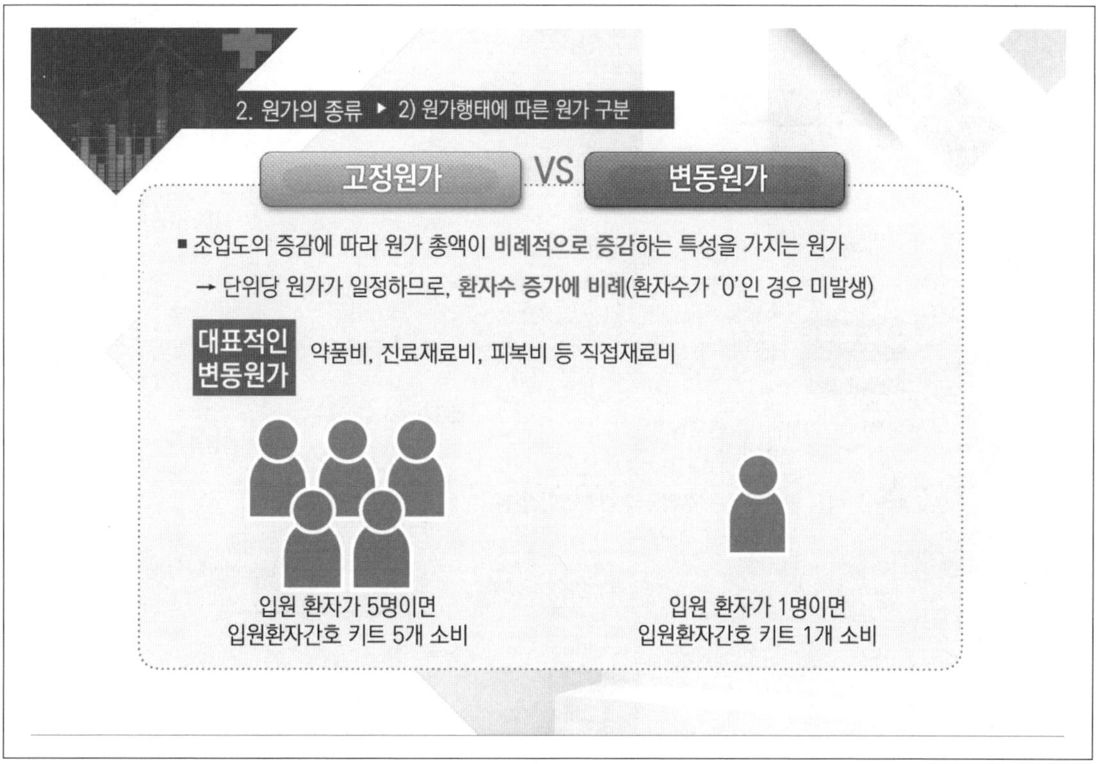

- 변동원가 : 조업도의 증감에 따라 원가 총액이 비례적으로 증감하는 특성을 가지는 원가
- 변동원가는 고정원가와는 반대로 단위당 원가가 일정하기 때문에, 환자수가 증가하면 그에 따라 비례하여 발생하며, 환자수가 '0'인 경우에는 발생하지 않음
- 대표적인 변동원가 : 약품비, 진료재료비, 피복비 등 직접재료비
  - 오늘 입원 환자가 5명이면 입원환자간호 키트 5개가 소비되고, 입원 환자가 1명이면 입원환자간호 키트도 1개가 소비되는 특성을 보일 때, 이를 변동원가라 함

2 원가의 종류

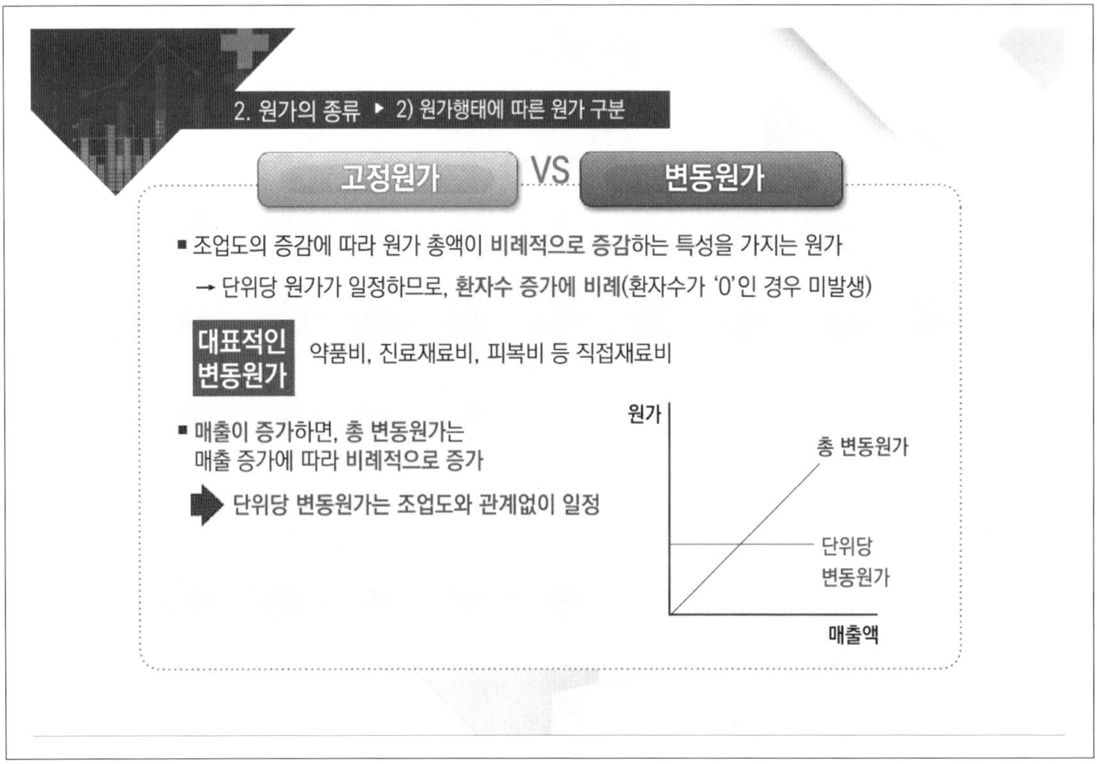

- 변동원가는 단위 당 원가는 일정함
  - 매출이 증가하면 총 변동원가는 매출 증가에 따라 비례적으로 증가하고, 단위당 변동원가는 조업도와 관계없이 일정하게 됨
  - 그림에서와 같이 총 변동원가는 대각선으로, 단위당 변동원가는 수평선을 그리게 됨

2 원가의 종류

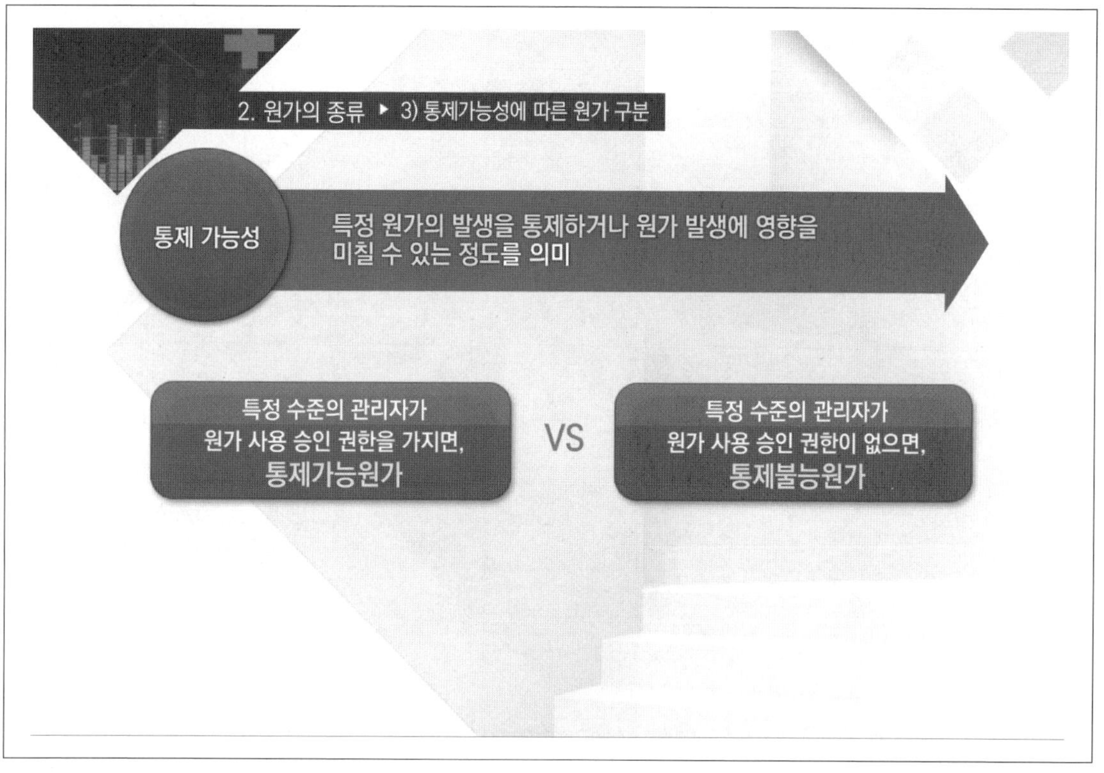

- 원가의 종류 : 통제가능성에 따라 통제가능원가와 통제불능원가로 분류함
- 통제가능성 : 특정 원가의 발생을 통제하거나 또는 원가 발생에 영향을 미칠 수 있는 정도를 의미
  - 통제가능원가 : 특정 수준의 관리자가 원가 사용을 승인할 수 있는 권한을 가질 때
  - 통제불능원가 : 특정 수준의 관리자가 원가 사용을 승인할 수 있는 권한이 없을 때

2 원가의 종류

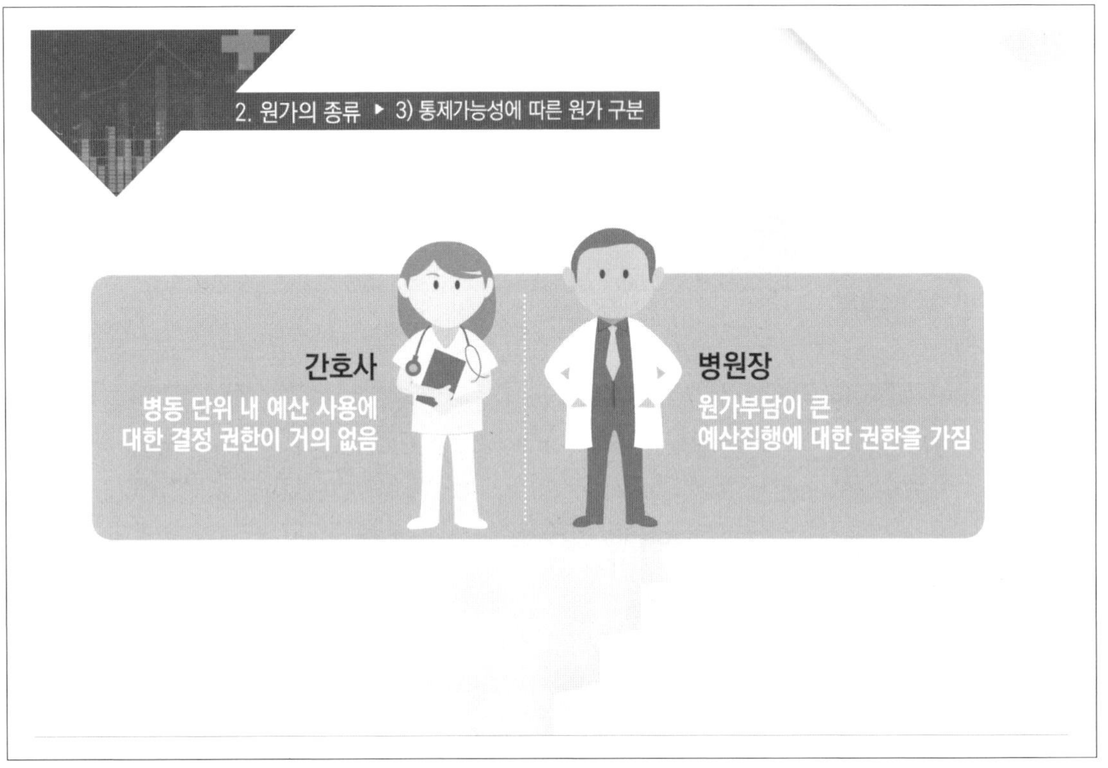

- 관리자의 수준이 올라갈수록 통제가능원가의 범위가 넓어짐
- 관리자의 수준이 낮아질수록 통제불능원가의 범위가 넓어짐
- 병원에 소속된 일반간호사인 경우 : 병동 단위 내 예산 사용에 대한 결정 권한이 거의 없음
  통제불능원가가 큼
- 병원의 원장인 경우 : 병원 신축과 같이 원가부담이 큰 예산집행에 대한 권한을 가짐
  통제가능원가가 큼

2 원가의 종류

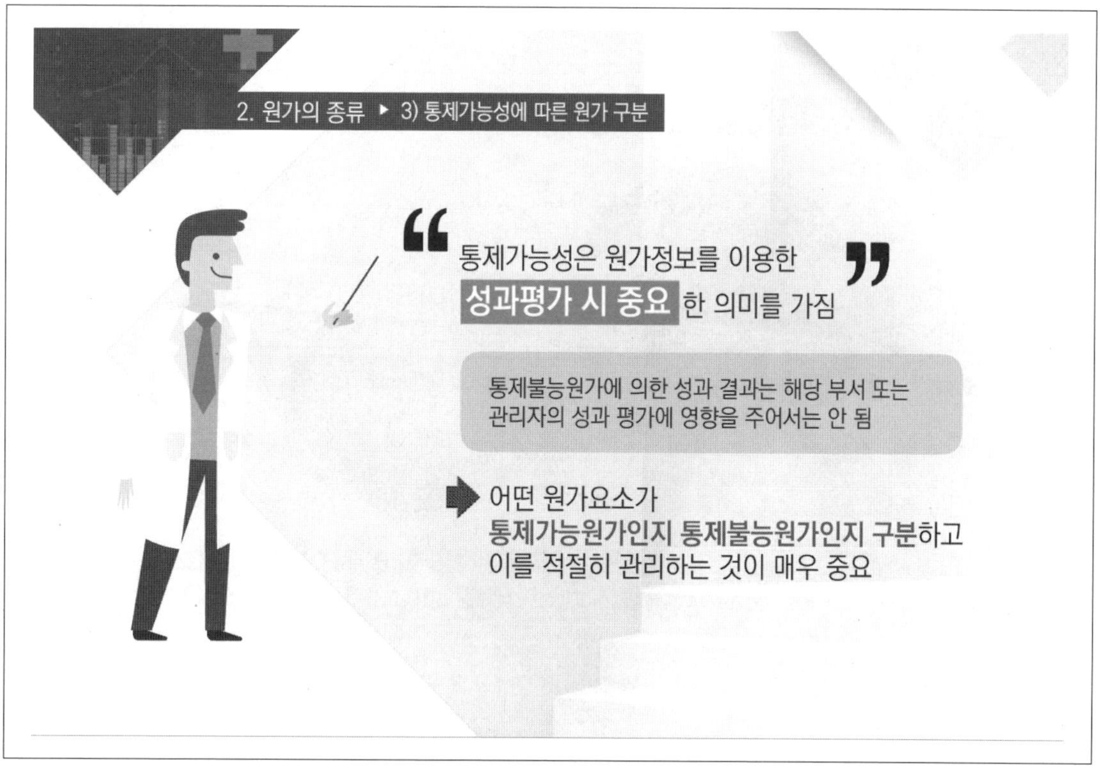

- 최근 들어 특히 통제가능성은 원가정보를 이용한 성과평가 시 중요한 의미를 가짐
- 통제불능원가에 의한 성과 결과는 해당 부서 또는 관리자의 성과 평가에 영향을 주어서는 안된다는 점이 포인트
- 따라서 간호관리가 관점에서 어떤 원가요소가 통제가능원가인지 또는 통제불능원가 인지를 구분하고 이를 적절히 관리하는 것이 매우 중요

2 원가의 종류

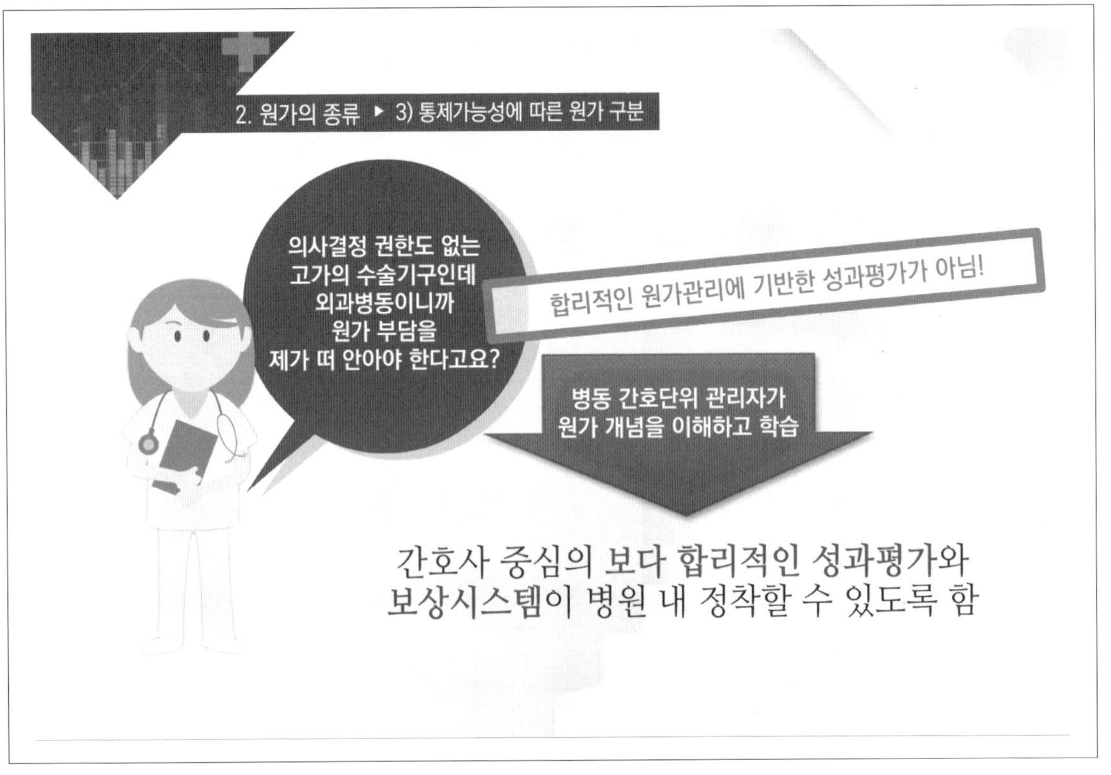

예시 병동 간호관리자의 통제가능성에 따른 의사결정 사례

- 병동 간호관리자인 수간호사의 입장에서 본인이 의사결정 권한을 가지고 있지 않은 고가의 수술기구 도입에 따른 원가 부담을 단순히 본인 병동이 외과병동이라는 이유로 떠안고, 또 이것이 자신의 성과 평가에까지 영향을 미친다면
  - 이는 합리적인 원가관리에 기반한 성과평가라고 보기 어려움
  - 이러한 점이 바로 병동 간호단위 관리자가 원가 개념을 이해하고 학습하여 간호사 중심의 보다 합리적인 성과평가와 보상시스템이 병원 내에 정착할 수 있도록 해야 하는 이유임

확인하기

Q1 다음 괄호에 들어갈 적절한 단어는?

원가계산의 3요소는 인건비, (   ), 관리비이다.

① 통신비 ② 교통비
③ 재료비 ④ 소모품비

정답 ③ 원가계산의 3요소는 인건비, 재료비, 관리비이다.

Q2 병원원가계산 시 필요한 원가요소에 대한 설명으로 옳지 않은 것은?

① 인건비 추출 대상은 의료기관에 근무하는 모든 직원이다.
② 관리비는 인건비와 재료비를 제외한 모든 원가다.
③ 재료비는 품목별 재료 소비량과 품목별 소비단가의 곱으로 계산한다.
④ 병원의 목적을 달성하기 위한 생산활동에 쓰인 원가만이 병원 원가계산에 사용한다.

정답 ① 의료기관에 근무하여도 병원의 목적을 달성하기 위한 생산활동에 직접 참여하지 않는 인력의 인건비는 원가계산 대상에서 제외한다.

Q3 다음의 문장이 맞으면 ○, 틀리면 ×를 고르시오.

간접원가는 원가 계산시 별도의 원가 배부 과정이 필요하지 않다.

① ○ ② ×

정답 ② 원가계산시 별도의 원가 배부 과정이 필요하지 않은 것은 직접 원가이다.

Q4 다음의 문장이 맞으면 ○, 틀리면 ×를 고르시오.

조업도란 병원의 진료 능력 대비 이용도를 말하는 것이다.

① ○ ② ×

정답 ① 병원의 조업도는 외래환자수와 입원환자수, 병상수 등을 의미하며 전체 대비 이용도를 조업도라 한다.

Q5 다음의 문장이 맞으면 ○, 틀리면 ×를 고르시오.

관리자의 수준이 올라갈수록 통제불능원가의 범위가 넓어진다.

① ○ ② ×

정답 ② 통제가능성이란 원가의 발생에 영향을 미칠 수 있는 정도로 일반적으로 관리자의 수준이 올라갈수록 통제가능원가의 범위도 따라서 넓어진다.

정리하기

1. 원가계산

1) 원가계산의 3요소

- 인건비, 재료비, 관리비

2) 원가요소별 원가계산

- 인건비 : 의료수익 창출에 기여한 직원의 노동에 대한 대가 또는 지불 임금
- 재료비 : 품목별 재료 소비량×품목별 소비 단가로 산출
- 관리비 : 의료수익 창출을 위해 소비된 총 원가 중 인건비와 재료비를 제외한 나머지 모든 원가

2. 원가의 종류

1) 직접원가와 간접원가

- 직접원가 : 원가 배부 과정에서 원가 대상에게 해당 원가를 전액 할당하는 원가
- 간접원가 : 원가 배부 과정에서 단계별 또는 부서별로 해당 원가를 나누어 할당하는 원가

2) 고정원가와 변동원가

- 고정원가 : 조업도의 증감에 따라 변하지 않는 원가
- 변동원가 : 조업도의 증감에 따라 변하는 원가

3) 통제가능원가와 통제불능원가

- 통제가능원가 : 원가사용을 승인할 권한이 있는 원가
- 통제불능원가 : 원가사용을 승인할 권한이 없는 원가

02

원가 계산

제3장

병원 원가 계산

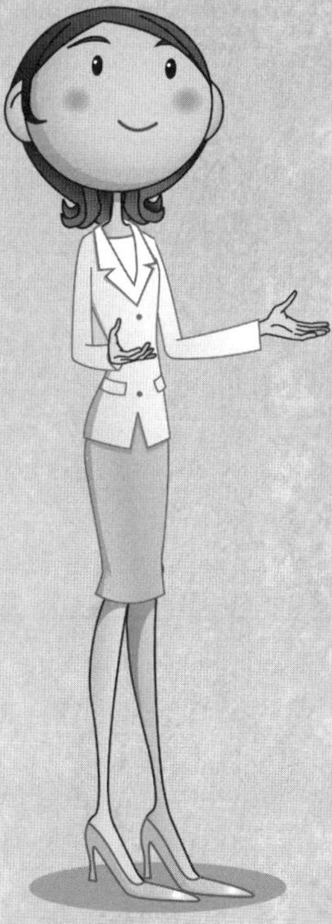

● 학습내용

1. 병원 원가 계산 과정
2. 원가배부 과정

● 학습목표

1. 병원 원가계산 과정을 설명할 수 있다.
2. 원가 배부과정을 설명할 수 있다.

1 병원 원가계산 과정

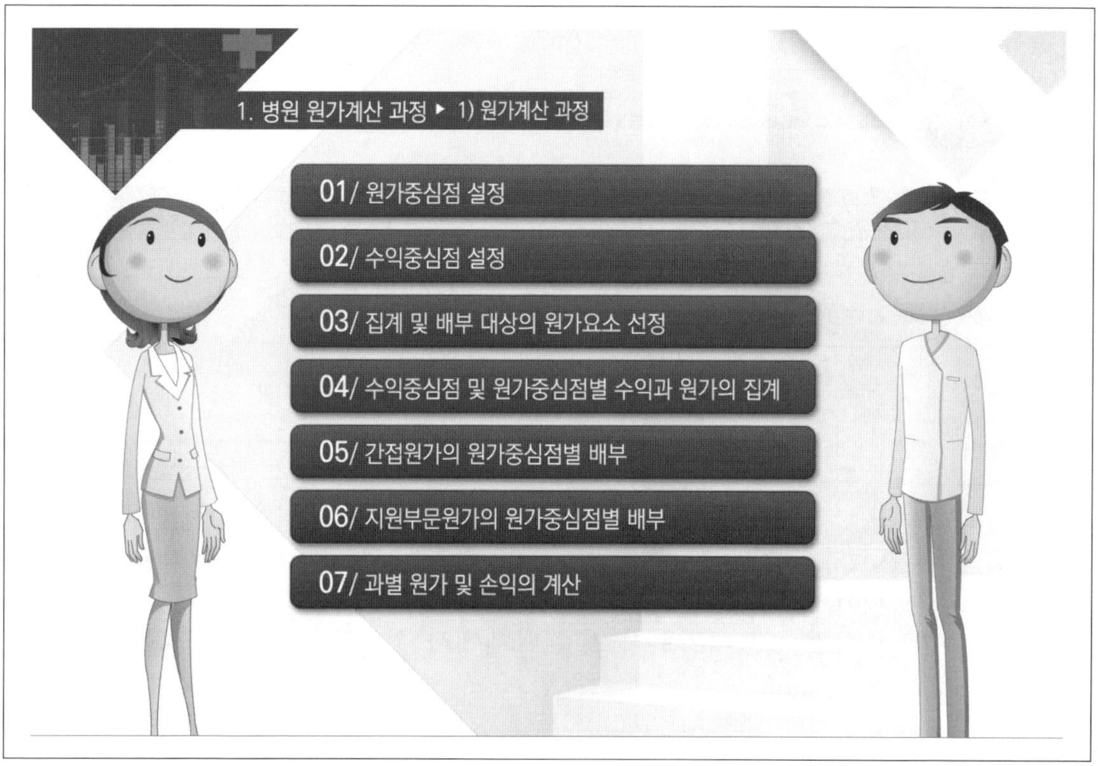

- 병원 원가계산의 일반적인 과정
  - 진료과별 원가를 산출하기 위한 과별원가계산이 우선임
  - 대체로 과별원가계산의 일반적인 절차에 준함
  - 과별원가계산은 전반적인 병원 내에서의 원가 흐름과 수익 인식 과정을 이해하는 데에 도움이 됨

1 병원 원가계산 과정

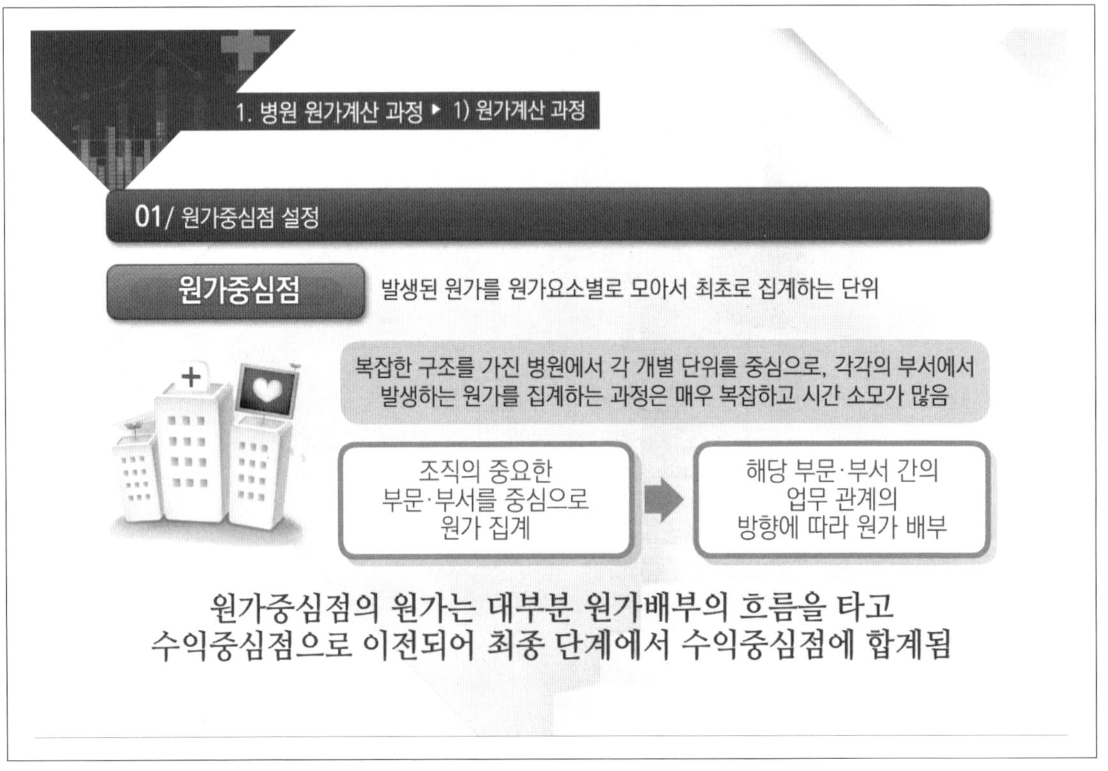

- 원가계산의 첫 단계 : 원가중심점의 설정
  - 원가중심점 : 발생된 원가를 원가요소별로 모아서 최초로 집계하는 단위
  - 병원과 같이 복잡한 구조를 가진 조직에서 일일이 각 개별 단위를 중심으로, 각각의 부서에서 발생하는 원가를 집계하는 과정은 매우 복잡하고, 시간 소모가 많은 작업임
  - 따라서 조직의 중요한 부문이나 부서를 중심으로 먼저 원가를 집계한 후, 해당 부문 또는 부서 간의 업무 관계의 방향에 따라 원가를 단계적으로 배부함
  - 원가중심점의 원가는 이와같은 원가배부의 흐름을 타고 수익중심점으로 이전되어 최종 단계에서 수익중심점에 합계됨

1 병원 원가계산 과정

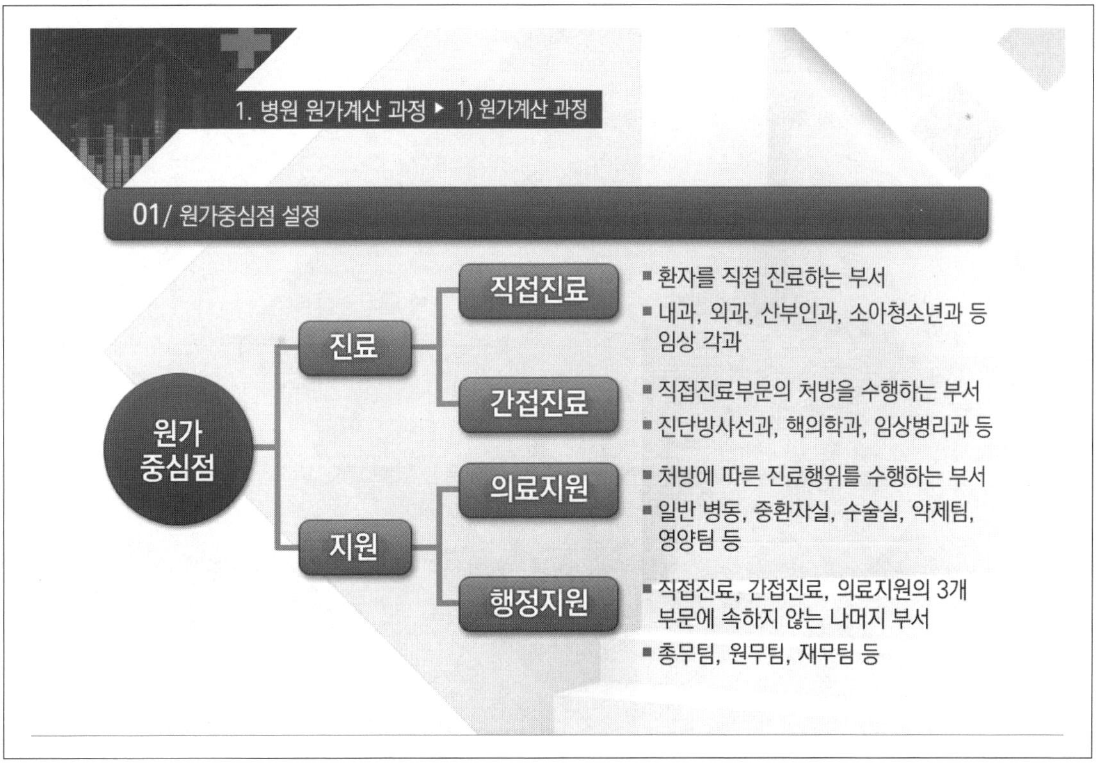

- 원가중심점 : 진료부문과 지원부문으로 구분
  - 진료부문
    - 직접진료부문 – 환자를 직접 진료하는 부서 (내과, 외과, 산부인과, 소아청소년과 등 임상 각과)
    - 간접진료부문 – 직접진료부문의 처방을 수행하는 부서 (진단방사선과, 핵의학과, 임상병리과 등)
  - 지원부문
    - 의료지원부문 – 처방에 따른 진료행위를 수행하는 부서 (일반 병동, 중환자실, 수술실, 약제팀, 영양팀 등)
    - 행정지원부문 – 직접진료, 간접진료, 의료지원의 3개 부문에 속하지 않는 나머지 부서 (총무팀, 원무팀, 재무팀 등)

1 병원 원가계산 과정

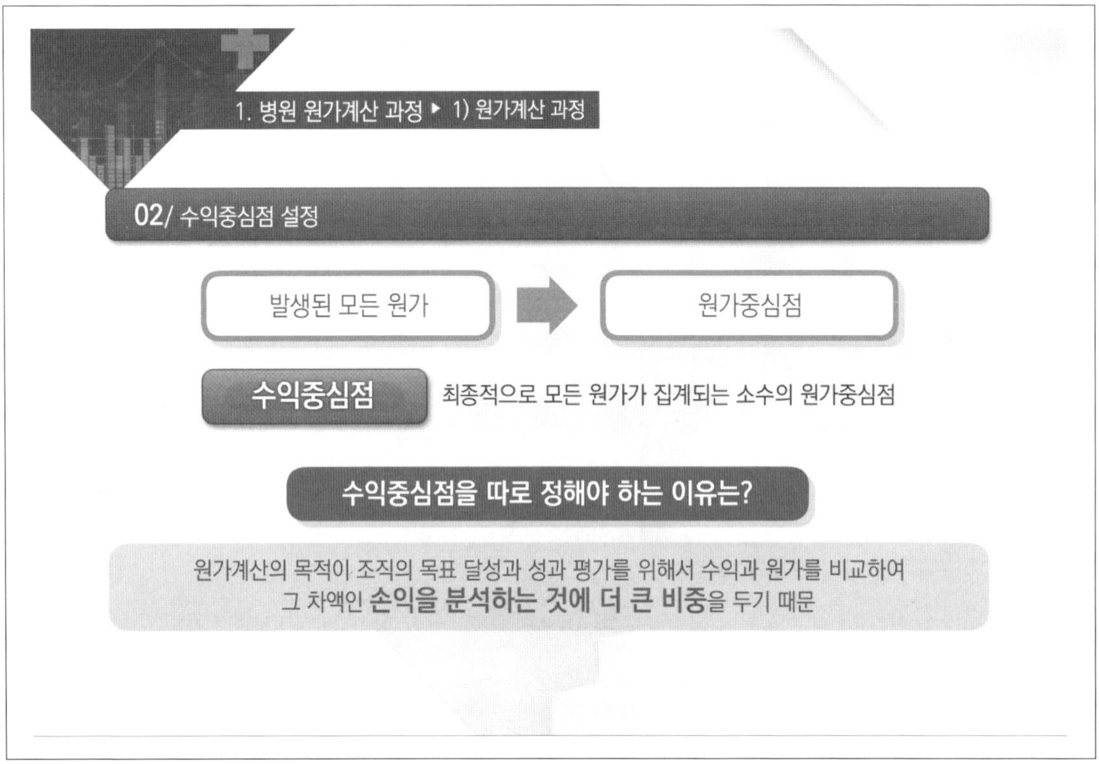

- 수익중심점 : 발생된 모든 원가는 원가중심점으로 집계되는데, 이러한 원가중심점 중 최종적으로 모든 원가가 집계되는 소수의 원가중심점을 의미함

- 수익중심점을 따로 정하는 이유
  - 원가계산의 목적이 단순히 원가를 계산하는 데서 그치는 것이 아니라 조직의 목표 달성과 성과 평가를 위해서 수익과 원가를 비교하여 그 차액인 손익을 분석하는 것에 더 큰 비중을 두기 때문임

- 따라서 원가계산을 시작하는 첫 단계에서부터, 원가계산을 통해서 최종에는 어느 부서 혹은 어떤 단위의 수익과 비교 분석을 할 것인지를 분명히 정해야 함
  - 이를 수익중심점으로 명명

1 병원 원가계산 과정

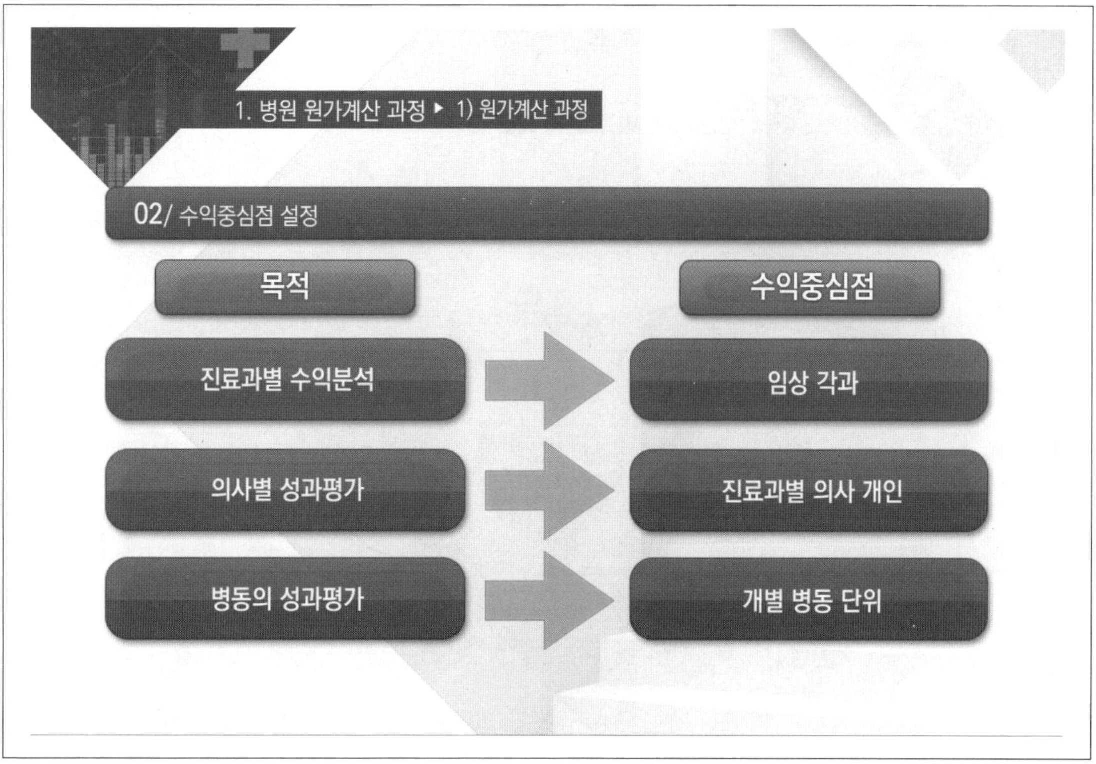

- 병원 원가계산시 수익중심점의 설정
- 진료과별 수익 분석이 목적 : 수익중심점은 임상 각 과가 됨
- 의사별 성과평가가 목적 : 수익중심점은 진료과별 의사 개인이 됨
- 병동의 성과평가가 목적 : 수익중심점은 개별 병동 단위가 됨

1 병원 원가계산 과정

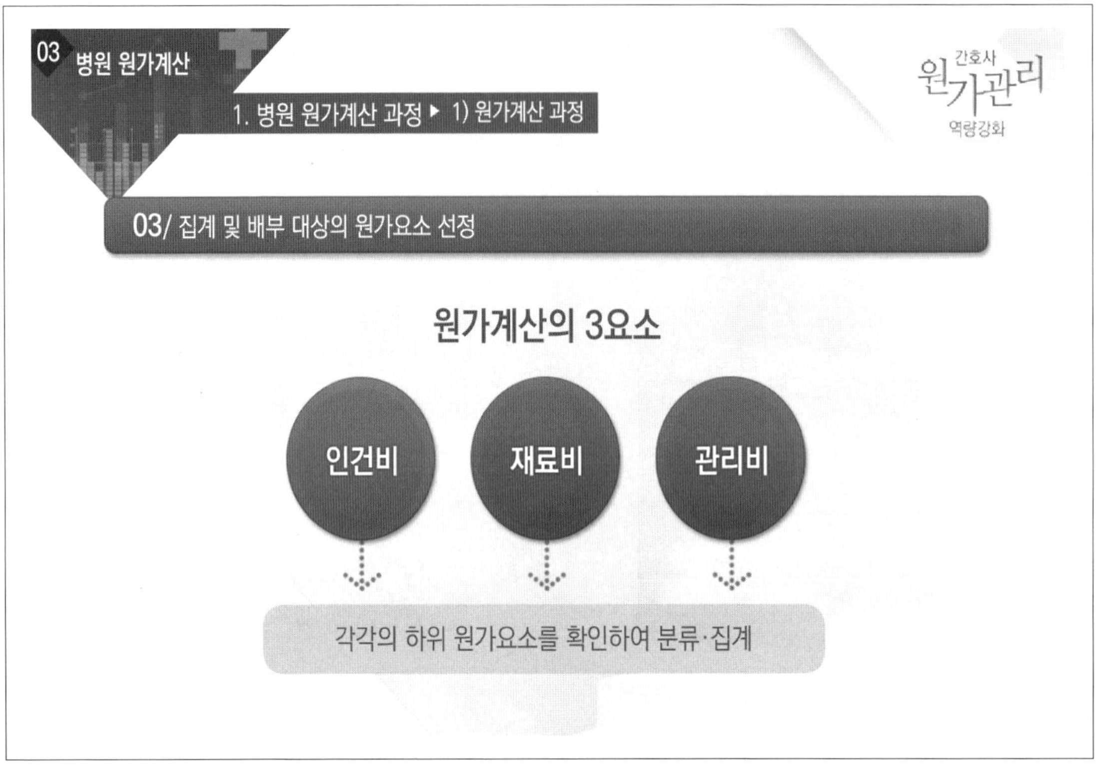

- 원가중심점과 수익중심점을 설정하고 나면 각각의 집계 및 배부 대상의 원가요소를 선정함
- 이를 위해 각각의 중심점에 집계할 원가요소의 범위를 정의하고
- 각각에 해당하는 원가자료를 수집함
- 원가요소 : 원가계산의 인건비, 재료비, 관리비로 크게 구분한 후 각각의 하위 원가요소를 확인하여 분류, 집계함

1 병원 원가계산 과정

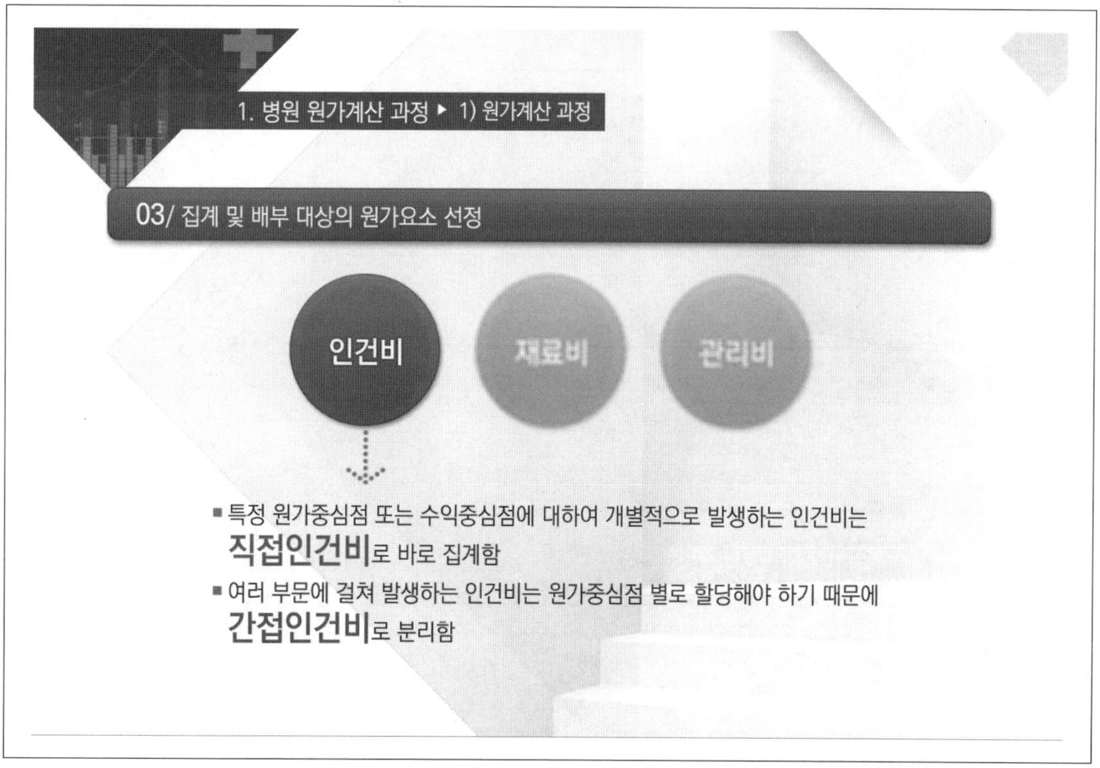

- 인건비 : 기본급, 상여금, 제 수당, 퇴직금 등
  - 원가계산 과정에서 특정 원가중심점 또는 수익중심점에 대하여 개별적으로 발생하는 인건비는 직접인건비로 바로 집계함
  - 여러 부문에 걸쳐 발생하는 인건비는 직접 배부가 안 되어 일정한 기준에 의해 원가중심점 별로 할당해야 하기 때문에 간접인건비로 분리하여 둠

1 병원 원가계산 과정

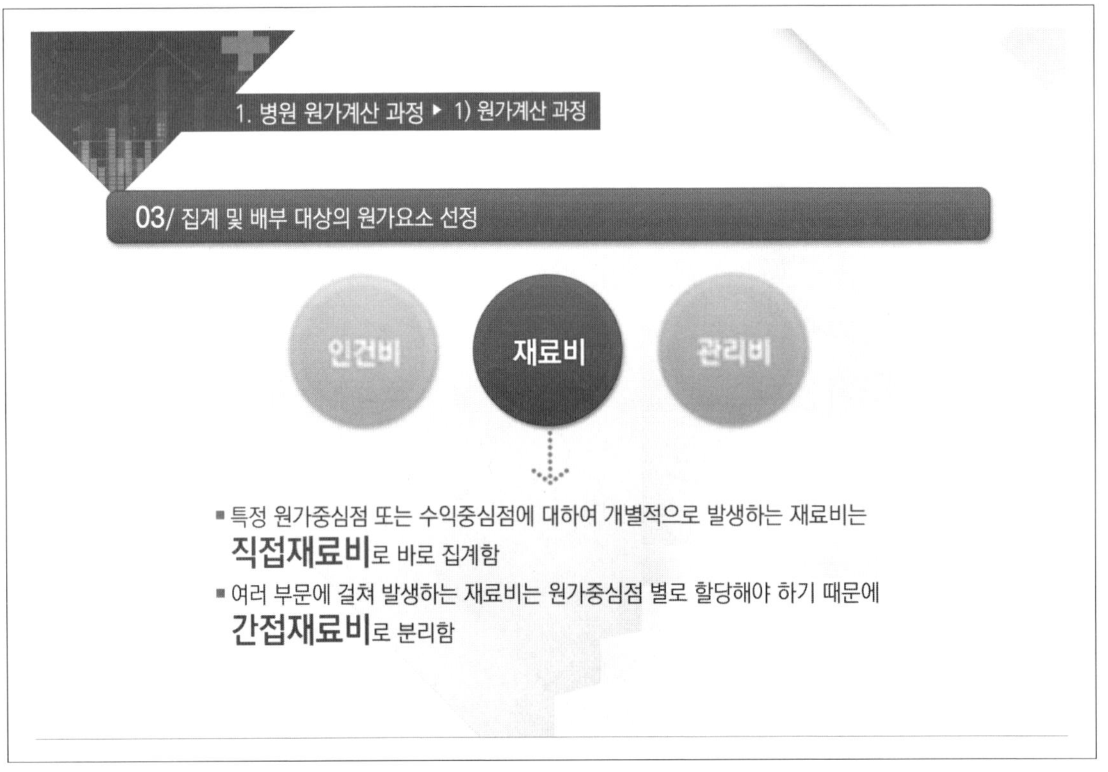

- 재료비 : 약품비, 진료재료비, 의료소모품비, 급식재료비 등
  - 특정 원가중심점 또는 수익중심점에 대하여 개별적으로 발생하는 재료비는 직접재료비로 바로 집계함
  - 여러 부문에 걸쳐 발생하는 재료비는 직접 배부가 안 되어 일정한 기준에 의해 원가중심점별로 할당해야 하기 때문에 간접재료비로 분리하여 둠

1 병원 원가계산 과정

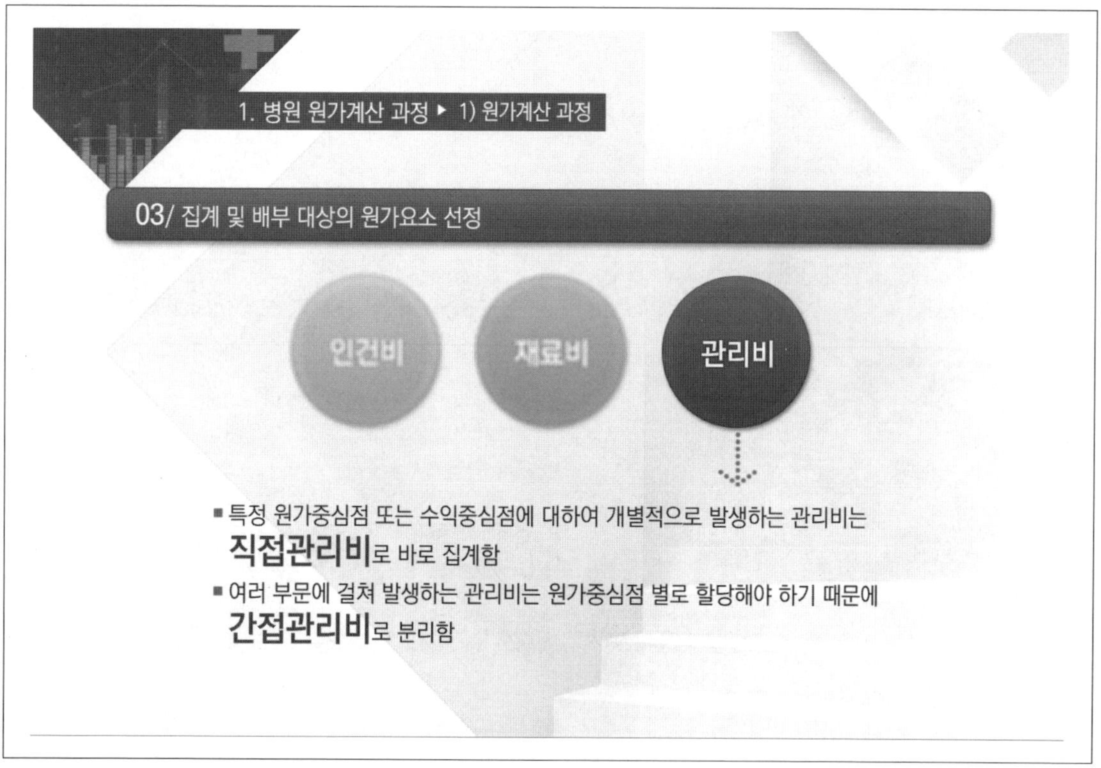

- 관리비 : 복리후생비, 여비교통비, 통신비, 수도광열비, 소모품비, 도서인쇄비, 공과금, 외부용역비, 수선유지비, 차량비, 보험료, 임차료, 지급수수료, 교육훈련비, 홍보활동비, 행사비, 회의비, 감가상각비, 대손상각비
  - 특정 원가중심점 또는 수익중심점에 대하여 개별적으로 발생하는 관리비는 직접관리비로 바로 집계함
  - 여러 부문에 걸쳐 발생하는 관리비는 직접 배부가 안 되어 일정한 기준에 의해 원가중심점 별로 할당해야 하기 때문에 간접관리비로 분리하여 둠

1 병원 원가계산 과정

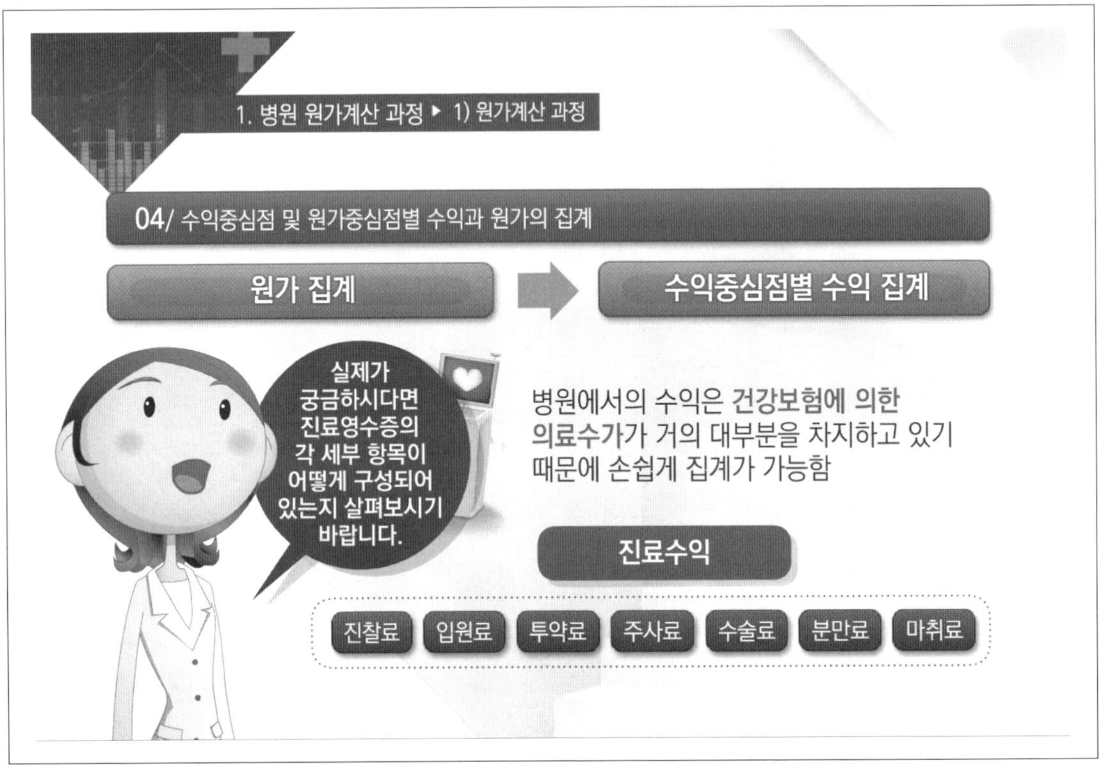

- 수익중심점 및 원가중심점별로 원가를 집계 : 전산시스템의 DB나 혹은 계정 원장 등을 이용
- 병원에서의 수익 : 건강보험에 의한 의료수가가 거의 대부분을 차지하고 있기 때문에 손쉽게 집계 가능
- 진료수익 : 진찰료, 입원료, 투약료, 주사료, 수술료, 분만료, 마취료 등으로 구분

1 병원 원가계산 과정

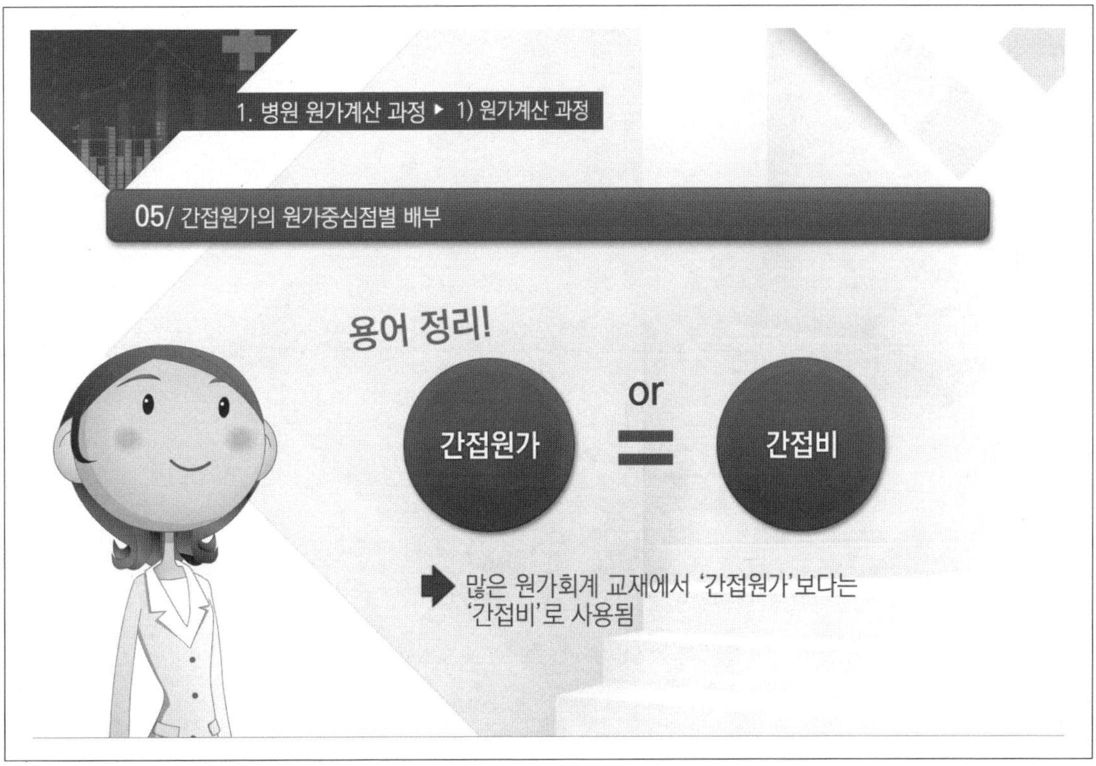

- 간접원가의 원가중심점별 배부방법
- 간접원가는 많은 원가회계 교재에서 '간접원가'보다는 '간접비'로 쓰임
  - 간접원가와 간접비는 유사동의어임을 기억
- 간접원가 배부방법 : 균분법, 단일 기준법, 복수 기준법

1 병원 원가계산 과정

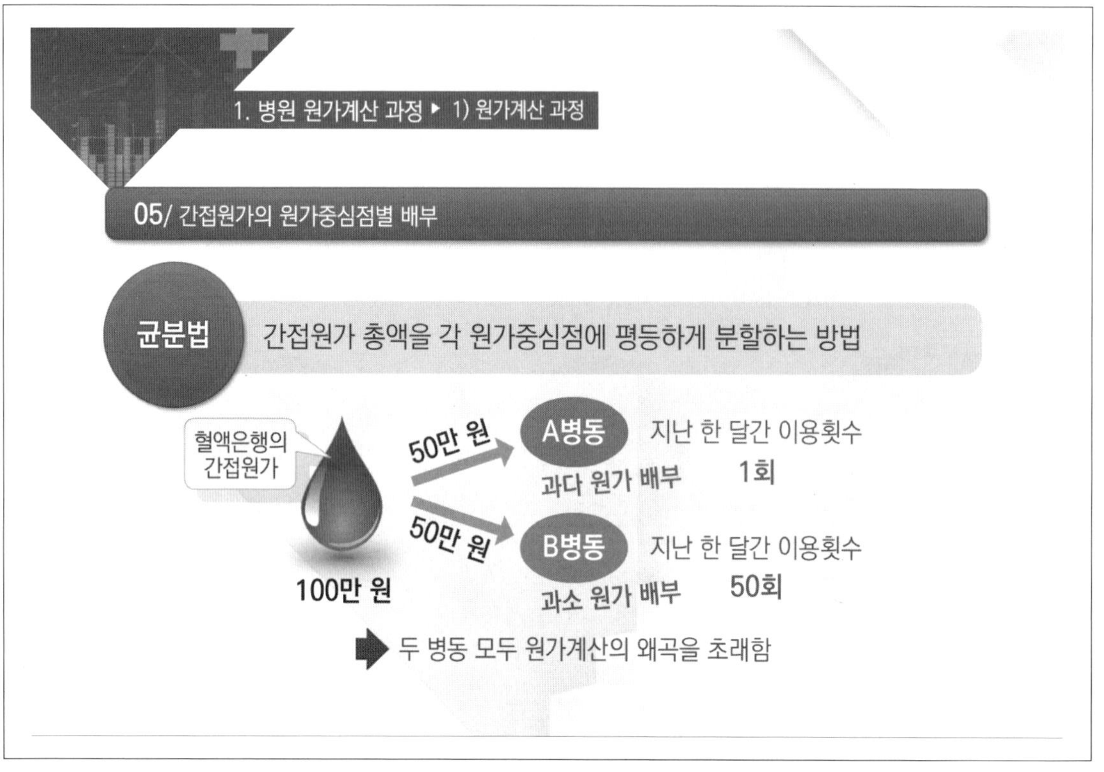

- 균분법
  - 간접원가 총액을 각 원가중심점에 평등하게 분할하는 방법
  - 똑같이 나눈다는 게 계산은 간단하지만 합리적이지는 않음

예시 혈액은행의 간접원가로 100만 원이 발생하여 이를 혈액은행을 이용한 두 병동에 나누어 주어야 하는 사례

- A병동에서는 지난 한 달간 혈액은행을 한 번 밖에 이용하지 않음
- B병동에서는 같은 기간 50번을 이용
- 이 때 두 병동에 간접원가를 똑같이 나누어 50만 원씩 원가부담을 지게 한다면 A병동 입장에서는 과다 원가를 배부 받는 반면, B병동 입장에서는 과소 원가를 배부 받게 됨
- 결과적으로 두 병동 모두 원가계산의 왜곡을 초래

- 예시에서와 같이 이러한 단점으로 균등법은 거의 사용하지 않음

1 병원 원가계산 과정

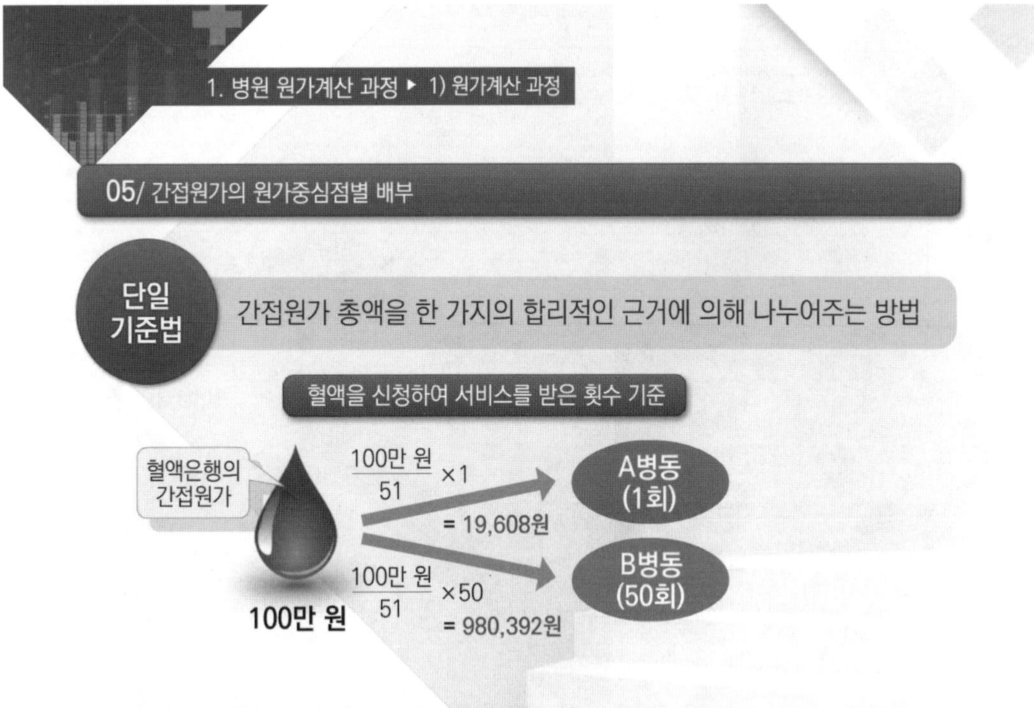

- 단일 기준법 : 간접원가 총액을 합리적인 근거에 의해 나누는 기준이 한 가지인 방법

예시 혈액은행의 간접원가로 100만 원이 발생하여 이를 혈액은행을 이용한 두 병동에 나누어 주어야 하는 사례

- 혈액을 신청하여 서비스를 받은 횟수를 단일 기준으로 적용한다면, A병동은 100만 원의 1/51에 해당하는 19,608원을 배부
- B병동은 100만 원의 50/51에 해당하는 980,392원을 배부

1 병원 원가계산 과정

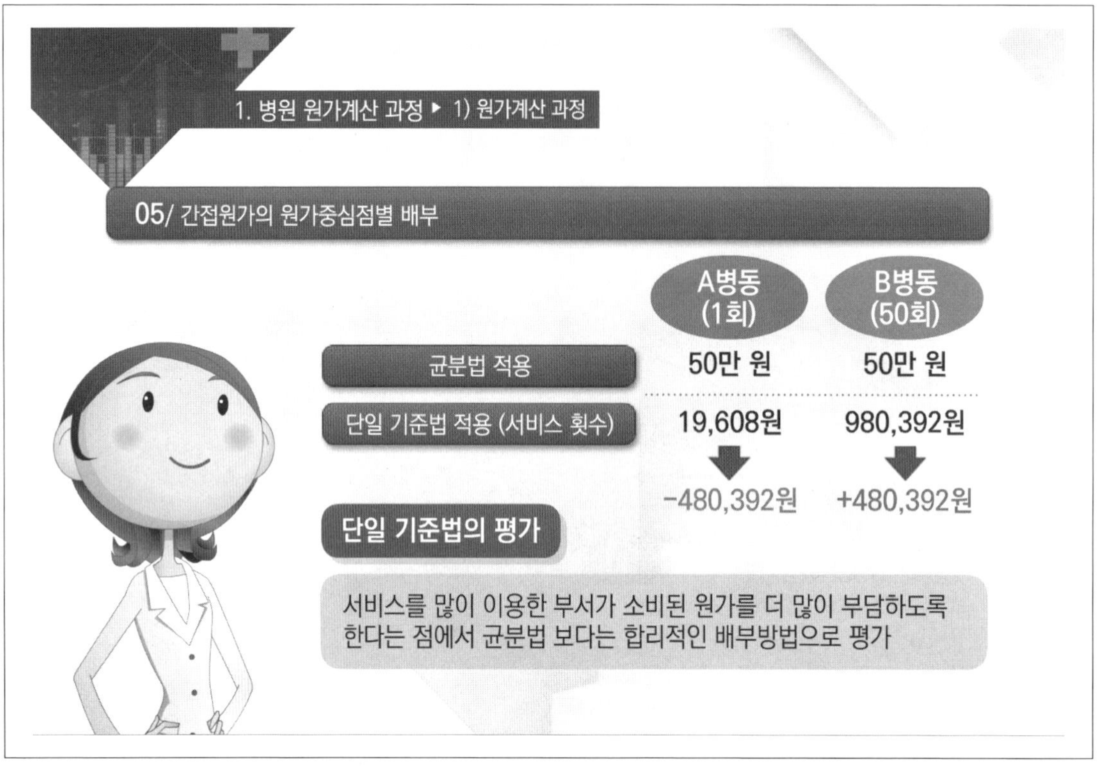

- 같은 간접원가 100만 원을 나누더라도 어떤 배부 방법을 적용하느냐에 따라 A병동은 480,392원을 덜 부담할 수도 있고, 반면 B병동은 480,392원을 더 부담할 수도 있게 됨
- 단일 기준법 : 서비스를 많이 이용한 부서가 소비된 원가를 더 많이 부담하도록 한다는 점에서 균분법 보다는 합리적인 배부 방법으로 평가되어 실무에서 많이 활용됨
- 하지만 단일 기준법으로는 다양한 간접원가의 특성을 반영할 수 없기 때문에 원가배부의 결과가 정확하다고 할 수는 없음

1 병원 원가계산 과정

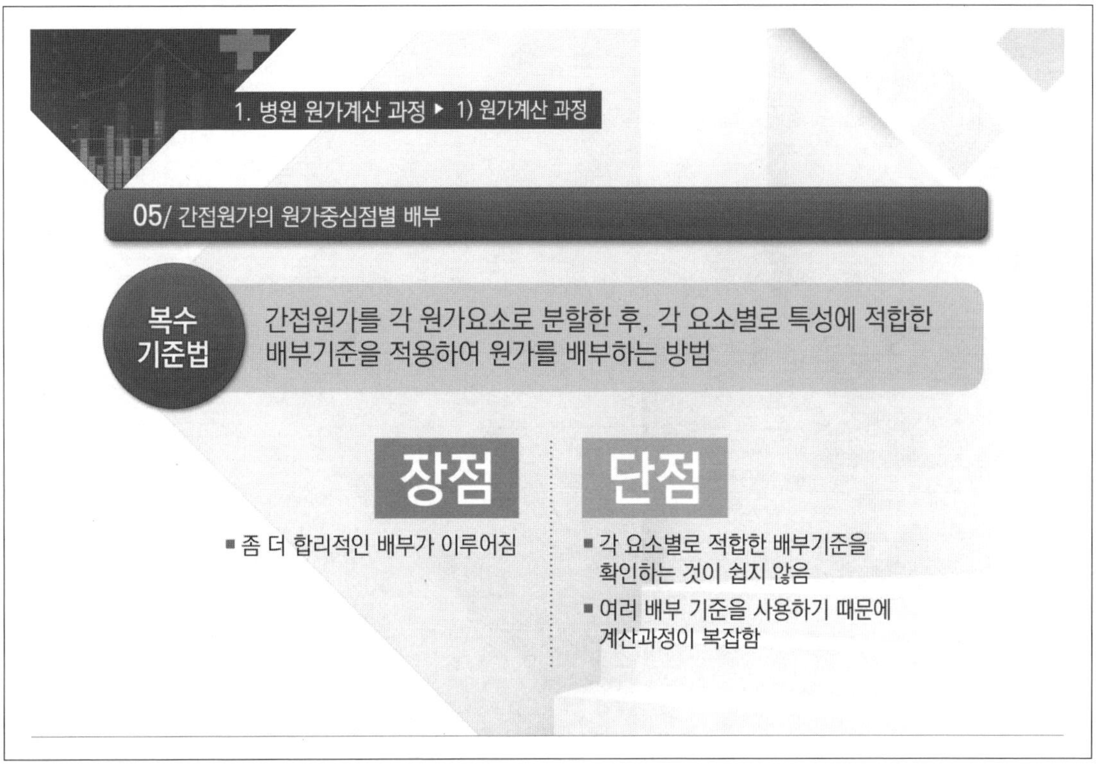

- 복수 기준법 : 간접원가를 각 원가요소로 분할한 후, 각 요소별로 특성에 적합한 둘 이상의 배부기준을 적용하여 원가를 배부하는 방법
  - 장점 : 좀 더 합리적인 배부가 이루어짐
  - 단점 : 각 요소별로 적합한 배부기준을 확인하는 것이 쉽지 않음
    여러 배부 기준을 사용하기 때문에 계산과정이 복잡함

1 병원 원가계산 과정

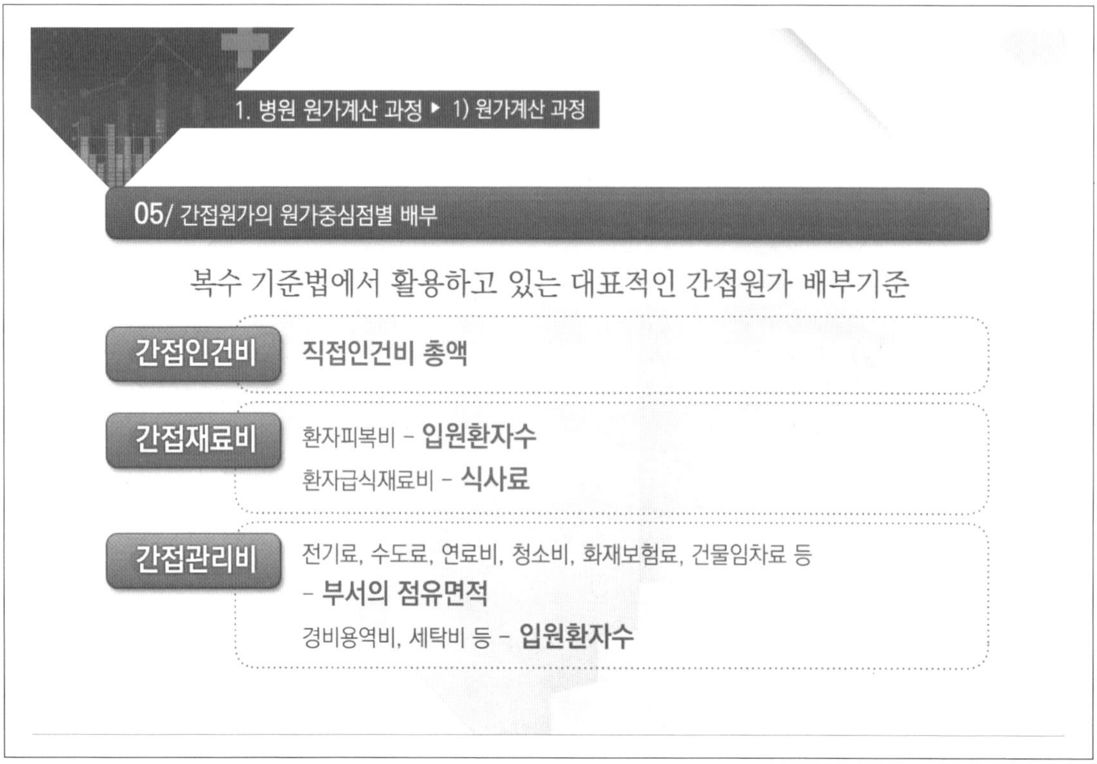

- 복수 기준법에서 활용하고 있는 대표적인 간접원가 배부기준
  - 간접인건비 : 직접인건비 총액을 배부기준으로 많이 활용
  - 간접재료비 : 환자피복비는 입원환자수, 환자급식재료비는 식사료로 배부
  - 간접관리비 : 전기료, 수도료, 연료비, 청소비, 화재보험료, 건물임차료 등은 부서의 점유면적, 경비용역비, 세탁비 등은 입원 환자수로 배부
- 즉 복수 기준법에서는 간접원가의 특성에 따라 그에 맞는 배부기준은 각각 적용하기 때문에 원가계산의 정확성과 신뢰도는 높아지는 반면 시간과 노력, 비용이 많이 든다는 단점이 있음
- 따라서 실무적으로는 병원 여건에 맞는 원가배부방법을 선택, 적용하는 것이 중요함

1 병원 원가계산 과정

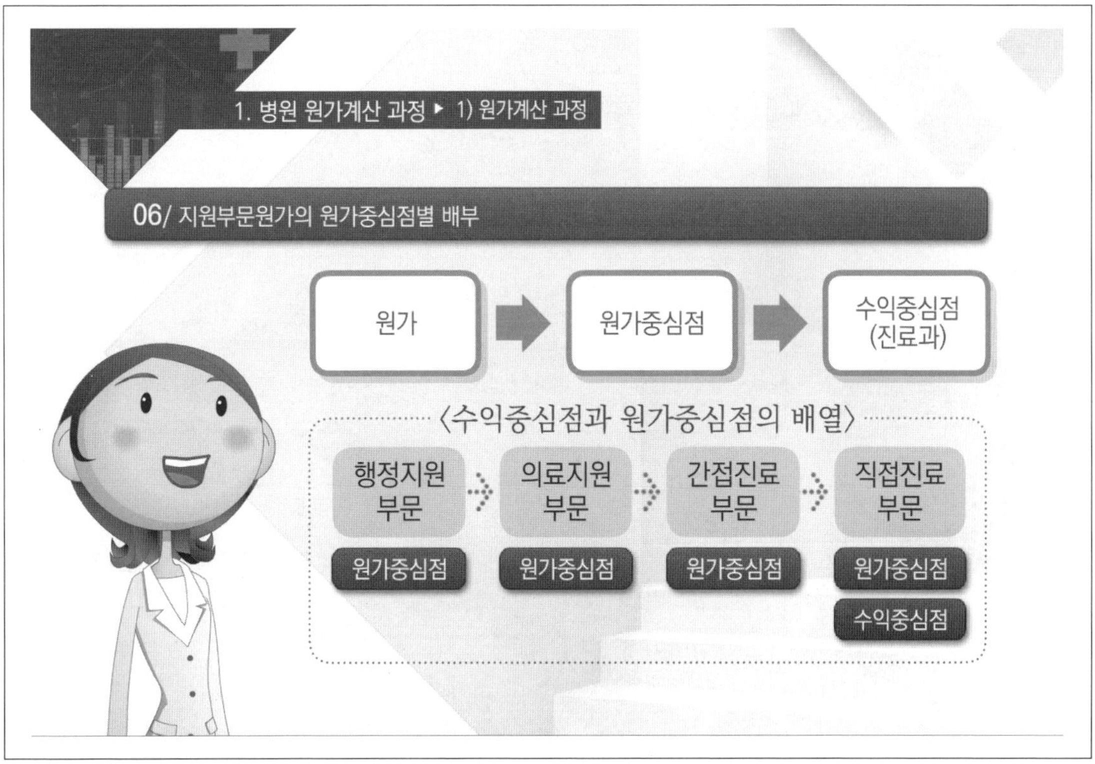

- 지원부문원가의 원가중심별 배부방법
- 원가중심점과 수익중심점을 설정할 때 과별원가계산을 가정하였기 때문에 최종적으로 원가가 집계되는 수익중심점은 진료과가 됨
- 지원부문원가의 배부 : 각 원가중심점에 모인 원가를 일정한 절차에 따라 단계적으로 수익중심점인 진료과로 이전해 주는 과정
  - 지원부문원가를 배부하기 위해서는 설정한 수익중심점을 맨 마지막에 두고 나머지 원가중심점들을 인과관계 또는 업무 흐름에 따라 순서적으로 배열
  - 대체로 병원원가계산에서는 행정지원부문, 의료지원부문, 간접진료부문, 직접진료부문 순으로 배열함

1 병원 원가계산 과정

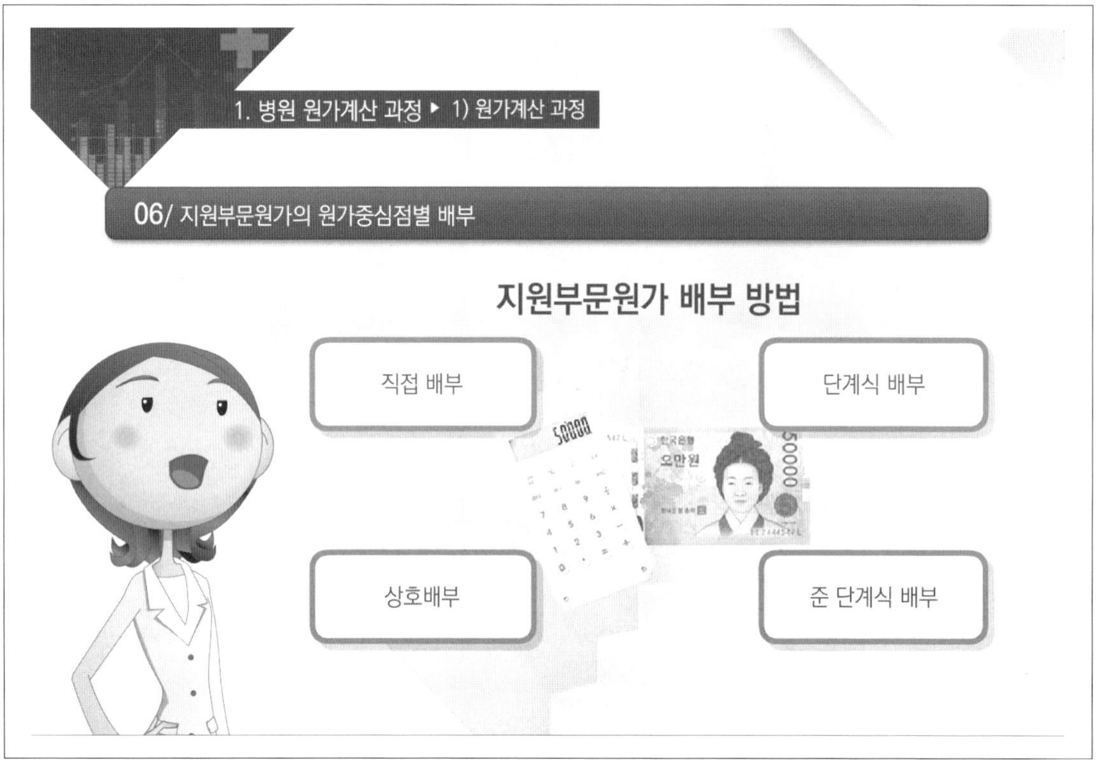

- 지원부문원가 배부 방법 : 직접 배부, 단계식 배부, 상호배부, 준 단계식 배부 방법이 있음
- 다음 파트인 지원부문원가 배부 방법에서 자세히 다룸
- 병원원가계산 과정은 이와같이 원가중심점의 설정으로부터 시작되어 지원부문원가의 원가중심점별 배부를 통해 모든 원가가 수익중심점에 모이게 되어 원가 집계가 완료됨

1 병원 원가계산 과정

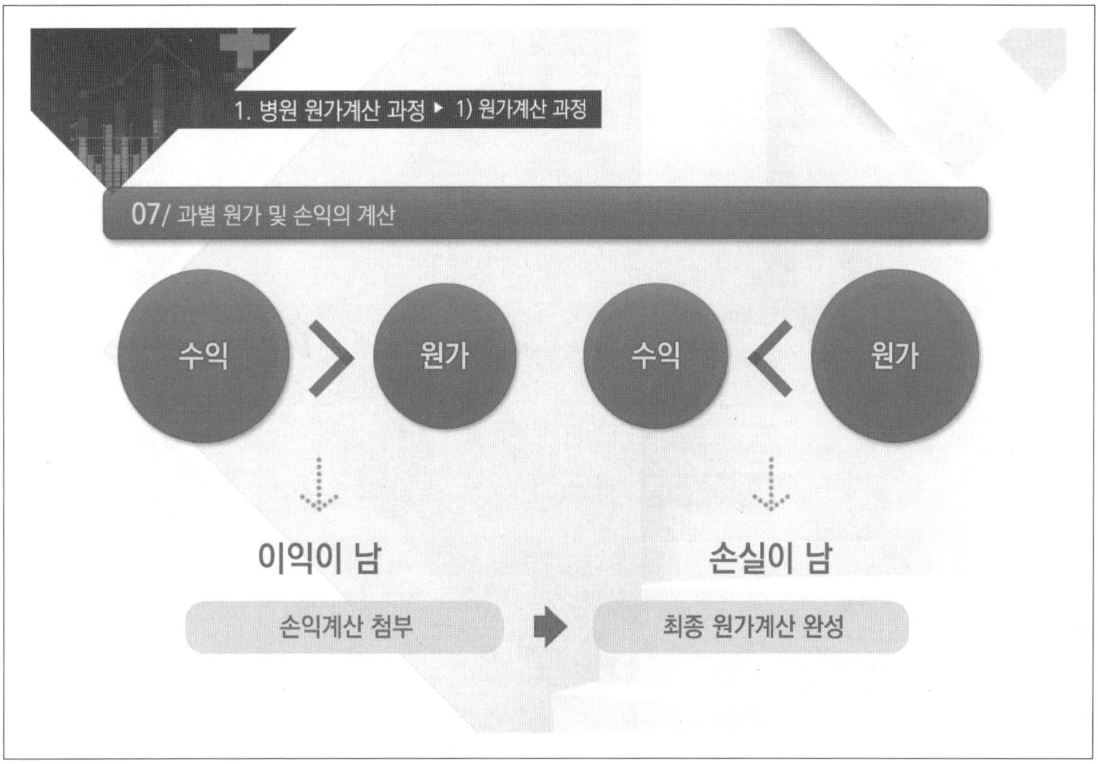

- 과별 원가 및 손익계산의 수행
  : 수익중심점의 수익 총액과 집계된 원가 총액을 비교하는 과정
  - 이익 : 수익이 원가보다 큼
  - 손실 : 수익이 원가보다 작음
- 손익계산을 첨부하면 최종 원가계산이 완성됨

1 병원 원가계산 과정

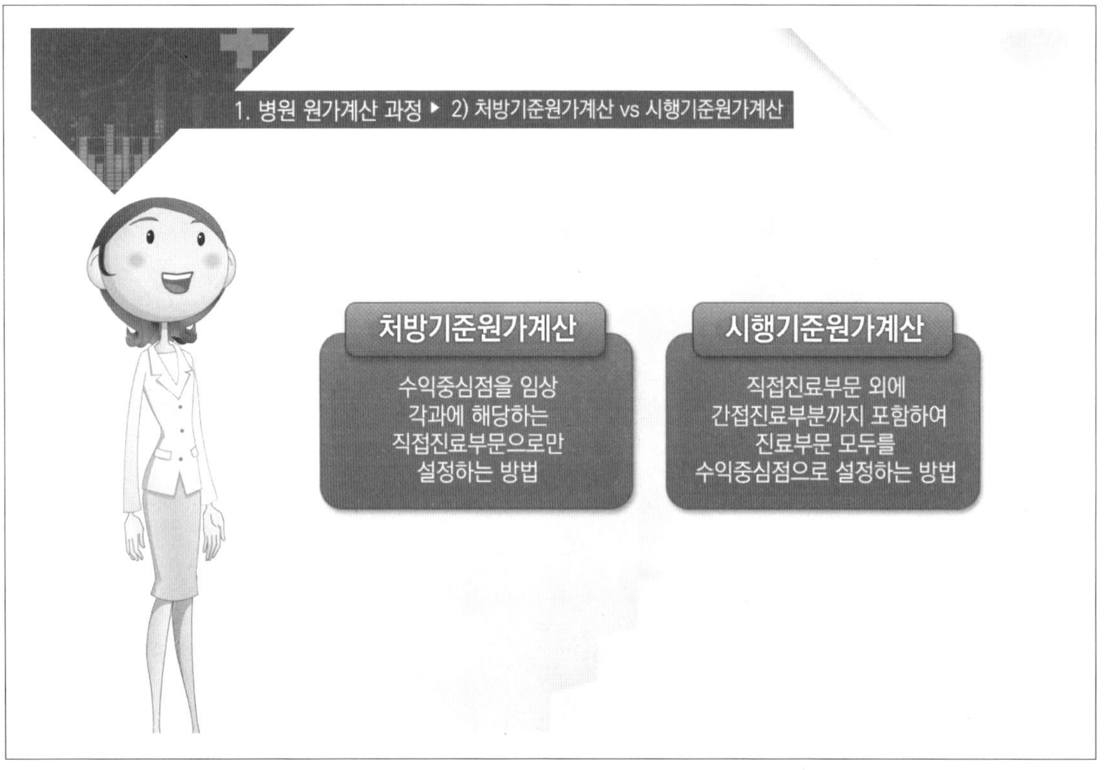

- 원가계산 방법 : 처방기준원가계산과 시행기준원가계산
  - 수익중심점을 어디까지로 정의하느냐에 따라 구분
  - 원가를 계산하는 과정은 동일하고 마지막 단계인 수익중심점에서의 손익분석 방법에서만 차이가 있음
- 처방기준원가계산 : 수익중심점을 임상 각과에 해당하는 직접진료부문으로만 설정하는 방법
- 시행기준원가계산 : 직접진료부문 외에 간접진료부분까지 포함하여 진료부문 모두를 수익중심점으로 설정하는 방법

1 병원 원가계산 과정

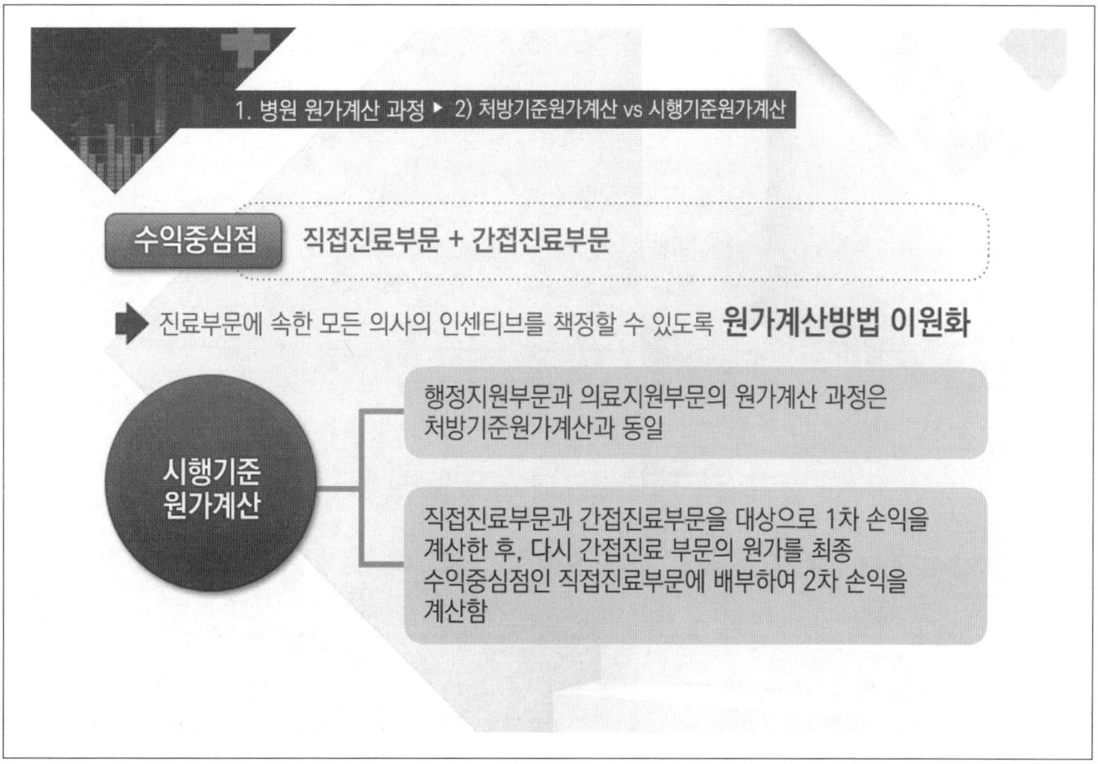

- 처방기준원가계산과 시행기준원가계산이 나뉘어지게 된 배경
  - 우리나라의 병원 원가계산을 도입한 이유 : 성과중심의 능력고과 제도와 인센티브제도 도입이 목적
  - 환자를 대상으로 직접 진료를 제공하는 직접진료부문만 수익중심점으로 설정할 경우, 임상 각과와 이에 소속된 의사의 인센티브는 계산 가능
  - 그러나 임상 각과로부터 의뢰된 처방을 수행하는 핵의학과, 임상병리과, 진단방사선과 등에 소속된 의사의 인센티브는 확인할 방법이 없음
- 간접진료부문을 수익중심점에 추가하여 진료부문에 속한 모든 의사의 인센티브를 책정할 수 있도록 원가계산방법을 이원화함
- 시행기준원가계산 : 행정지원부문과 의료지원부문의 원가계산 과정은 처방기준원가계산과 동일
  - 이는 처방기준원가계산방법을 변형하여, 원가계산 중간 단계에서 직접진료부문과 간접진료부문을 대상으로 1차 손익을 계산한 후, 다시 간접진료 부문의 원가를 최종 수익중심점인 직접진료부문에 배부하여 2차 손익을 계산하도록 고안된 방법
- 처방기준원가계산과 시행기준원가계산은 서로 독립된 원가계산 방법이라기 보다는 병원 인사관리상 필요한 정보를 얻기 위해 원가계산 과정에 한 단계를 추가함
  - 각각 임상과에 소속된 의사와 검사실에 소속된 의사의 성과를 분리, 측정, 계산할 수 있도록 개발된 원가계산 방법

1 병원 원가계산 과정

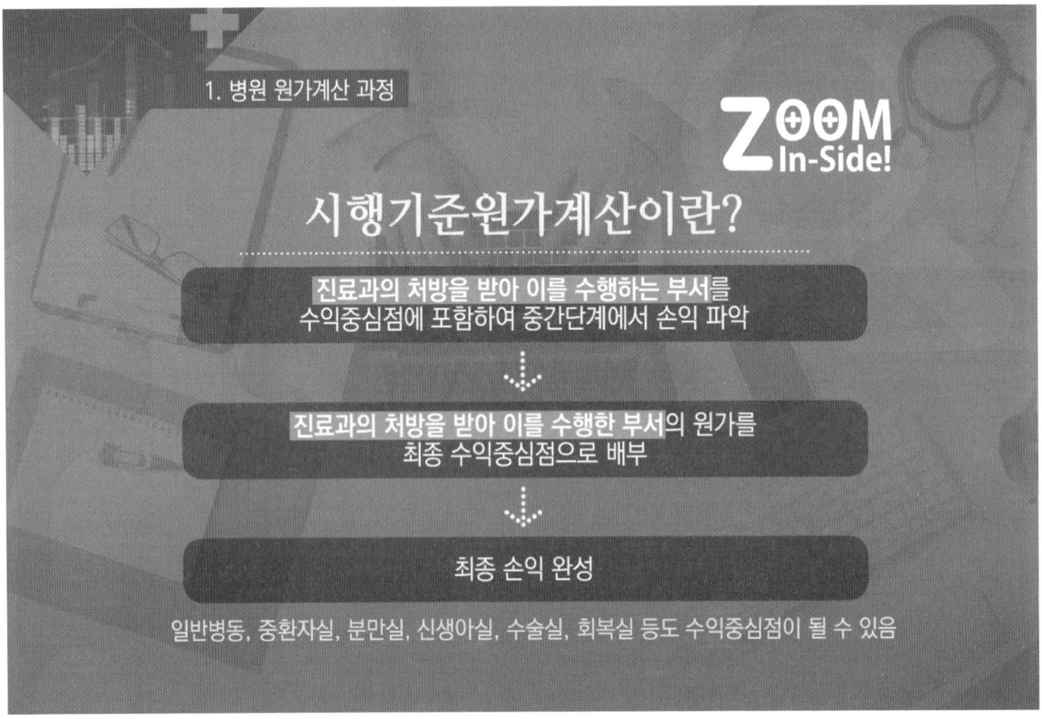

- 시행기준원가계산 적용시 간호단위도 수익중심점으로 볼 수 있는 지의 여부
- 시행기준원가계산 : 진료과의 처방을 받아 이를 수행하는 부서를 수익중심점에 포함하여 중간 단계에서 손익을 파악하는 원가계산방법
  - 이후 다시 처방을 받아 이를 수행한 부서의 원가를 최종 수익중심점으로 배부해 줌으로써 최종 손익을 완성하는 방식의 원가계산이므로
  - 진료과의 처방을 직접 수행한다는 측면에서 간호사 대부분이 소속되어 있는 일반병동, 중환자실, 분만실, 신생아실, 수술실, 회복실 등도 수익중심점이 될 수 있음

1 병원 원가계산 과정

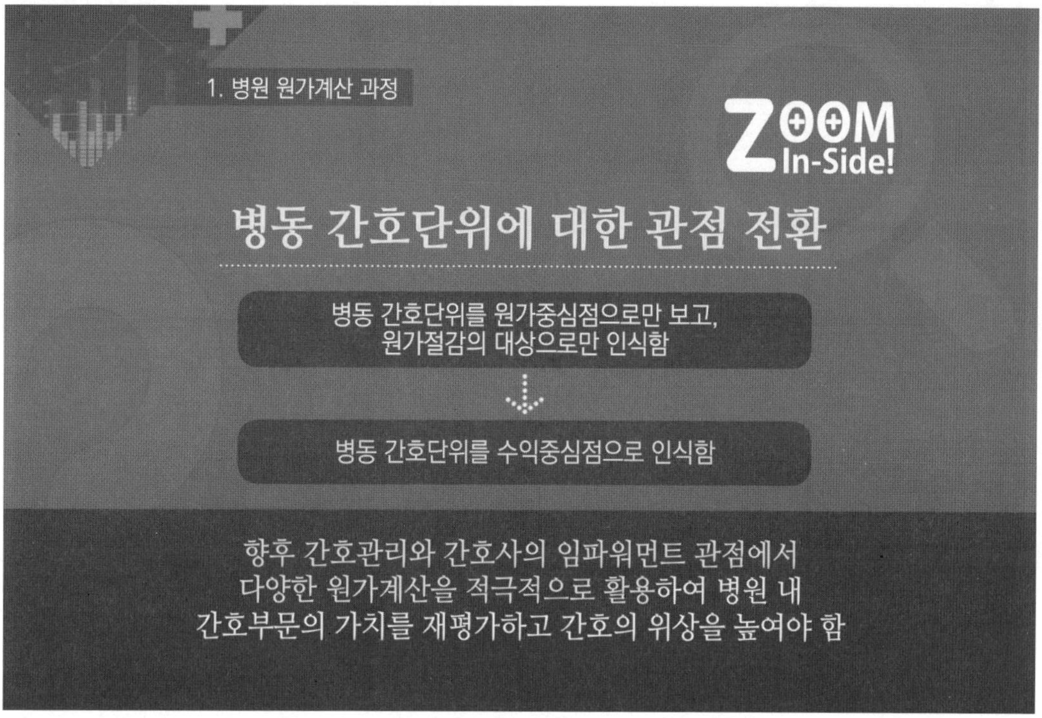

- 병동 간호단위에 대한 관점 전환
  - 이전까지는 병동 간호단위를 원가중심점으로만 보고, 원가절감의 대상으로만 인식하여 왔음
  - 그러나 앞으로는 병동 간호단위를 수익중심점으로 인식하는 인식의 전환이 필요함
  - 향후 간호관리와 간호사의 임파워먼트 관점에서 다양한 원가계산을 적극적으로 활용하여 병원 내 간호부문의 가치를 재평가하고 간호의 위상을 높여 나가야 함

2 원가배부 과정

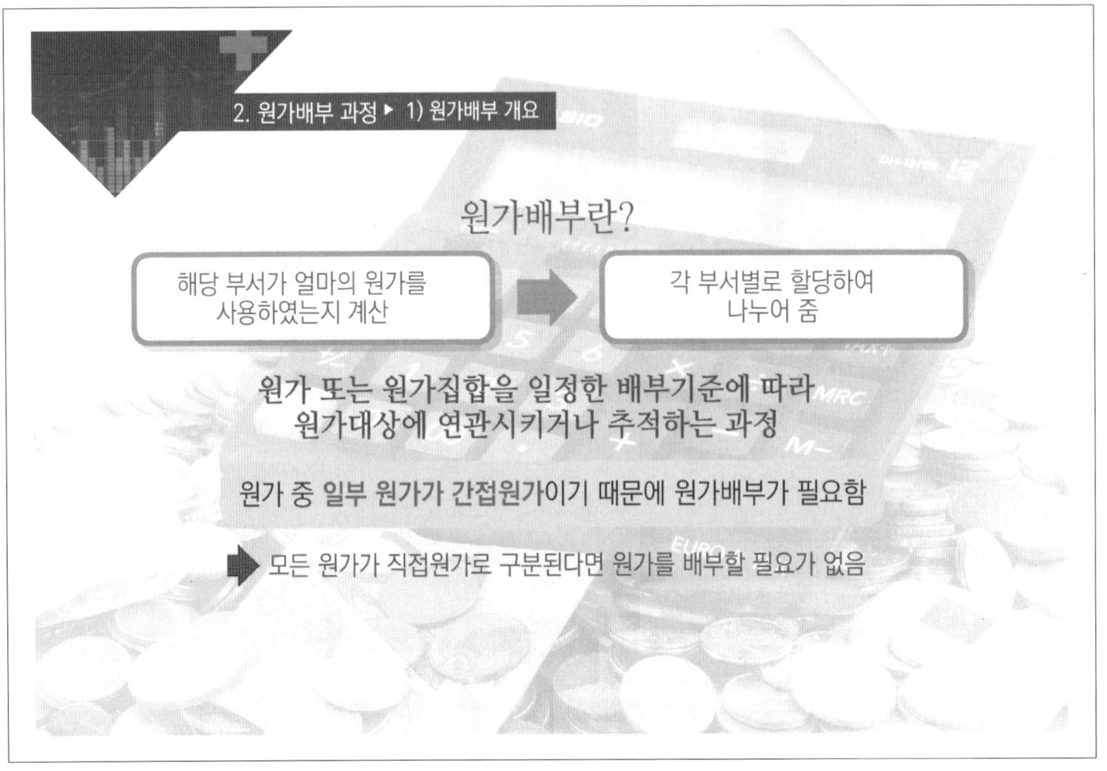

- 원가배부 : 원가를 소비한 부서가 여러 곳이라 해당 부서가 얼마의 원가를 사용하였는 지를 계산하여 각 부서별로 할당하는 방법
  - 원가 또는 원가집합을 일정한 배부기준에 따라 원가대상에 연관시키거나 추적하는 과정
  - 원가 중 일부 원가가 간접원가이기 때문에 원가배부가 필요함
  - 모든 원가가 직접원가로 구분된다면 원가를 배부할 필요가 없음

2 원가배부 과정

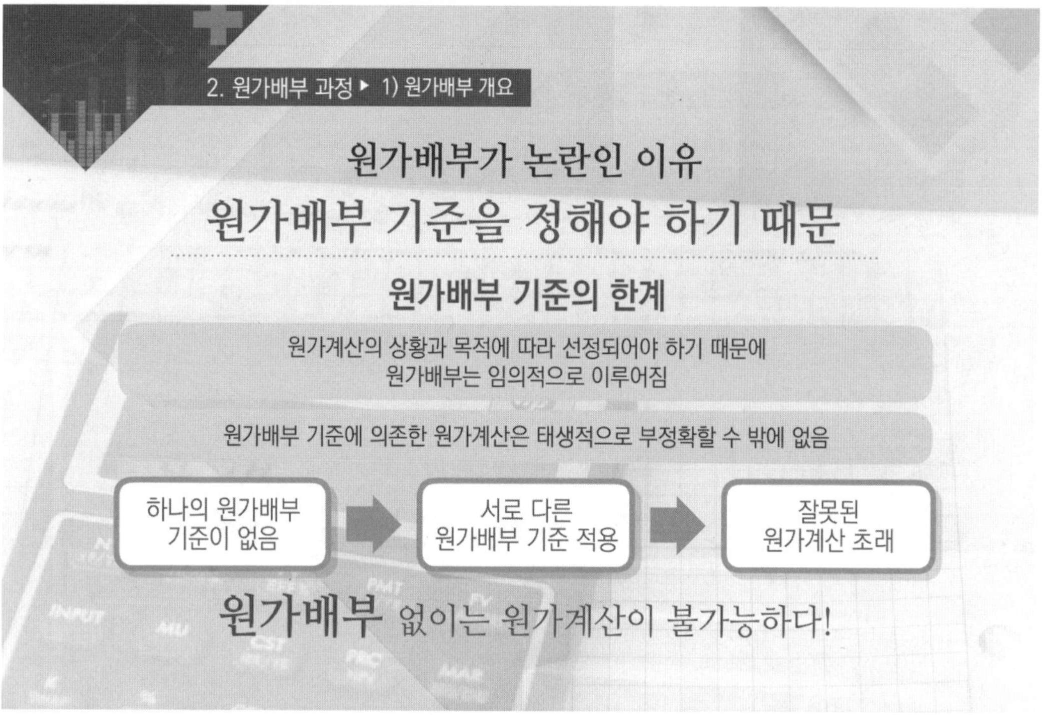

- 원가배부가 논란인 이유 : 임으로 원가배부 기준을 정해야 하기 때문
  - 원가배부 기준 : 원가계산의 상황과 목적에 따라 선정되어야 하기 때문에, 원가배부는 임의적으로 이루어질 수 밖에 없음
  - 따라서 원가계산은 태생적으로 부정확할 수 밖에 없음
  - 절대적으로 타당한 하나의 원가배부 기준이 존재하지 않기 때문에, 회계담당자마다 서로 다른 원가배부 기준을 가질 경우 잘못된 원가계산을 초래할 수 있음
- 그럼에도 불구하고 원가배부를 실시하는 이유 : 원가배부 없이는 원가계산이 불가능하기 때문 (원가회계의 근본적인 한계점)
- 간접원가의 특성에 적합한 합리적인 원가배부기준을 개발하여 합리적인 원가배부와 원가계산이 이루어지도록 해야 함
  - 원가계산 담당자의 전문성이 요구됨

2 원가배부 과정

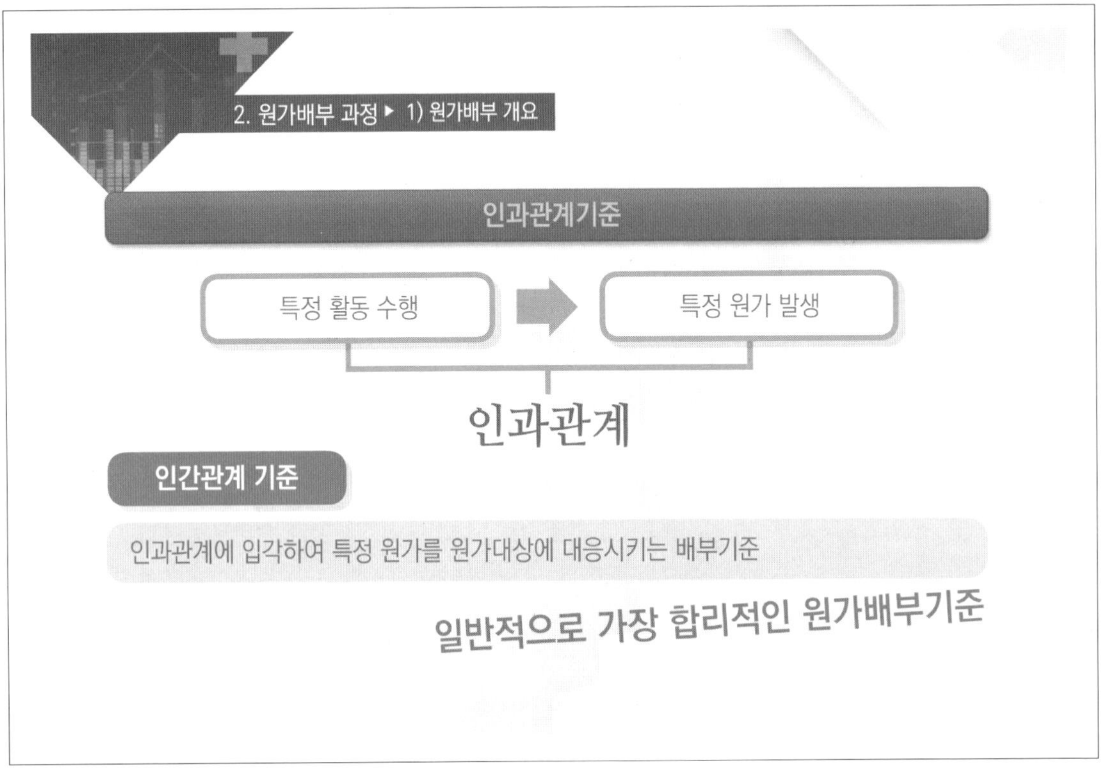

- 원가배부 기준의 결정
  - 인과관계기준
  - 부담능력기준
  - 수혜기준
- 인과관계 : 특정 활동의 수행으로 인하여 특정 원가가 발생할 때, 그 활동과 원가 사이의 관계
- 인과관계 기준 : 인과관계에 입각하여 특정 원가를 원가대상에 대응시키는 배부기준
- 일반적으로 인과관계기준이 가장 합리적인 원가배부기준으로 알려져 있음

2 원가배부 과정

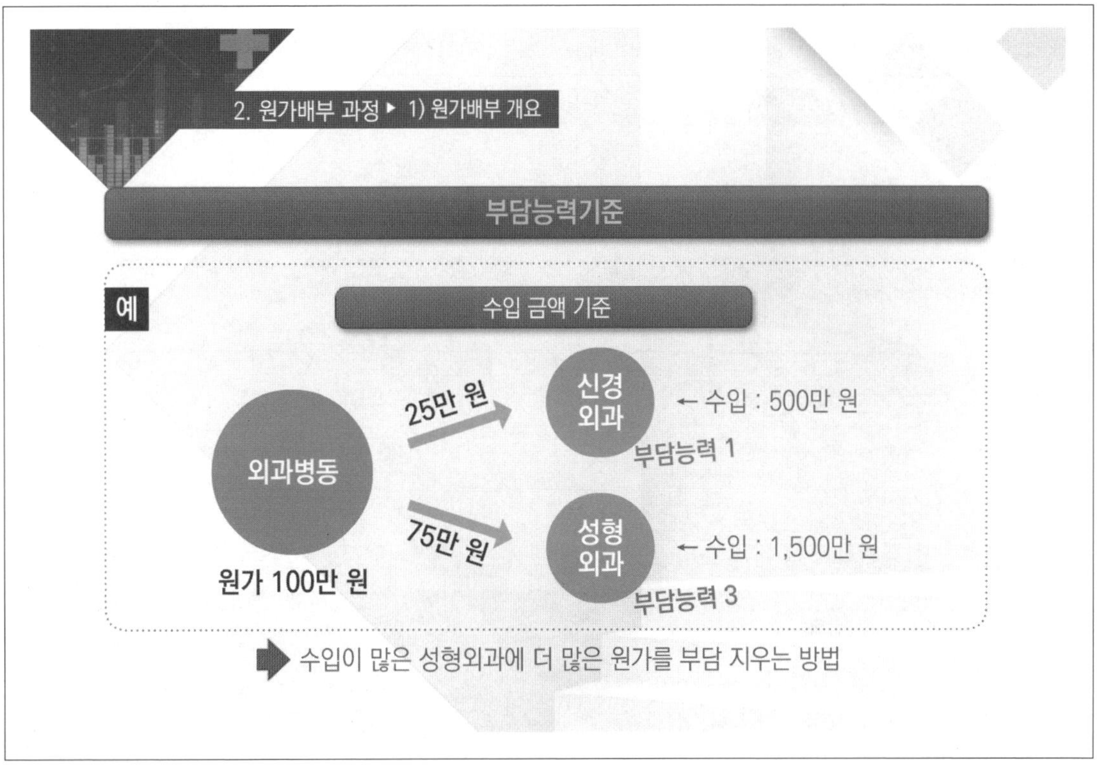

- 부담능력기준 : 원가와 원가대상간의 인과관계를 알 수 없는 경우, 하나의 대안으로 각 원가대상이 원가를 부담할 수 있는 능력을 기준으로 삼아 원가를 배부하는 것
  - 이 기준은 마치 '마차가 말을 끄는 것'과 같은 모순을 가지고 있음
- 원인에 따라 결과를 매칭하는 것이 아니라 결과를 보고 거꾸로 원인을 꿰어 맞추는 식이기 때문임

예시 외과병동의 원가 100만원을 이를 소비한 신경외과와 성형외과, 두 과에 배부한 사례

- 신경외과가 500만 원을 벌었고 성형외과가 1,500만 원을 벌었다면 부담능력이 500 대 1,500, 즉 1 : 3임
- 이를 기준으로 외과병 동의 원가 100만 원을 쪼개어 신경외과에 1에 해당하는 25만원을 배부
- 성형외과에 나머지 3에 해당하는 75만원을 배부
- 이는 '많이 번 곳이 그 만큼 쓰기도 많이 썼겠지' 하는 막연한 생각으로 수입이 많은 성형외과에 더 많은 원가를 부담 지우는 방법임

2 원가배부 과정

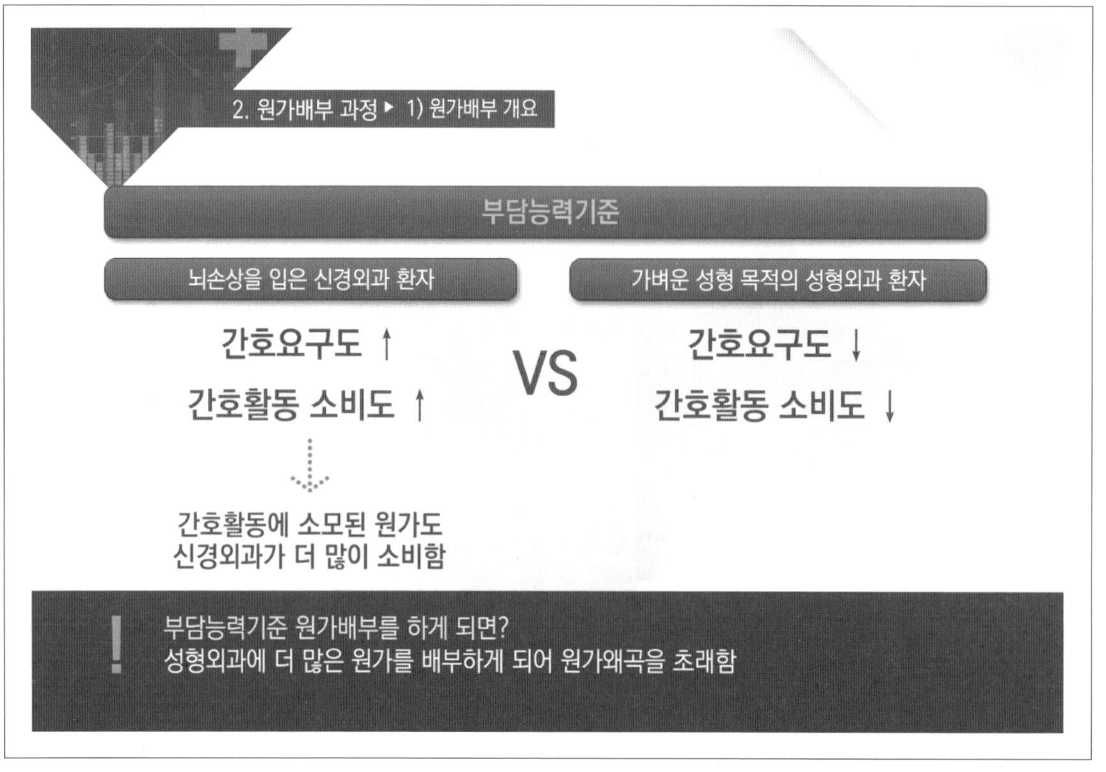

- 일반적으로 뇌손상을 입은 신경외과 환자와 가벼운 성형 목적의 성형외과 환자에 대한 간호중증도의 경우
  - 앞의 예시를 적용해 보면, 신경외과 환자의 간호요구도가 높고 상대적으로 성형외과 환자의 간호요구도가 낮을 것이라고 기대할 수 있음
  - 병동의 간호활동에 대한 요구도가 높은 신경외과 환자가 성형외과 환자보다 간호활동 소비도가 더 높을 것이라고 예상할 수 있음
  - 간호활동에 소모된 원가는 신경외과가 더 많이 소비하여야 하는데, 이와 같이 부담능력기준 원가배부를 하게 되면 오히려 성형외과에 더 많은 원가를 배부하게 되어 원가왜곡이라는 결과를 초래함

2 원가배부 과정

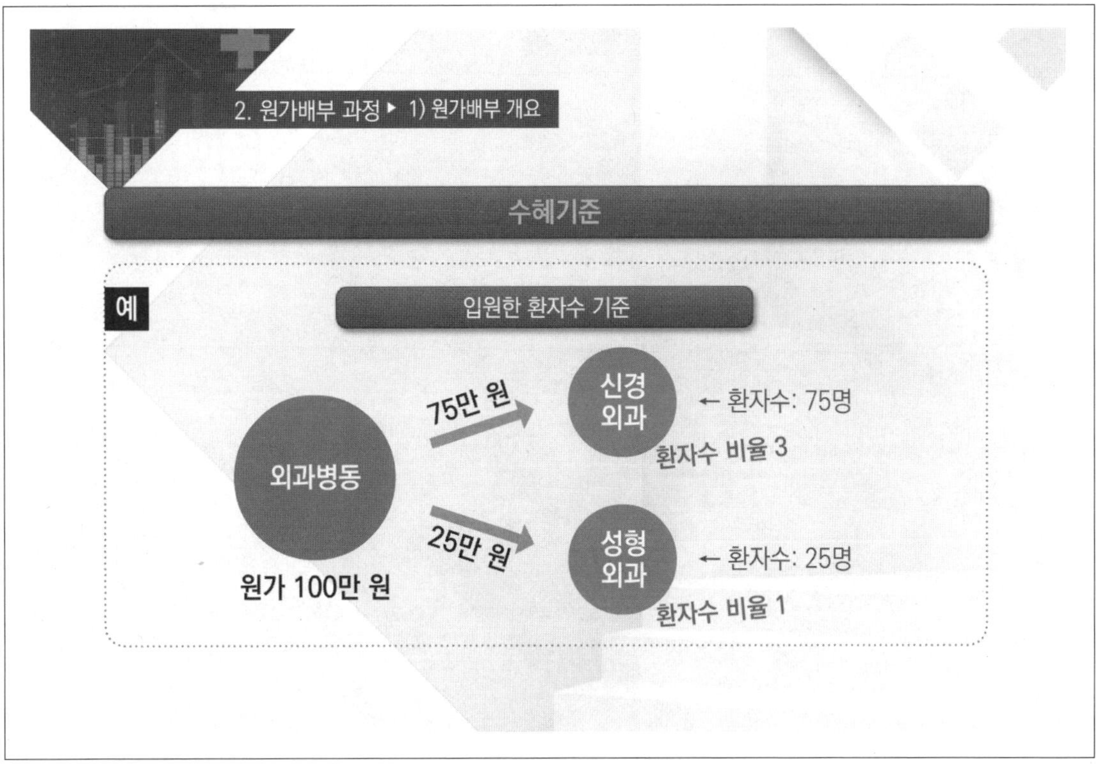

- 수혜기준 : 각 원가대상이 지원부서로부터 제공받는 경제적 효익의 정도에 비례하여 간접원가를 배부하는 방법
  - 원가대상이 효익을 제공 : 간접원가 중 일부를 필요로 하여 소비하였다는 것을 의미
  - 부담능력기준보다 수혜기준이 좀 더 합리적인 원가배부기준 선정 방법이라 할 수 있음

예시 외과병동에 입원한 신경외과 환자수와 성형외과 환자수를 원가배부기준으로 적용한 사례

- 총 100명 환자 중 신경외과가 75명, 성형외과가 25명이라면 환자수 비율인 3대 1을 기준으로 나눔
- 외과병동 원가 100만 원을 나누어 3에 해당하는 75만원을 신경외과에, 1에 해당하는 25만원을 성형외과에 배부하게 됨

2 원가배부 과정

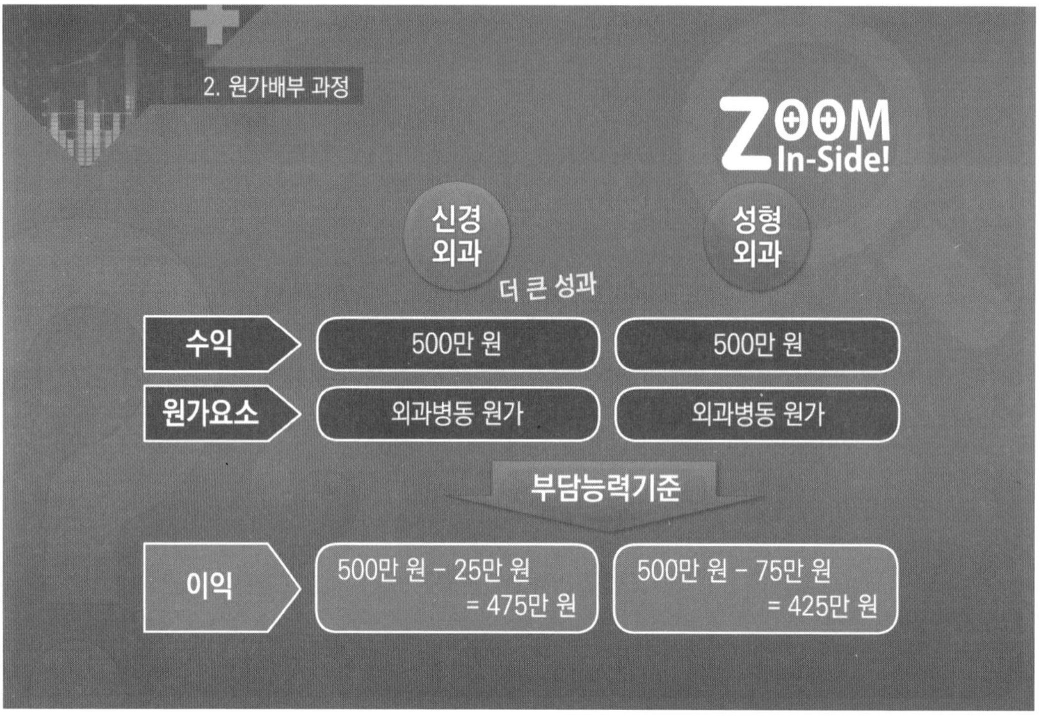

- 예시를 이용한 원가배부 기준 적용에 따른 결과의 해석
- 부담능력기준 원가배부
  - 신경외과와 성형외과의 수익이 똑같이 500만 원, 원가요소가 외과병동 원가뿐이라고 가정할 때, 원가배부기준으로 부담능력기준을 적용하면 신경외과의 이익은 500만 원에서 원가배부액 25만 원을 제외한 475만 원이 됨
  - 성형외과의 이익은 500만 원에서 원가배부액 75만 원을 제외한 425만 원이 됨
  - 이와 같은 원가배부 하에서는 이익분석의 결과, 신경외과의 성과가 더 큰 것으로 분석됨

2 원가배부 과정

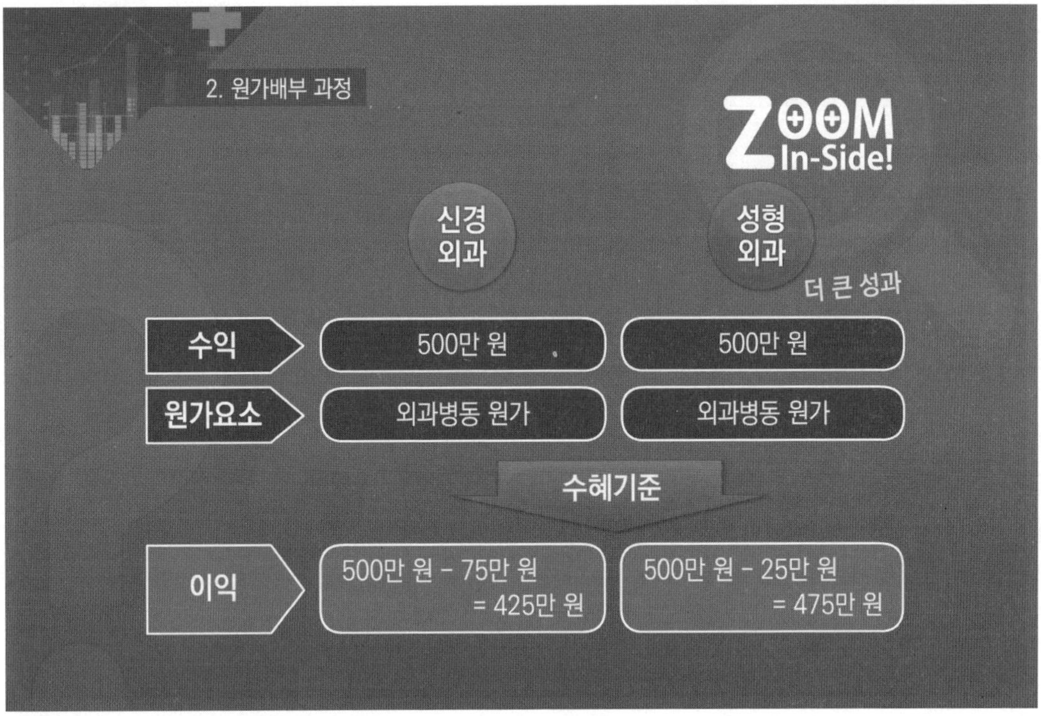

- 수혜기준 원가배부
  - 신경외과의 이익은 500만 원에서 원가배부액 75만 원을 제외한 425만 원이 됨
  - 성형외과의 이익은 500만 원에서 원가배부액 25만 원을 제외한 475만 원이 됨
  - 이와 같은 원가배부하 에서는 이익분석의 결과, 성형외과의 성과가 더 큰 것으로 분석
- 원가계산이 이익분석을 통한 성과평가의 근거 자료로 활용될 경우, 각 단계에서 적용하는 원가배부기준이 어떤 것이냐에 따라 원가계산이 달라짐
  - 이익분석과 성과평가 결과도 달라지기 때문에 원가배부기준의 선정이 매우 중요함

2 원가배부 과정

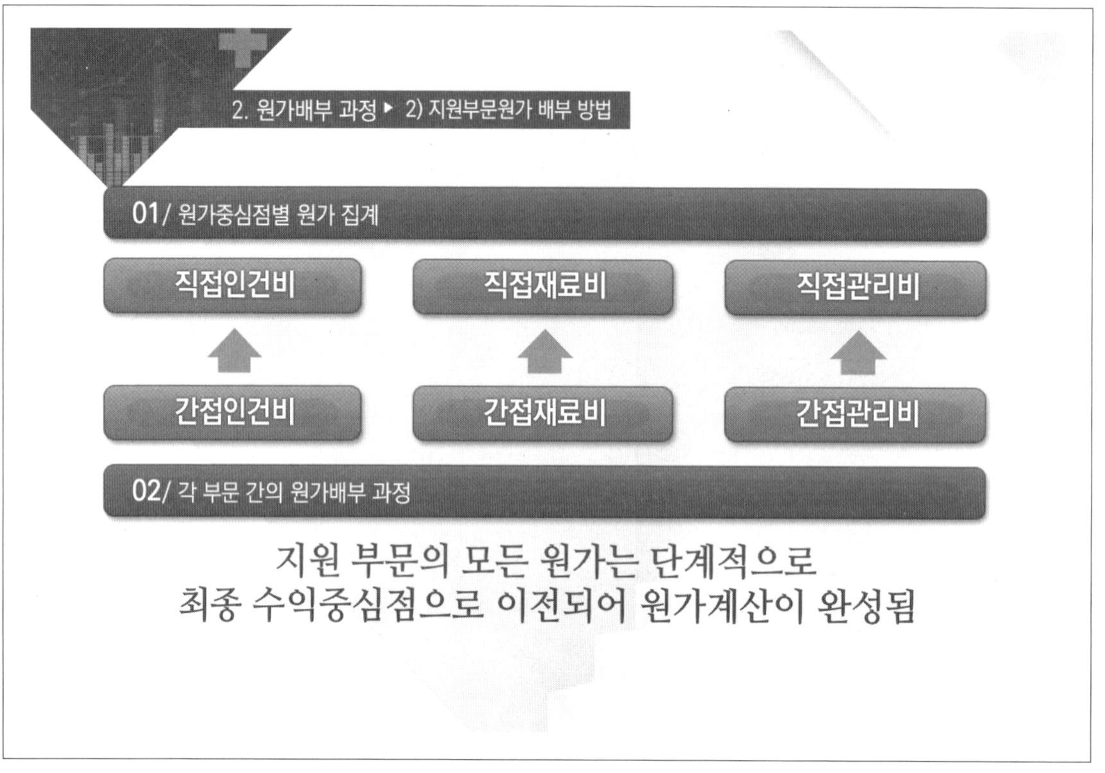

- 지원부문원가 배부 방법
- 먼저 원가중심점별로 직접인건비, 직접재료비와 직접관리비를 모두 집계함
  - 여기에 각각의 간접인건비, 간접재료비와 간접관리비를 배부
  - 원가중심점별 원가 집계를 완성한 후 다음 단계인 각 부문 간의 원가배부 과정을 진행
- 이 과정을 통해 지원 부문의 모든 원가는 단계적으로 최종 수익중심점으로 이전되어 원가계산이 완성됨

2 원가배부 과정

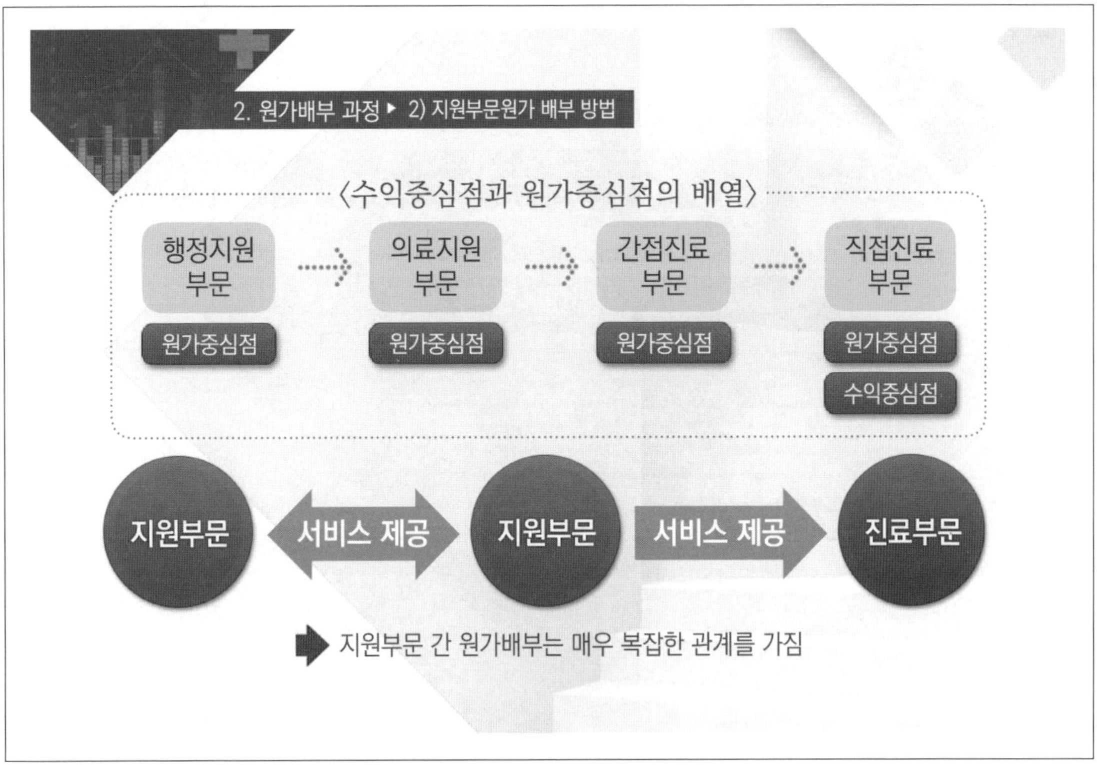

- 병원원가계산시 원가부문을 크게 직접진료부문, 간접진료부문, 의료지원부문, 행정지원부문의 4가지로 구성
- 4개 부문 간의 관계를 업무 흐름에 따라 직접진료부문을 최종 수익중심점으로 놓고 행정지원부문, 의료지원부문, 간접진료부문의 순으로 부문 간의 위계를 구성
- 지원부문은 진료부문에만 서비스를 제공하는 것이 아니라 지원부문 간에도 서로 서비스를 주고받거나, 지원부문 자체에서 스스로 서비스를 만들어 소비하기도 하기 때문에, 실상 지원부문의 간접원가배부는 매우 복잡한 관계를 가지고 있음

2 원가배부 과정

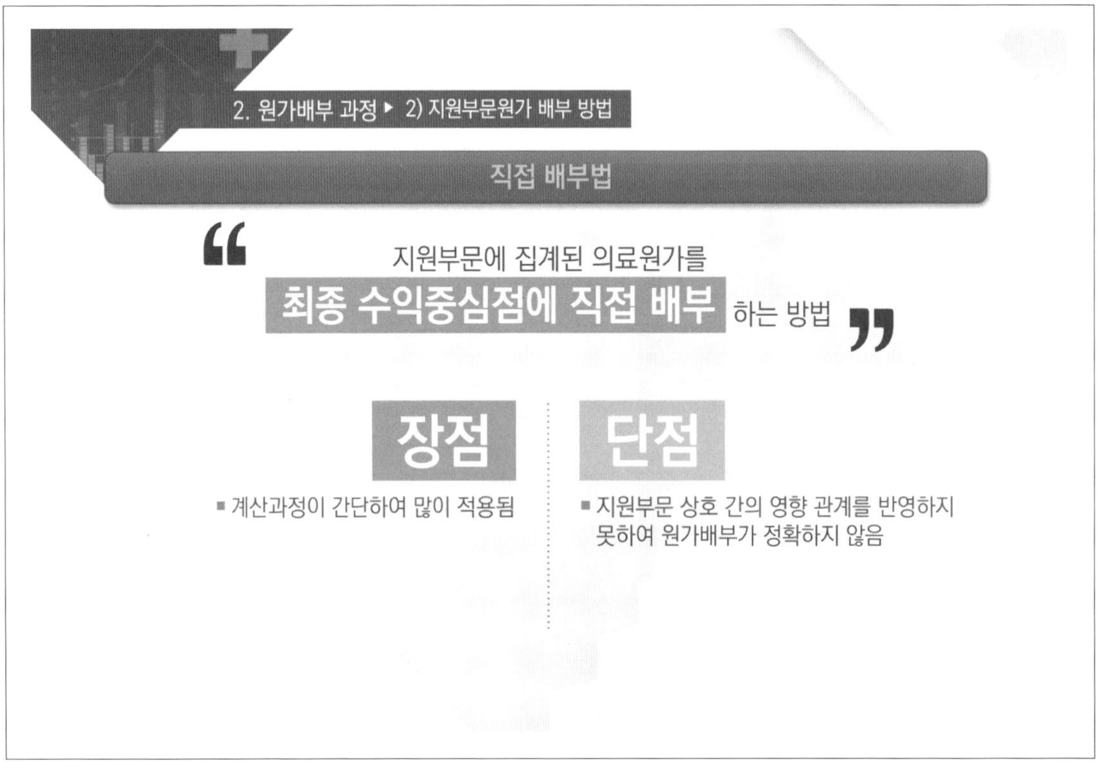

- 지원부문원가 배부 방법의 종류
  - 직접 배부법
  - 단계식 배부법
  - 상호배부법
  - 준단계식 배부법
- 직접 배부법 : 지원부문에 집계된 의료원가를 최종 수익중심점에 말 그대로 직접 배부하는 방법
  - 장점 : 계산과정이 간단하여 많이 적용되는 방법
  - 단점 : 지원부문 상호 간의영향 관계를 반영하지 못하여 원가배부가 정확하지 않음

2 원가배부 과정

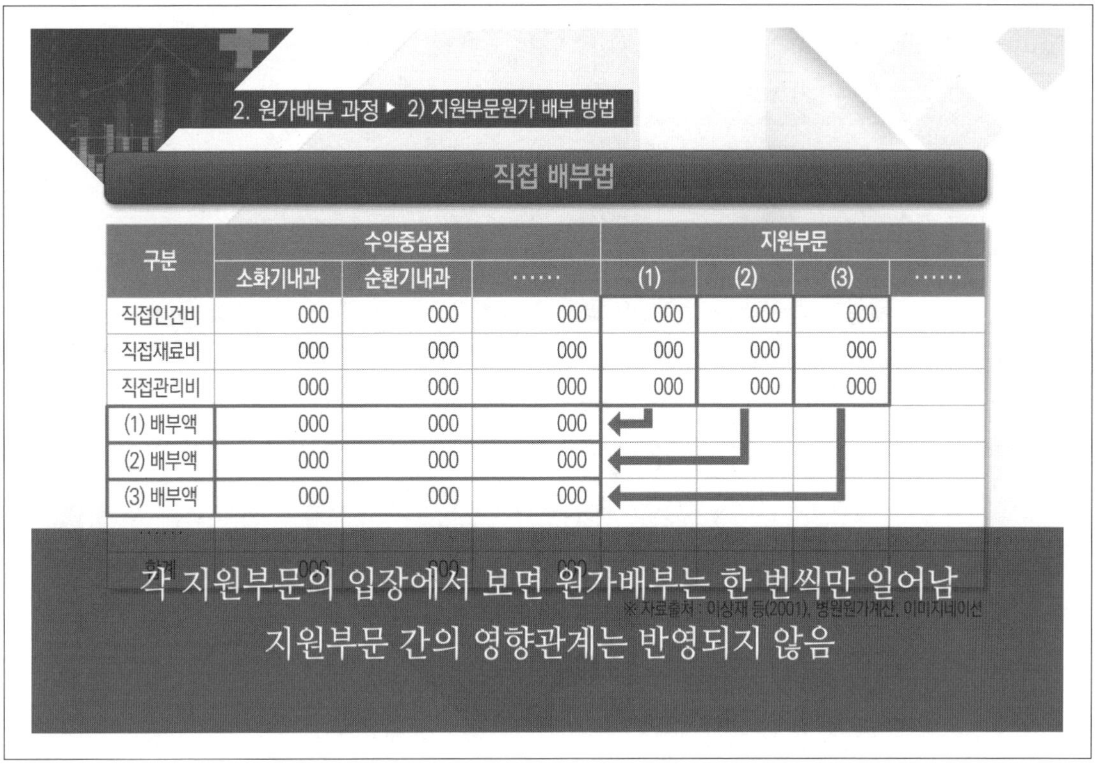

구분	수익중심점			지원부문			
	소화기내과	순환기내과	······	(1)	(2)	(3)	······
직접인건비	000	000	000	000	000	000	
직접재료비	000	000	000	000	000	000	
직접관리비	000	000	000	000	000	000	
(1) 배부액	000	000	000				
(2) 배부액	000	000	000				
(3) 배부액	000	000	000				
······							
합계	000	000	000				

- 직접배부법을 이용한 지원부문원가 배부 사례
- 표에서 지원부문 1, 2, 3에 모인 원가를 각각 앞의 수익중심점에 모두 나누어 줌
- 지원부문 1로부터 배부된 원가는 배부액 1로 표시되고 같은 방법으로 2, 3도 배부액 2, 3으로 표시됨
- 각 지원부문의 입장에서 보면 원가배부는 한 번씩만 일어나고 지원부문 간의 영향관계는 반영되지 않음

2 원가배부 과정

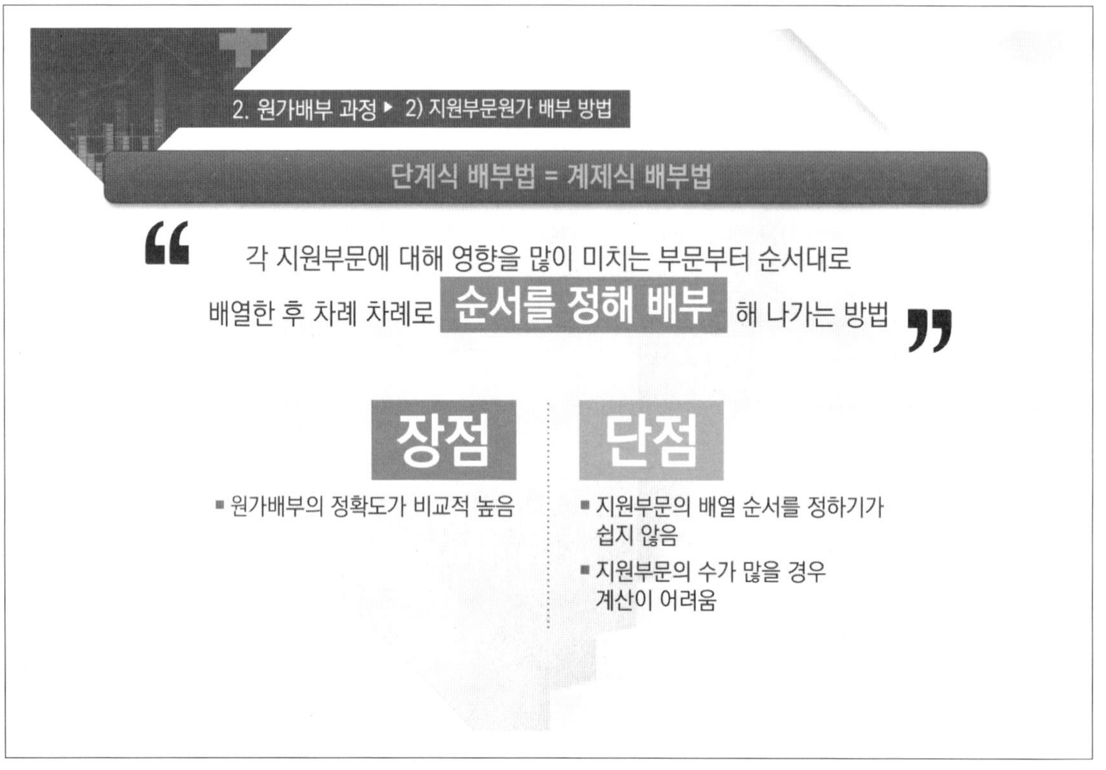

- 단계식 배부법 (계제식 배부법) : 각 지원 부문에 대해 영향을 많이 미치는 부문부터 순서대로 배열한 후, 차례 차례로 순서를 정해 배부해 나가는 방법
  - 장점 : 지원부문 상호 간의 서비스 수수관계를 일부 고려한다는 점에서 직접배부법보다는 정확함
  - 단점 : 지원부문 상호 간 영향관계를 완전히 고려하지는 못함
    지원부문의 배열 순서를 정하기가 쉽지 않음
    지원부문의 수가 많을 경우 계산이 쉽지 않음

2 원가배부 과정

2. 원가배부 과정 ▸ 2) 지원부문원가 배부 방법

단계식 배부법 = 계제식 배부법

구분	수익중심점			지원부문			
	소화기내과	순환기내과	……	(1)	(2)	(3)	……
직접인건비	000	000	000	000	000	000	
직접재료비	000	000	000	000	000	000	
직접관리비	000	000	000	000	000	000	
(1) 배부액	000	000	000	000	000		
(2) 배부액	000	000	000	000			
(3) 배부액	000	000	000				
……							
합계	000	000	000				

※ 자료출처 : 이상재 등(2001), 병원원가계산, 이미지네이션

- 단계식 배부법을 이용한 지원부문원가 배부 사례
- 단계식 배부법에서는 가장 수익중심점으로부터 관계가 먼 지원부문 3의 원가를 각각의 수익중심점 뿐 아니라 지원 부분 1과 2에도 함께 배부함
  - 이렇게 배부된 원가는 그림에서 배부액 1로 표시됨

2 원가배부 과정

2. 원가배부 과정 ▶ 2) 지원부문원가 배부 방법

단계식 배부법 = 계제식 배부법

구분	수익중심점			지원부문			
	소화기내과	순환기내과	……	(1)	(2)	(3)	……
직접인건비	000	000	000	000	000	000	
직접재료비	000	000	000	000	000	000	
직접관리비	000	000	000	000	000	000	
(1) 배부액	000	000	000	000	000		
(2) 배부액	000	000	000	000			
(3) 배부액	000	000	000				
……							
합계	000	000	000				

※ 자료출처 : 이상재 등(2001), 병원원가계산, 이미지네이션

- 지원부문 3으로부터 배부받은 원가를 포함하여 지원부문 2에 모인 모든 원가를 다시 각각의 수익중심점과 지원부문 1에 함께 배부함
  - 이렇게 배부된 원가는 그림에서 배부액 2로 표시됨

2 원가배부 과정

2. 원가배부 과정 ▸ 2) 지원부문원가 배부 방법

단계식 배부법 = 계제식 배부법

구분	수익중심점			지원부문			
	소화기내과	순환기내과	……	(1)	(2)	(3)	……
직접인건비	000	000	000	000	000	000	
직접재료비	000	000	000	000	000	000	
직접관리비	000	000	000	000	000	000	
(1) 배부액	000	000	000	000	000	↵	
(2) 배부액	000	000	000	000	↵		
(3) 배부액	000	000	000	↵			
……							
합계	000	000	000				

※ 자료출처 : 이상재 등(2001), 병원원가계산, 이미지네이션

- 지원부문 1은 앞의 지원부문 2와 3으로부터 배부받은 원가를 포함한 모든 원가를 각각의 수익중심점에 배부함
  - 배부된 원가는 그림에서 배부액 3으로 표시
  - 장점 : 지원부문 상호 간의 서비스 수수관계를 일부 고려한다는 점에서 직접배부법보다는 정확함
  - 단점 : 지원부문 상호 간 영향관계를 완전히 고려하지는 못함

2 원가배부 과정

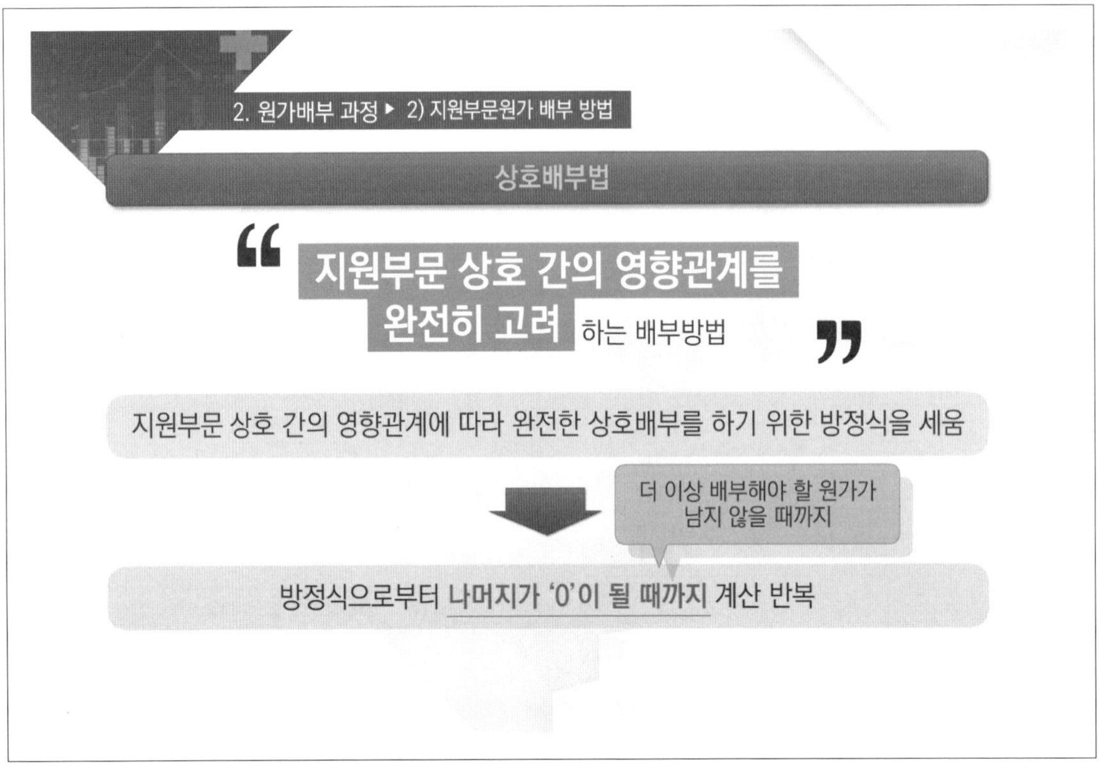

- 상호배부법 : 지원부문 상호 간의 영향관계를 완전히 고려하는 배부 방법
  - 이를 위해 먼저 지원부문 상호 간의 영향관계에 따라 완전한 상호배부를 하기 위한 방정식을 세움
  - 방정식으로부터 나머지가 '0'이 될 때까지, 즉 더 이상 배부해야 할 원가가 남지 않을 때까지 계산을 반복하여 원가를 배부하는 방법

2 원가배부 과정

2. 원가배부 과정 ▸ 2) 지원부문원가 배부 방법

상호배부법

구분	수익중심점			지원부문			
	소화기내과	순환기내과	……	(1)	(2)	(3)	……
직접인건비	000	000	000	000	000	000	
직접재료비	000	000	000	000	000	000	
직접관리비	000	000	000	000	000	000	
(1) 배부액(1차)	000	000	000		000	000	
(2) 배부액(1차)	000	000	000	000		000	
(3) 배부액(1차)	000	000	000	000	000		
(1) 배부액(2차)	000	000	000		000	000	
(2) 배부액(2차)	000	000	000	000		000	
(3) 배부액(2차)	000	000	000	000	000		
……							
합계	000	000	000				

※ 자료출처 : 이상재 등(2001), 병원원가계산, 이미지네이션

- 상호배부법을 이용한 지원부문원가 배부 사례
- 지원부문 1의 원가를 수익중심점 뿐 아니라 지원부문 2와 3에도 그 영향관계에 따라 배부
- 나머지 지원 부분도 같은 방법으로 원가를 배부
  - 이렇게 1차 배부가 끝나면 1차 배부액 1, 2, 3이 그림의 박스와 같이 표시됨

2 원가배부 과정

2. 원가배부 과정 ▸ 2) 지원부문원가 배부 방법

상호배부법

구분	수익중심점			지원부문			
	소화기내과	순환기내과	……	(1)	(2)	(3)	……
직접인건비	000	000	000	000	000	000	
직접재료비	000	000	000	000	000	000	
직접관리비	000	000	000	000	000	000	
(1) 배부액(1차)	000	000	000		000	000	
(2) 배부액(1차)	000	000	000	000		000	
(3) 배부액(1차)	000	000	000	000	000		
(1) 배부액(2차)	000	000	000		000	000	
(2) 배부액(2차)	000	000	000	000		000	
(3) 배부액(2차)	000	000	000	000	000		
……							
합계	000	000	000				

※ 자료출처 : 이상재 등(2001), 병원원가계산, 이미지네이션

- 다음으로 다시 지원부문 1, 2, 3 간의 영향관계에 의해 배부받은 원가를 다시 재배부하는 과정을 거침
  - 이렇게 2차 배부가 끝나면 2차 배부액 1, 2, 3이 그림의 박스와 같이 표시됨

- 이 과정을 더 이상 배부할 원가가 남지 않을 때까지 계속 반복함
  - 장점 : 지원부문 간의 상호 영향관계를 완벽하게 고려하여 원가배부를 할 수 있다는 점에서 단계식 배부법보다 우수한 방법이라고 할 수 있음
  - 단점 : 계산 과정이 복잡하고 때론 방정식을 세우기 어렵거나, 방정식의 해를 구할 수 없음

2 원가배부 과정

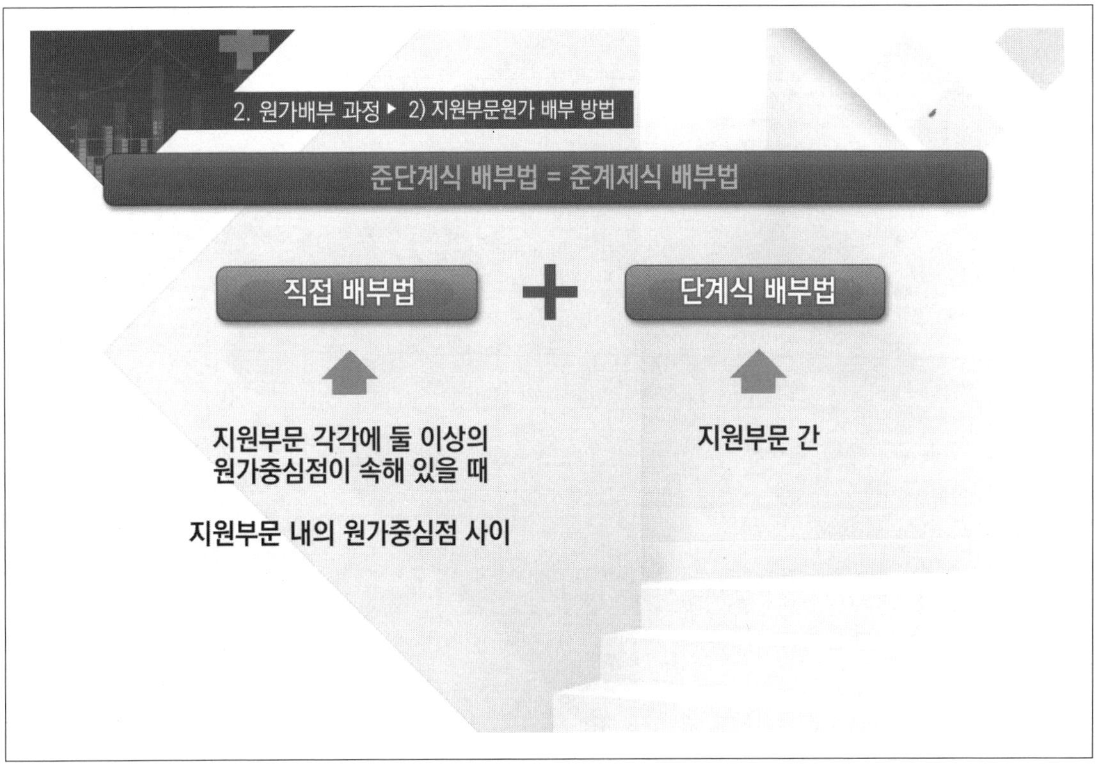

- 준단계식 배부법 (준계제식 배부법) : 직접 배부법과 단계식 배부법을 혼합하여 사용하는 배부 방법
  - 지원부문 각각에 둘 이상의 원가중심점이 속해 있을 때, 지원부문 내의 원가중심점 사이에서는 직접 배부법을 적용하고, 지원부문 간에서만 단계식 배부법을 적용하는 방법

2 원가배부 과정

2. 원가배부 과정 ▸ 2) 지원부문원가 배부 방법

준단계식 배부법 = 준계제식 배부법

구분	수익중심점			간접진료 부문(1)	의료지원 부문(2)	행정지원 부문(3)	......
	소화기내과	순환기내과	......				
직접인건비	000	000	000	000	000	000	
직접재료비	000	000	000	000	000	000	
직접관리비	000	000	000	000	000	000	
(1) 배부액	000	000	000	000	000	↵	
(2) 배부액	000	000	000	000	↵		
(3) 배부액	000	000	000	↵			
......							
합계	000	000	000				

지원부문 간 단계식 배부

※ 자료출처 : 이상재 등(2001), 병원원가계산, 이미지네이션

- 준단계식 배부법을 이용한 지원부문원가 배부 사례
- 지원부문을 간접진료부문, 의료지원부문, 행정지원부문이라 할 때, 각각 지원부문 간에는 그림과 같이 단계식 배부법을 적용하여 원가를 배송함
- 다음 각각의 간접진료부문, 의료지원부문, 행정지원부문 간에는 직접 배부법으로 원가를 배부
  - 장점 : 지원부문의 수를 줄여 원가배부 과정이 간편
  - 단점 : 지원부문 상호 간 영향관계는 고려하지 못함

2 원가배부 과정

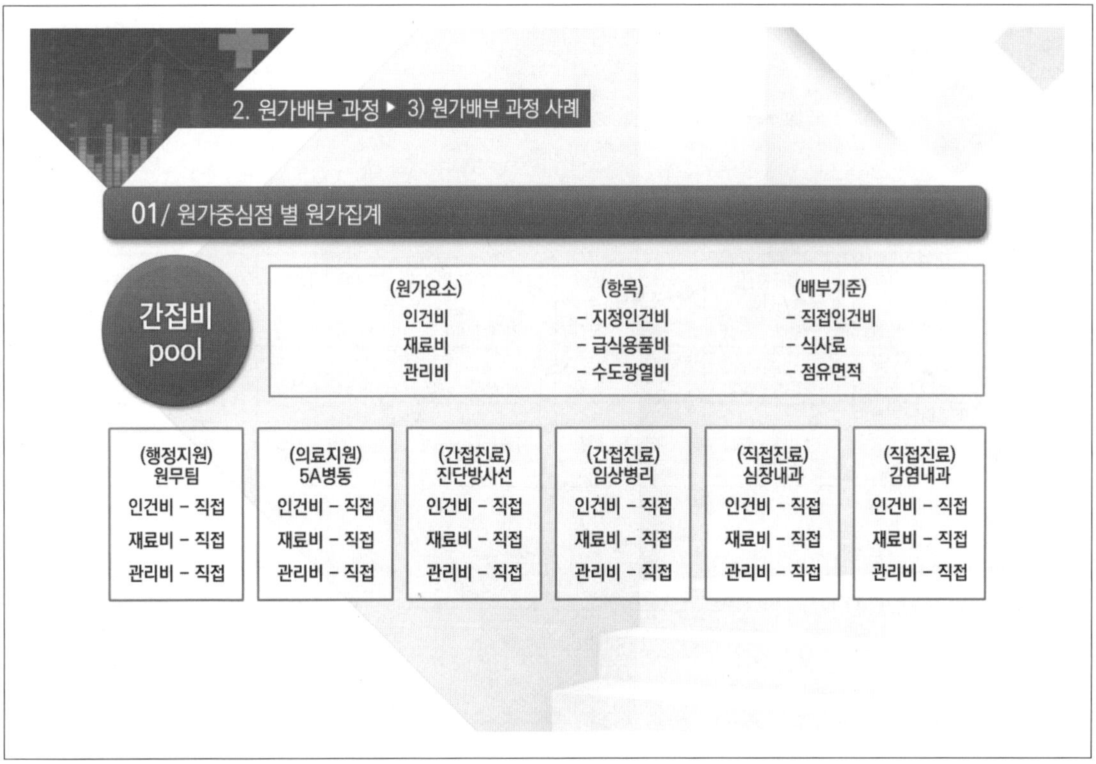

예시 원가배부과정의 병원 사례

- 원가중심점인 원무팀, 5A병동, 진단방사선과, 임상병리과, 심장내과, 감염내과에 직접원가를 집계
- 직접 집계가 불가능한 간접원가를 모아서 간접비 풀을 만든 후 각 원요소별로 배부기준을 설정
- 간접비 풀에 모인 간접원가를 각 원가요소별 배부기준에 따라 원무팀, 5A병동, 진단방사선과, 임상병리과, 심장내과, 감염내과에 각각 배부
- 간접원가를 쪼개서 각 부서별로 직접원가 아래 삽입하여 둠
- 이렇게 각 원가중심점별로 직접원가와 간접원가를 집계하고 나면 이제 본격적으로 부문 간 원가배부를 시작함

2 원가배부 과정

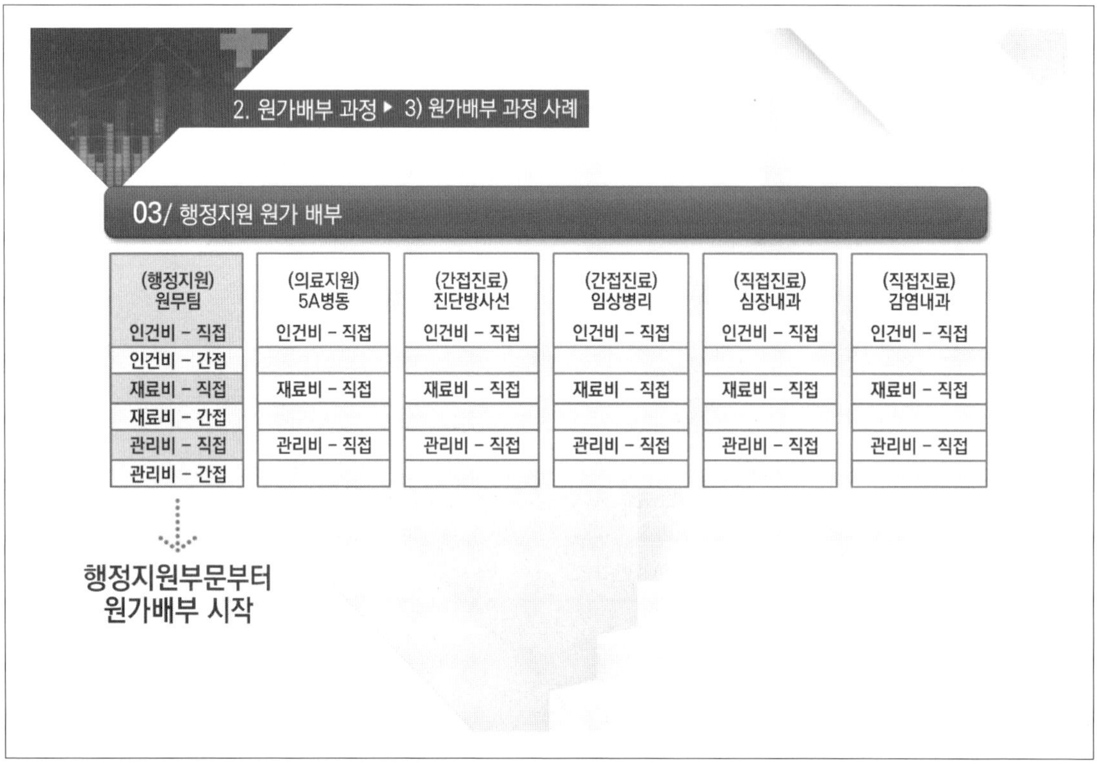

예시 원가배부과정의 임상 사례

- 지원부문원가 배부 단계에서 단계식 배부법을 적용함
- 직접진료를 수익중심점으로 함
- 간접진료, 의료지원 행정지원의 순으로 순서를 정한 후, 행정지원부문부터 원가배부를 시작함
- 행장자원부문(원무팀)에 모인 모든 원가를 5개로 쪼개서 배부 대상인 5A병동, 진단방사선과, 임상병리과, 심장내과, 감염내과에 배부함
- 행정지원부문의 원가배부를 마친 후 그 다음 단계인 의료지원부문의 원가를 배부
- 의료지원 부문(5A병동)을 이용한 부서는 심장내과와 감염내과 2개 부문이기 때문에 진단방사선과와 임상병리과에는 원가를 배부하지 않고, 두 개의 내과에만 원가를 배부함
- 심장내과와 감염내과가 각각 진단방사선과와 임상병리과를 얼마나 이용했느냐에 따라 사용한 만큼 원가량을 할당, 배부하여 원가계산을 완성함

2 원가배부 과정

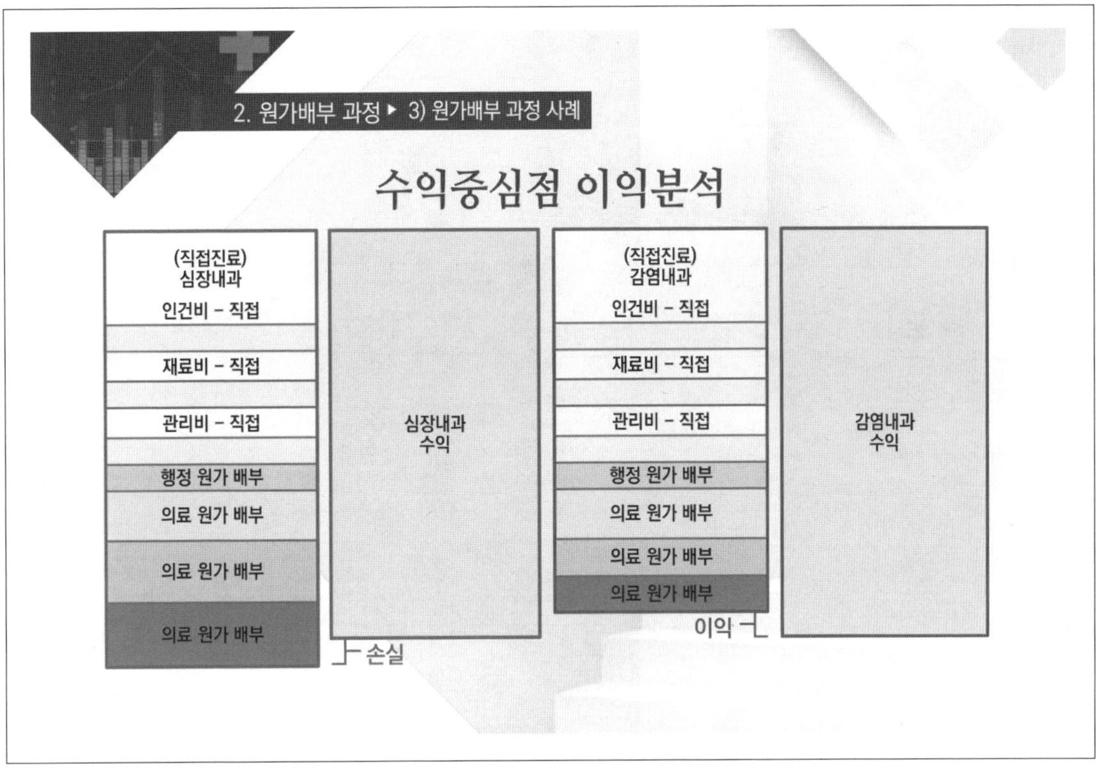

- 원가배부를 통해 원가계산이 완성된 결과를 최종 수익중심점인 심장내과와 감염내과의 수익과 비교함
- 심장내과에 집계된 원가총액이 심장내과의 수익보다 크므로 심장내과는 이익분석에서 손실, 적자가 남
- 감염내과는 집계된 원가총액보다 수익이 크므로 이익분석에서 이익, 흑자가 남
- 이러한 결과를 바탕으로 해당 병원에서는 이익을 낸 감염내과에 성과금 또는 인센티브를 지급하거나 승진 시 가점을 주는 등 성장전략을 실시함
  - 감염내과에서 이익을 낸 원인을 분석하여 차기 년도에 병원의 성과 향상을 위한 핵심부서로 집중 투자를 계획할 수 있음
  - 심장내과의 경우는 손실이 나타난 원인을 분석하여 차기 년도에는 이를 해결하기 위하여 조직의 구조 조정, 업무 프로세스 개선 등과 같은 관리와 통제 활동을 강화함
- 즉 원가계산 결과 나타나는 이익분석을 통해 각 부서의 선택과 집중, 투자 또는 축소, 합병과 같은 경영 전략의 방향이 결정됨

2 원가배부 과정

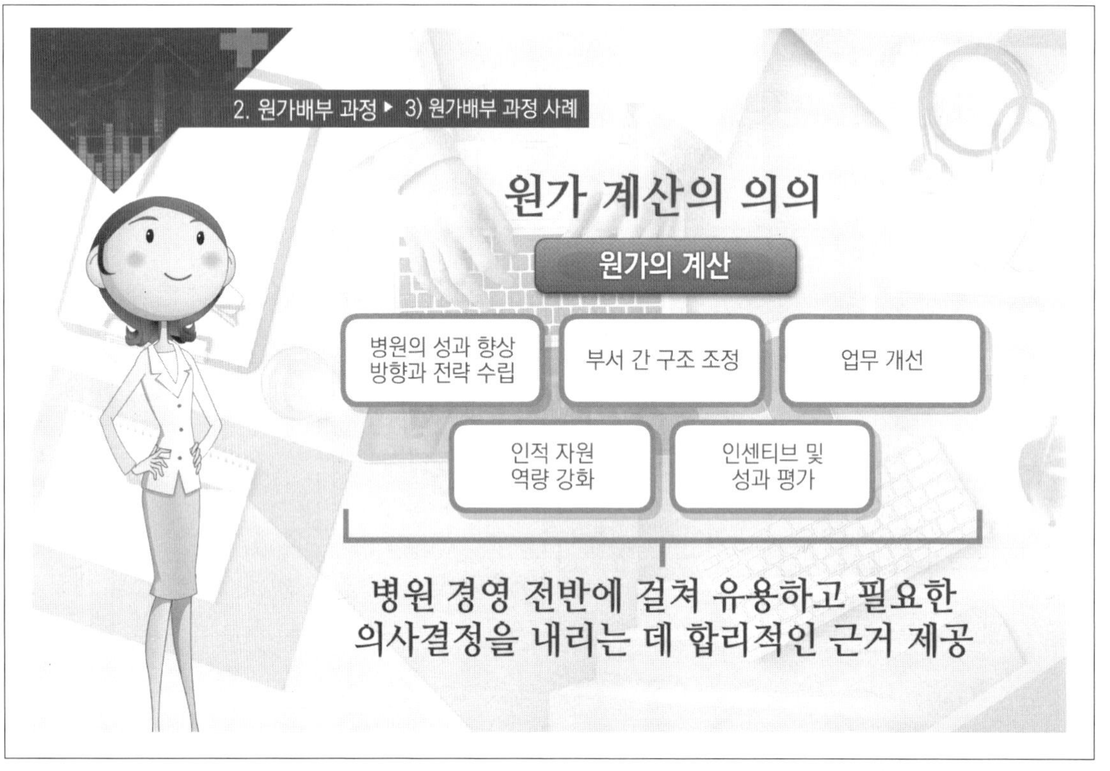

- 원가 계산의 의의
  - 단순히 원가가 얼마인지 그 값을 계산하는 데서 그치는 것이 아님
  - 원가 계산의 결과를 활용하여 병원의 성과 향상 방향과 전략 수립
  - 부서 간 구조 조정
  - 업무 개선
  - 인적 자원 역량 강화
  - 인센티브 및 성과 평가
  - 병원 경영 전반에 걸쳐 유용하고 필요한 의사결정을 내리는 데에 합리적인 근거를 제공
- 최근에는 단순한 원가계산이 아닌 원가계산을 통한 관리활동이라는 의미에서 원가관리 개념을 더 많이 사용함

확인하기

Q1 원가계산의 첫 단계로 발생된 원가를 원가요소별로 모아서 최초로 집계하는 단위는?

① 손익중심점 ② 수익중심점
③ 이익중심점 ④ 원가중심점

정답 ④ 원가계산의 첫 단계로 발생된 원가를 원가요소 별로 모아서 최초로 집계하는 단위는 원가중심점이다.

Q2 다음의 문장이 맞으면 ○, 틀리면 ×를 고르시오.

> 원가계산의 첫 단계는 수익중심점의 설정이다.

① ○ ② ×

정답 ② 원가계산의 첫 단계는 원가중심점의 설정이다.

Q3 다음의 문장이 맞으면 ○, 틀리면 ×를 고르시오.

> 원가계산 시 간접원가는 원가중심점으로 배부하지 않아도 된다.

① ○ ② ×

정답 ② 원가계산 시에는 직접원가와 간접원가를 모든 원가중심에 배부하여야 한다.

Q4 다음은 어떠한 지원부문 원가배부 방법에 대한 설명인가?

> 각 지원부문에 대해 영향을 미치는 부문부터 순서대로 배열한 후, 차례로 배부하는 방법

① 직접 배부법 ② 상호 배부법
③ 준상호 배부법 ④ 단계식 배부법

정답 ④ 각 지원부문에 대해 영향을 미치는 순서로 배열한 후, 차례로 배부하는 것은 단계식 원가배부 방법이다.

Q5 다음의 문장이 맞으면 ○, 틀리면 ×를 고르시오.

> 원가계산을 통하여 병원의 성과 향상 방향과 전략 수립에 유용한 정보를 얻을 수 있다.

① ○ ② ×

정답 ① 원가계산은 원가가 얼마인지 계산할 수 있을 뿐 아니라, 이를 기반으로 병원 경영 전반에 걸쳐 유용한 의사결정의 근거를 제공해 준다.

정리하기

1. 병원 원가계산 과정

1) 원가계산 과정

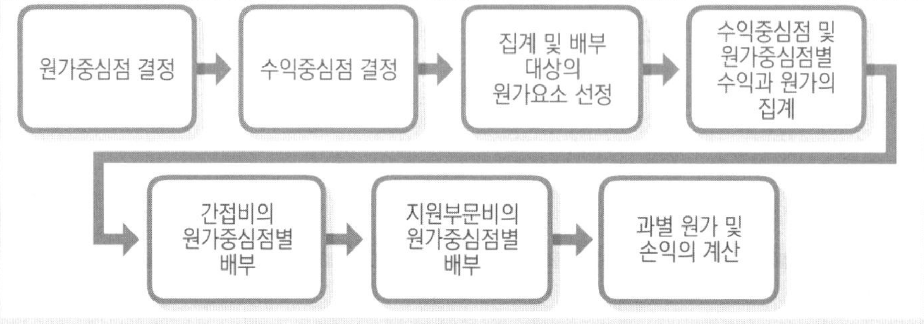

2) 처방기준원가계산과 시행기준원가계산

- 처방기준원가 : 직접진료부문만을 수익중심점으로 설정하여 원가계산을 완성하는 방법
- 시행기준원가 : 직접진료부문과 간접진료부문 모두를 수익중심점으로 설정하여 원가계산을 완성하는 방법

2. 원가배부 과정

1) 원가배부 개요

- 원가배부 : 원가집합을 일정한 배부기준에 따라 원가대상에 연관시키거나 추적하는 과정
- 원가배부 사유 : 일부 원가가 간접원가로 구분되기 때문
- 원가배부 기준 : 인과관계기준, 부담능력기준, 수혜기준

2) 지원부문원가 배부 방법

- 직접 배부법 : 지원부문에 집계된 원가를 최종 수익중심점에 직접 배부하는 방법
- 단계식 배부법 : 지원부문을 수익중심점에 대해 영향을 미치는 순서대로 배열한 후, 차례로 원가를 배부하는 방법
- 상호배부법 : 지원부문 상호간의 영향관계를 고려하여 방정식을 세워 원가를 배부하는 방법
- 준단계식 배부법 : 지원부문 각각에 둘 이상의 원가중심점이 속해 있을 때, 지원부문 내의 원가중심점 사이에서 직접 배부법을 적용하고, 지원부문 간에서만 단계식 배부법을 적용하여 원가를 배부하는 방법

제4장

원가계산 방법

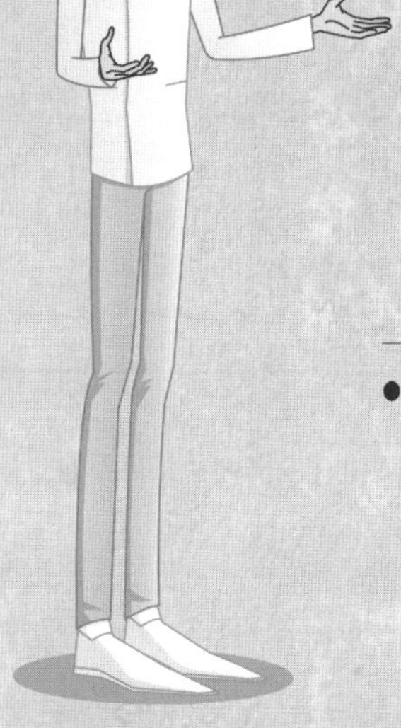

● 학습내용

1. 원가요소에 따른 원가계산 방법
2. 원가관리 목적에 따른 원가계산 방법

● 학습목표

1. 원가요소에 따라 원가를 계산할 수 있다.
2. 원가관리 목적에 따라 원가를 계산할 수 있다.

1 원가요소에 따른 원가계산방법

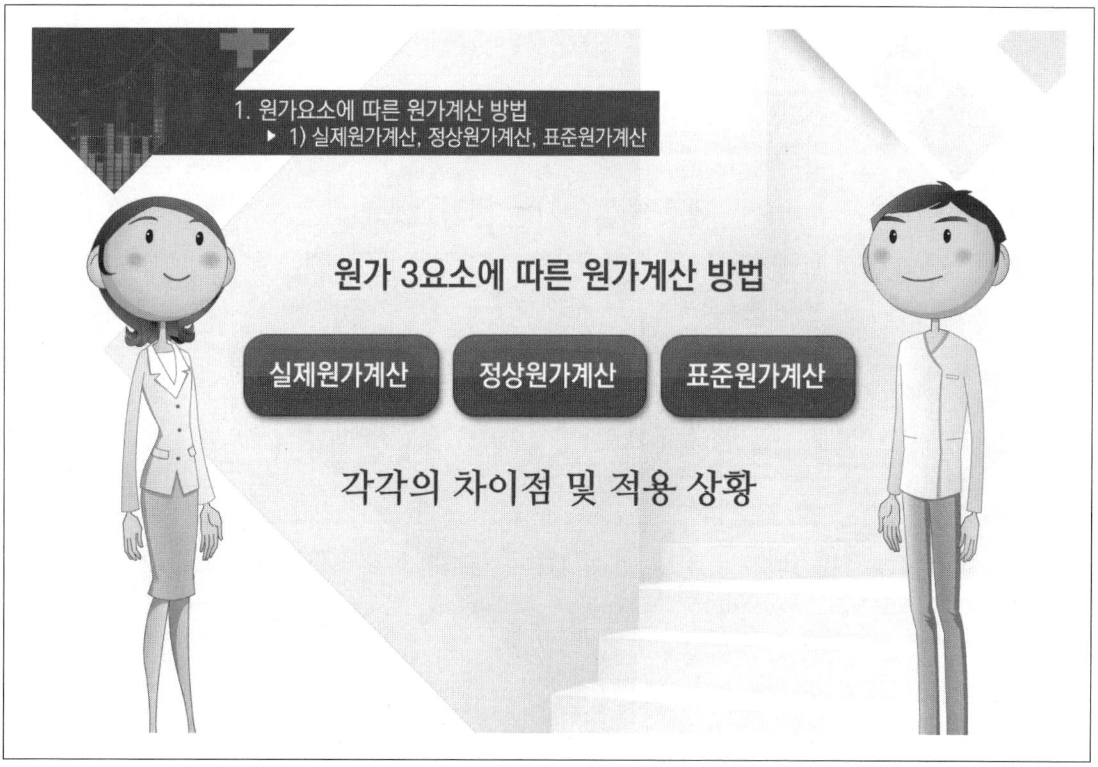

- 원가요소에 따른 원가계산방법
  - 실제원가계산
  - 정상원가계산
  - 표준원가계산
- 원가의 3요소 (인건비, 재료비, 관리비)를 어떻게, 무엇을 기준으로 집계하느냐에 따라 실제원가계산, 정상원가계산, 그리고 표준원가계산 등 다양한 원가계산 방법이 있음

1 원가요소에 따른 원가계산방법

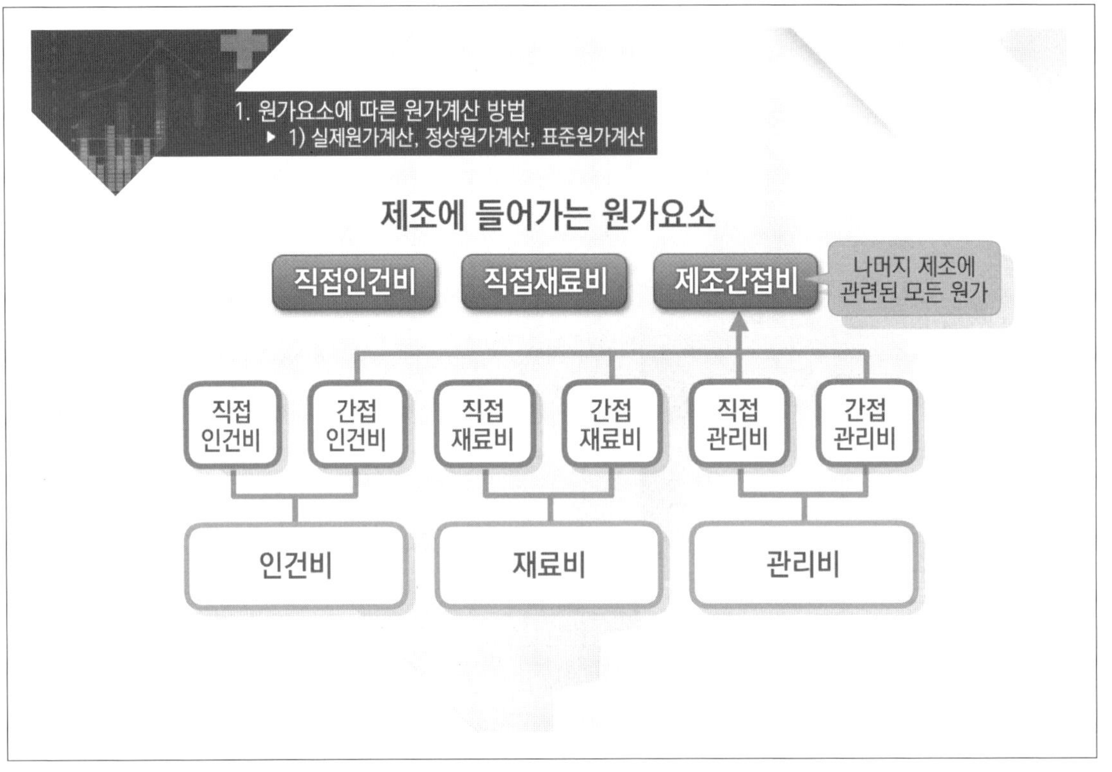

- 제조에 들어가는 원가요소
  - 직접인건비
  - 직접재료비
  - 제조간접비 : 제조에 들어가는 원가요소 중 핵심적인 직접인건비와 직접재료비를 제외한 나머지 제조와 관련된 모든 원가
- 인건비, 재료비, 관리비를 직접과 간접으로 나누면 총 6가지로 원가로 분류
  - 제조간접비 : 직접인건비와 직접재료비를 제외한 나머지 4가지 원가를 합한것
  - 제조간접비 : 간접인건비, 간접재료비, 직접관리비, 간접관리비로 구성됨

1 원가요소에 따른 원가계산방법

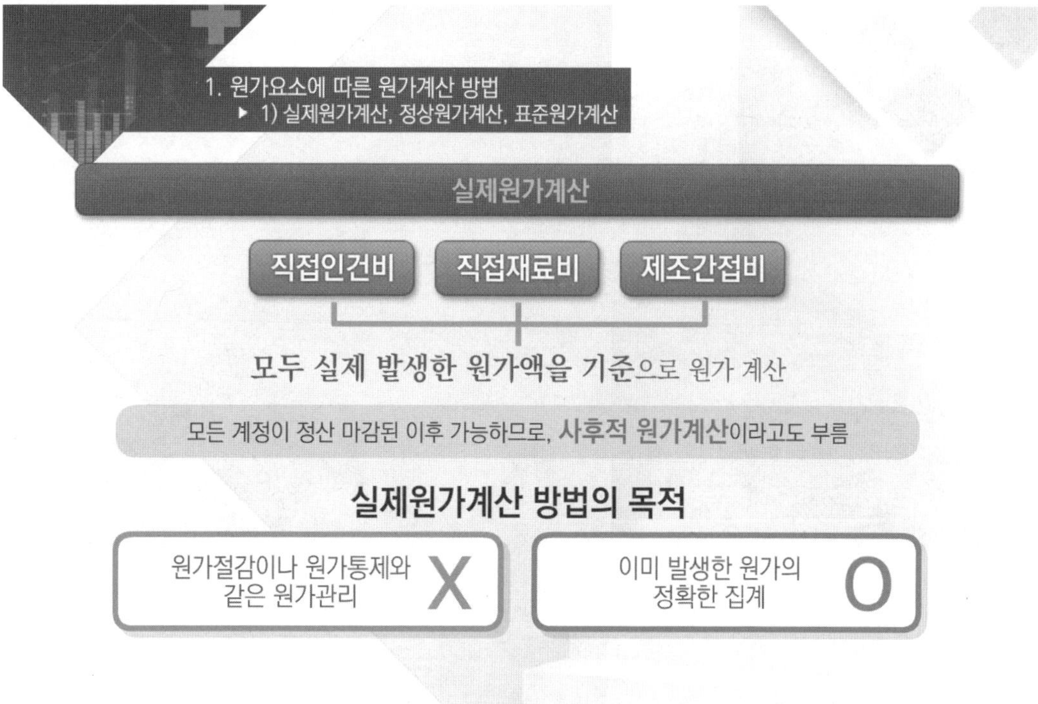

- 실제원가계산 : 직접인건비, 직접재료비, 제조간접비의 원가 집계시 이를 모두 실제 발생한 원가액을 기준으로 원가를 계산하는 방법
  - 모든 계정이 정산 마감된 이후 가능하므로, 사후적 원가계산이라고 부름
  - 목적 : 원가절감이나 원가통제와 같은 원가관리 목적보다는 이미 발생한 원가의 정확한 집계에 목적을 둠

1 원가요소에 따른 원가계산방법

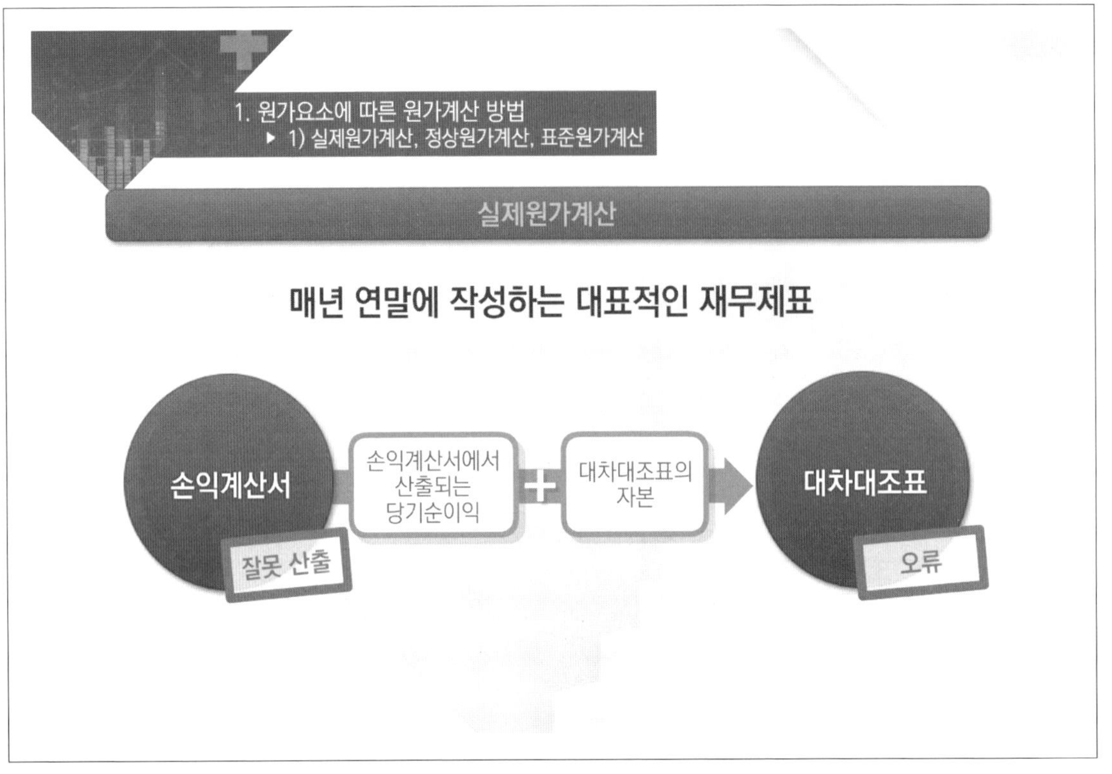

- 매년 연말에 작성하는 대표적인 재무제표 : 손익계산서, 대차대조표
  - 대차대조표와 손익계산서는 상호 연관된 관련성을 가지고 있음
- 손익계산서 작성의 마지막 단계에서 산출되는 당기순이익을 대차대조표의 자본에 더하여 대차대조표가 완성됨
- 따라서 손익계산서의 당기순이익이 잘못 산출된다면 결과적으로 대차대조표까지 오류를 포함하게 됨
- 즉 원가계산은 조직의 재무적 성과를 측정, 평가하는 데에 출발점이 되므로 정확한 원가계산은 매우 중요함

1 원가요소에 따른 원가계산방법

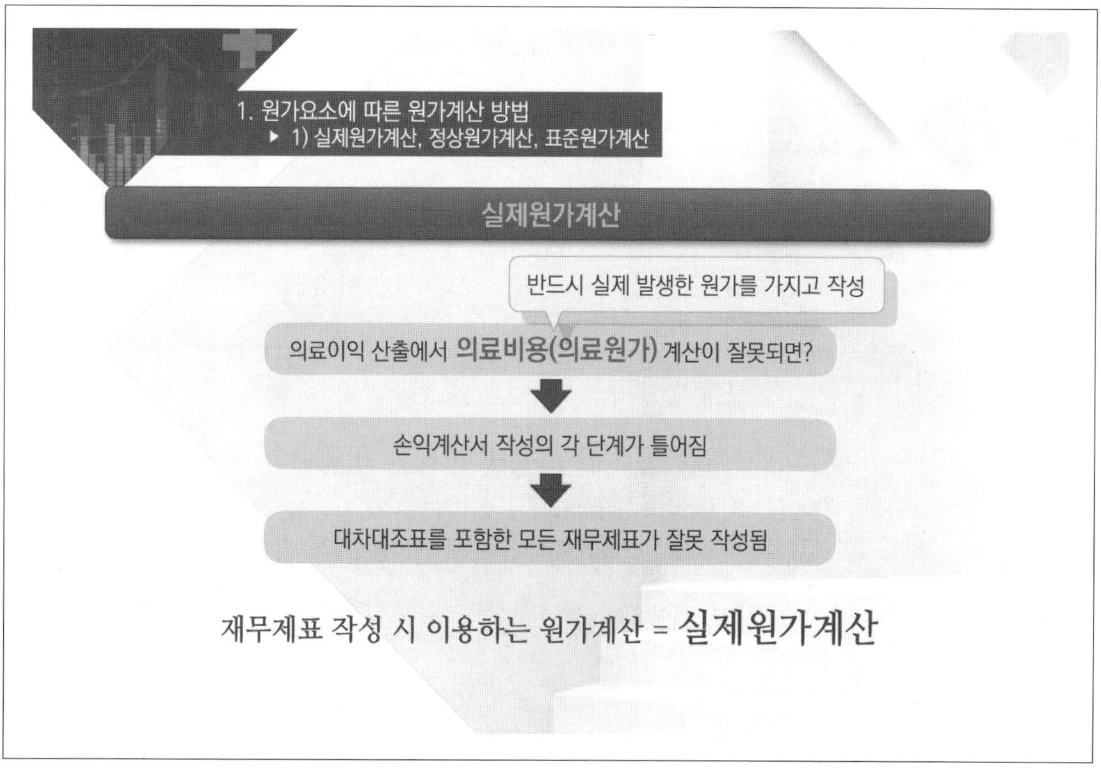

- 좀 더 살펴보면, 의료수익에서 의료비용을 빼서 의료이익 산출에서 의료비용 (의료원가)이 잘못되면 연쇄반응으로 손익계산서 작성의 각 단계가 틀어지게 됨
  - 대차대조표를 포함한 모든 재무제표가 잘못 작성되게 됨
- 따라서 의료비용 3요소 (인건비, 재료비, 관리비)는 실제 발생한 원가를 가지고 작성해야 함
- 결과적으로 재무제표 작성 시 이용하는 원가계산은 실제원가계산이 됨
- 실제원가계산은 사후적 원가계산 방법임
  - 목적 : 재무제표 작성을 위한 원가계산
  - 특징 : 어떤 원가계산이든 회계처리를 마감하는 마지막 단계에는 모두 실제원가계산을 이용하여 원가계산을 완성하게 됨

1 원가요소에 따른 원가계산방법

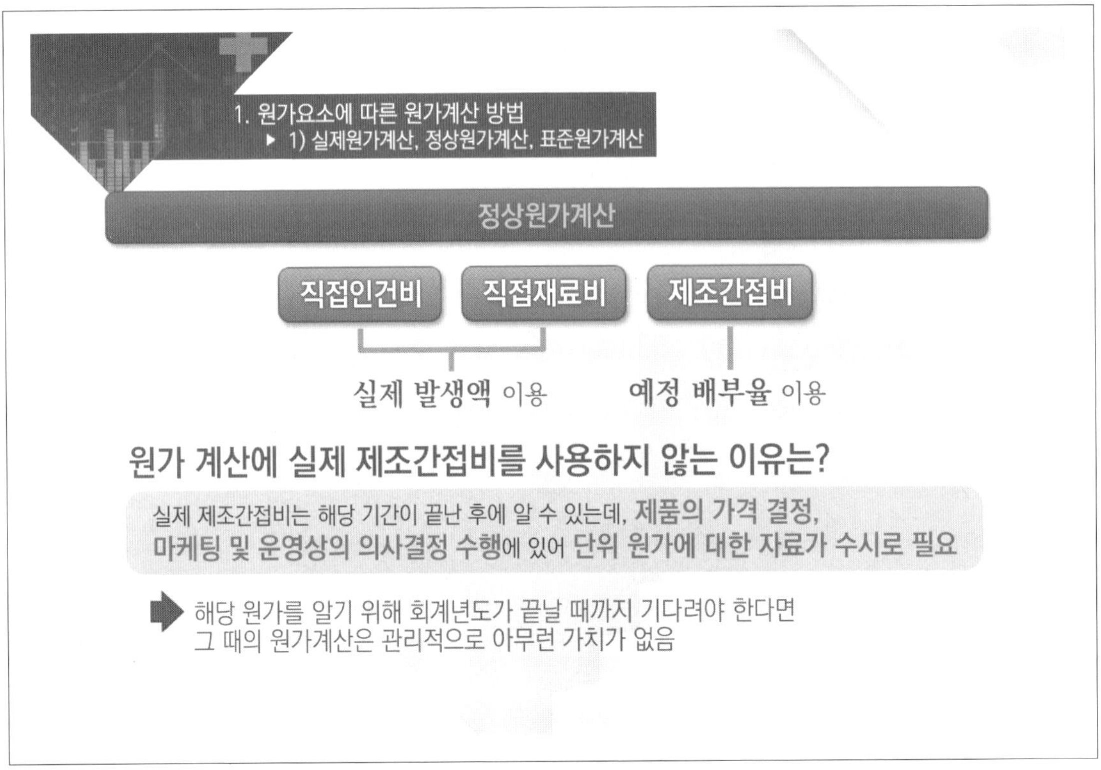

- 정상원가계산 : 원가계산시 직접 인건비와 직접 재료비는 실제 발생액을 이용하고 제조간접비만 예정배부율을 이용하여 계산하는 방법
  - 직접인건비, 직접재료비는 실제 발생액을 이용
  - 제조간접비는 회계연도가 시작되기 전에 미리 결정한 제조간접비 예정 배부율을 이용
  - 실제 제조간접비를 사용하지 않는 이유 : 실제 제조간접비는 해당 기간이 끝난 후가 아니면 알 수 없음 (관리자가 제품에 대한 가격을 결정하거나, 또는 마케팅 및 운영 상의 의사결정을 잘 수행하기 위해서는 단위 원가에 대한 자료가 수시로 필요하기 때문임)
  - 해당 원가를 알기 위해서 회계년도가 끝날 때까지 기다려야 한다면 그 때의 원가계산은 관리적으로 아무런 가치가 없음

1 원가요소에 따른 원가계산방법

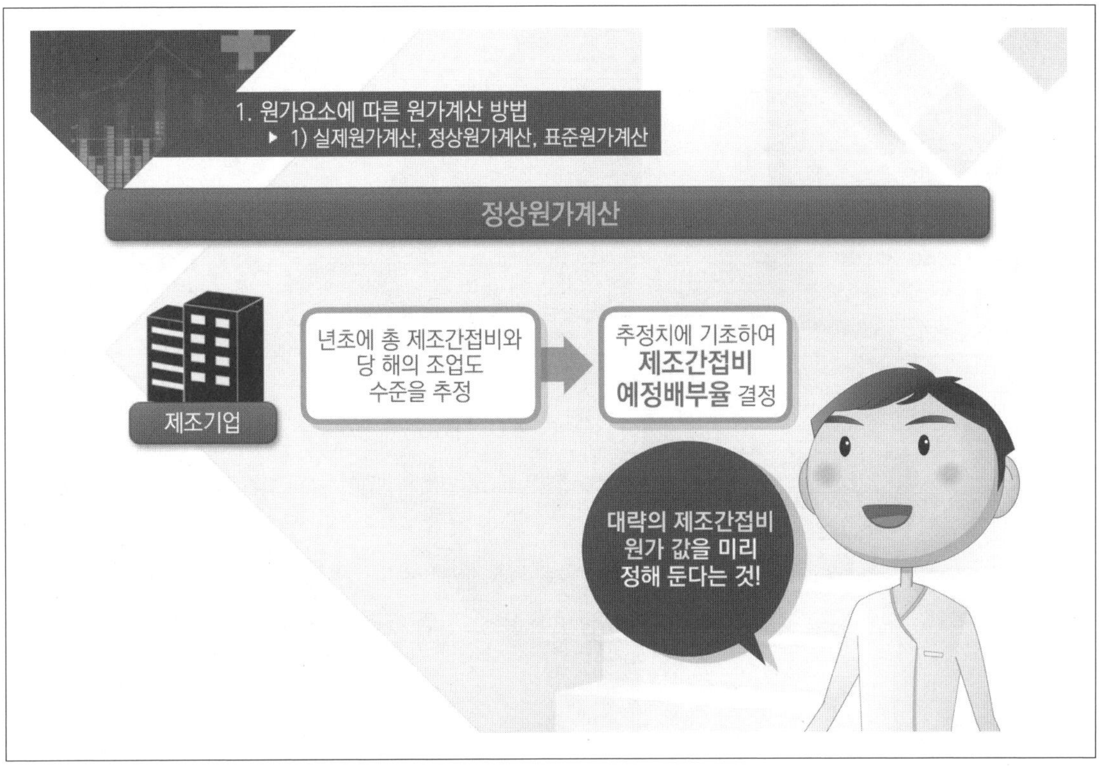

- 대부분의 제조기업들은 의사결정에 필요한 적절한 원가 정보를 얻기 위해 년초에 총 제조간접비와 당해의 조업도 수준을 추정함
- 이러한 추정치에 기초하여 제조간접비 예정 배부율을 정함
- 정상원가계산의 장점
  - 년말까지 원가계산이 지연되는 것을 방지
  - 매월 달라지는 변동원가에 의해 완성된 제품의 총 원가가 달라지는 변동성을 보정하는 데에도 매우 유용
- 정상원가계산의 목적
  - 그 때 그 때 필요한 원가정보를 산출하여 원가관리 및 조직 운영에 필요한 원가정보를 산출하는 것

1 원가요소에 따른 원가계산방법

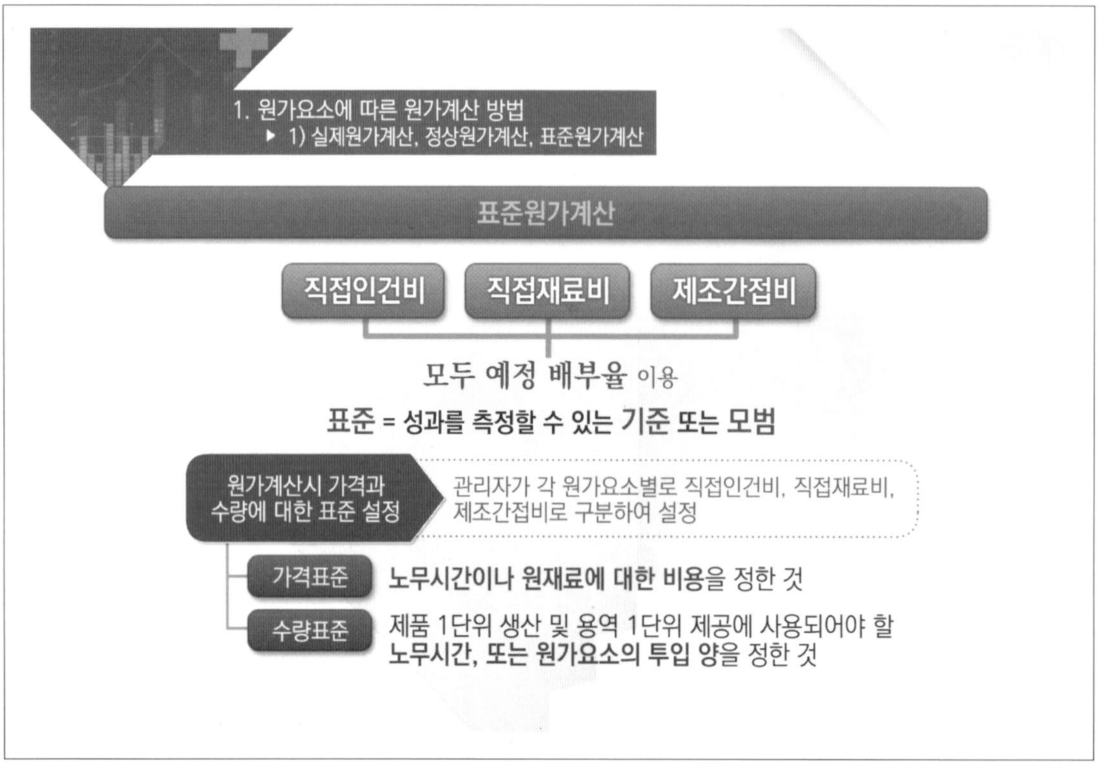

- 표준원가계산 : 직접인건비와 직접재료비, 제조간접비에 대해서 모두 미리 설정해 놓은 예정배부율을 이용하여 원가를 계산하는 방법
  - 표준 : 성과를 측정할 수 있는 기준 또는 모범으로 정의
  - 원가계산 시 가격과 수량에 대한 표준을 관리자가 각 원가요소별로 직접인건비, 직접재료비, 제조간접비로 구분하여 설정
  - 가격표준 : 노무시간이나 원재료에 대한 비용을 정한 것
  - 수량표준 : 제품 1단위 생산 및 용역 1단위 제공에 사용되어야 할 노무시간 또는 원재료와 같은 원가요소의 투입 양을 정한 것

- 표준원가계산 : 일별, 주별, 월별, 분기별과 같은 관리 시점마다, 미리 설정해 놓은 표준과 실제 발생한 원가를 비교, 분석
  - 관리자가 미리 설정해 놓은 표준원가의 통제 한계 내에서 원가관리를 수행할 수 있도록 해 줌

1 원가요소에 따른 원가계산방법

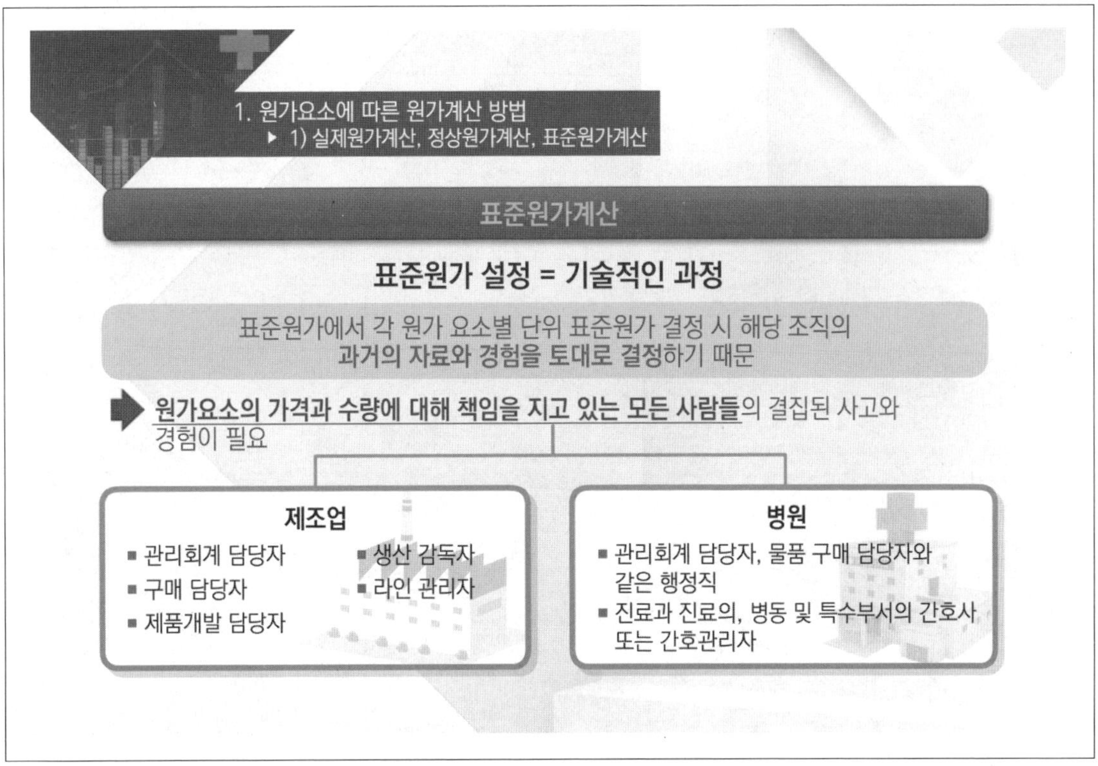

- 표준원가 설정 : 기술적인 과정
  - 표준원가에서 각 원가 요소별 단위 표준원가를 결정할 때, 해당 조직의 과거의 자료와 경험을 토대로 결정하기 때문임
- 표준을 설정 시 : 원가요소의 가격과 수량에 대해 책임을 지고 있는 모든 사람들의 결집된 사고와 경험이 필요함
  - 제조업의 경우 : 관리회계 담당자, 구매 담당자, 제품개발 담당자, 생산 감독자, 라인 관리자 등이 이에 속함
  - 병원의 경우 : 관리회계 담당자, 물품 구매 담당자와 같은 행정직, 진료과 진료의, 병동 및 특수부서의 간호사 또는 간호관리자 등이 이에 속함
- 따라서 표준원가계산에 의한 병원 경영의 합리화와 적절한 원가통제가 실질적 성과를 거두기 위해서는 간호사, 간호관리자의 원가 인식이 매우 중요함

1 원가요소에 따른 원가계산방법

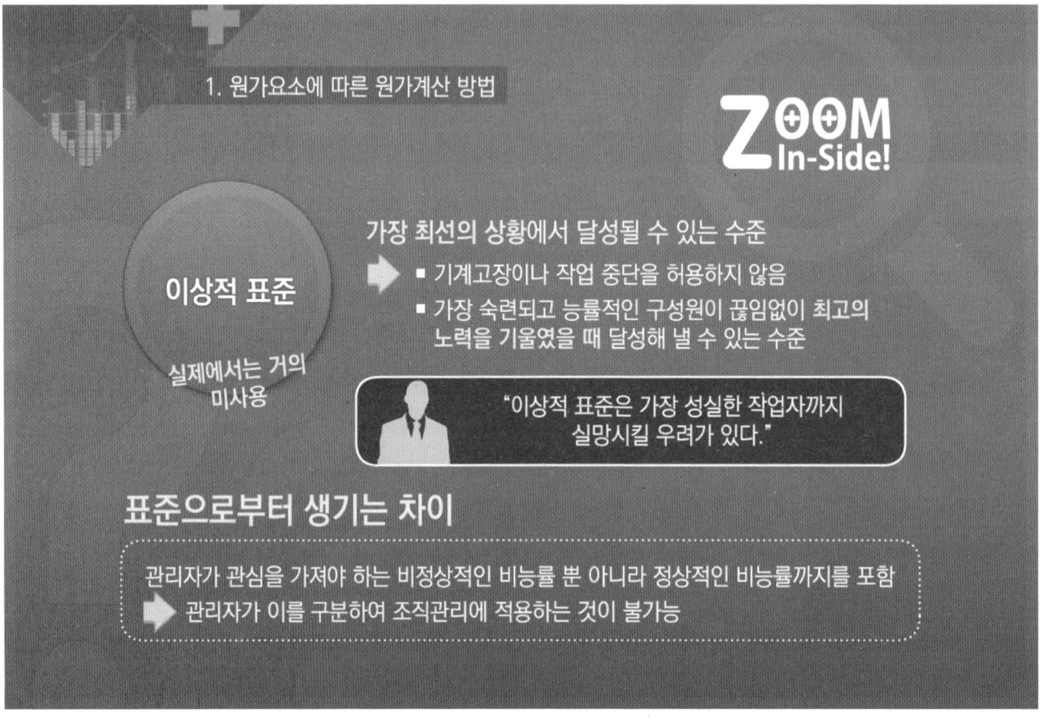

- 표준원가계산에서 원가표준 설정시 적용하는 기준
  - 이상적 표준
  - 실제적 표준
- 이상적 표준 : 가장 최선의 상황에서 달성될 수 있는 수준을 말함
  - 기계고장이나 작업 중단을 허용하지 않음
  - 가장 숙련되고 능률적인 구성원이 끊임없이 최고의 노력을 기울였을 때 달성해 낼 수 있는 수준
- 이상적 표준은 실제에서는 거의 사용되지 않음
  - 많은 관리자들은 이러한 이상적 표준은 가장 성실한 작업자까지 실망시킬 우려가 있다고 느낌
  - 관리자가 관심을 가져야 하는 비정상적인 비능률 뿐 아니라 정상적인 비능률까지를 포함하기 때문에, 관리자가 이를 구분하여 조직관리에 적용하는 것이 불가능함

1 원가요소에 따른 원가계산방법

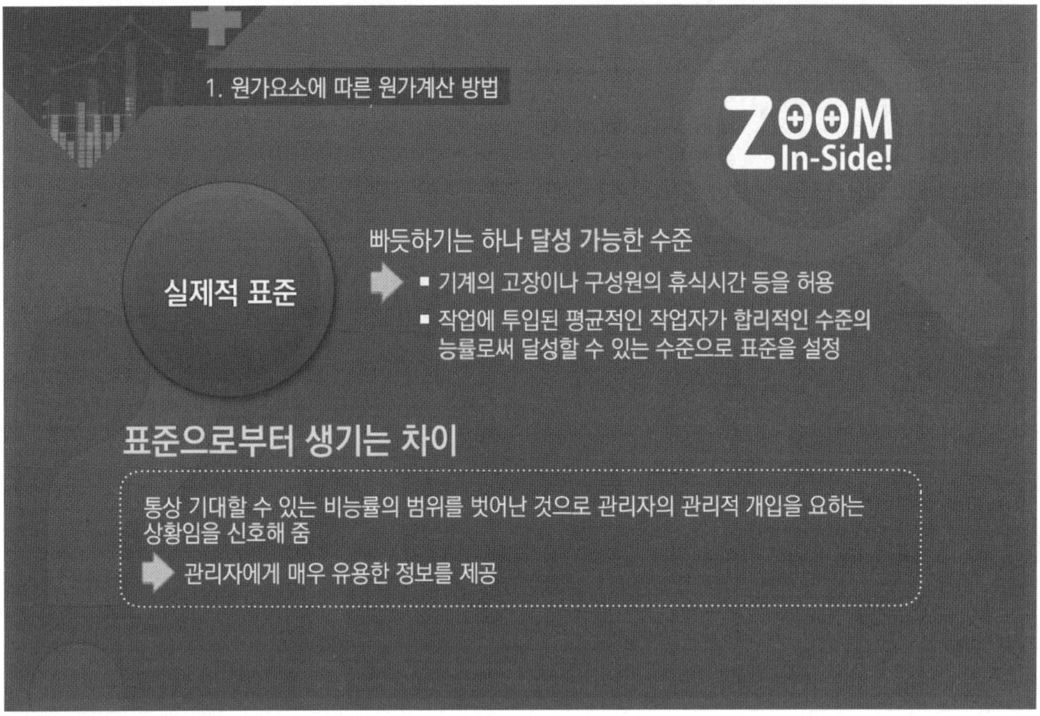

- 실제적 표준 : 빠듯하기는 하나 달성 가능한 수준을 말함
  - 기계의 고장이나 구성원의 휴식시간 등을 허용
  - 작업에 투입된 평균적인 작업자가 합리적인 수준의 능률로써 달성할 수 있는 수준으로 표준을 설정
- 표준으로부터 생기는 차이 : 통상 기대할 수 있는 비능률의 범위를 벗어난 것으로 관리자의 관리적 개입을 요하는 상황임을 신호해 줌
  - 관리자에게 매우 유용한 정보를 제공
- 이상적 표준과 실제적 표준은 시간동인 활동기준원가계산의 이론적 자원동원량과 실질적 자원동원량의 개념과 매우 유사함
  - 이상적 표준 = 이론적 자원동원량
  - 실제적 표준 = 실질적 자원동원량
- 시간동인 활동기준원가계산에서는 원가계산 뿐 아니라 조직의 효율성에 대한 분석까지 가능함 (제6장에서 자세히 학습함)

1 원가요소에 따른 원가계산방법

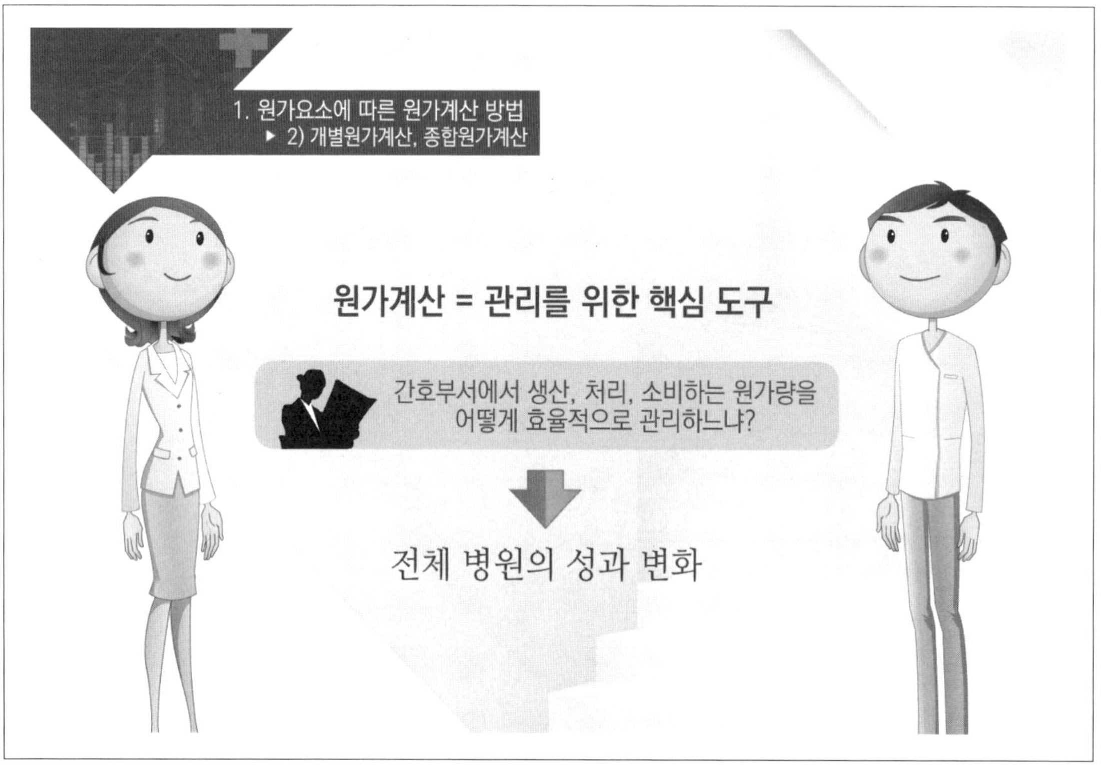
1. 원가요소에 따른 원가계산 방법
▶ 2) 개별원가계산, 종합원가계산
원가계산 = 관리를 위한 핵심 도구
간호부서에서 생산, 처리, 소비하는 원가량을
어떻게 효율적으로 관리하느냐?
전체 병원의 성과 변화

- 원가계산 : 조직의 업무를 지휘하는 데 필요한 원가자료를 관리자에게 제공하기 위해 존재
- 간호관리자가 원가계산에 대하여 알아야 하는 이유와 목적
  - 전체 병원 조직의 절반 이상을 차지하는 조직인 간호부서에서 생산, 처리, 소비하는 원가량을 어떻게 효율적으로 관리하느냐에 따라 전체 병원의 성과도 달라지기 때문임
- 원가관리 시 관리자에게는 단위 원가 자료가 필요
  - 원가는 원재료의 구매 가격, 인력의 연차 상승 등 다양한 원인에 의해서 끊임없이 변동하는 동적인 개념임
  - 단위 원가도 끊임없이 변화
  - 수시로 변화하는 원가와 원가정보를 관리목적으로 활용하기 위해서는 '원가의 평균화'가 필요

1 원가요소에 따른 원가계산방법

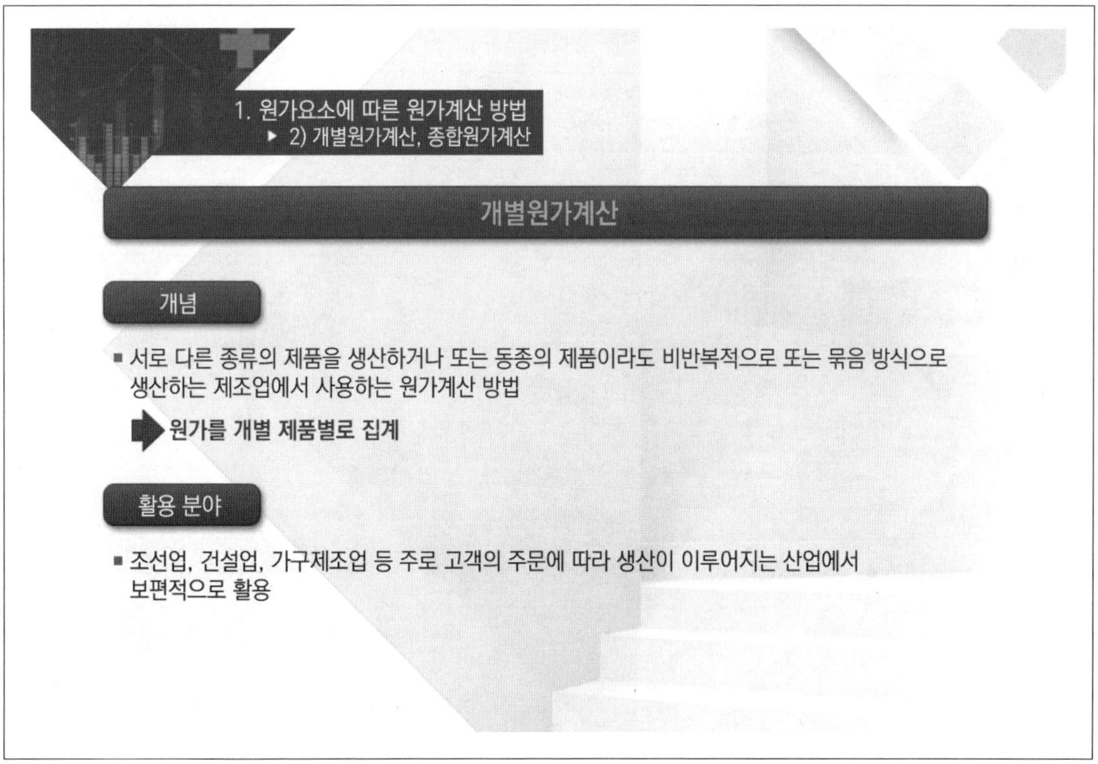

- 단위 원가를 결정함에 제조업의 제조 특성을 반영하여 발전한 원가 평균화 방법
  - 개별원가계산
  - 종합원가계산

- 개별원가계산 : 서로 다른 종류의 제품을 생산하거나 또는 동종의 제품이라 하더라도 비반복적으로 또는 묶음 방식으로 생산하는 제조업에서 사용하는 원가계산 방법
  - 원가를 개별 제품별로 집계하는 방식
  - 활용 분야 : 주로 고객의 주문에 따라 생산이 이루어지는 산업에서 보편적으로 활용(조선업, 건설업, 가구제조업 등)

1 원가요소에 따른 원가계산방법

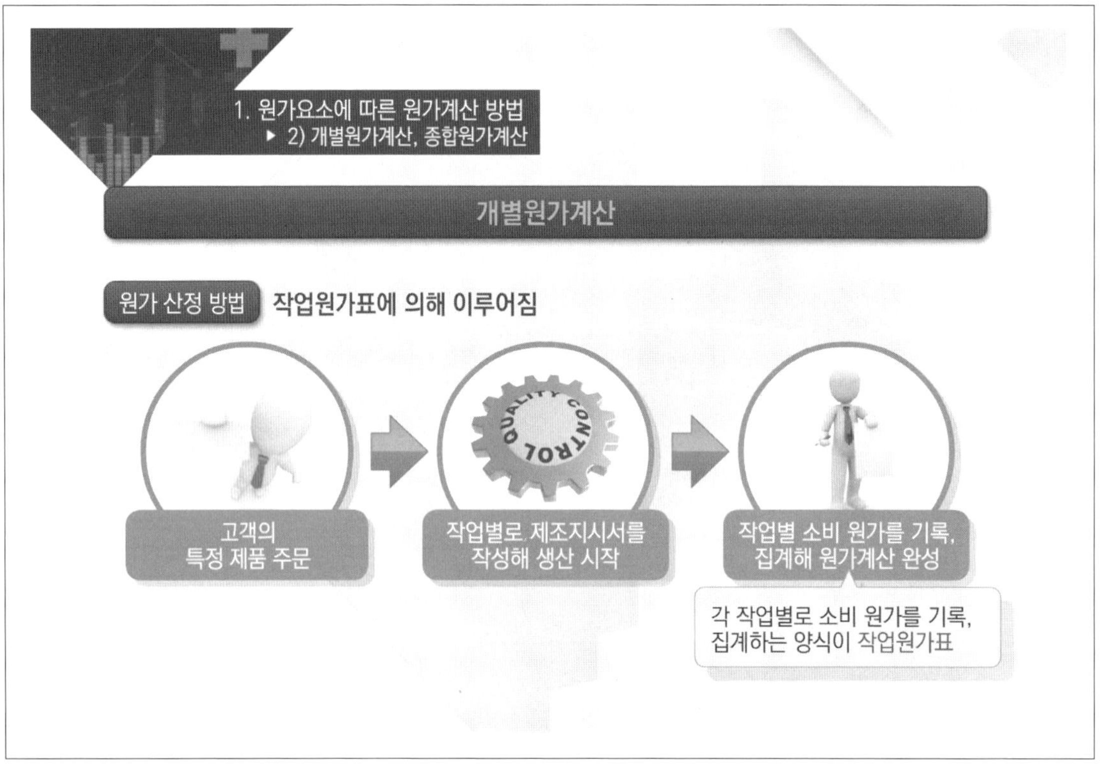

- 개별원가계산 방법
- 원가 산정 : 작업원가표에 의해서 이루어짐
  - 고객이 특정 제품을 주문하면
  - 제조 부문은 작업별로 제조지시서를 작성하여 생산을 시작하여
  - 작업별로 소비한 원가를 기록, 집계하여 원가계산을 완성
- 작업원가표 : 각 작업별로 소비한 원가를 기록, 집계하는 양식

1 원가요소에 따른 원가계산방법

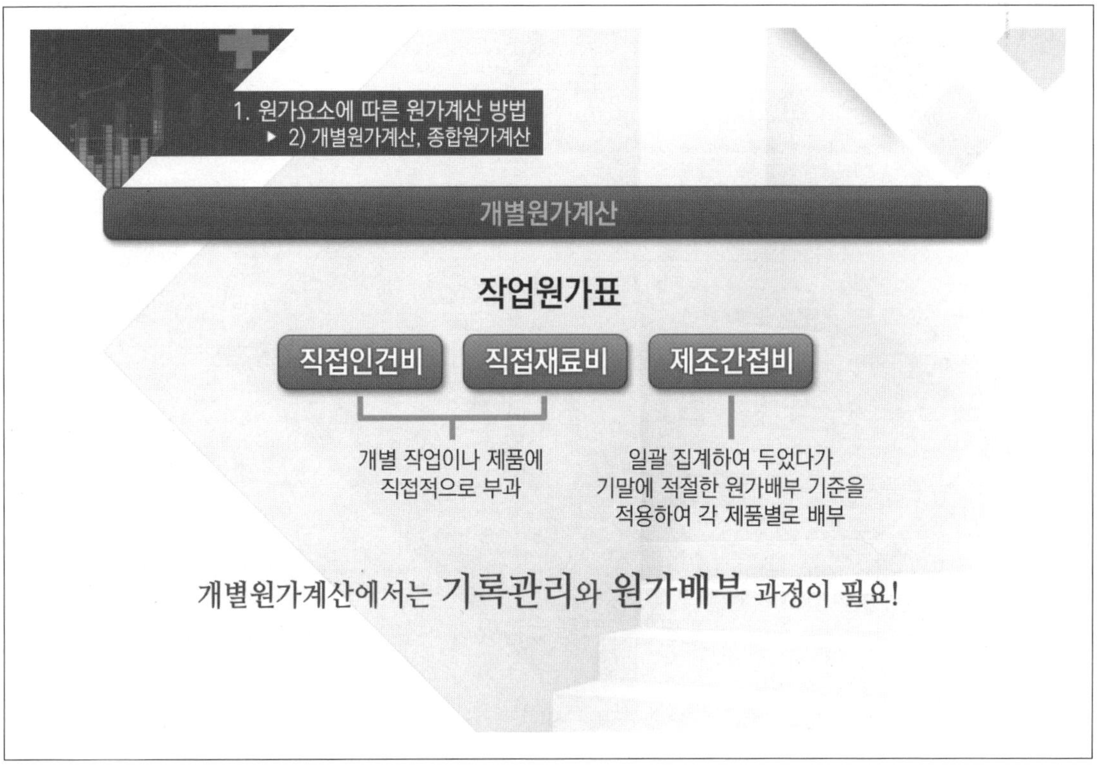

- 작업원가표 : 각각의 작업별로 직접인건비와 직접재료비, 제조간접비로 원가를 구분하여 기록, 집계
  - 직접인건비 & 직접재료비 : 개별 작업이나 제품에 직접적으로 부과
  - 제조간접비 : 일괄 집계하여 두었다가 기말에 적절한 원가배부 기준을 적용하여 각 제품별로 배부
- 개별원가계산 시 기록관리와 원가배부라는 과정이 필요함

1 원가요소에 따른 원가계산방법

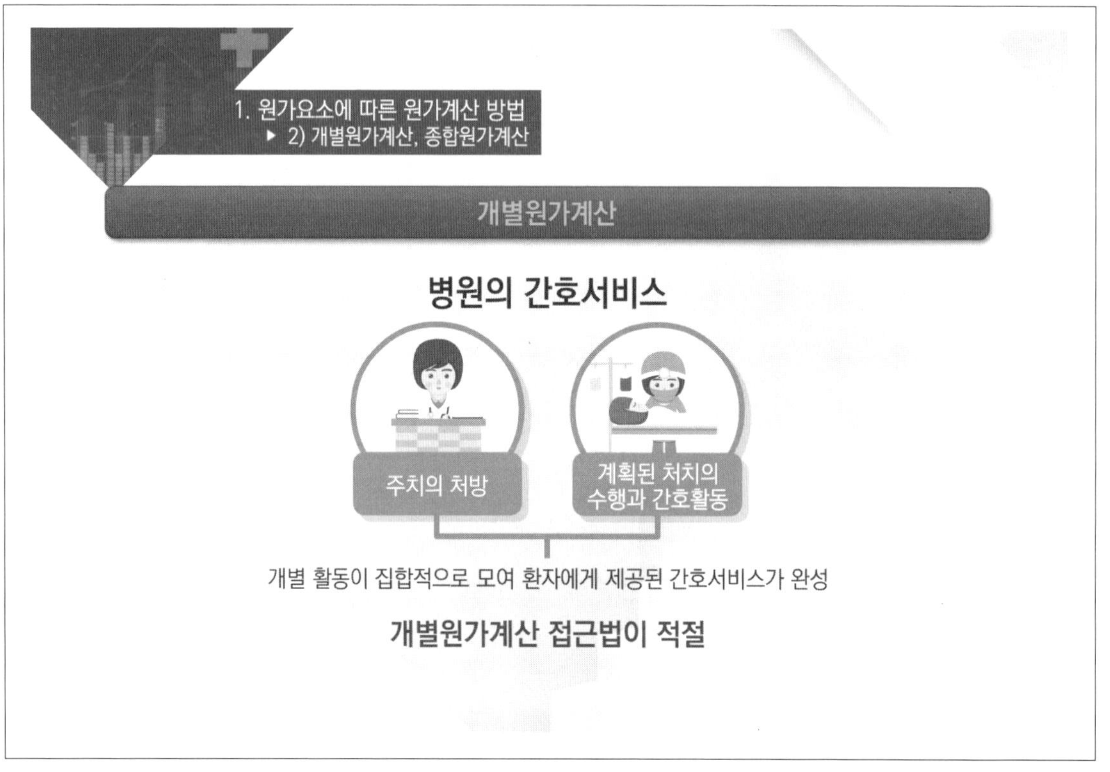

- 병원의 간호서비스 : 주치의의 처방이 나면, 이에 따라 계획된 처치의 수행과 간호활동이 이루어짐
  - 개별 활동이 집합적으로 모여 환자에게 제공된 간호서비스가 완성된다는 점에서 개별원가계산 접근법이 적절함
- 개별원가계산 : 회계법인, 법무법인, 영화제작사 등과 같은 서비스 조직에 적합한 방법으로 알려져 있음

1 원가요소에 따른 원가계산방법

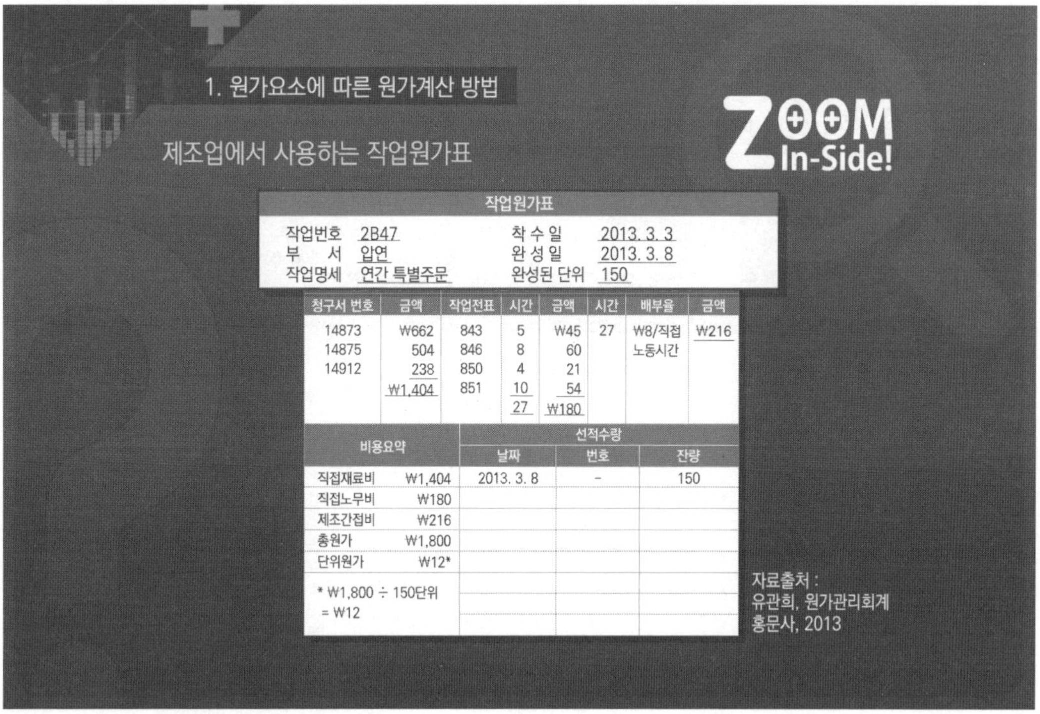

청구서 번호	금액	작업전표	시간	금액	시간	배부율	금액
14873	₩662	843	5	₩45	27	₩8/직접 노동시간	₩216
14875	504	846	8	60			
14912	238	850	4	21			
	₩1,404	851	10	54			
			27	₩180			

비용요약		선적수량 날짜	번호	잔량
직접재료비	₩1,404	2013. 3. 8	-	150
직접노무비	₩180			
제조간접비	₩216			
총원가	₩1,800			
단위원가	₩12*			
* ₩1,800 ÷ 150단위 = ₩12				

예시 제조업에서 사용하는 작업원가표 사례

- 작업원가표에 제시되어 있는 원가관리 항목
  - 제품 제조와 관련된 작업번호
  - 착수일
  - 작업부서
  - 완성일
  - 작업명세
  - 완성된 단위 수

  등 일반적인 사항이 정리되어 있음

1 원가요소에 따른 원가계산방법

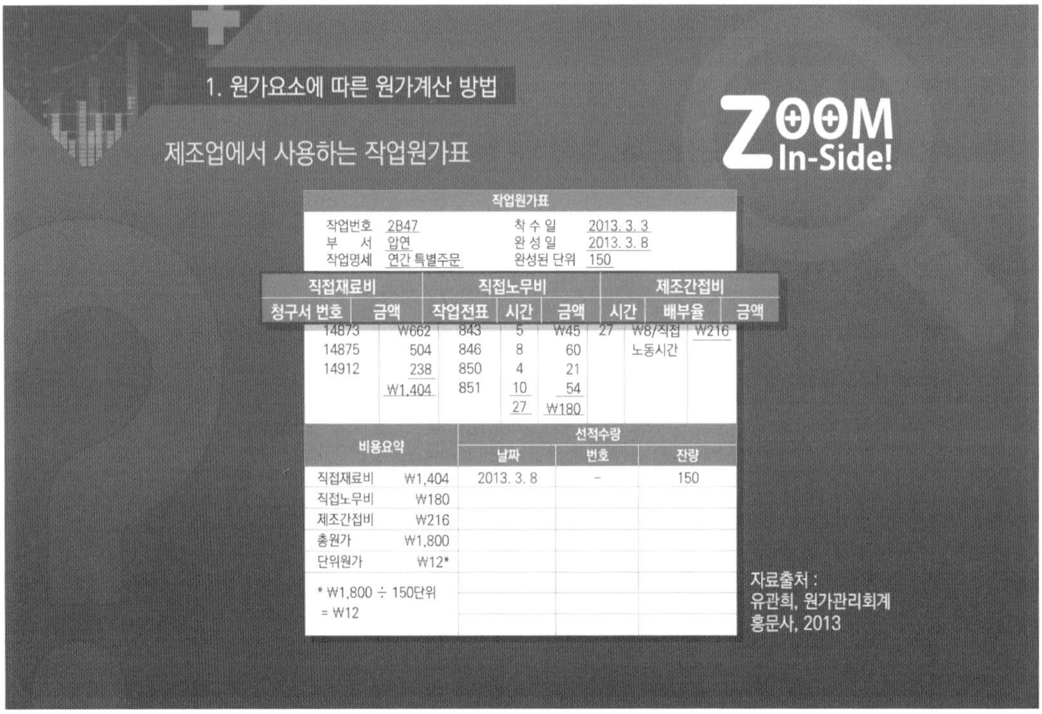

작업원가표

작업번호	2B47	착 수 일	2013. 3. 3
부 서	압연	완 성 일	2013. 3. 8
작업명세	연간 특별주문	완성된 단위	150

직접재료비		직접노무비			제조간접비		
청구서 번호	금액	작업전표	시간	금액	시간	배부율	금액
14873	₩662	843	5	₩45	27	₩8/직접 노동시간	₩216
14875	504	846	8	60			
14912	238	850	4	21			
	₩1,404	851	10	54			
			27	₩180			

비용요약		선적수랑		
		날짜	번호	잔량
직접재료비	₩1,404	2013. 3. 8	-	150
직접노무비	₩180			
제조간접비	₩216			
총원가	₩1,800			
단위원가	₩12*			
* ₩1,800 ÷ 150단위 = ₩12				

- 제조업에서 사용하는 작업원가표를 자세히 살펴보면
- 직접재료비, 직접노무비, 제조간접비로 분류된 원가의 상세 내역이 기록되어 있음
- 간호사에게 익숙하지 않은 작업원가표를 이해하고 활용하기 위해서 각각의 세부 구성 항목을 자세히 살펴볼 필요가 있음

1 원가요소에 따른 원가계산방법

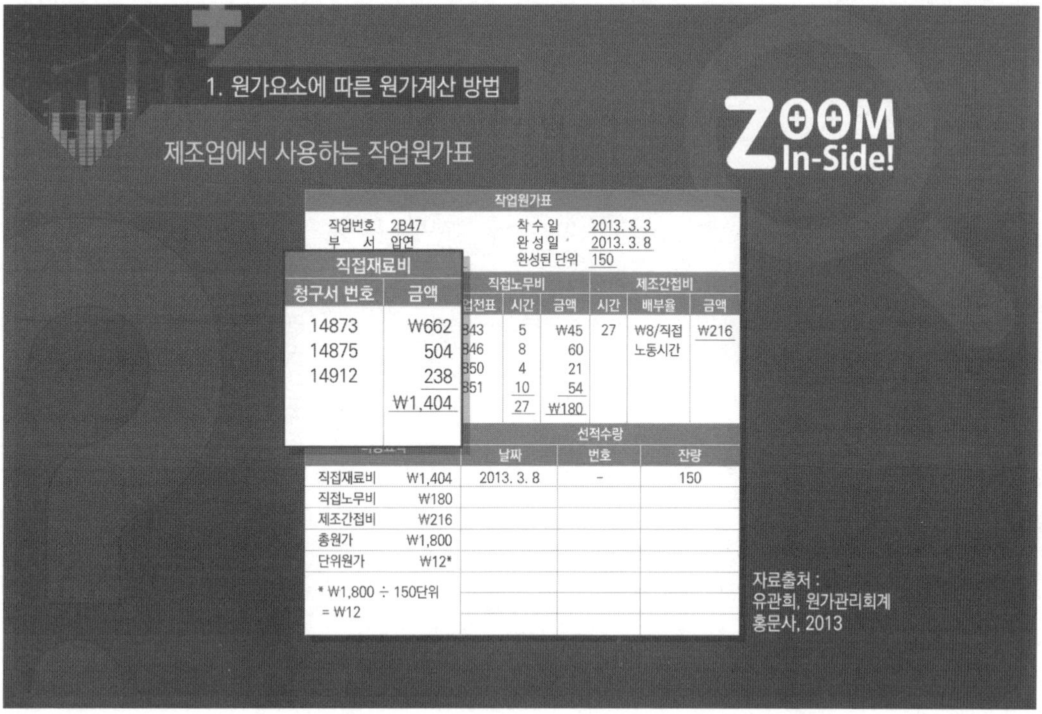

- 직접재료비 항목에 기재된 내용으로 아래의 사항을 확인할 수 있음
  - 물품관리 부서에 재료를 청구한 번호
  - 각 재료의 금액
  - 합계 금액

1 원가요소에 따른 원가계산방법

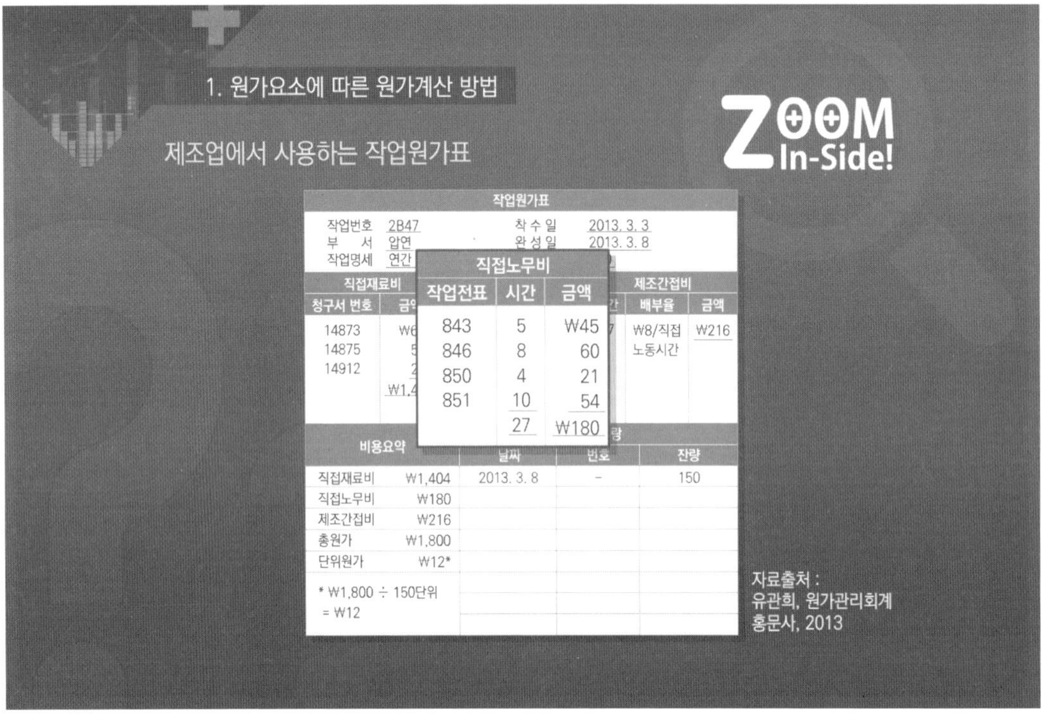

- 직접노무비 항목에 기재된 내용으로 아래의 항목을 확인할 수 있음
  - 개별 작업활동을 나타내는 작업 표 번호
  - 해당 작업시간
  - 각 작업에 소요된 금액
  - 총 작업시간
  - 합계 금액

1 원가요소에 따른 원가계산방법

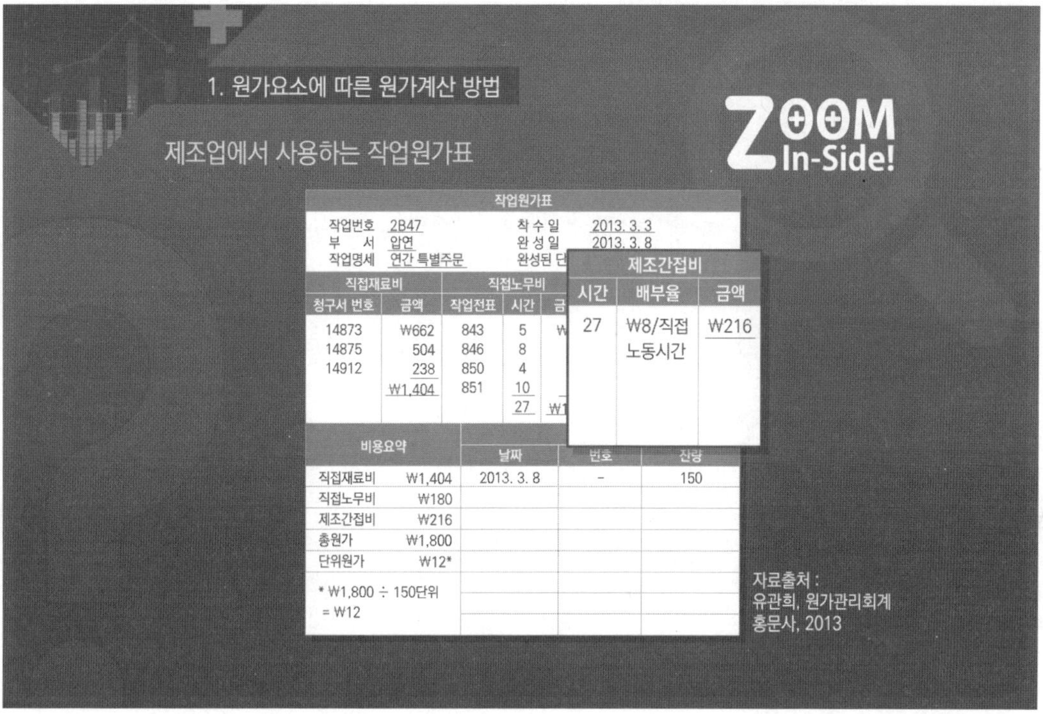

- 제조간접비 항목에 기재된 내용으로 아래의 사항을 확인할 수 있음
  - 해당 작업을 완성하는 데 들어간 총 시간
  - 제조간접비 배부율 시간당 8원의 기준
  - 제조간접비 총 금액

1 원가요소에 따른 원가계산방법

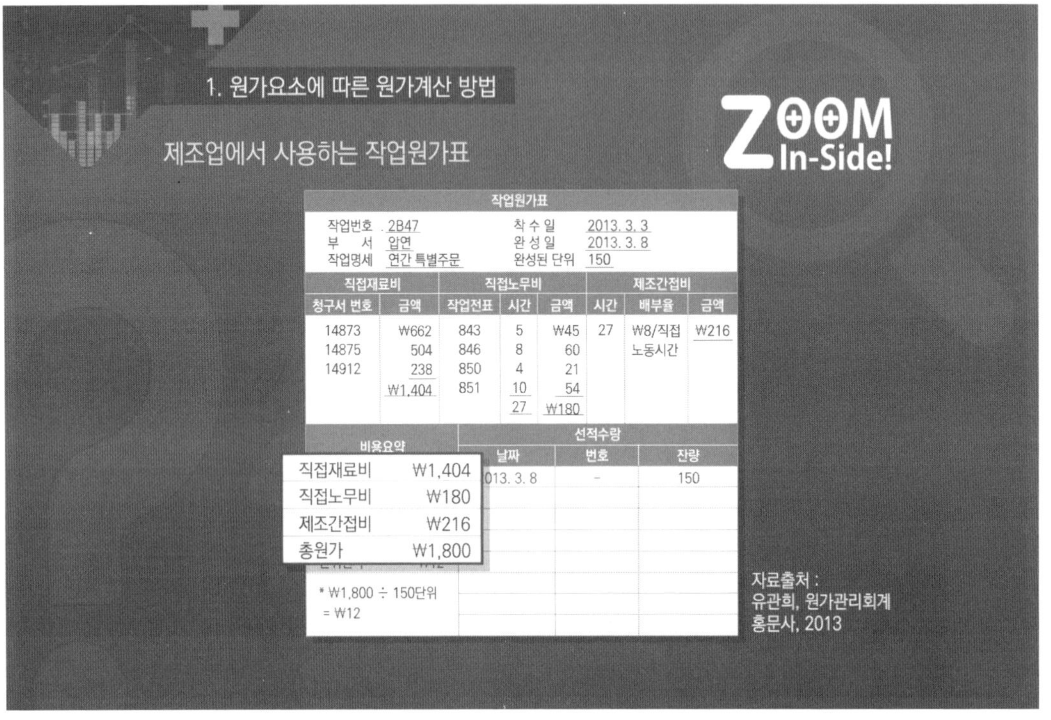

작업원가표

작업번호 2B47 / 착 수 일 2013. 3. 3
부 서 압연 / 완 성 일 2013. 3. 8
작업명세 연간 특별주문 / 완성된 단위 150

직접재료비		직접노무비			제조간접비		
청구서 번호	금액	작업전표	시간	금액	시간	배부율	금액
14873	₩662	843	5	₩45	27	₩8/직접 노동시간	₩216
14875	504	846	8	60			
14912	238	850	4	21			
	₩1,404	851	10	54			
			27	₩180			

비용요약

직접재료비	₩1,404
직접노무비	₩180
제조간접비	₩216
총원가	₩1,800

* ₩1,800 ÷ 150단위 = ₩12

선적수량

날짜	번호	잔량
013. 3. 8	-	150

- 작업원가표 하단에 직접재료비, 직접노무비, 제조간접비 각각의 합계액과 이를 합한 총 원가인 1,800원을 제시

1 원가요소에 따른 원가계산방법

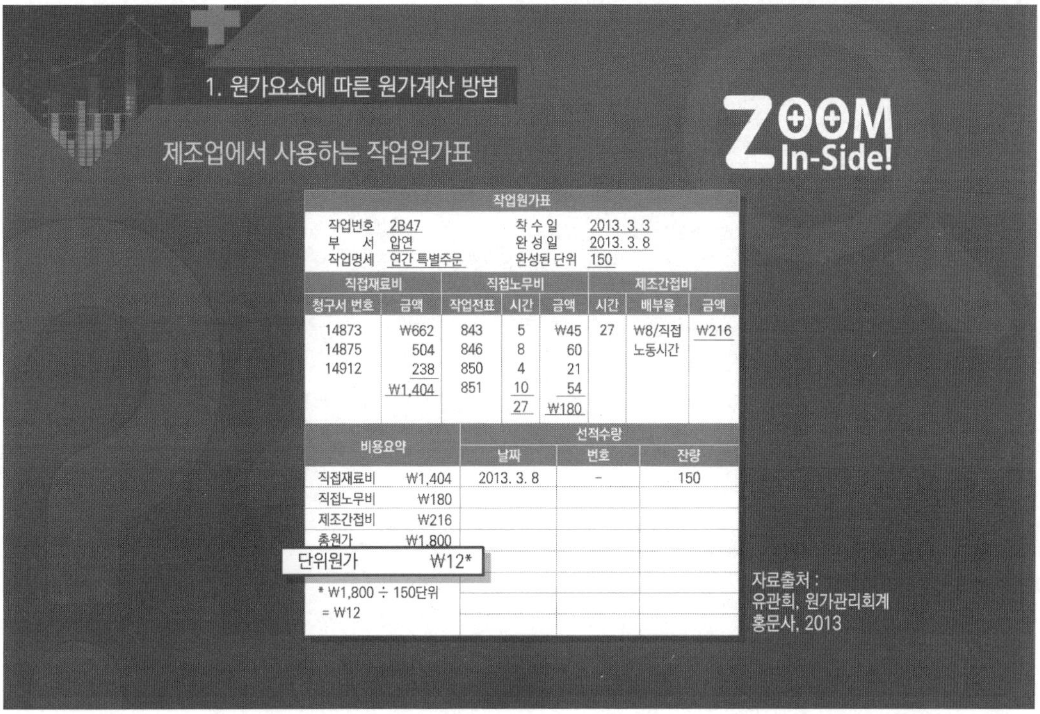

작업원가표

작업번호 2B47　　착 수 일 2013. 3. 3
부　　서 압연　　완 성 일 2013. 3. 8
작업명세 연간 특별주문　　완성된 단위 150

직접재료비		직접노무비			제조간접비		
청구서 번호	금액	작업전표	시간	금액	시간	배부율	금액
14873	₩662	843	5	₩45	27	₩8/직접 노동시간	₩216
14875	504	846	8	60			
14912	238	850	4	21			
	₩1,404	851	10	54			
			27	₩180			

비용요약		선적수량		
		날짜	번호	잔량
직접재료비	₩1,404	2013. 3. 8	-	150
직접노무비	₩180			
제조간접비	₩216			
총원가	₩1,800			
단위원가	₩12*			

* ₩1,800 ÷ 150단위 = ₩12

- 다음으로 완성된 단위수 150으로 나누어 구한 단위원가 12원을 산출하여 제시

1 원가요소에 따른 원가계산방법

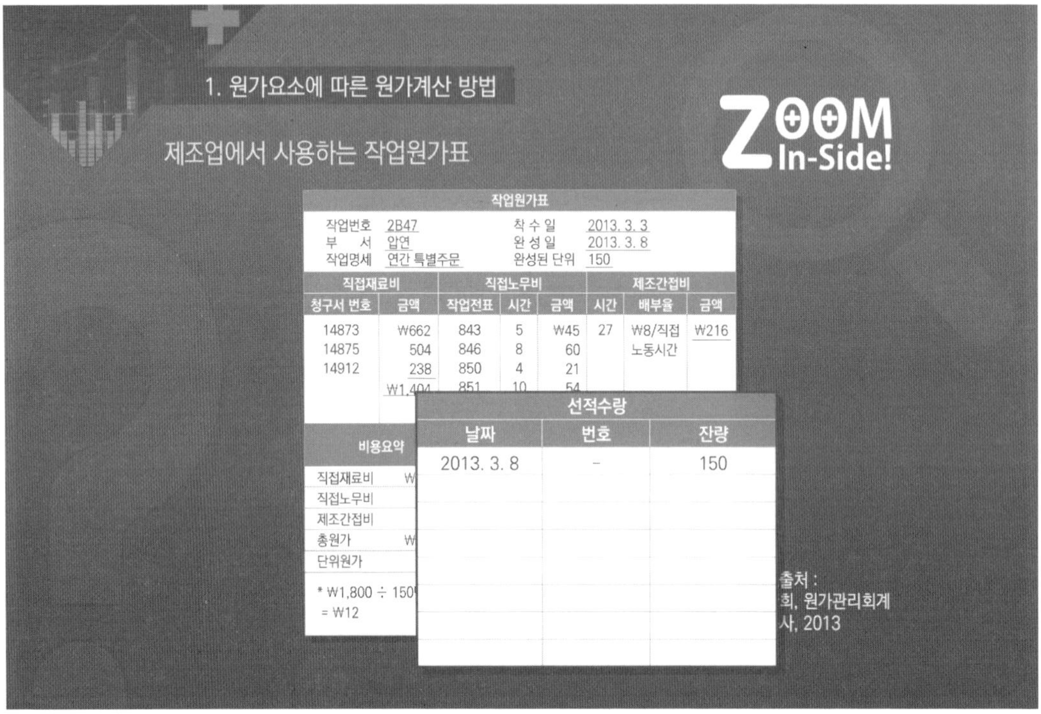

- 만들어진 제품이 어떻게 팔려 나가는 지에 대한 정보를 적을 수 있도록 표를 만들어 둠
  - 본 작업에서 만든 150개의 완성 제품 수를 완성일 기준으로 잔량에 기록
- 이와 같이 작업원가표를 이용하여
  - 총 원가, 단위 원가, 총 원가를 구성하는 원가 요소별 세부 소비 내역 구체적으로 확인할 수 있음
  - 제품이 어떻게 소비자에게로 이동했는지 전 과정을 알 수 있음
  - 작업의 효율성과 원가관리에 필요한 다양한 정보를 제공함

1 원가요소에 따른 원가계산방법

1. 원가요소에 따른 원가계산 방법

ZOOM In-Side!

간호에서 사용하는 작업원가표

작업원가표

간호활동 고유코드 2B47 착 수 일 2013. 3. 1
부 서 신경외과병동 완 성 일 2013. 3. 31
간 호 활 동 뇌경색 환자의 입원간호 완성된 단위 뇌경색 환자 수

직접재료비		직접노무비			제조간접비		
청구서 번호	금액	작업전표	시간	금액	시간	배부율	금액
처방성	₩662	수간호사	5	₩45	27	₩8/ 환자간호 시간	₩216
비처방성	504	팀간호사	8	60			
약품비	238	간호보조1	4	21			
	₩1,404	간호보조2	10	54			
			27	₩180			

비용요약		뇌경색 환자 입원 간호 총 건수		
		날짜	부서	사용
직접재료비	₩1,404	2013. 3. 8	-	150
직접노무비	₩180			
제조간접비	₩216			
총원가	₩1,800			
단위원가	₩12*			
* ₩1,800 ÷ 150단위 = ₩12				

예시 작업원가표를 뇌경색 환자의 입원간호에 적용한 사례

- 작업번호 : 병원 전산 DB에 기록된 간호활동별 고유 코드에 해당
- 부서 : 내과, 외과와 같은 해당 간호단위 병동
- 착수일, 완성일 : 병동에서 월 단위 활동분석을 한다고 가정하면 매월 1일에서부터 매월 말일까지가 됨
- 작업명세 : 진료과에서 낸 처방, 환자의 진단명 또는 간호활동의 초점 사항이 될 수 있음
- 완성된 단위 : 착수일과 완성일 사이, 한 달 동안 병동에 입원하여 입원간호를 받은 뇌경색 환자 수가 적절
- 직접재료비 : 입원간호에 소비한 모든 처방성, 비처방성 진료재료 또는 약품비가 될 수 있음

1 원가요소에 따른 원가계산방법

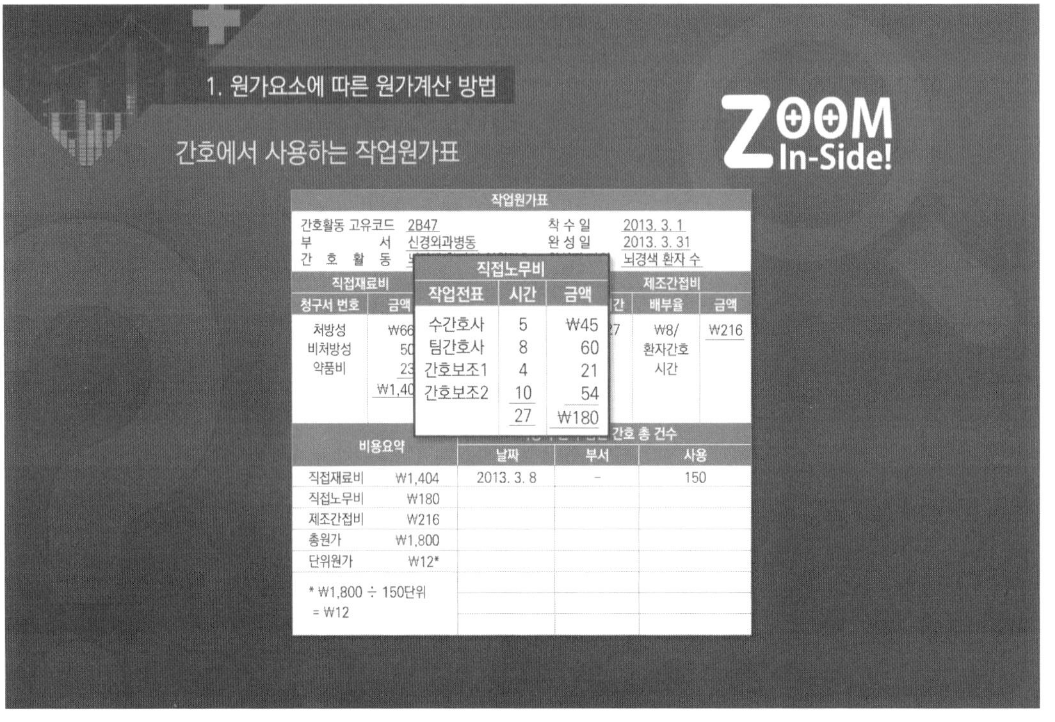

- 직접노무비
  - 해당 입원간호를 제공한 팀 간호사의 간호시간과 단위 시간당 임금을 곱하여 구한 금액
  - 팀간호사 외에도 직, 간접적으로 환자간호를 지원하는 수간호사, 또는 병동 간호보조인력이 소비한 시간과 해당 직급의 단위 시간당 임금을 곱한 금액

1 원가요소에 따른 원가계산방법

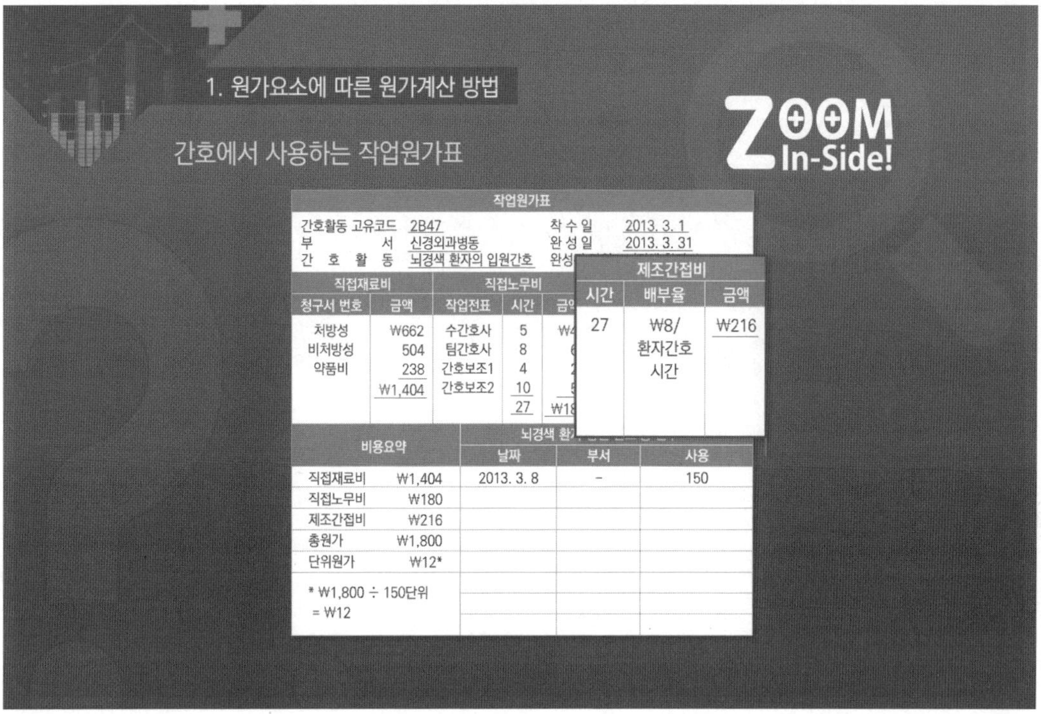

- 제조간접비 : 인건비와 재료비를 제외한 모든 관리비에 대한 배부금액을 말하는 것
  - 간호사 근무시간을 기준으로 정한 배부율에 총 입원간호시간을 곱하여 금액을 산출

1 원가요소에 따른 원가계산방법

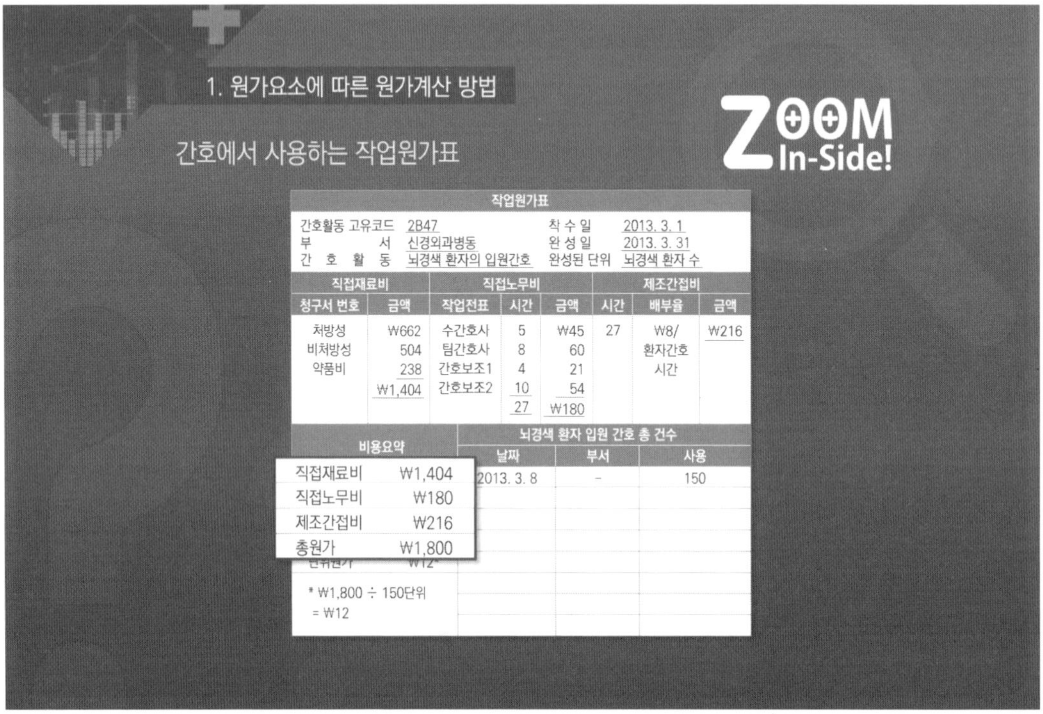

- 비용요약 : 각각의 비용을 합하여 해당 간호활동의 총원가를 구함

1 원가요소에 따른 원가계산방법

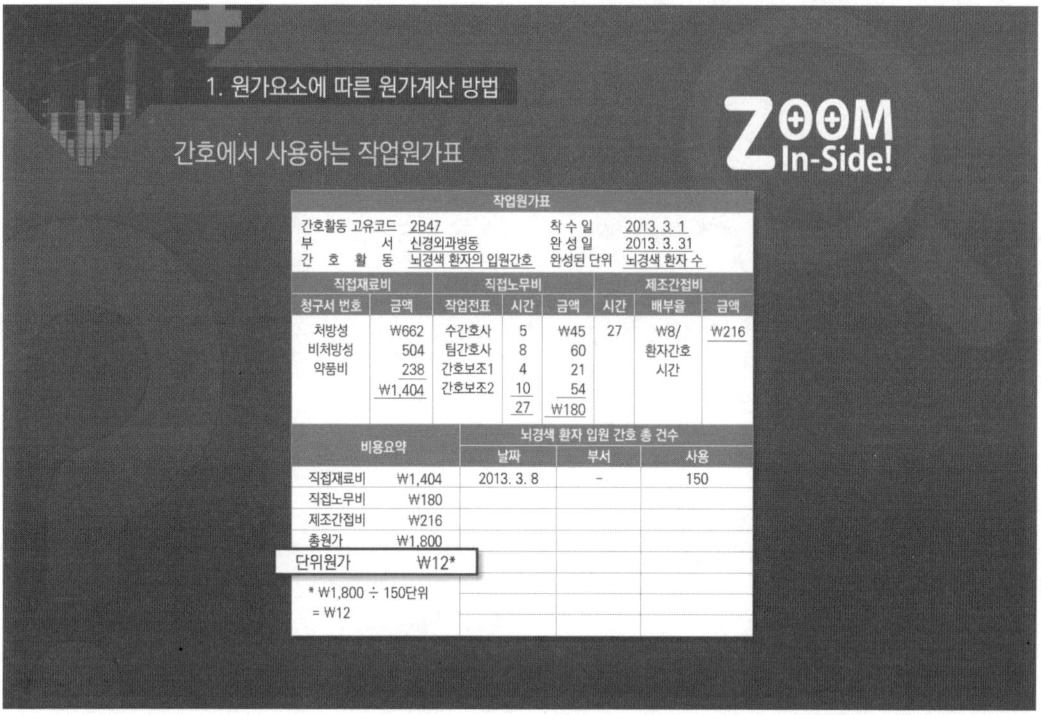

작업원가표

간호활동 고유코드	2B47	착 수 일	2013. 3. 1
부 서	신경외과병동	완 성 일	2013. 3. 31
간 호 활 동	뇌경색 환자의 입원간호	완성된 단위	뇌경색 환자 수

직접재료비		직접노무비			제조간접비		
청구서 번호	금액	작업전표	시간	금액	시간	배부율	금액
처방성	₩662	수간호사	5	₩45	27	₩8/환자간호 시간	₩216
비처방성	504	팀간호사	8	60			
약품비	238	간호보조1	4	21			
	₩1,404	간호보조2	10	54			
			27	₩180			

비용요약		뇌경색 환자 입원 간호 총 건수		
		날짜	부서	사용
직접재료비	₩1,404	2013. 3. 8	-	150
직접노무비	₩180			
제조간접비	₩216			
총원가	₩1,800			
단위원가	₩12*			
* ₩1,800 ÷ 150단위 = ₩12				

- 간호활동의 총원가를 뇌경색 입원 환자수로 나누어 주면 뇌경색 환자 입원간호의 단위 원가를 산출할 수 있음

1 원가요소에 따른 원가계산방법

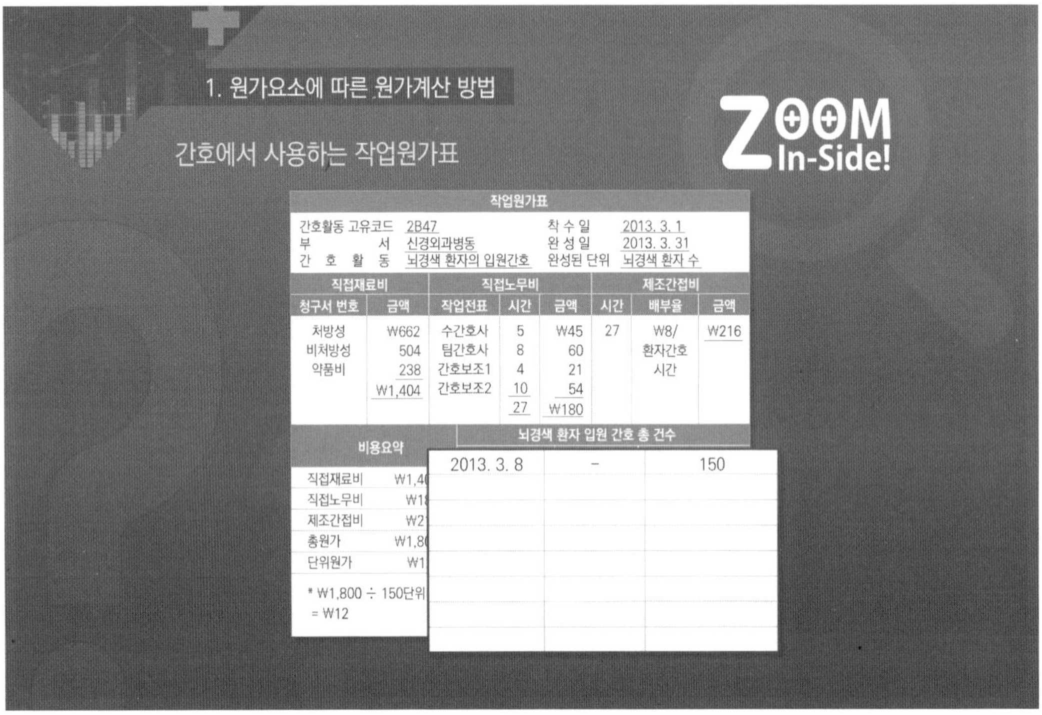

- 한 달 간 발생한 뇌경색 환자 입원간호의 총 건수를 이를 실제로 소비한 진료과별로 나누어 주게 되면 병동 내 뇌경색 환자 입원간호 활동 원가의 소비 경로를 확인할 수 있음
- 뇌경색 환자 입원간호 활동 건수가 총 150건이라고 할 때
  - 해당 입원간호 활동을 각각 신경과가 100건, 신경외과가 50건을 이용하였다면 신경과에 1,200원을 신경외과에 600원을 배부함

1 원가요소에 따른 원가계산방법

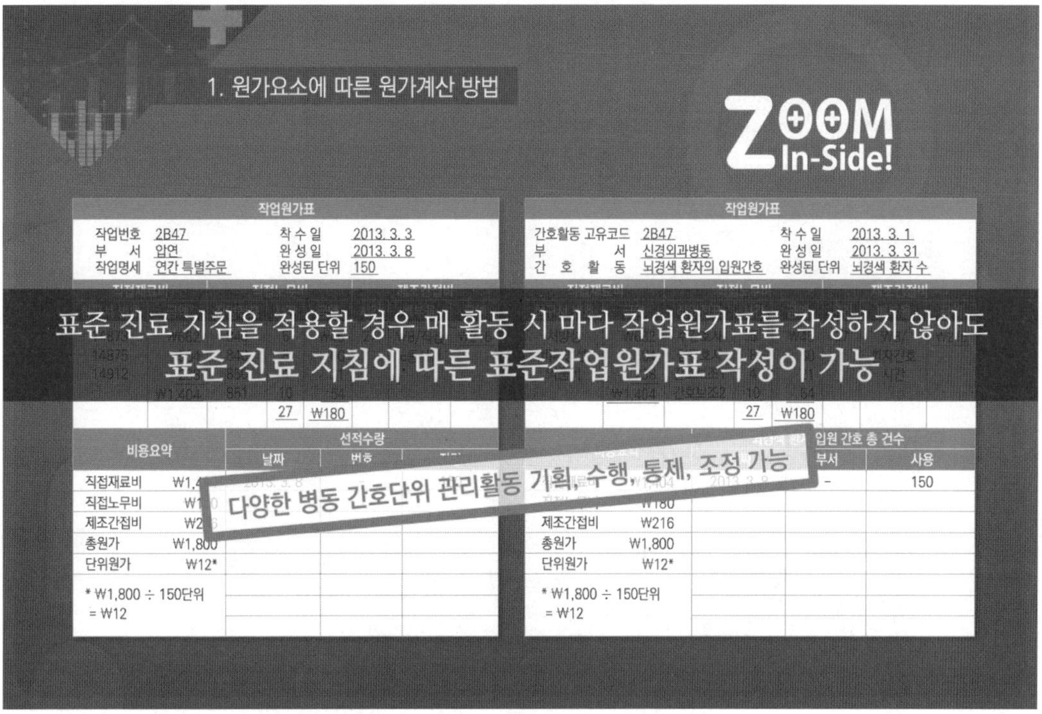

- Critical Pathway와 같은 표준 진료 지침을 적용할 경우는 매 활동 시 마다 작업원가표를 작성하지 않아도 표준 진료 지침에 따른 표준작업원가표 작성이 가능
- 다양한 병동 간호단위 관리활동을 기획, 수행, 통제, 조정하는 것이 가능
- 따라서 작업원가표를 이용하여 간호활동을 명세화함으로써 각 병동단위 간호관리에 필요한 원가정보를 수집, 분류, 활용하는 것이 필요함

1 원가요소에 따른 원가계산방법

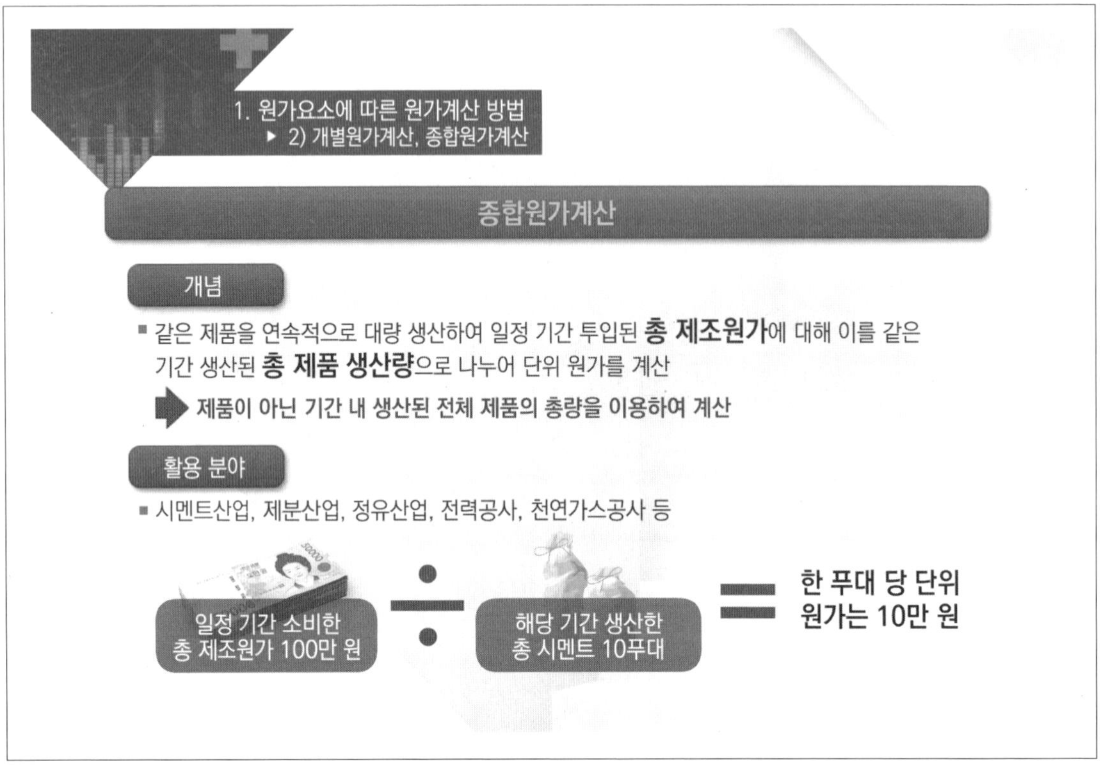

- 종합원가계산 : 같은 제품을 연속적으로 대량 생산하는 경우, 제품별 원가계산이 불가능하기 때문에, 일정 기간 투입된 총 제조원가에 대해 이를 같은 기간 생산된 총 제품 생산량으로 나누어 단위 원가를 계산하는 방법
- 개별 제품이 아닌 기간 내 생산된 전체 제품의 총량을 이용하여 계산하는 방법
- 활용분야 : 시멘트산업, 제분산업, 정유산업, 전력공사, 천연가스공사 등
- 일정 기간 소비한 총 제조원가가 100만원, 해당 기간 생산한 총 시멘트 양이 10푸대라면,
  - 제조원가 : 100만원을 10푸대로 나누어 시멘트 한 푸대 당 단위 원가는 10만원이라는 식으로 단위 원가를 계산하는 방법

1 원가요소에 따른 원가계산방법

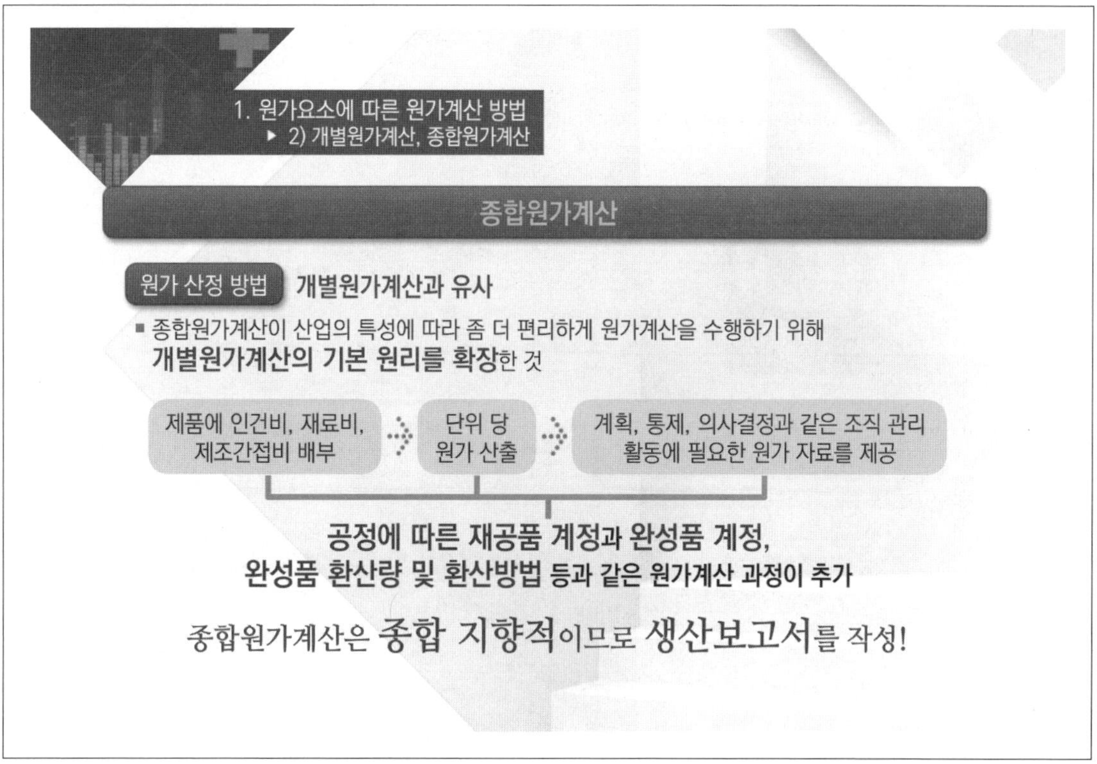

- 종합원가계산의 전반적인 과정은 개별원가계산과 크게 다르지 않음
- 종합원가계산이 산업의 특성에 따라 좀 더 편리하게 원가계산을 수행하기 위해 개별원가계산의 기본 원리를 확장한 것
- 제품에 인건비, 재료비, 제조간접비 배부 → 단위 당 원가 산출 → 계획, 통제, 의사결정과 같은 조직 관리 활동에 필요한 원가 자료를 제공하는 기능은 동일함
- 다만 종합원가계산의 과정에는 개별원가계산과는 달리 공정에 따른 재공품 계정과 완성품 계정, 완성품 환산량 및 환산방법 등과 같은 원가계산 과정이 추가됨
- 종합원가계산은 개별 작업 지향적이 아니고 종합 지향적이기 때문에, 작업원가표가 아닌 생산보고서를 작성함

2 원가관리 목적의 원가계산 방법

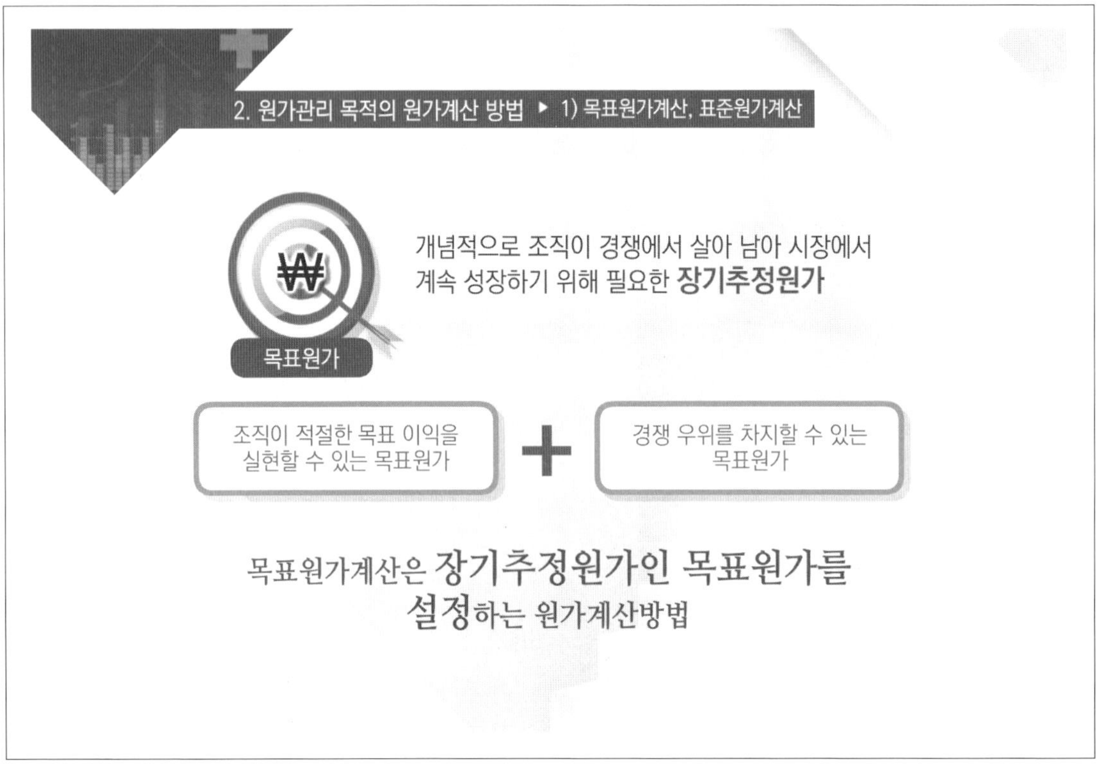

- 원가관리목적에 따른 원가계산 방법
  - 목표원가계산
  - 표준원가계산
- 목표원가의 개념 : 조직이 경쟁에서 살아 남아 시장에서 계속 성장하기 위해 필요한 장기추정원가
- 목표원가계산 : 조직이 적절한 목표 이익을 실현하면서 경쟁에서 우위를 차지할 수 있게 해주는 장기추정원가인 목표원가를 설정하는 원가계산방법

2 원가관리 목적의 원가계산 방법

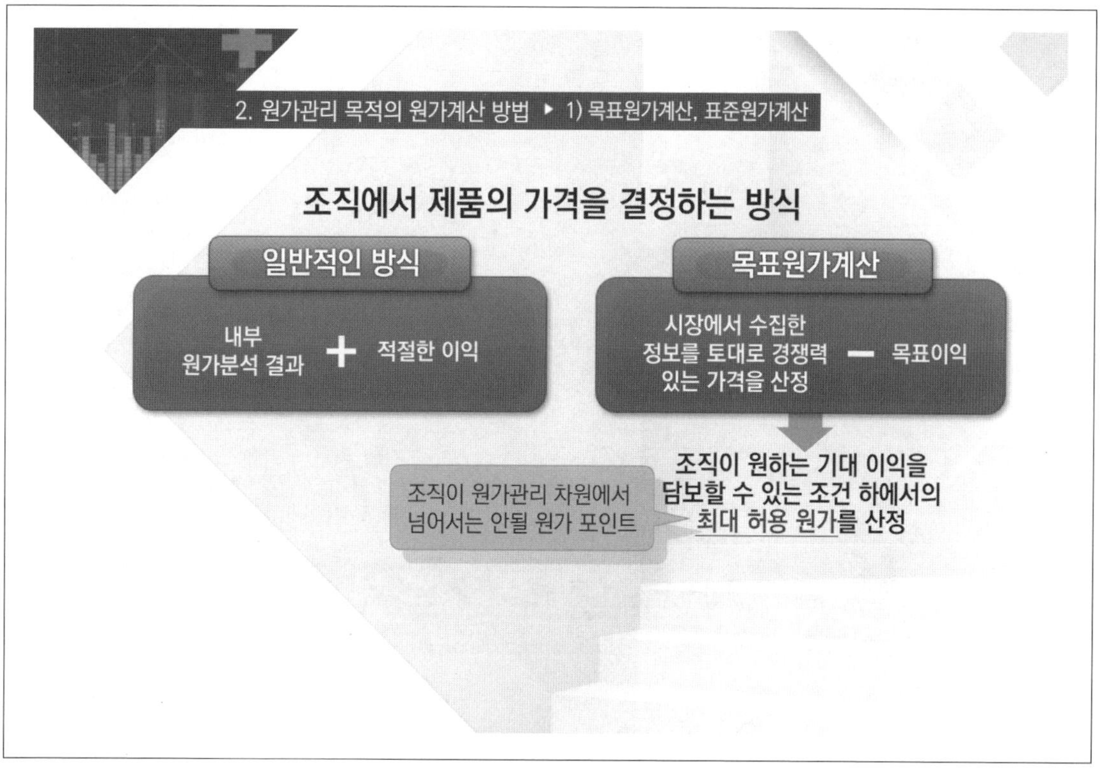

- 조직에서 제품의 가격을 결정하는 방식
  - 일반적으로 내부 원가분석 결과를 바탕으로 여기에 적절한 이익을 가산하여 가격을 결정함
  - 목표원가 : 시장에서 수집한 정보를 토대로 목표 시장에서 받아들일 수 있는 경쟁력 있는 가격을 먼저 구한 후, 그 다음에 역으로 이 가격에서 목표이익을 차감한 후에 남는 금액
    조직이 원하는 기대 이익을 담보할 수 있는 조건 하에서의 최대 허용 원가
  - 이 때 최대의 허용 원가를 조직이 원가관리 차원에서 넘어서는 안 될 원가 포인트라는 점에서 목표원가라 함

2 원가관리 목적의 원가계산 방법

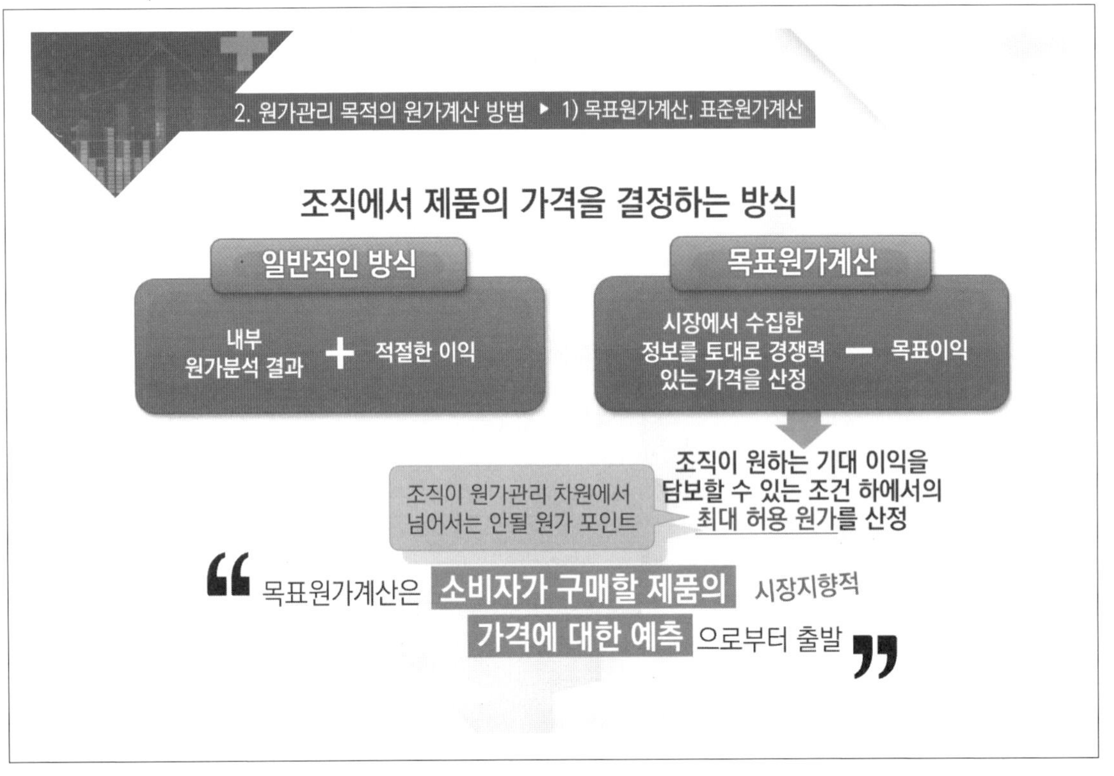

- 목표원가계산의 특징 : 조직 내부의 원가 정보에 근거하는 것이 아니라 소비자가 구매할 제품의 가격에 대한 예측으로부터 출발함
- 목표원가계산은 시장지향적인 특성을 갖음

2 원가관리 목적의 원가계산 방법

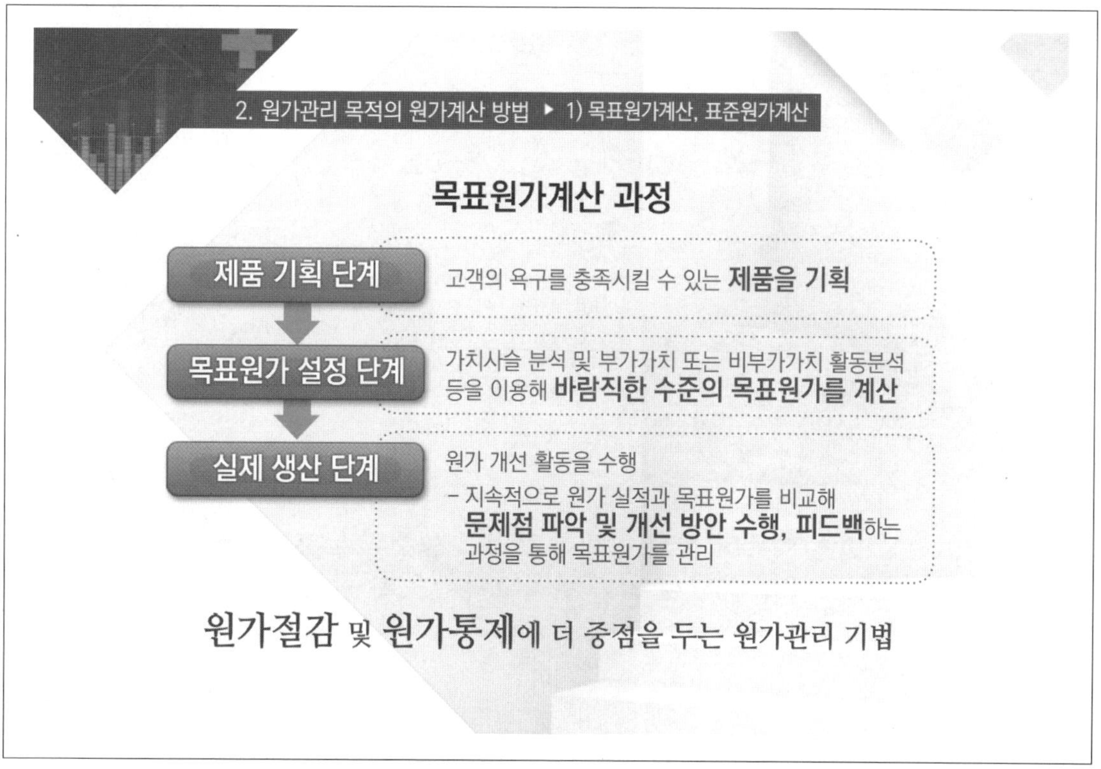

- 목표원가계산 과정
  - 제품 기획 단계 : 고객의 욕구를 충족시킬 수 있는 제품을 기획
  - 목표원가 설정 단계 : 제품 기획을 바탕으로 가치사슬 분석 및 부가가치 또는 비부가가치 활동분석 등을 이용하여 바람직한 수준의 목표원가 계산
  - 실제 생산 단계 : 원가 개선 활동을 수행하여, 지속적으로 원가 실적과 목표원가를 비교함으로써 문제점을 파악하고, 이의 개선 방안을 수행, 피드백 하는 일련의 과정을 통해 목표원가를 관리
- 목표원가계산은 단순히 원가계산만을 목적으로 하는 것이 아니라 원가절감 및 원가통제에 더 중점을 두는 원가관리 기법임

2 원가관리 목적의 원가계산 방법

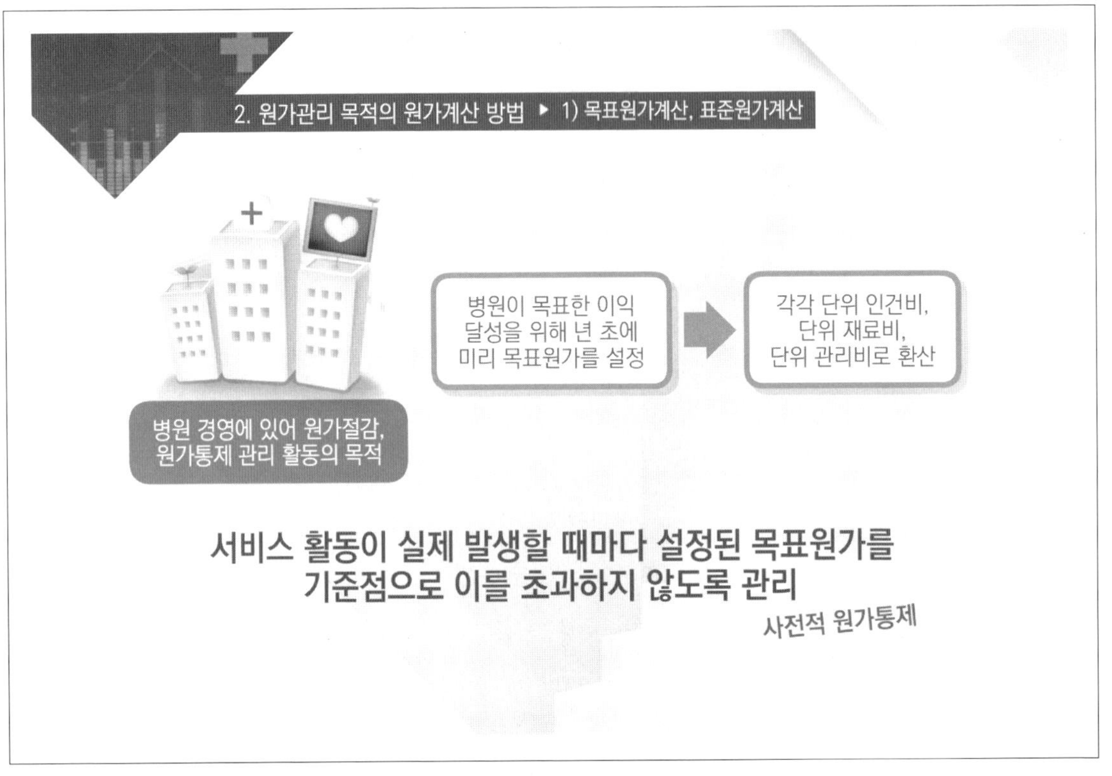

- 목표원가계산은 최근 병원 경영에서 화두가 되고 있는 원가절감 또는 원가통제 관리 활동의 목적과 직접 연결됨
- 병원이 목표한 이익 달성을 위해 년 초에 미리 목표원가를 설정하고, 이를 각각 단위 인건비, 단위 재료비, 단위 관리비로 환산하여
- 서비스 활동이 실제 발생할 때 마다 설정된 목표원가를 기준점으로 이를 초과하지 않도록 관리하는 사전적 원가통제가 가능하기 때문임

2 원가관리 목적의 원가계산 방법

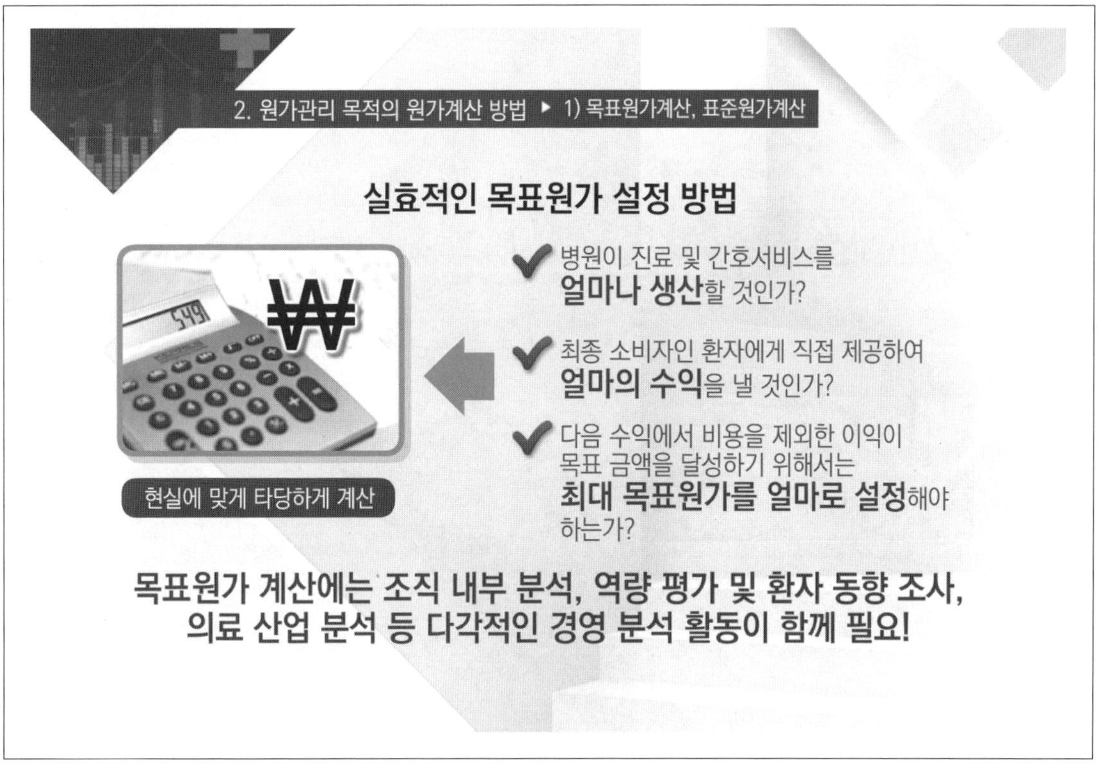

- 실효적인 목표원가 설정 방법
  - 먼저 병원이 진료 및 간호서비스를 얼마나 생산할 것인지
  - 이를 최종 소비자인 환자에게 직접 제공하여 얼마의 수익을 낼 것인지
  - 다음 수익에서 비용을 제외한 이익이 목표 금액을 달성하기 위해서는 최대 목표 원가를 얼마로 설정해야 하는 지를 현실에 맞게 타당하게 계산해야 함
- 예측적 정보를 담고 있는 목표원가를 계산하기 위해서는 조직 내부 분석, 역량 평가 및 환자 동향 조사, 의료 산업 분석 등 다각적인 경영 분석 활동이 함께 필요
- 병원이 더 많은 환자를 유치해서 진료 수익을 내고, 또 이렇게 벌어들인 수익에서 더 많은 이익을 남기기 위해 체계적인 원가절감 전략이 필요하다는 것을 생각해볼 때
  - 병원에서도 목표원가계산을 활용하는 사례가 많이 증가할 것으로 예측됨

2 원가관리 목적의 원가계산 방법

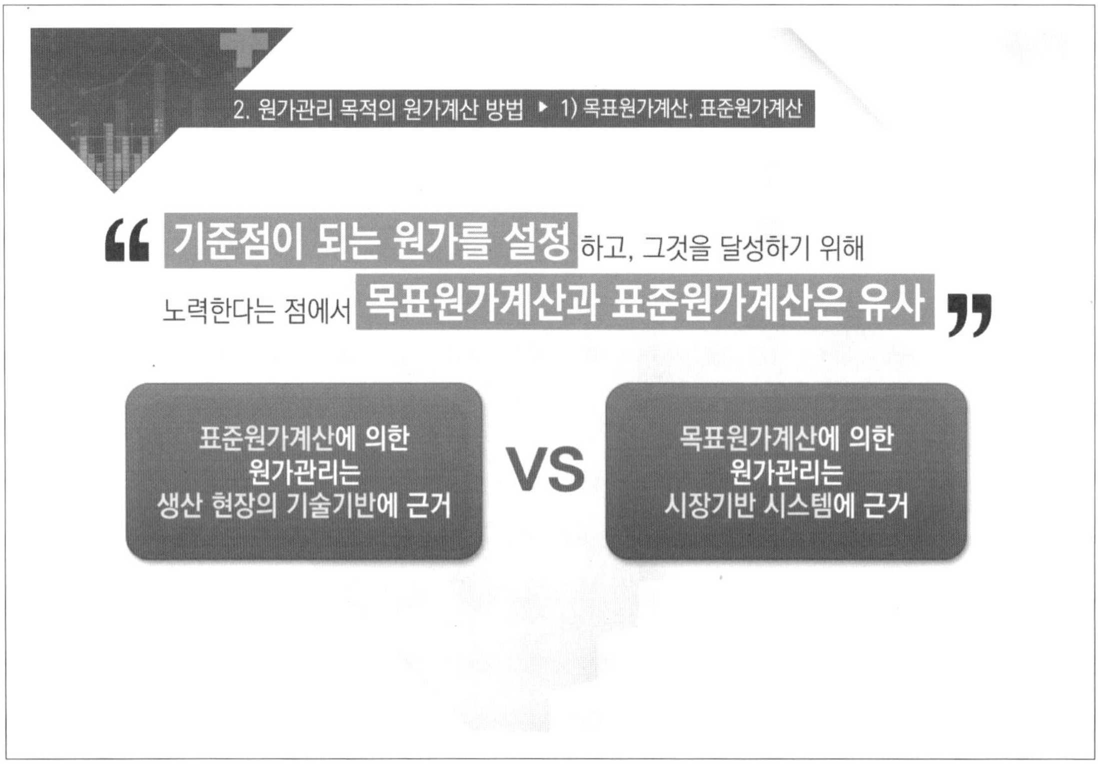

- 표준원가계산 : 공정능력 등을 고려하여 합리적이라고 판단되는 기준원가를 설정하는 방법
- 기준점이 되는 원가를 설정하고, 그것을 달성하기 위해 노력한다는 점에서 목표원가계산과 표준원가계산은 유사
- 표준원가계산 VS 목표원가계산
  - 표준원가계산에 의한 원가관리 : 생산 현장의 기술기반에 근거
  - 목표원가계산에 의한 원가관리 : 시장기반 시스템에 근거

2 원가관리 목적의 원가계산 방법

2. 원가관리 목적의 원가계산 방법 ▸ 1) 목표원가계산, 표준원가계산

목표원가계산과 표준원가계산의 차이점

	목표원가계산	표준원가계산
적용 단계	**제품기획**과 **설계과정**에 적용 → 생산 과정의 초기 단계에서 실시	**제조과정**에 적용
활용 분야	원가 기획이나 원가 절감의 도구로 원가 절감, 품질 향상, 수익성 개선, 서비스 향상 등과 같은 **조직 목적을 효과적으로 달성**하는데 활용	원가 통제를 위한 도구로 **개별 작업의 능률을 향상**시키는데 활용
고려 요소	생산과 기술의 측면 뿐 아니라 **시장 상황과의 관계**를 중요한 요소로 고려	**생산과 기술의 측면만을 강조**하므로 표준 설정 시 시장 상황에 의한 영향을 받지 않음

- 목표원가계산
  - 제품기획과 설계과정에 적용
  - 생산 과정의 초기 단계에서 실시
  - 기획이나 원가 절감의 도구로 원가 절감, 품질 향상, 수익성 개선, 서비스 향상 등과 같은 조직 목적을 효과적으로 달성하는 데에 활용
  - 생산과 기술의 측면 뿐 아니라 시장 상황과의 관계를 중요한 요소로 고려
- 표준원가계산
  - 제조과정에 적용
  - 원가 통제를 위한 도구로 개별 작업의 능률을 향상시키는 데에 활용
  - 생산과 기술의 측면만을 강조하므로 표준 설정 시 시장 상황에 의한 영향을 받지 않음
- 즉 기준원가라는 점에서 목표원가와 표준원가가 서로 유사하지만, 표준원가는 조직 내부의 관리역량, 공정능력 등에 근거하여 산출된다는 점에서 목표원가와 차이점이 있음

2 원가관리 목적의 원가계산 방법

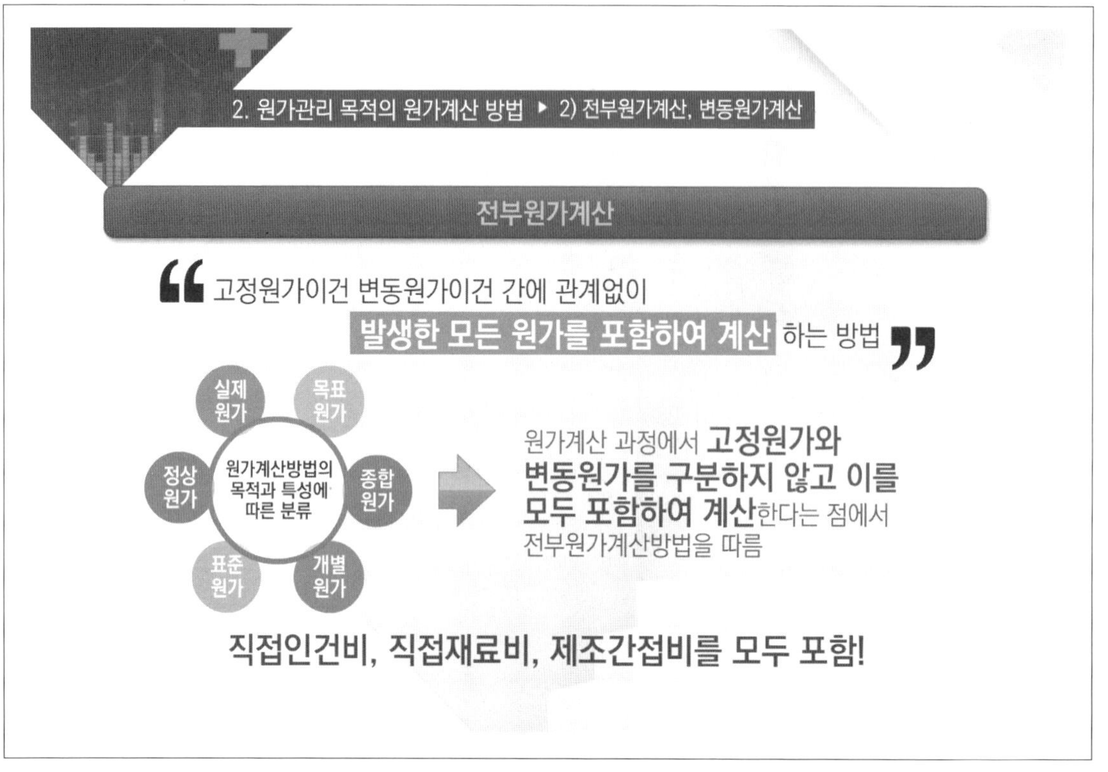

- 원가관리 목적의 원가계산방법
  - 전부원가계산
  - 변동원가계산

- 전부원가계산 : 고정원가이건 변동원가이건 간에 관계없이 발생한 모든 원가를 포함하여 계산하는 방법
  - 이름에 들어간 전부가 고정원가와 변동원가 모두를 포함한다는 의미임
  - 모든 원가계산방법에 다 적용되는 방법
  - 각각의 원가계산방법의 목적과 특성에 따라 실제원가, 정상원가, 표준원가, 또는 개별원가, 종합원가, 목표원가와 같이 분류는 달라도 원가계산 과정에서 고정원가와 변동원가를 구분하지 않고 이를 모두 포함하여 계산한다는 점에서 모두 전부원가계산 방법을 따름
  - 직접인건비, 직접재료비, 제조간접비를 모두 포함함

2 원가관리 목적의 원가계산 방법

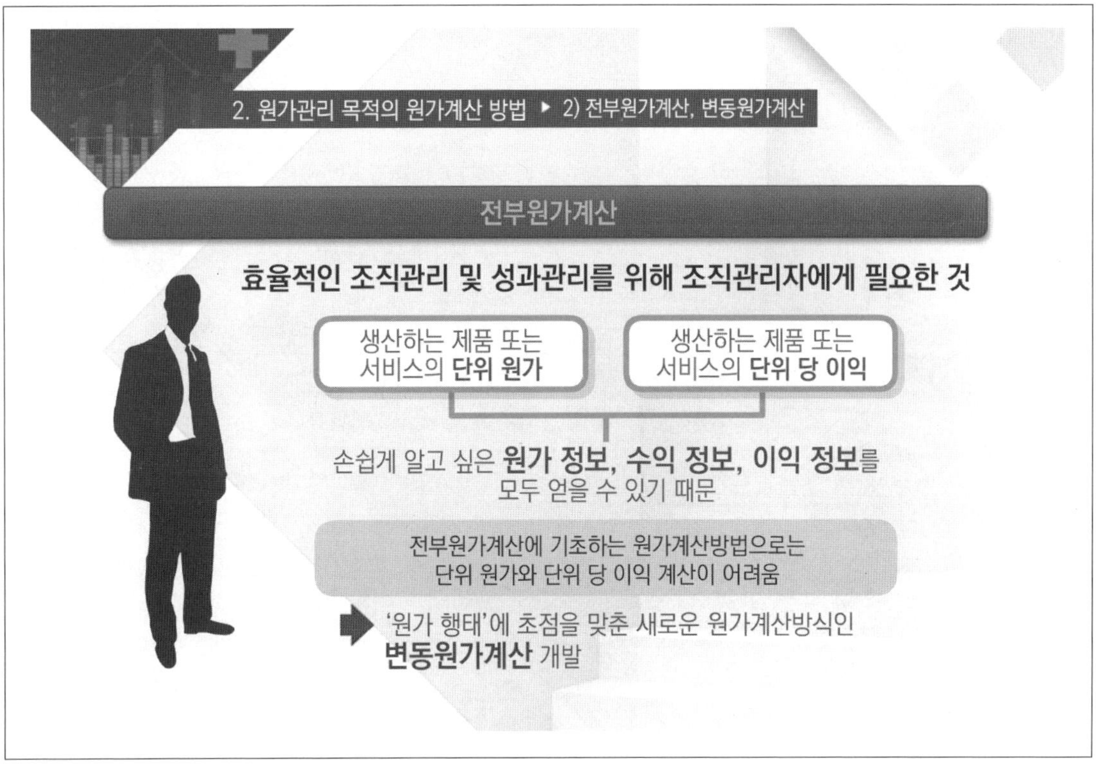

- 변동원가계산의 필요성
- 조직관리자의 효율적인 조직관리 또는 성과관리를 위해 필요한 것
  - 생산하는 제품 또는 서비스의 단위 원가
  - 생산하는 제품 또는 서비스의 단위당 이익
- 만일 이 두 개의 값을 알고 있다면 손쉽게 알고 싶은 원가 정보, 수익 정보, 그리고 이익 정보를 모두 얻을 수 있기 때문임
- 그러나 전부원가계산에 기초하고 있는 원가계산방법으로는 손쉽게 단위 원가와 단위 당 이익을 계산할 수가 없음
- 단위 원가를 계산하는데 있어 '원가 행태'에 초점을 맞춘 새로운 원가계산방법인 변동원가계산의 필요성이 대두됨

2 원가관리 목적의 원가계산 방법

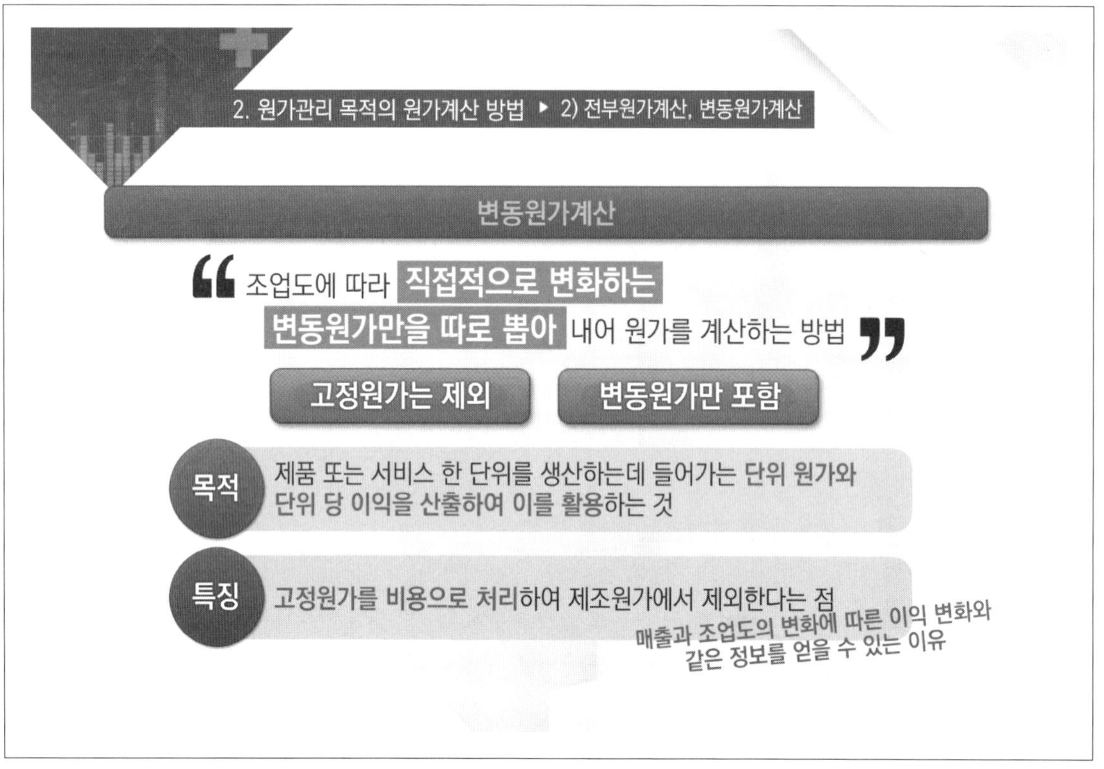

- 변동원가계산 : 원가 계산 시 조업도에 따라 직접적으로 변화하는 변동원가만을 따로 뽑아내어 원가를 계산하는 방법
  - 고정원가는 제외
  - 변동원가만 포함
- 변동원가계산의 목적 : 제품 또는 서비스 한 단위를 생산하는 데 들어가는 단위 원가와 단위 당 이익을 산출하여 이를 활용하려는 데에 목적을 둠
- 변동원가계산의 특징 : 고정원가를 비용으로 처리하여 제조원가에서 제외
  - 매출과 조업도의 변화에 따른 이익 변화와 같은 정보를 얻을 수 있음

2 원가관리 목적의 원가계산 방법

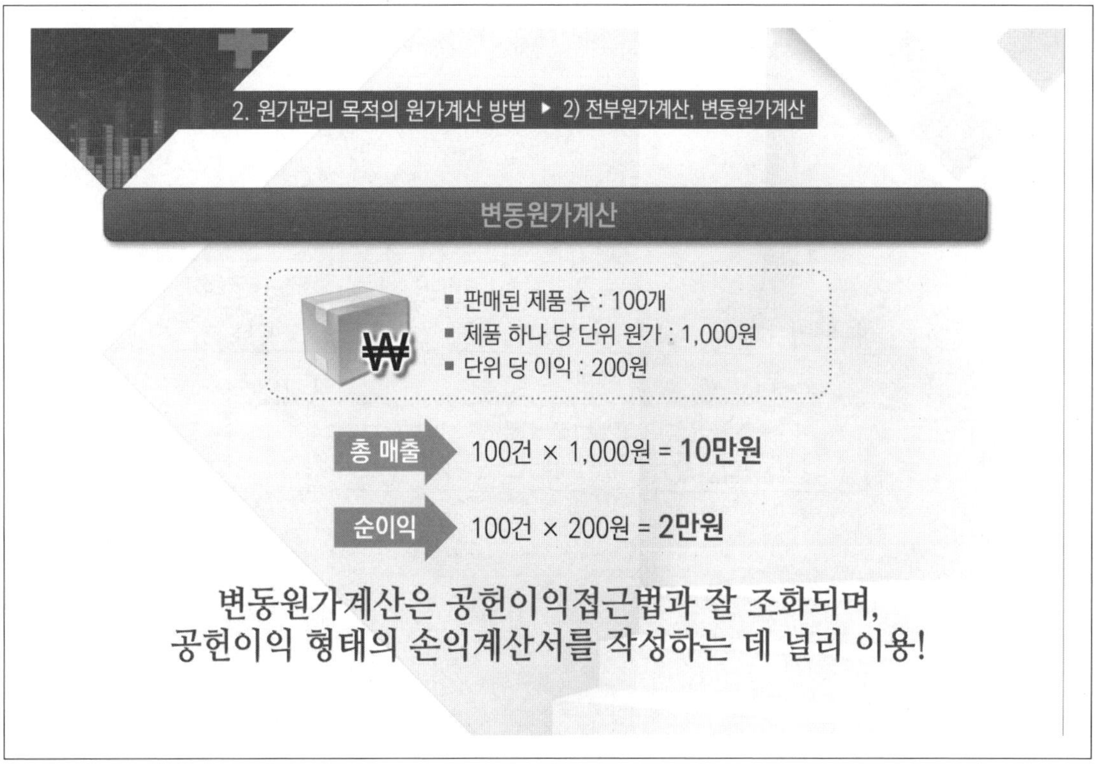

예시 변동원가계산 적용 사례

- 이번 달에 100개의 제품을 판매했고, 제품 하나 당 단위 원가가 1,000원, 단위 당 이익은 200원인 것을 알고 있다면, 총 매출과 순이익은?
  - 총 매출 : 100건×1000원=10만원
  - 들어간 원가와 제반 비용을 모두 제함
  - 순이익 : 100건×200원=2만원
- 이와같이 단위 원가와 단위 당 이익만 알면 복잡한 계산 프로그램이나 전산 DB의 도움 없이도 손쉽게 총 매출이나 순이익을 구할 수 있음
- 변동원가계산 : 공헌이익접근법과 잘 조화되며, 공헌이익 형태의 손익계산서를 작성하는 데 널리 이용됨

2 원가관리 목적의 원가계산 방법

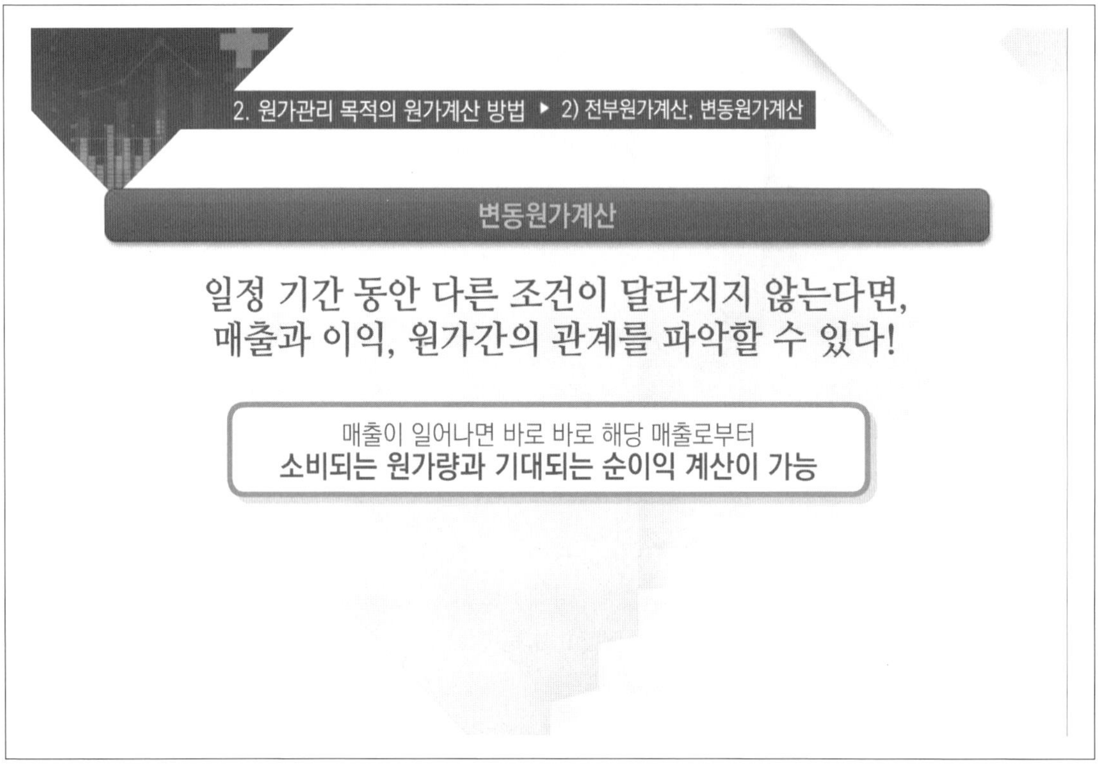

- 변동원가계산의 장점 : 일정 기간 동안 다른 조건이 달라지지 않는다면, 이익은 판매액에 따라 움직이기 때문에, 매출과 이익, 원가간의 관계를 파악할 수 있다는 점
  - 매출이 일어나면 바로 바로 해당 매출로 부터 소비되는 원가량과 기대되는 순이익을 계산이 가능

2 원가관리 목적의 원가계산 방법

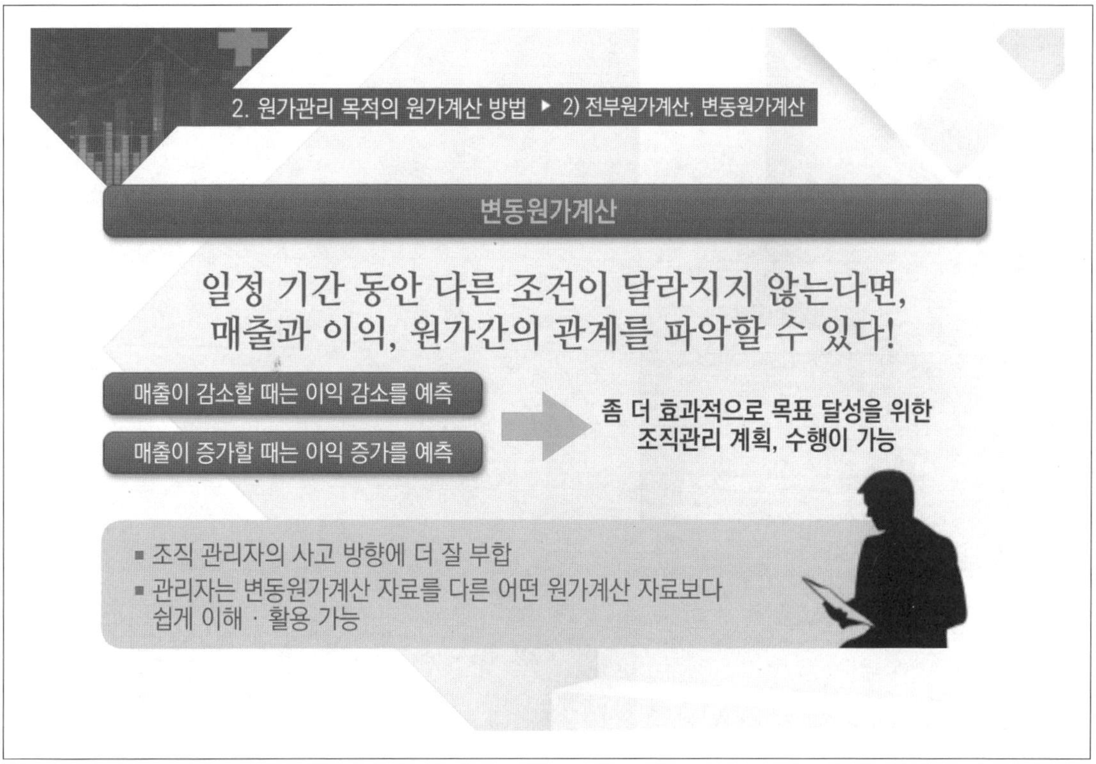

- 또한 매출이 감소할 때는 이익 감소, 매출이 증가할 때는 이익 증가를 예측하여 좀 더 효과적으로 목표 달성을 위한 조직관리 활동을 계획, 수행할 수 있음
  - 변동원가계산방법은 조직 관리자의 사고 방향에 더 잘 부합함
  - 관리자는 변동원가계산 자료를 다른 어떤 원가계산 자료보다 쉽게 이해하고 활용할 수 있음

2 원가관리 목적의 원가계산 방법

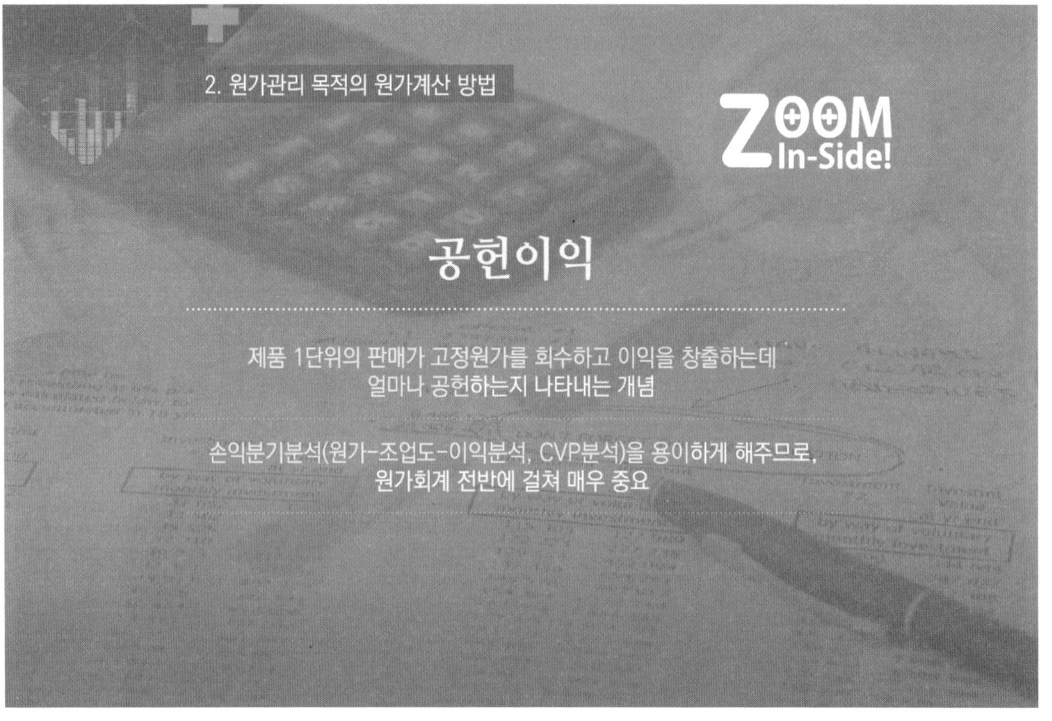

- 공헌이익 : 제품 1단위의 판매가 고정원가를 회수하고 이익을 창출하는데에 얼마나 공헌하는가를 나타내는 개념
- 공헌이익은 '손익분기분석', 즉 CVP(원가–조업도–이익) 분석을 용이하게 해주기 때문에 원가회계 전반에 걸쳐 매우 중요한 역할을 담당하는 개념임
- 공헌이익 : 매출액에서 변동비를 제하여 구함
  - 공헌이익이란 이름이 붙은 것은 이 금액이 고정비를 갚는데 쓰이고, 따라서 고정비를 초과하는 만큼 이익 창출에 공헌하기 때문

확인하기

Q1 원가계산 방법은 그 접근 관점에 따라 다양하게 나뉜다. 다음 원가계산방법 별로 빈칸에 들어갈 올바른 방법을 적어 넣으시오.

방법 1) 실제원가계산 - [Box 1] - 표준원가계산

방법 2) [Box 2] - 종합원가계산

정답 Box 1 : 정상원가계산, Box 2 : 개별원가계산
원가계산방법은 원가의 3요소를 실제값을 쓰느냐 아니면 예정값을 쓰느냐 따라 실제원가계산, 정상원가계산, 표준원가계산으로 구분하고, 또 다른 방법으로는 제품 단위별로 계산하느냐 아니면 일정량을 단위로 계산하느냐에 따라 개별원가계산, 종합원가계산으로 구분한다.

Q2 다음의 문장이 맞으면 ○, 틀리면 ×를 고르시오.

표준원가계산은 직접인건비와 직접재료비 및 제조간접비에 대해서 모두 미리 설정해 놓은 예정배부율을 이용하여 원가를 계산하는 방법이다.

① ○ ② ×

정답 ① 직접인건비와 직접재료비 및 제조간접비에 대해서 모두 미리 설정해 놓은 예정배부율을 이용하여 원가를 계산하는 방법이 표준원가계산법이다.

Q3 다음의 문장이 맞으면 ○, 틀리면 ×를 고르시오.

종합원가계산법은 작업원가표에 의해 원가산정을 한다.

① ○ ② ×

정답 ② 고객의 주문에 따라 작업별로 제조지시서를 작성하고 이에 따라 작업별 원가를 집계하는 작업원가표는 개별원가계산시 사용된다.

Q4 목표원가계산에 대한 설명으로 옳지 않은 것은?

① 조직 내부의 원가 정보에 근거하여 계산된다.
② 지속적인 원가절감 및 원가통제를 가능하게 한다.
③ 조직의 성과 달성 기준으로 이용할 수 있다.
④ 조직의 목표 이익을 실현해 준다.

정답 ① 목표원가계산은 조직 내부의 원가 정보가 아닌 시장의 정보를 바탕으로 원가를 설정한다.

Q5 다음의 문장이 맞으면 ○, 틀리면 ×를 고르시오.

변동원가계산은 변동원가만을 따로 계산하는 방법이다.

① ○ ② ×

정답 ① 변동원가계산은 조업도에 따라 변화하는 변동원가만을 따로 계산하는 방법이다.

정리하기

1. 원가요소에 따른 원가계산 방법

1) 실제원가계산, 정상원가계산, 표준원가계산

- 실제원가계산 : 직접인건비, 직접재료비, 제조간접비의 실제 발생한 원가를 기준으로 원가를 계산하는 방법
- 정상원가계산 : 직접인건비, 직접재료비는 실제 발생액을 이용하고, 제조간접비는 미리 결정된 제조간접비 예정배부율을 이용하여 원가를 계산하는 방법
- 표준원가계산 : 직접인건비, 직접재료비, 제조간접비 모두 미리 설정해 놓은 예정배부율을 이용하여 원가를 계산하는 방법

2) 개별원가계산, 종합원가계산

- 개별원가계산 : 직업별로 작성된 제조지시서를 기반으로 작업원가표를 작성하고 이를 기반으로 원가를 계산하는 방법
- 종합원가계산 : 동일 제품의 다량 생산 시, 총 제조원가를 총 제품량으로 나누어 단위 원가를 계산하는 방법

2. 원가관리 목적의 원가계산 방법

1) 목표원가계산, 표준원가계산

- 목표원가계산 : 조직이 적절한 목표 이익을 실현하면서 경쟁에서 우위를 차지할 수 있게 해주는 장기추정원가를 설정하는 원가계산 방법
- 표준원가계산과의 차이 : 목표원가계산은 조직의 목표이익 달성에 목적이 있으며, 시장의 상황에 영향을 받음

2) 전부원가계산, 변동원가계산

- 전부원가계산 : 고정원가와 변동원가 모두 원가계산에 포함하는 방법
- 변동원가계산 : 고정원가는 제외하고 변동원가만을 원가계산에 포함하는 방법

03

원가 분석

제5장

활동기준원가계산 (ABC)

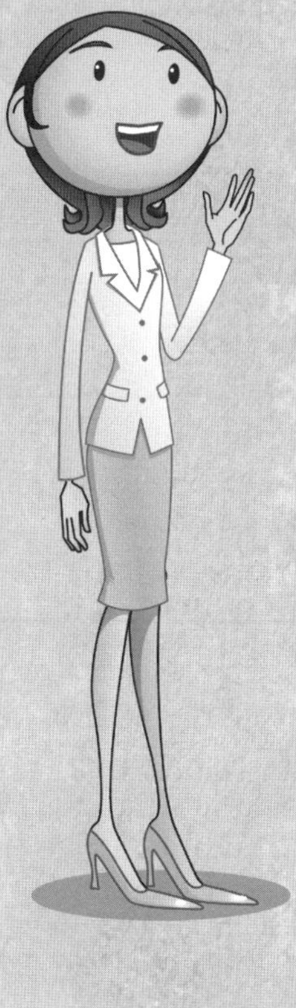

● 학습내용

1. 활동기준원가계산의 기초
2. 활동기준원가계산 방법

● 학습목표

1. 활동기준원가계산의 발전 과정 및 개념, 그리고 구성요소를 설명할 수 있다.
2. 활동기준원가계산 사례를 이해하고, 간호단위 원가계산에 활용할 수 있다.

1 활동기준원가계산의 기초

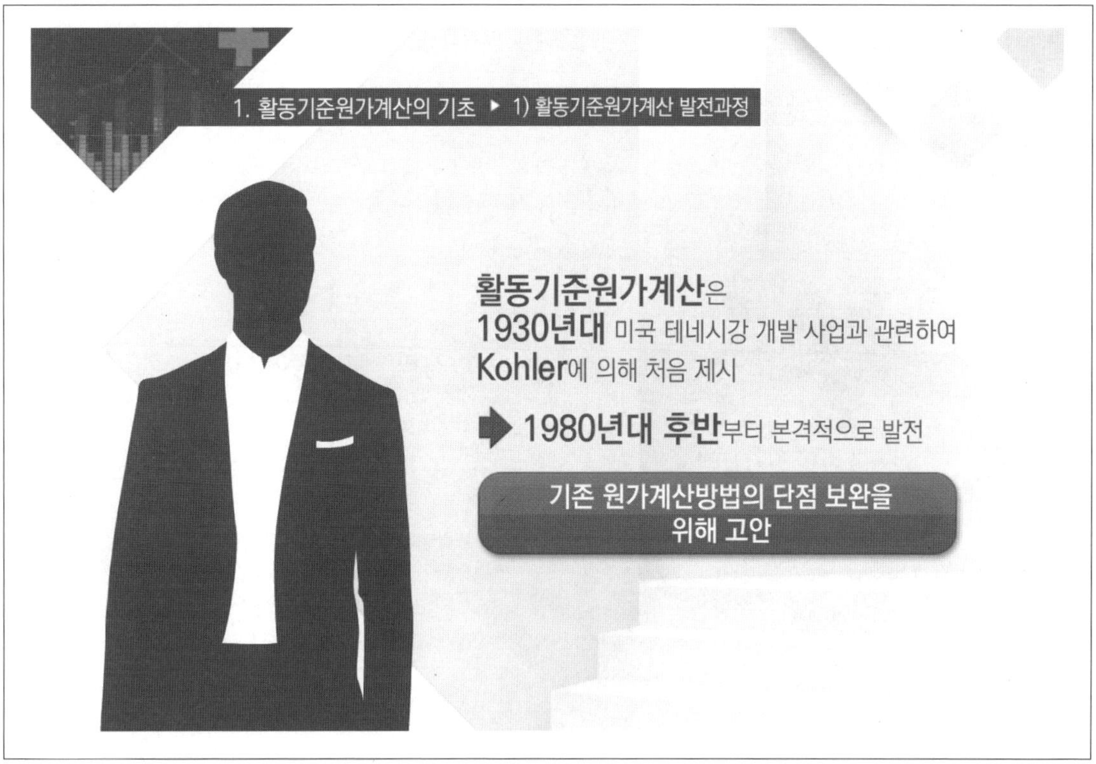

- 활동기준원가계산의 발전과정
  - 1930년대 미국 테네시강 개발 사업과 관련하여 Kohler에 의해 처음 제시된 원가계산방법
  - 1980년대 후반부터 본격적으로 발전
- 활동기준원가계산은 기존의 원가계산방법이 가지고 있던 단점을 보완하기 위해 고안한 원가계산 방법임

1 활동기준원가계산의 기초

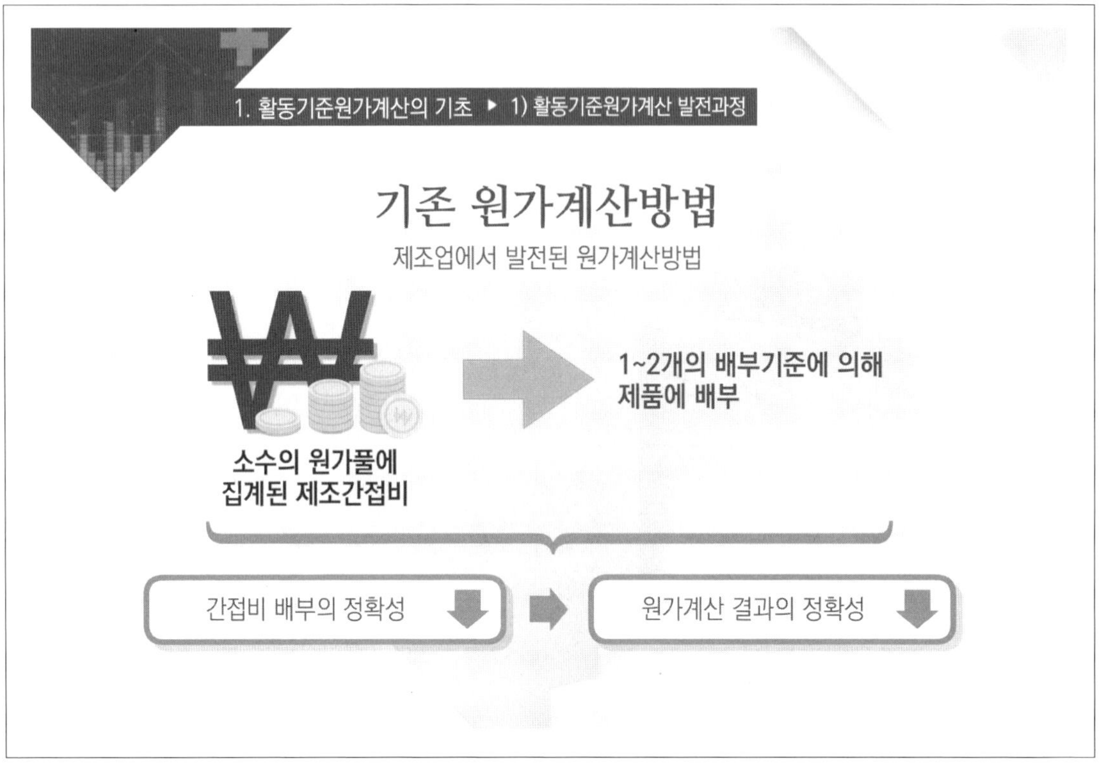

- 기존 원가계산방법의 문제점
  - 제품을 만드는 제조업에서 발전된 원가계산방법으로, 소수의 원가풀에 집계된 제조간접비를 한 두 개의 배부기준에 의해 제품에 배부
  - 이로 인해 간접비 배부의 정확성이 떨어짐
  - 결과적으로 원가계산 결과의 정확성도 떨어뜨리는 문제점을 가짐

1 활동기준원가계산의 기초

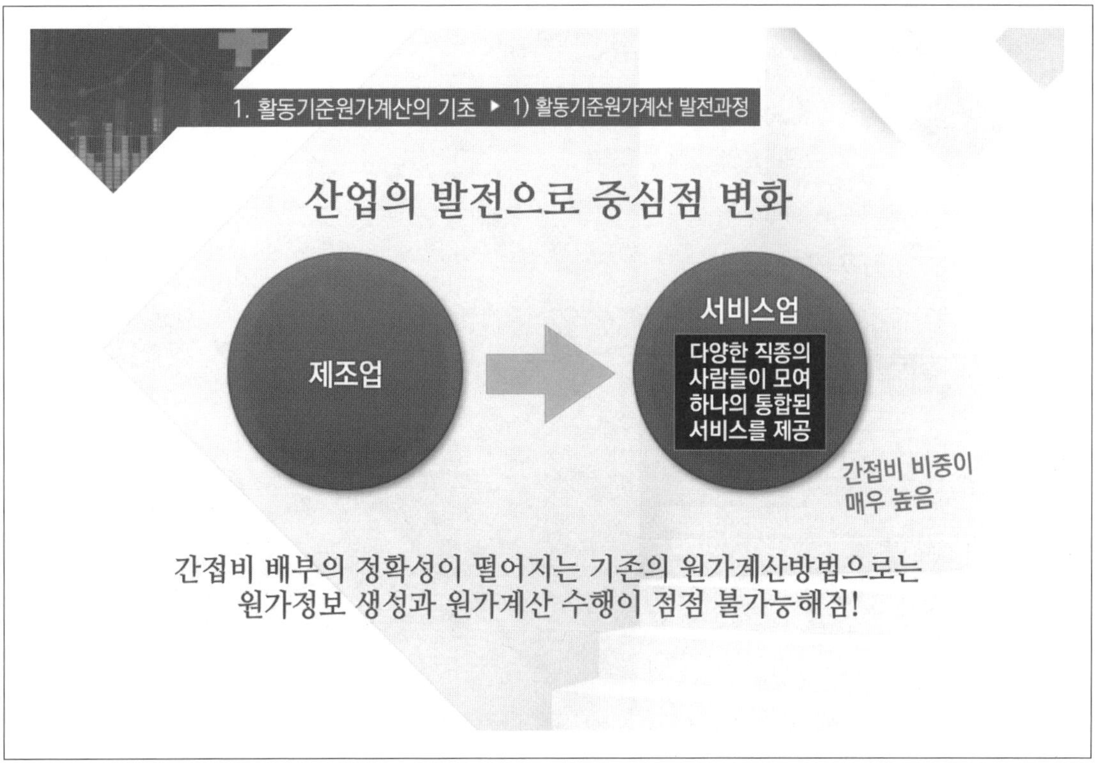

- 산업의 발전으로 그 중심점이 제조업에서 서비스업으로 변화하면서
- 병원과 같이 다양한 직종의 사람들이 모여 하나의 통합된 서비스를 제공하는 서비스 산업의 원가계산 필요성이 커짐
  - 서비스 산업의 특징 : 전체 원가 중 간접비가 차지하는 비중이 매우 높음
- 간접비 배부의 정확성이 떨어지는 기존의 원가계산방법으로는 실무에서 필요로 하는 원가정보의 생성과 원가계산의 수행이 점점 불가능해짐

1 활동기준원가계산의 기초

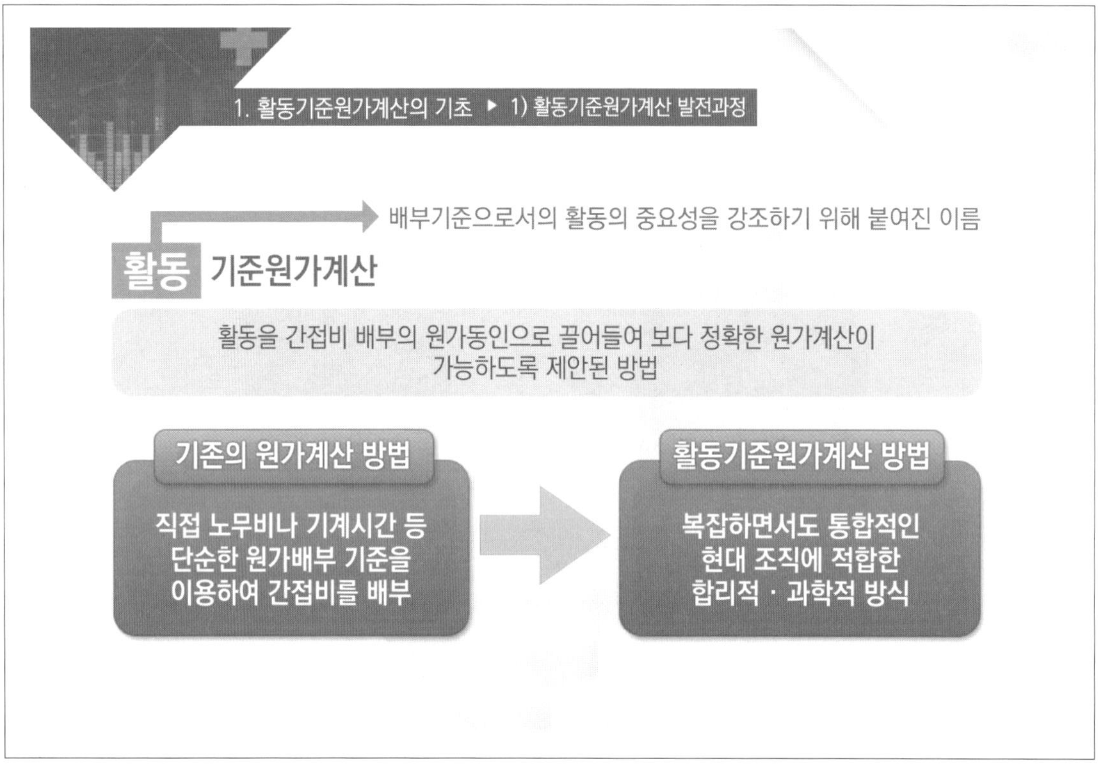

- 활동기준원가계산 : 기존의 원가계산방법의 문제점을 해결하고자, 활동을 간접비 배부의 원가동인으로 끌어들여 보다 정확한 원가계산이 가능하도록 제안된 방법
- 원가계산 앞에 붙은 활동이란 단어도 이와 같이 배부기준으로서의 활동의 중요성을 강조하기 위해 붙여진 이름
- 기존의 원가계산 방법 : 직접 노무비나 기계시간 등 단순한 원가배부 기준을 이용하여 간접비를 배부하여 서비스업에서 원가계산의 정확성이 떨어짐
- 활동기준원가계산 : 복잡하면서도 통합적인 현대 서비스조직에 적합한 합리적이고 과학적인 방식의 원가계산방법

1 활동기준원가계산의 기초

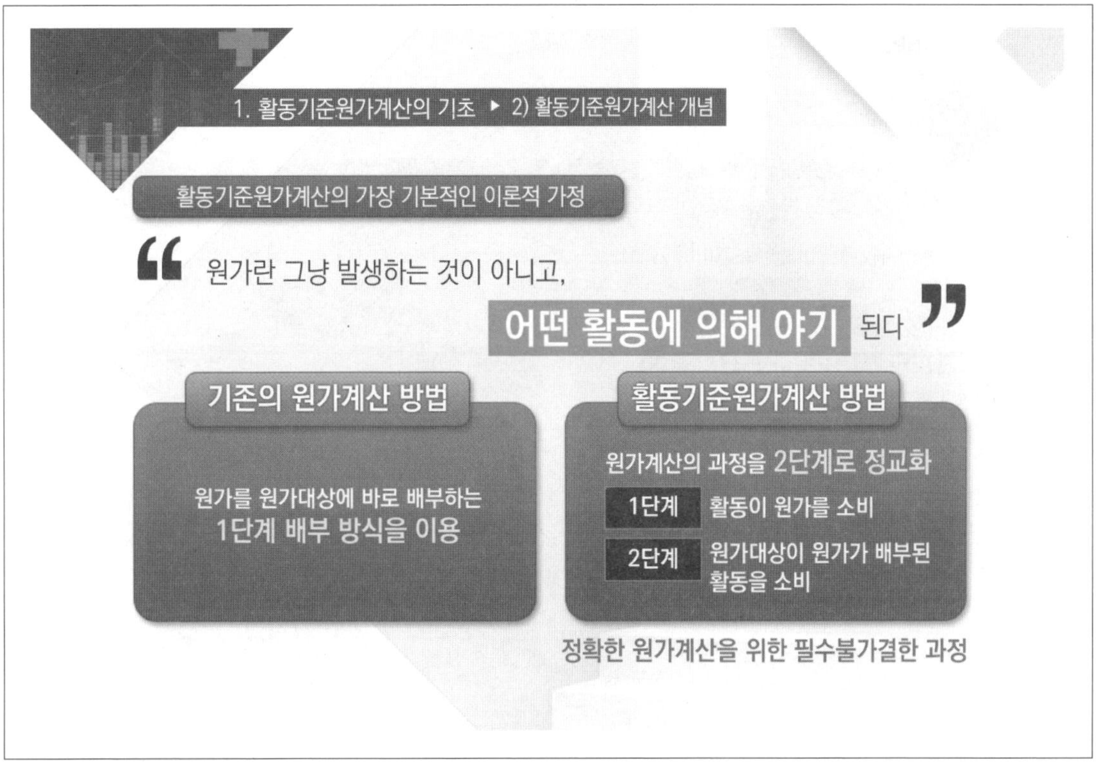

- 활동기준원가계산에서 가장 기본이 되는 이론적 가정
  - '원가란 그냥 발생하는 것이 아니고 어떤 활동에 의해 야기된다'라고 보는 것임
- 기존의 원가계산방법 : 원가를 원가대상에 바로 배부하는 1단계 배부 방식을 이용
- 활동기준원가계산 : 원가계산의 과정을 2단계로 정교화함
  - 1단계 : 활동이 원가를 소비
  - 2단계 : 원가대상이 1단계에서 원가가 배부된 활동을 소비
  - 총 2단계의 원가배부 과정은 정확한 원가계산을 위한 필수불가결한 과정임

1 활동기준원가계산의 기초

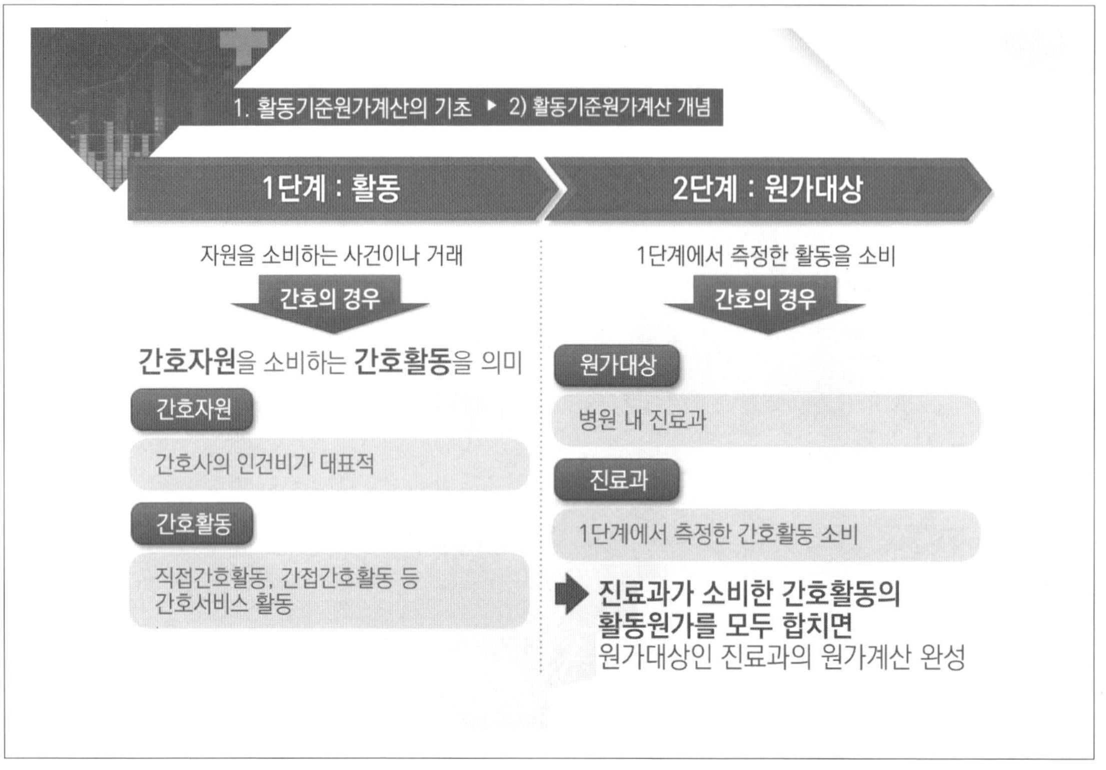

- 1단계의 활동 : 개념적으로 자원을 소비하는 사건이나 거래를 말함
  - 간호의 경우 간호자원을 소비하는 간호활동을 의미
  - 간호자원 : 간호사의 인건비가 대표적
  - 간호활동 : 직접간호활동, 간접간호활동 등과 같은 간호서비스 활동
- 2단계의 원가대상 : 1단계에서 측정한 활동을 소비
  - 일반적으로 병원에서의 원가대상 : 각 진료과
  - 진료과가 1단계에서 측정한 간호활동을 소비함
- 이와 같이 2단계를 거쳐 진료과가 소비한 간호활동의 활동원가를 모두 합치면 원가대상인 진료과의 원가계산이 완성됨

1 활동기준원가계산의 기초

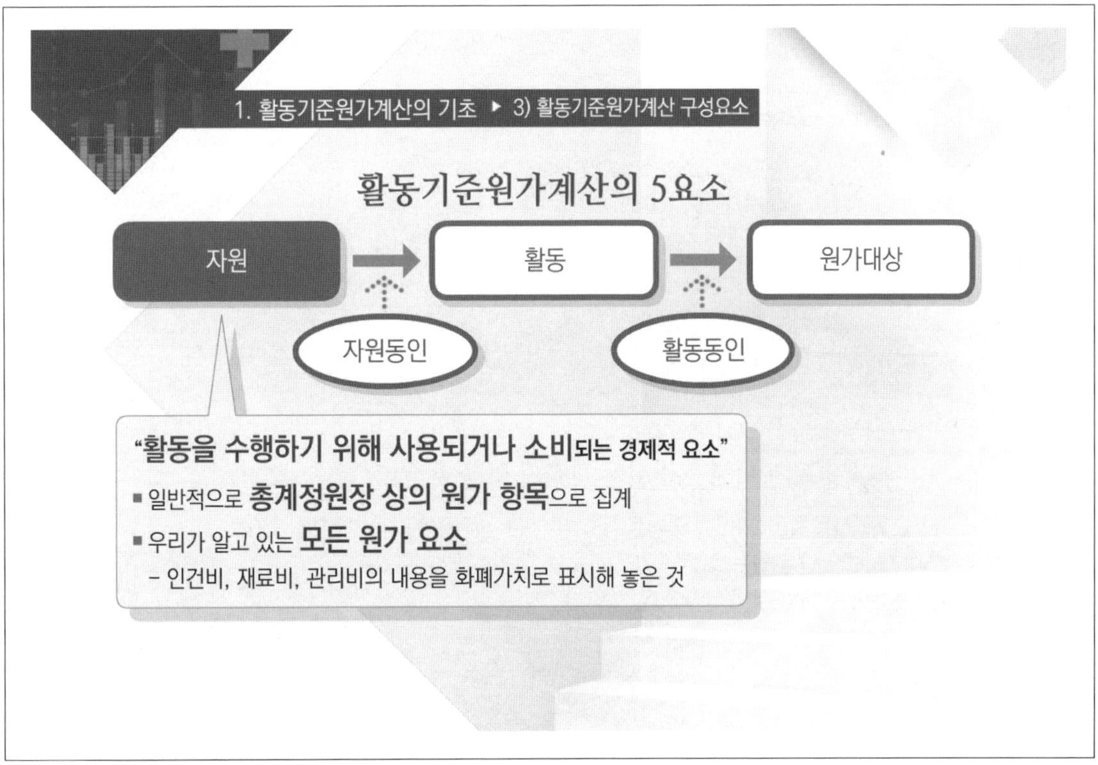

- 활동기준원가계산의 5가지 구성 요소
  - 자원 : 인건비, 재료비, 관리비의 모든 원가요소
  - 활동 : 자원을 소비하는 대상
  - 원가대상 : 활동을 소비하는 대상
  - 자원동인 : 자원과 이를 소비하는 활동을 연결하기 위한 원가계산 요소
  - 활동동인 : 활동과 이를 소비하는 원가대상을 연결하기 위한 원가계산 요소
- 자원 : 활동을 수행하기 위해 사용되거나 소비되는 경제적 요소
  - 일반적으로 총계정원장 상의 원가 항목으로 집계
  - 자원은 우리가 알고 있는 모든 원가 요소임
  - 인건비, 재료비, 관리비의 내용을 화폐가치로 표시해 놓은 것

1 활동기준원가계산의 기초

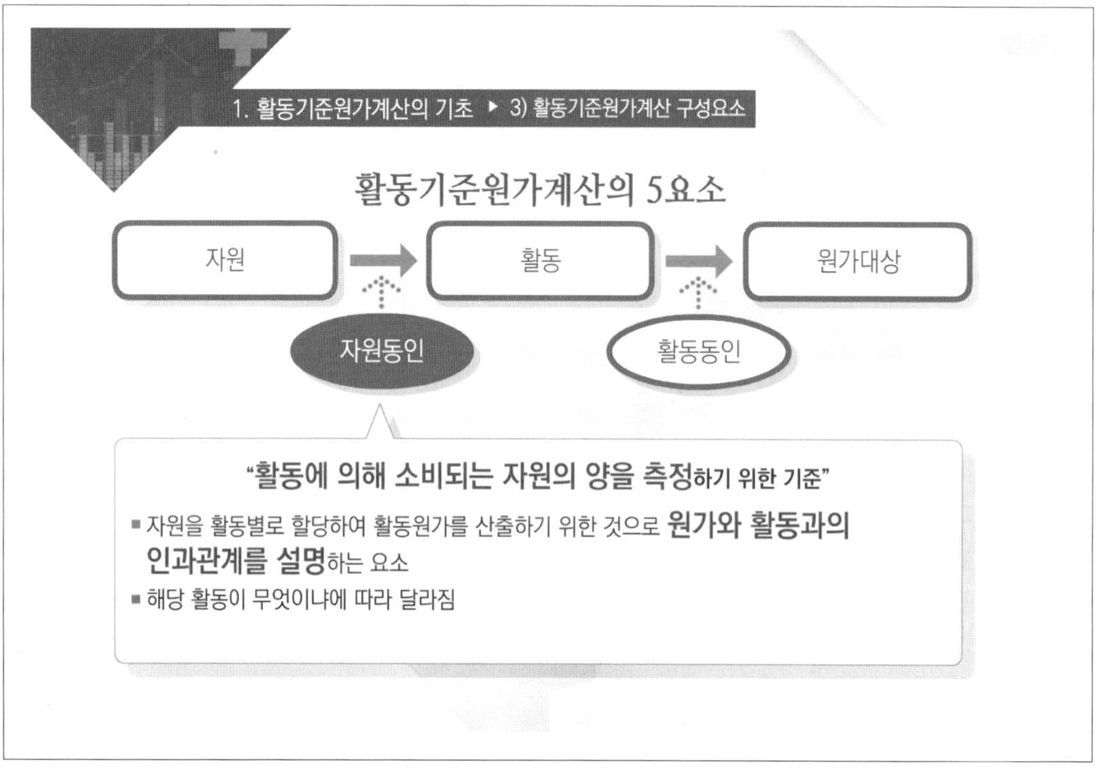

- 자원동인 : 활동에 의하여 소비되는 자원의 양을 측정하기 위한 기준으로 정의
  - 자원을 활동별로 할당하여 활동원가를 산출하기 위한 것으로, 원가와 활동과의 인과관계를 설명하는 요소
  - 자원동인은 해당 활동이 무엇이냐에 따라 달라짐
- 자원동인을 설정 시 고려해야 할 첫 번째 원칙
  - 자원동인은 자원과 활동 간의 논리적 인과관계에 기초
  - 인과관계가 없거나 미흡한 자원동인을 사용하는 경우에는 활동원가를 왜곡시킬 뿐만 아니라 최종적으로는 원가대상의 원가 왜곡을 초래하여 원가 정보의 유용성을 상실케 함으로 주의해야 함

1 활동기준원가계산의 기초

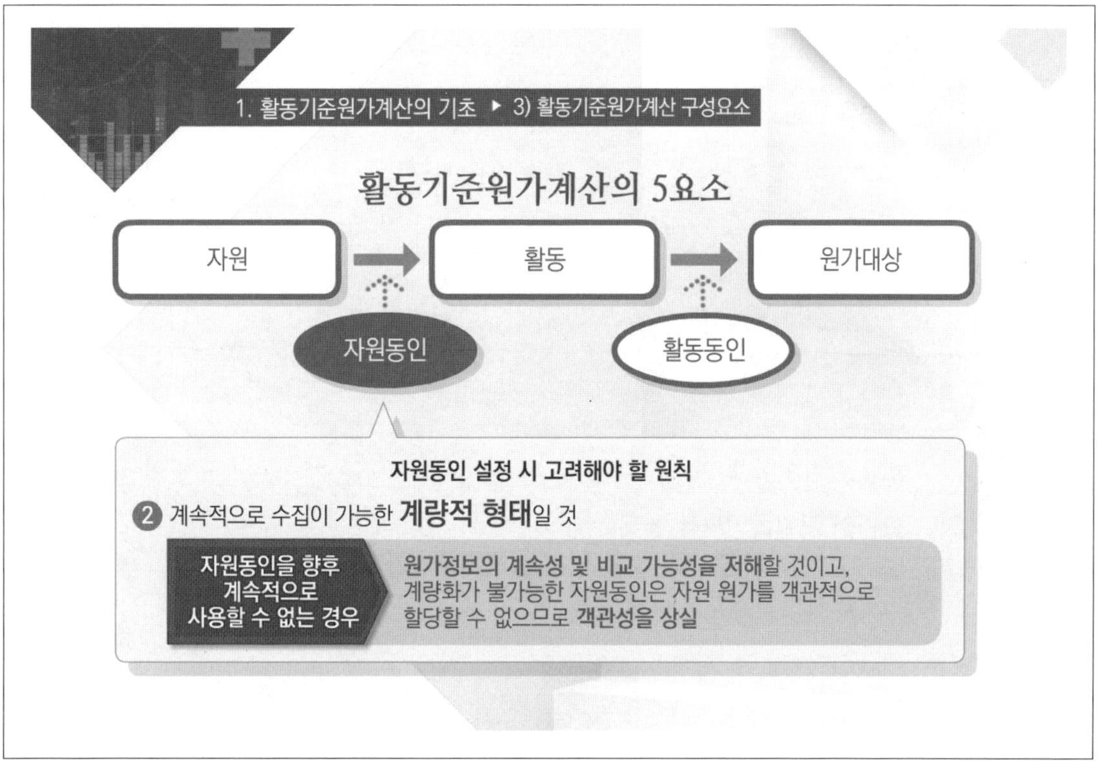

- 자원동인을 설정시 고려해야 할 두 번째 원칙
  - 자원동인 : 계속적으로 수집이 가능한 계량적 형태의 것이어야 함
  - 자원동인이 한시적으로 존재하는 것이어서 향후 계속적으로 사용할 수 없다면, 원가정보의 계속성 및 비교 가능성을 저해하기 때문
  - 계량화가 불가능한 자원동인은 자원 원가를 객관적으로 할당할 수 없으므로 객관성을 상실할 수 있음
- 모든 자원의 활동별 인과관계를 규명해 가장 인과관계성이 높은 자원동인을 설정하여 원가시스템을 구축해야 함
- 그러나 인과관계는 이론적으로는 원가의 적정성 및 신뢰성 측면에서 타당하나 이러한 자원동인을 확인하기란 때론 쉽지 않을 수 있음

1 활동기준원가계산의 기초

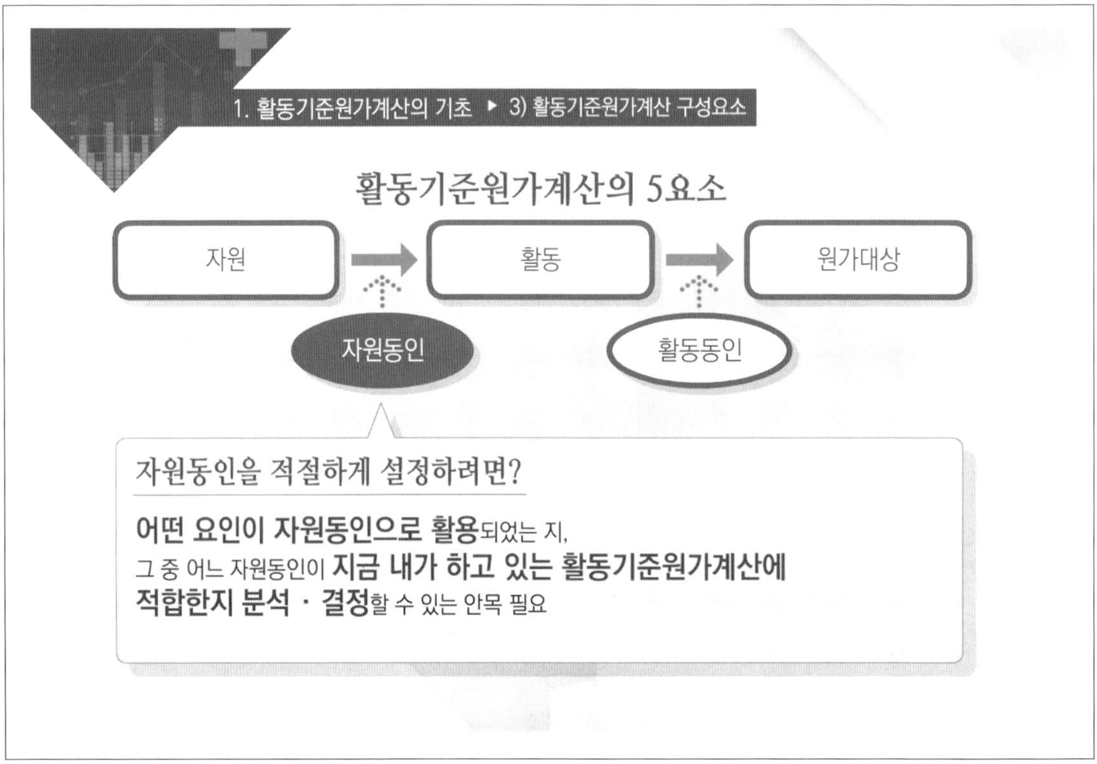

- 원가계산 시 마다 변경되어야 하는 자원동인을 적절하게 설정하려면
  - 충분한 선행 원가계산 연구를 통해 어떤 요인이 자원동인으로 활용되었는지, 그 중 어느 자원동인이 지금 내가 하고 있는 활동기준원가계산에 적합한 지를 분석하고 결정할 수 있는 안목이 필요함

- 간호활동기준원가계산 관련 선행연구에서 활용한 자원동인
  - 간호자원, 즉 간호사 인건비를 간호활동으로 배부해 주는 자원동인으로
  - 간호활동별 상대가치 점수, 간호활동별 표준간호시간, 간호활동별 시간비율 등이 사용됨

1 활동기준원가계산의 기초

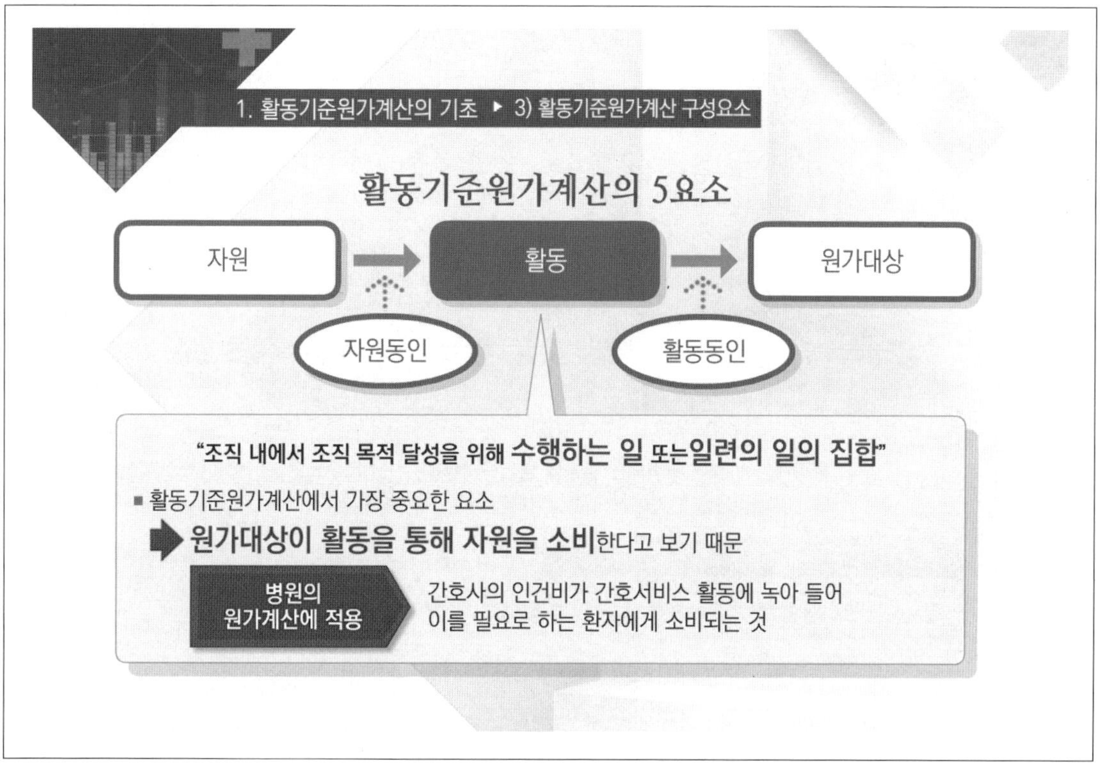

- 활동 : 조직 내에서 조직 목적 달성을 위해 수행하는 일 또는 일련의 일의 집합
  - 활동기준원가계산에서 가장 중요한 요소
  - 원가대상이 활동을 통해 자원을 소비한다고 보기 때문
- 병원의 원가계산 시에 활동기준원가계산을 적용
  - 간호사의 인건비가 간호서비스 활동에 녹아 들어서 결과적으로 이를 필요로 하는 환자에게 소비되는 과정을 원가계산 측면에서 파악하는 방법임
- 활동 : 활동기준원가계산에서 원가와 원가대상을 연결하는 매개 역할
  - 활동은 직접간호활동, 간접간호활동, 환자관리활동, 병동관리활동 등 간호사가 환자 간호를 목적으로 수행하는 모든 직 · 간접의 활동을 포함함

1 활동기준원가계산의 기초

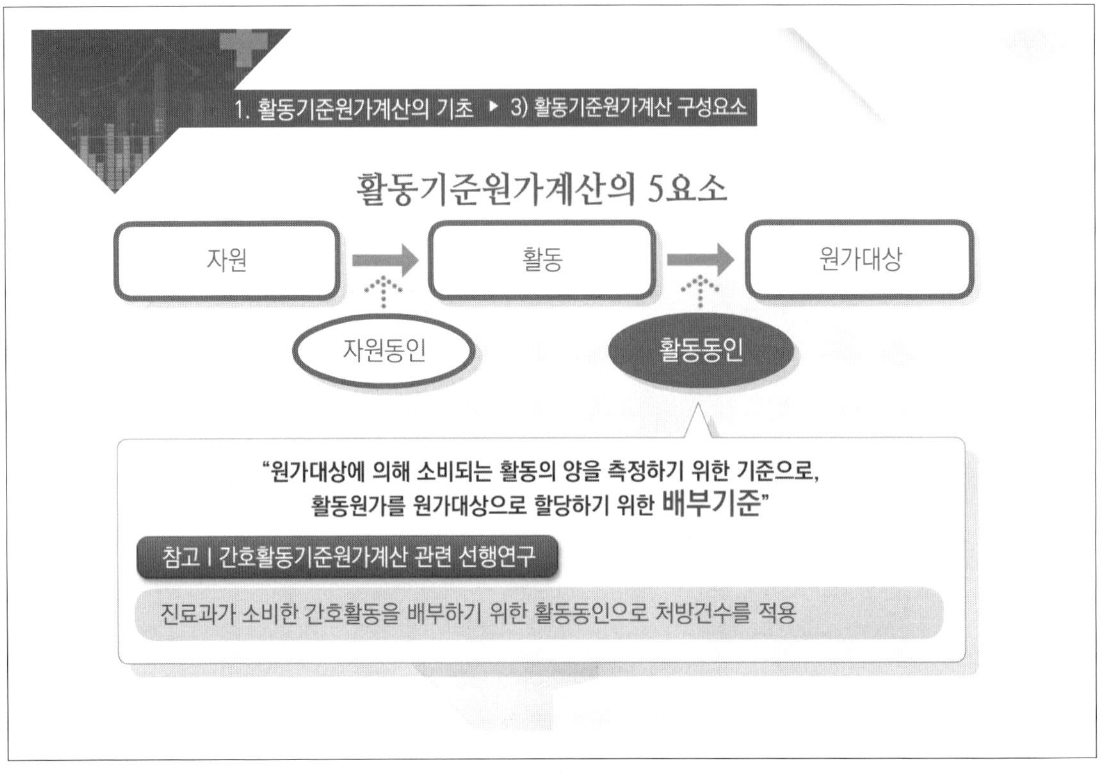

- 활동동인 : 원가대상에 의해 소비되는 활동의 양을 측정하기 위한 기준
  - 활동원가를 원가대상으로 할당하기 위한 배부기준으로
  - 원가대상이 무엇이냐에 따라 달라지므로 원가계산 대상과 목적에 맞는 적절한 활동동인을 설정하는 것이 매우 중요함
- 간호활동기준원가계산 선행연구에서 활용한 활동동인
  - 진료과를 원가대상으로 보고 진료과가 소비한 간호활동을 배부하기 위한 활동동인으로 처방건수를 적용한 사례가 있음

1 활동기준원가계산의 기초

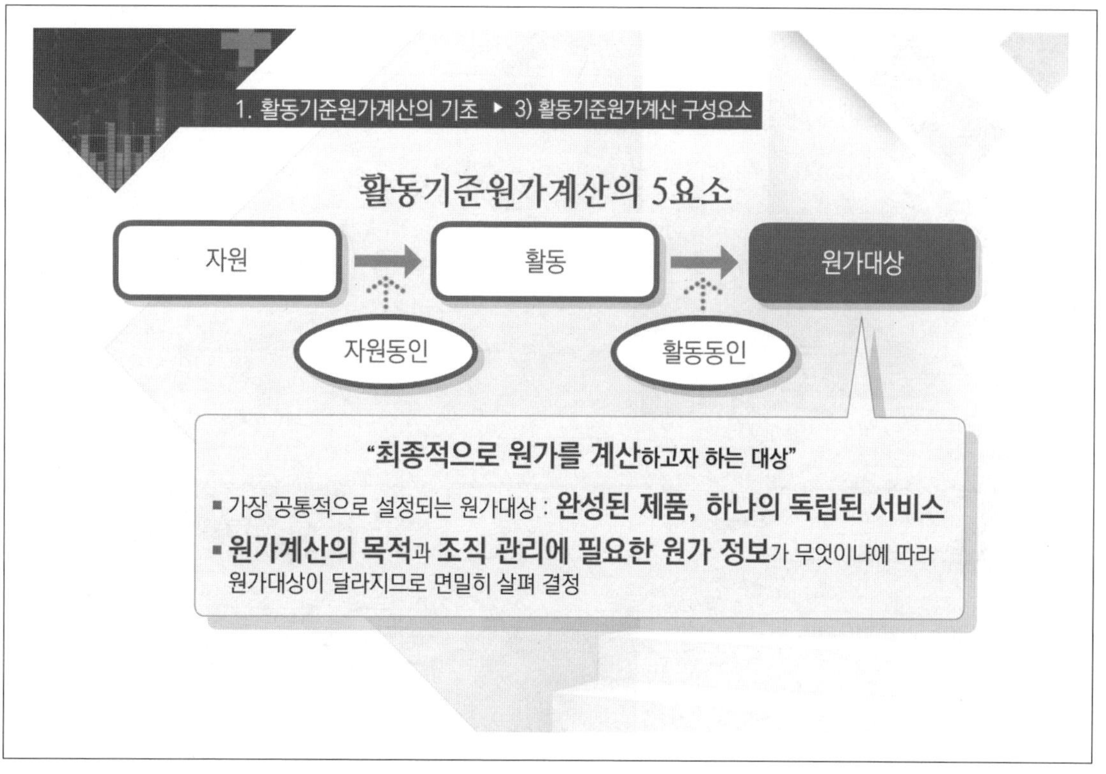

- 원가대상 : 최종적으로 원가를 계산하고자 하는 대상
- 가장 공통적으로 설정되는 원가대상 : 완성된 제품, 하나의 독립된 서비스 등
- 원가계산의 목적과 조직 관리에 필요한 원가 정보가 무엇이냐에 따라 원가대상이 달라지므로 면밀히 살펴 결정하여야 함

1 활동기준원가계산의 기초

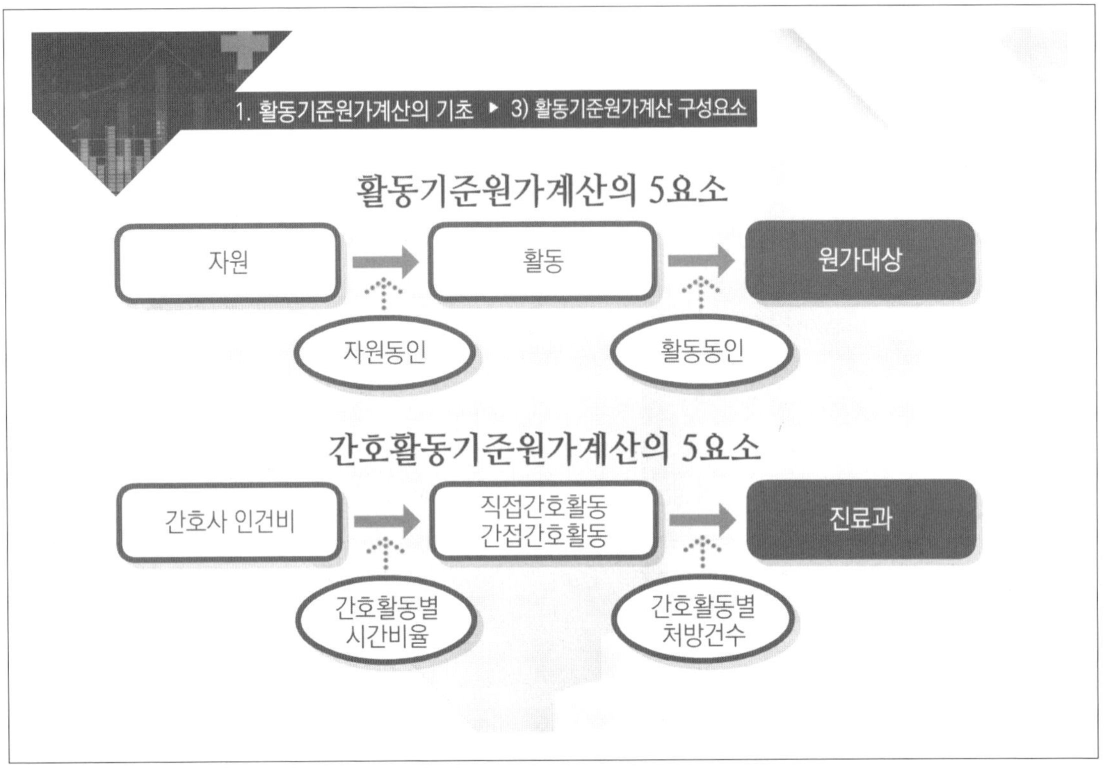

예시 활동기준원가계산의 5요소를 간호에 적용한 사례

- 자원 : 간호사 인건비
- 활동 : 직접간호활동, 간접간호활동
- 자원과 활동을 매칭하기 위한 원가계산 요소인 자원동인 : 간호활동별 시간비율
- 활동을 소비하는 원가대상 : 간호활동을 소비하는 각 진료과
- 활동과 원가대상을 매칭하기 위한 원가계산 요소인 활동동인 : 진료과에서 낸 간호활동별 처방건수

- 이와 같은 과정을 거쳐 간호사의 인건비였던 원가가 간호활동별 원가로 이전되고, 이는 다시 처방건수에 따라 나뉘어 진료과의 원가로 귀속되어 간호사의 인건비를 소비한 진료과의 원가로 배부, 최종적인 원가계산이 완성됨
- 기존의 원가계산 방법 : 원가를 원가대상에 원가배부기준을 한번만 써서 바로 배부
- 반면 활동기준원가계산 방법 : 원가를 활동에 한번 배부한 다음 활동을 원가대상에 배부하는 2단계 배부 방법으로 정확하고 세밀한 원가계산을 완성함

2 활동기준원가계산 방법

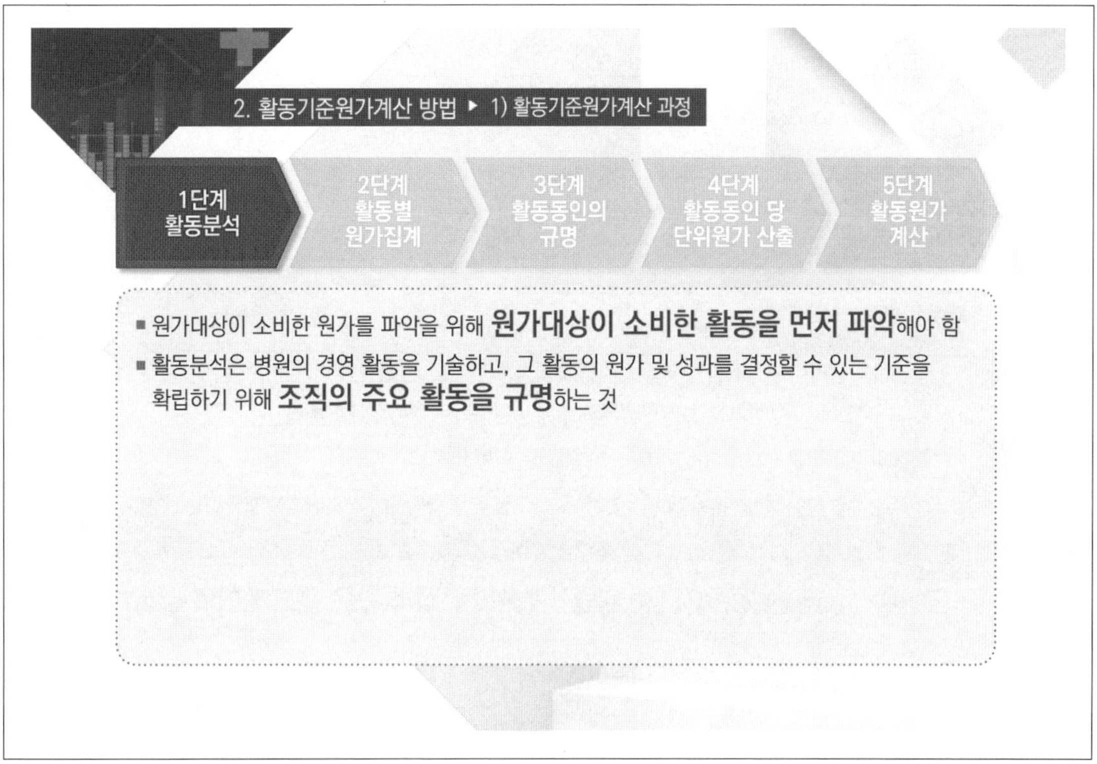

- 활동기준원가계산의 과정
  - 활동기준원가계산 구성 요소 각각을 확인하여
  - 원가계산의 출발점인 총원가를 합산과 배부를 통해 최종 원가대상으로 이전하는 과정
- 활동기준원가계산의 5 단계
- 활동분석으로부터 시작
  - 원가대상이 소비한 원가를 파악하기 위해 원가대상이 소비한 활동을 먼저 파악함
  - 활동분석은 병원의 경영 활동을 기술하고 그 활동의 원가 및 성과를 결정할 수 있는 기준을 확립하기 위해 조직의 주요 활동을 규명하는 것임

2 활동기준원가계산 방법

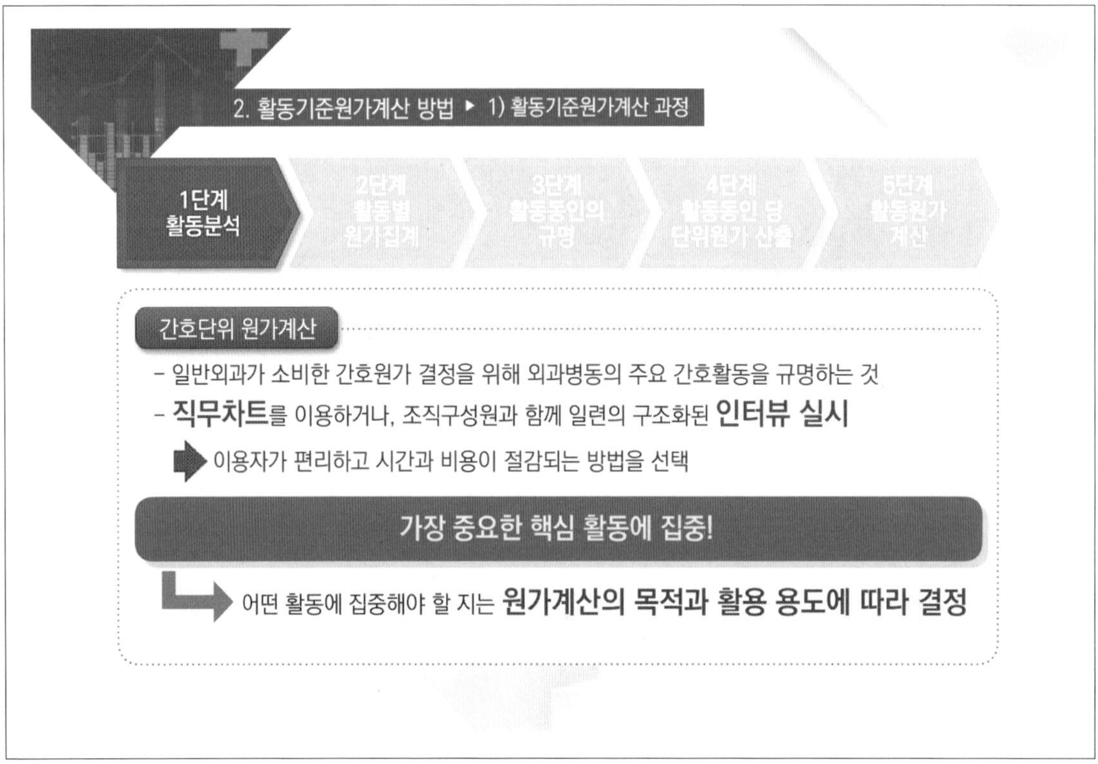

- 활동분석을 간호단위 원가계산에 적용한다면
  - 일반외과가 소비한 간호원가를 결정하기 위해 외과병동의 주요 간호활동을 규명하는 것
  - 활동분석을 위해서는 기존의 각 조직이 가지고 있는 직무차트를 이용하거나, 조직구성원과 함께 일련의 구조화된 인터뷰를 실시할 수도 있음
  - 어떤 방법이든 이용자가 편리하고 시간과 비용이 절감되는 방법을 선택함
- 활동 분석시에는 가장 중요한 핵심 활동에 집중하여야 함
  - 어떤 활동에 집중해야 할 지는 원가계산의 목적과 활용 용도에 따라 결정됨

2 활동기준원가계산 방법

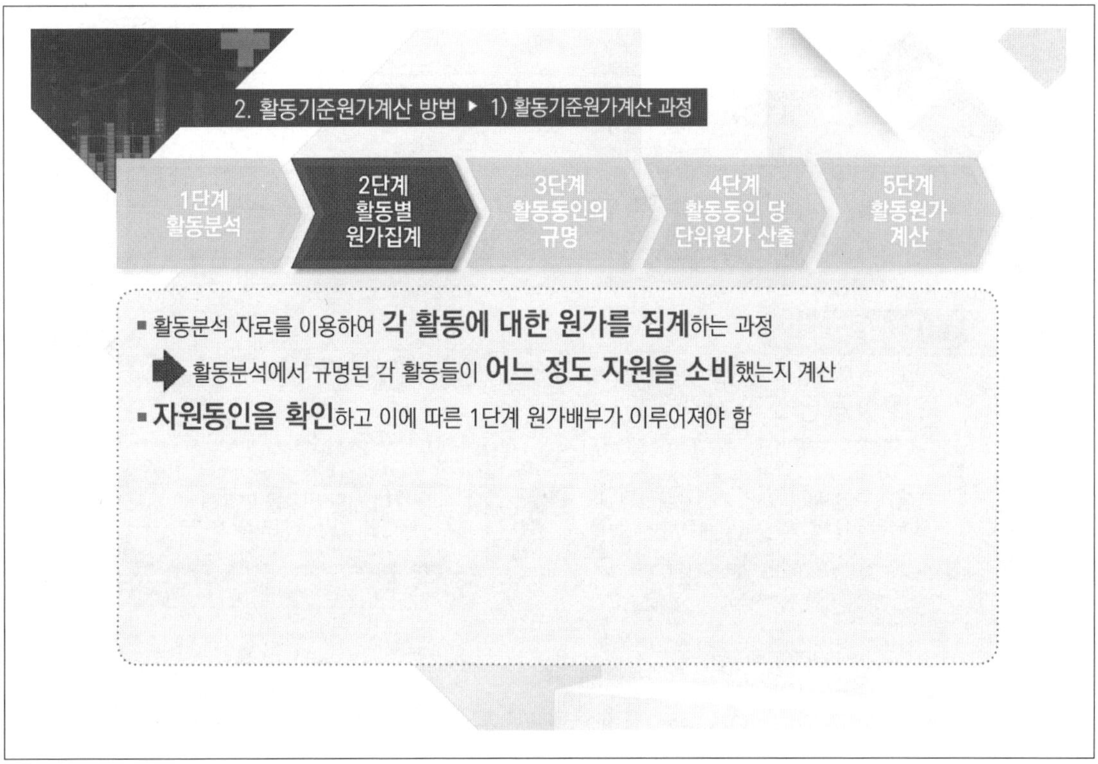

- 활동별 원가집계 : 활동분석 자료를 이용하여 각 활동에 대한 원가를 집계하는 과정
  - 활동분석에서 규명된 각 활동들이 어느 정도의 자원을 소비하였는가 하는 활동 당 총원가를 계산하는 단계
  - 이 단계에서 자원동인을 확인하고 이에 따른 1단계 원가배부가 이루어져야 함

2 활동기준원가계산 방법

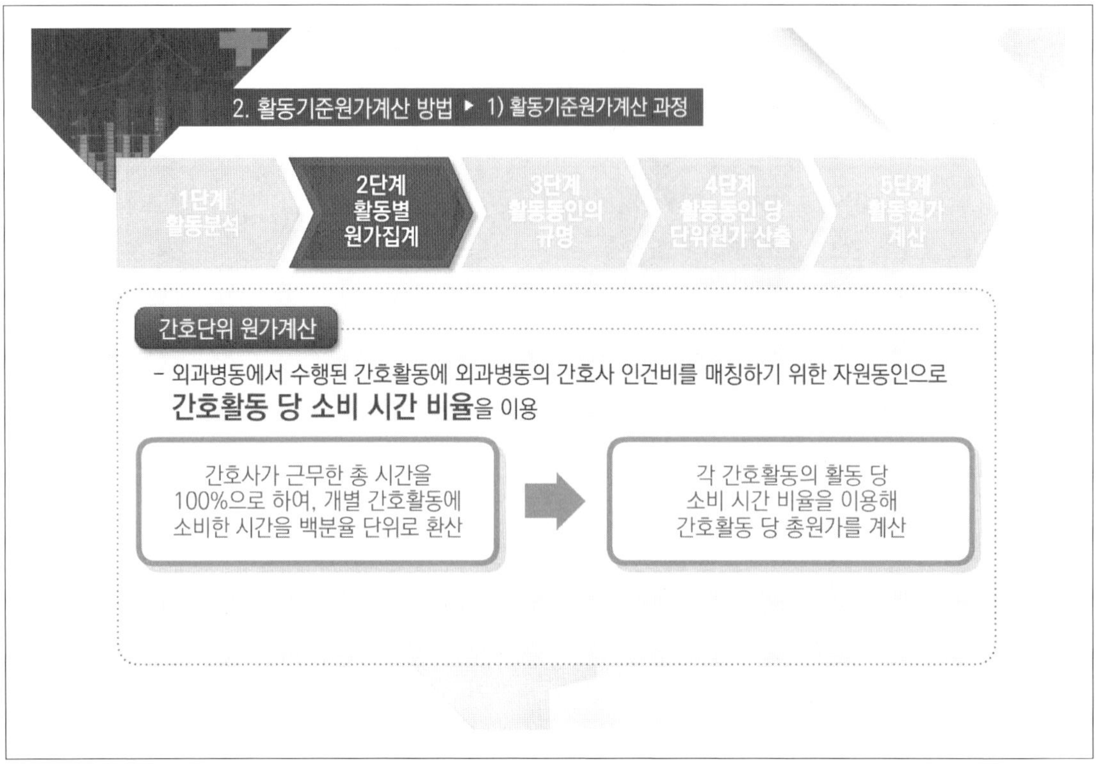

- 활동별 원가집계를 간호단위 원가계산에 적용한다면
  - 외과병동에서 수행된 간호활동에 외과병동의 간호사 인건비를 매칭하기 위한 적절한 자원동인으로 간호활동 당 소비 시간 비율을 이용할 수 있음
  - 간호사가 근무한 총 시간을 100%으로 하였을 때, 개별 간호활동 수행에 소비한 시간이 이의 몇 % 인지를 확인하여
  - 간호활동 각각의 소비시간 비율을 계산함
  - 간호사 인건비 총액과 백분율 단위로 환산한 각각 간호활동의 활동 당 소비 시간 비율을 이용하여 간호활동 당 총원가를 계산할 수 있음

2 활동기준원가계산 방법

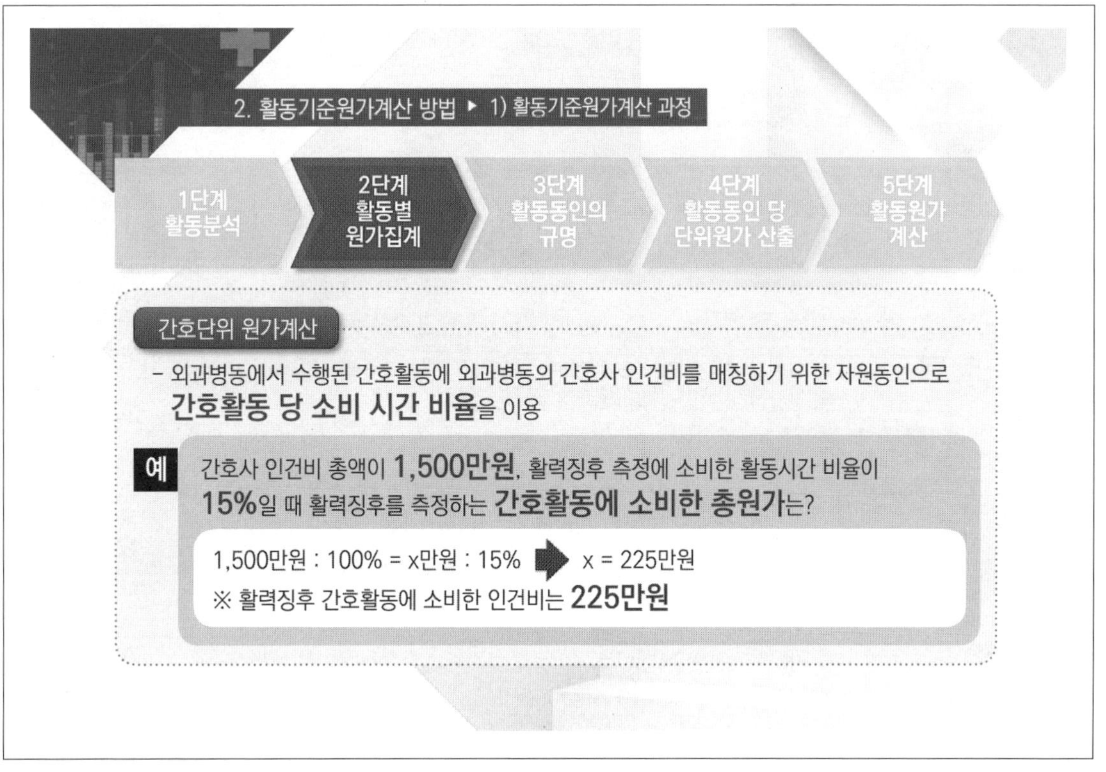

예시 간호단위 원가계산에 적용한 사례

- 간호사 인건비 총액이 1,500만원이고, 활력징후 측정에 소비한 활동시간 비율이 15% 라면, 활력징후를 측정하는 간호활동에 소비한 총원가는?
  - 비율식을 이용하여 계산

    1,500만원 : 100% = x만원 : 15%
  - 활력징후 간호활동에 소비한 인건비는 225만원
  - 간호사 인건비 1,500만원 중 활력징후를 측정하는 간호활동에 소비한 활동별 총원가는 225만원임

2 활동기준원가계산 방법

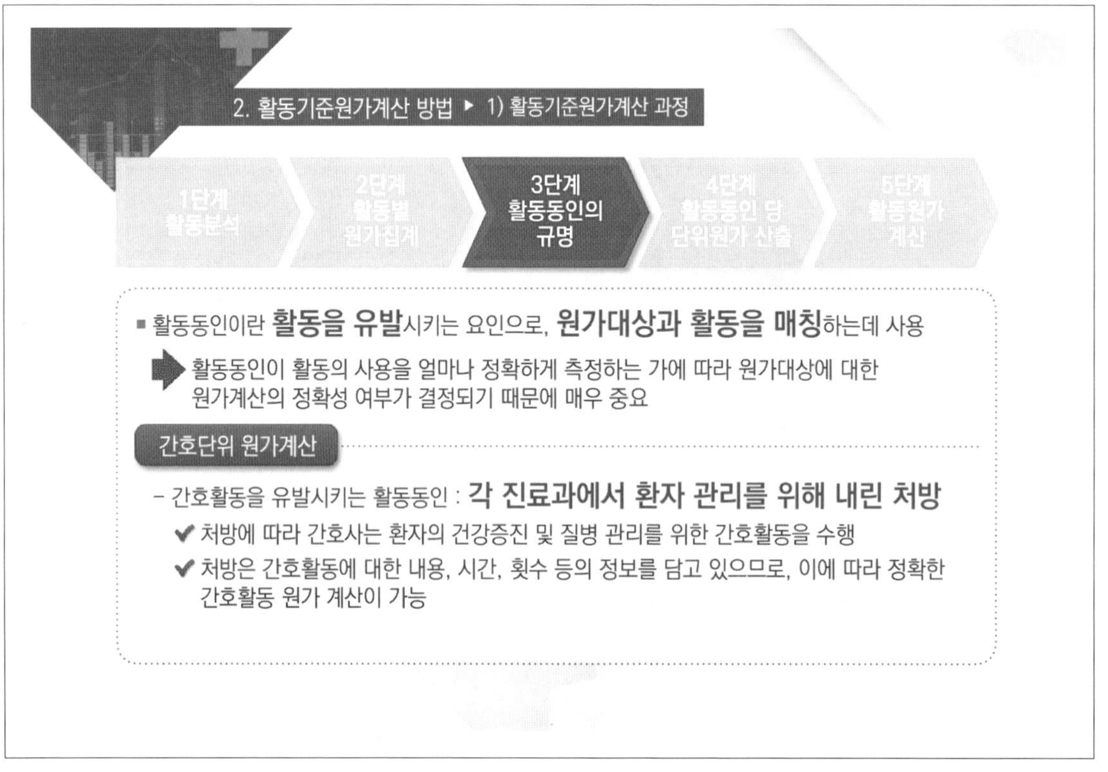

- 활동동인의 규명
- 활동동인 : 활동을 유발시키는 요인으로, 원가대상과 활동을 매칭하는데 사용
- 활동기준원가계산이 전통적 원가계산보다 정확한 원가정보를 제공할 수 있는 이유
  - 다양한 활동동인을 사용하기 때문
- 활동동인이 활동의 사용을 얼마나 정확하게 측정하는 가에 따라 원가대상에 대한 원가계산의 정확성 여부가 결정되기 때문에 매우 중요함
- 간호단위 원가계산을 위한 활동동인
  - 간호활동을 유발시키는 활동동인 : 각 진료과에서 환자 관리를 위해 내린 처방이 될 수 있음
  - 처방에 따라 간호사는 환자의 건강증진 및 질병 관리를 위한 간호활동을 수행하기 때문
  - 처방은 간호활동에 대한 내용, 시간, 횟수 등의 정보를 담고 있기 때문에 이에 따라 정확하게 간호활동 원가 계산이 가능함

2 활동기준원가계산 방법

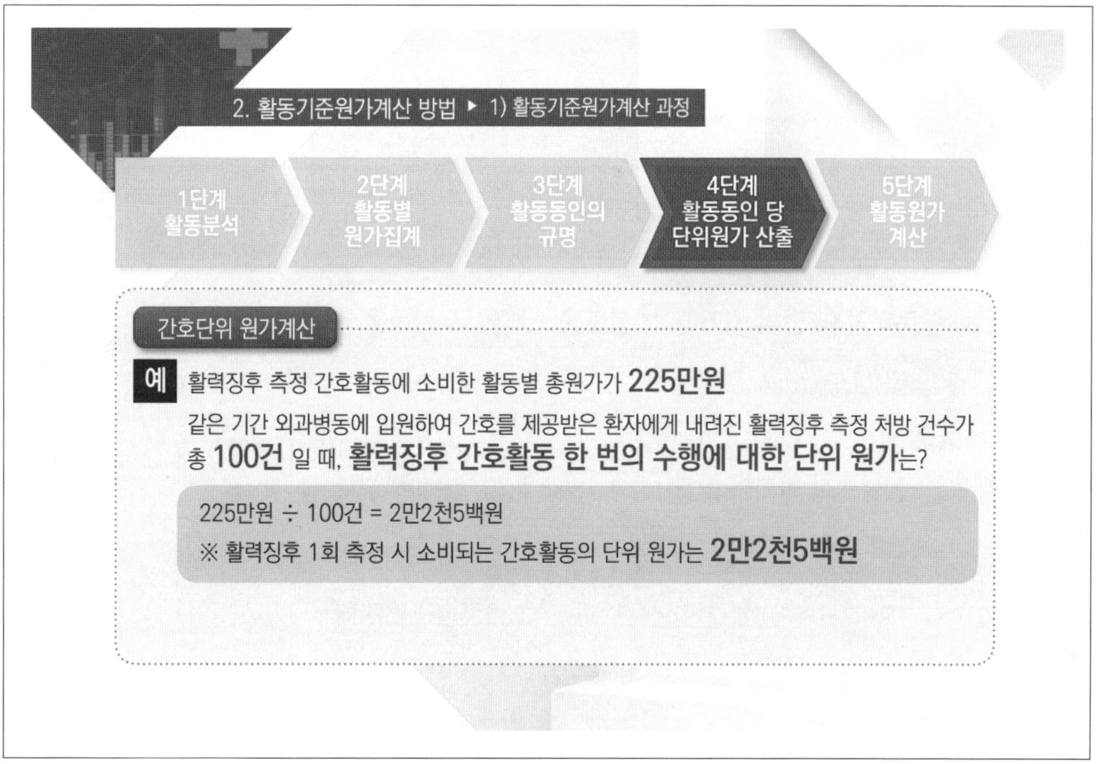

- 활동동인 당 단위원가 산출 : 2단계에서 산출된 활동 당 총원가를 3단계에서 규명된 활동동인으로 나누어 활동동인 당 단위 원가를 산출하는 단계
  - 활동의 대용치로 사용하고 있는 활동동인 당 단위 원가가 얼마인지를 산출하는 것

- 간호단위 원가계산에 적용해보면
  - 활력징후 측정 간호활동에 소비한 활동별 총원가가 225만원이고
  - 같은 기간 외과병동에 입원하여 간호를 제공받은 환자에게 내려진 활력징후 측정 처방 건수가 총 100건이라면 활력징후 간호활동 한 번의 수행에 대한 단위 원가는
  - 활력징후 측정 간호활동에 소비한 활동별 총원가 225만원을 활력징후 측정 처방 건수 100건으로 나눔(225만원 / 100건 = 2만2천5백원)
  - 즉 활력징후 1회 측정 시 소비되는 간호활동원가는 2만2천5백원으로 계산됨

2 활동기준원가계산 방법

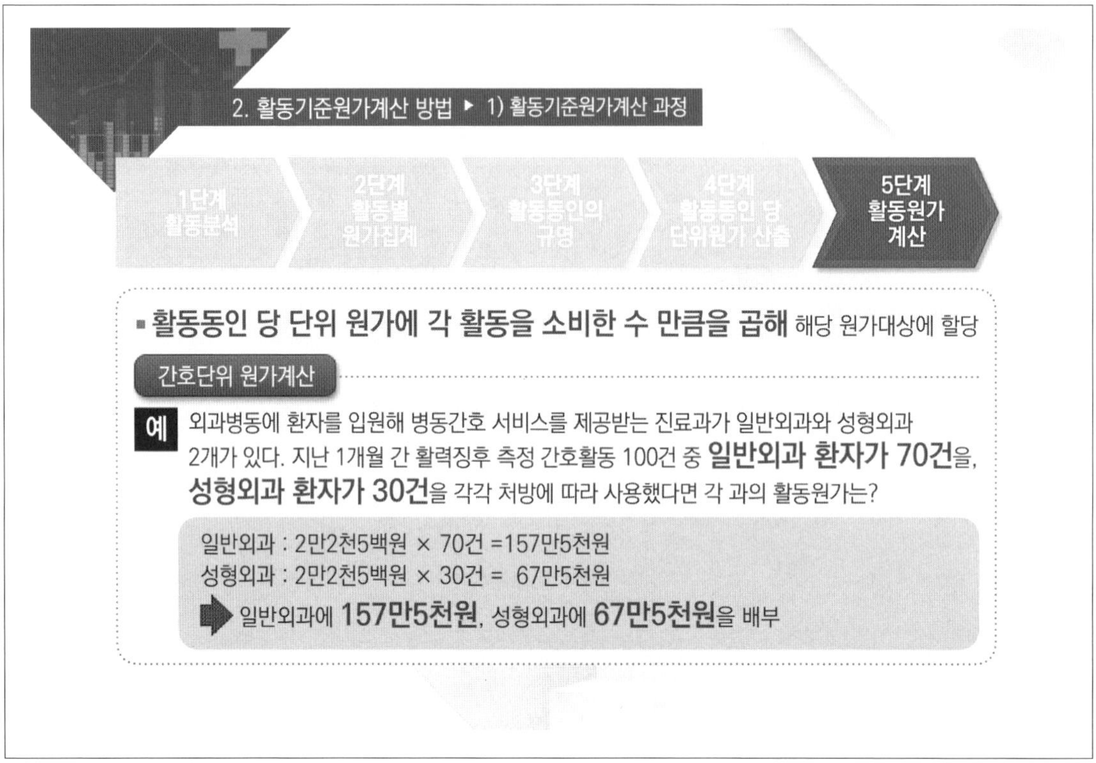

- 활동원가계산 : 4단계에서 산출된 활동동인 당 단위 원가에 각 활동을 소비한 수 만큼을 곱하여 해당 원가대상에 할당
- 간호단위 원가계산에 적용해 보면
  - 외과병동에 환자를 입원하여 병동간호 서비스를 제공받는 진료과가 각각 일반외과와 성형외과 2개가 있고
  - 지난 1개월 간 활력징후 측정 간호활동 100건 중에서 일반외과 환자가 70건을, 성형외과 환자가 30건을 각각 처방에 따라 사용하였다면, 각 과의 활동원가는
  - 일반외과 : 2만2천5백원×70건 = 157만5천원 소비
  - 성형외과 : 2만2천5백원×30건 = 67만5천원 소비
  - 최종 원가대상인 일반외과와 성형외과에 각각 157만5천원과 67만5천원을 배부해 주어 원가계산을 완성함

2 활동기준원가계산 방법

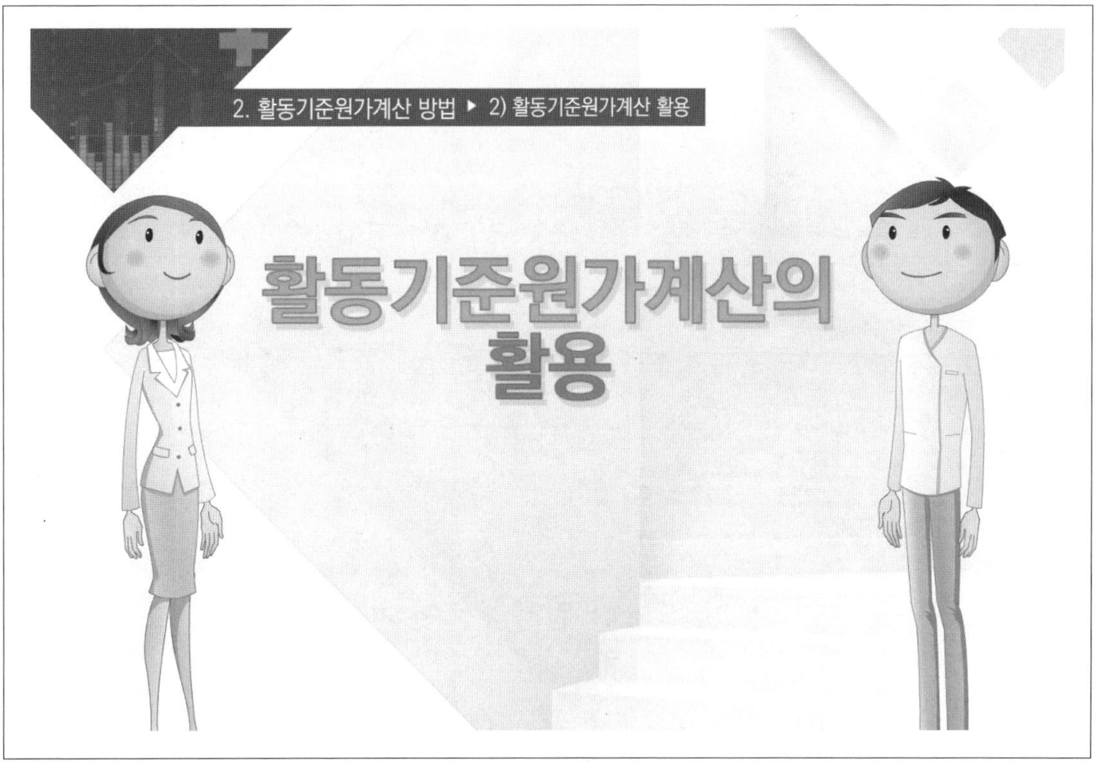

- 활동기준원가계산의 장점 : 총원가에서 차지하는 간접비의 비율이 큰 서비스업에서 기존 원가 시스템보다 정교하게 원가를 산출할 수 있음
- 따라서 제조업뿐 아니라 여러 산업과 서비스조직에서 활용 가능함
- 또한 인과관계를 중심으로 추적하여 조직의 의사결정 질을 한 차원 더 높일 수 있음

2 활동기준원가계산 방법

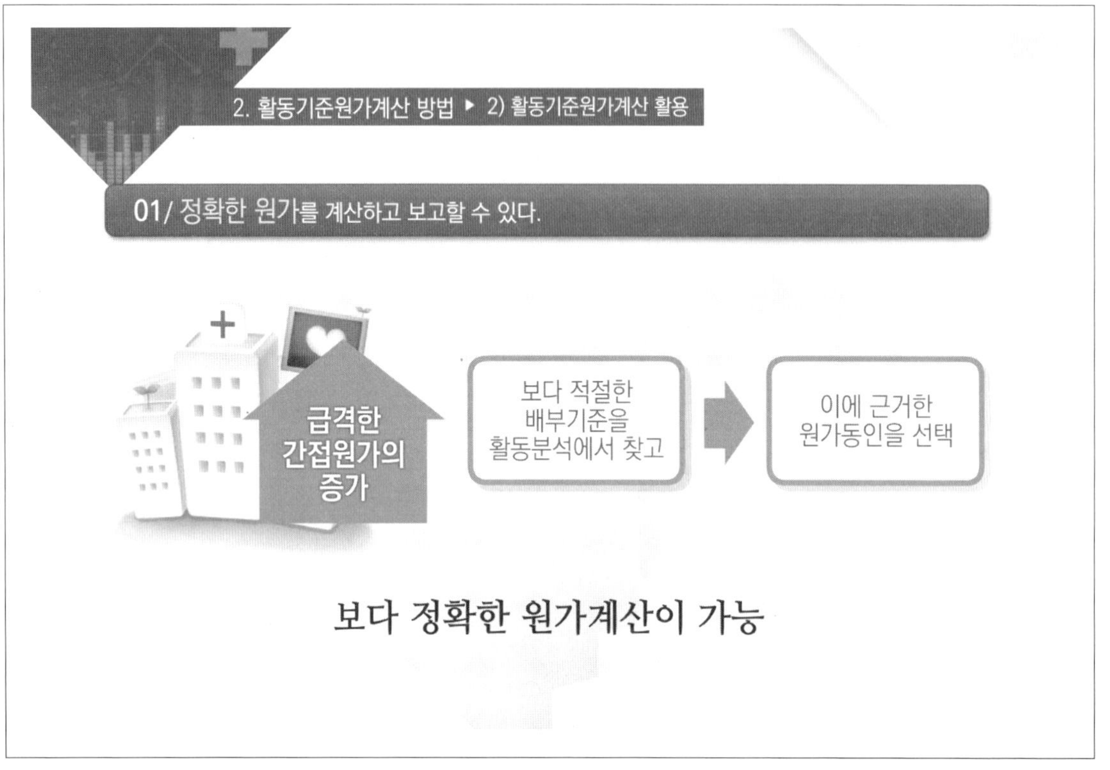

- 활동기준원가계산의 활용
- 정확한 원가를 계산하고 보고할 수 있음
  - 급격히 증가하고 있는 병원의 간접원가를 보다 적절하게 배부하기 위한 기준을 활동분석에서 찾고
  - 이에 근거한 원가동인을 선택함으로써
  - 보다 정확한 원가계산을 가능케 함

2 활동기준원가계산 방법

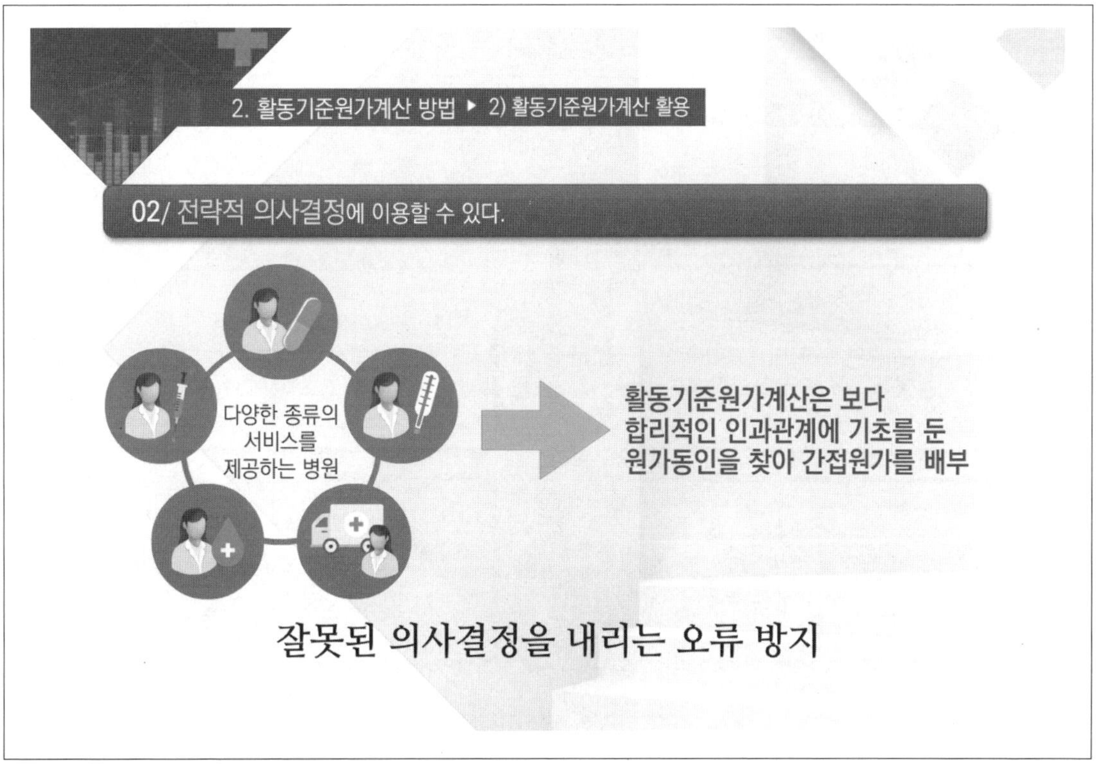

- 전략적 의사결정에 이용할 수 있음
  - 다양한 종류의 서비스를 제공하는 병원에서 활동기준원가계산은 보다 합리적인 인과관계에 기초를 둔 원가동인을 찾아 간접원가를 배부함으로써
  - 잘못된 의사결정을 내리는 오류를 방지함

2 활동기준원가계산 방법

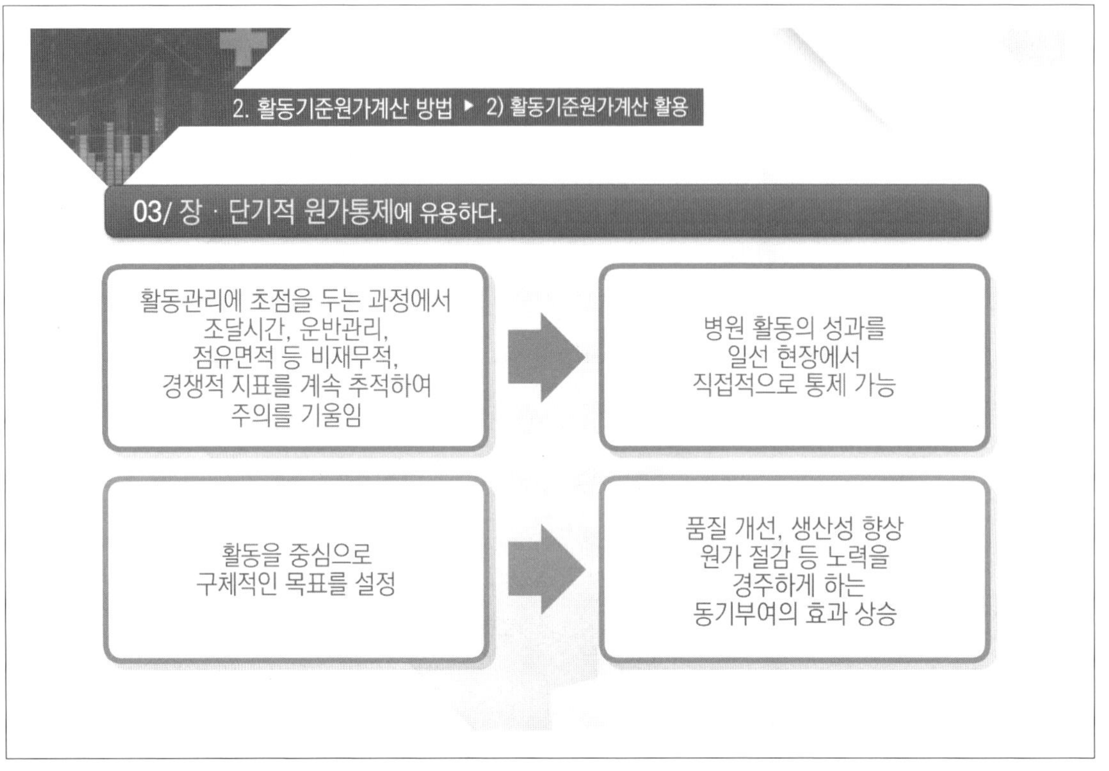

- 장 · 단기적 원가통제에 유용
  - 활동기준원가계산은 활동관리에 초점을 두는 과정에서 조달시간, 운반관리, 점유면적 등 비재무적, 경쟁적 지표를 계속 추적하여 주의를 기울임으로써
  - 병원 활동의 성과를 일선 현장에서 직접적으로 통제 가능함
  - 또한 활동을 중심으로 구체적인 목표를 설정함으로써
  - 품질 개선이나 생산성 향상, 원가 절감 등의 노력을 경주하게 하는 동기부여 효과의 상승도 기대할 수 있음

2 활동기준원가계산 방법

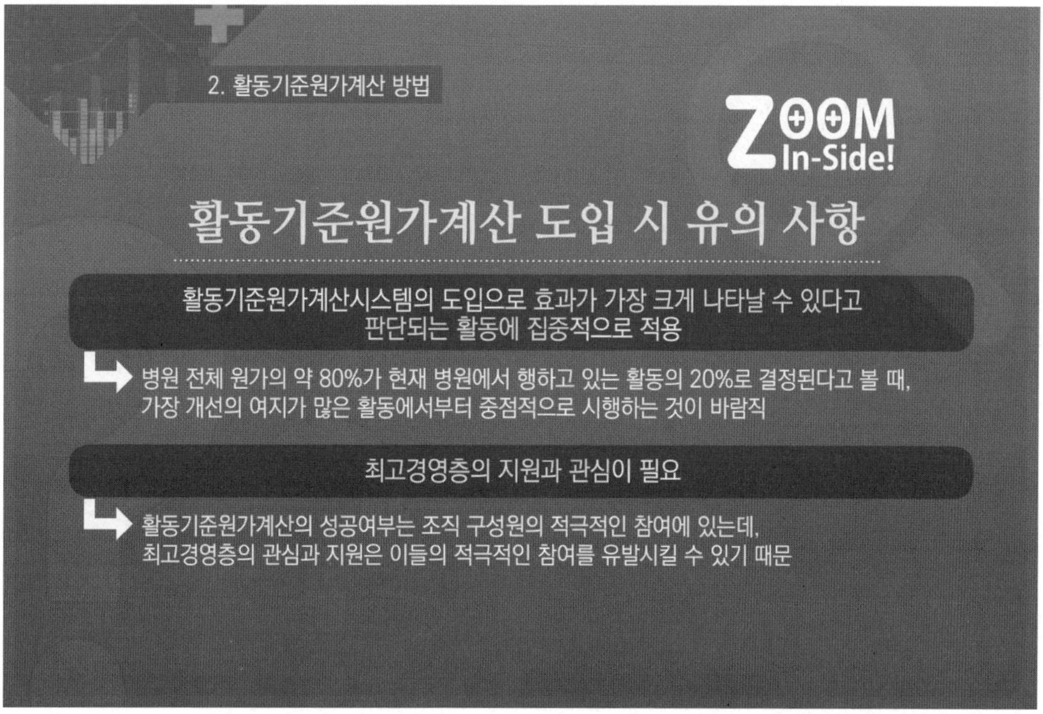

- 활동기준원가계산 도입 시 유의사항
- 활동기준원가계산시스템의 도입으로 효과가 가장 크게 나타날 수 있다고 판단되는 활동에 집중적으로 적용하는 것이 중요
  - 병원 전체 원가의 약 80%가 현재 병원에서 행하고 있는 활동의 20%로 결정된다고 볼 때, 가장 개선의 여지가 많은 활동에서부터 중점적으로 시행하는 것이 바람직
- 최고경영층의 지원과 관심이 있어야 함
  - 활동기준원가계산의 성공여부는 조직 구성원의 적극적인 참여에 있는데, 최고경영층의 관심과 지원은 이들의 적극적인 참여를 유발시킬 수 있기 때문

2 활동기준원가계산 방법

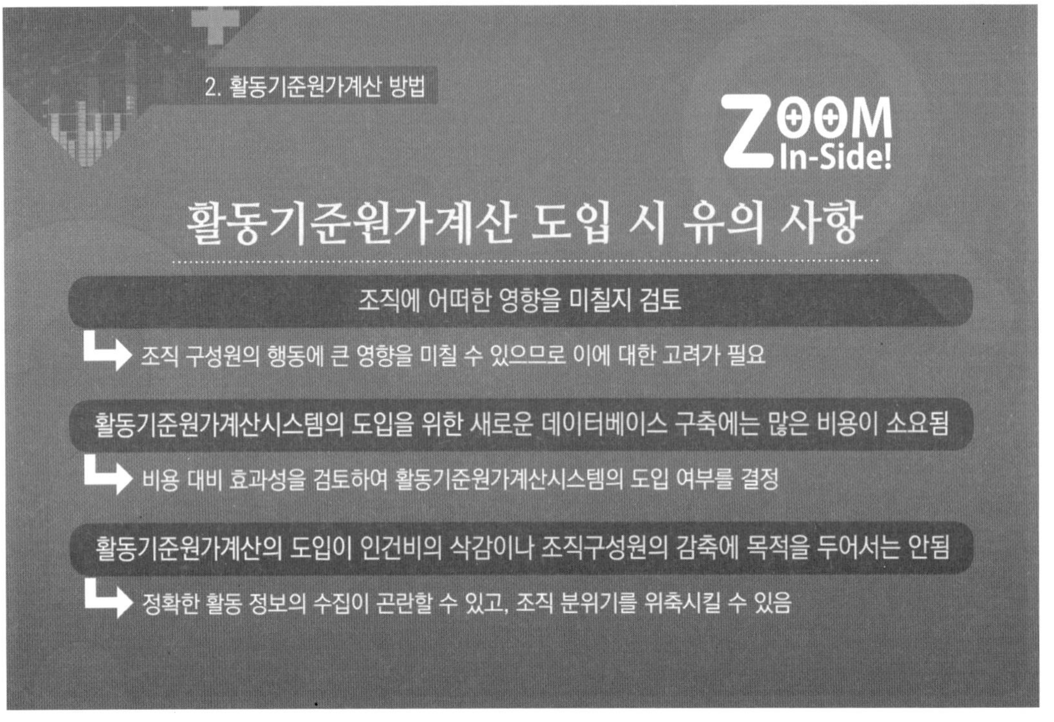

- 조직에 어떠한 영향을 미칠 지를 검토
  - 때론 이해관계에 따라 조직 구성원의 행동에 큰 영향을 미칠 수 있으므로 이에 대한 고려가 중요함
- 활동기준원가계산시스템의 도입을 위한 새로운 데이터베이스를 구축하는 데에는 많은 비용이 든다는 점을 고려
  - 비용 대비 효과성을 검토하여 활동기준원가계산시스템의 도입 여부를 결정해야 함
- 활동기준원가계산의 도입이 인건비의 삭감이나 조직구성원의 감축에 목적을 두어서는 안됨
  - 정확한 활동 정보의 수집이 곤란할 수 있고 또한 조직 분위기를 위축시킬 수 있음

확인하기

Q1 다음 중 활동기준원가계산의 구성 요소가 아닌 것은?

① 자원 ② 활동
③ 원가 ④ 자원동인

정답 ③ 활동기준원가 구성요소는 자원, 활동, 원가대상, 자원동인, 활동동인이다.

Q2 다음의 문장이 맞으면 ○, 틀리면 ×를 고르시오.

활동에 의해 소비되는 자원의 양을 측정하기 위한 기준은 활동동인이다.

① ○ ② ×

정답 ② 활동에 의해 소비되는 자원의 양을 측정하기 위한 기준은 자원동인이다.

Q3 다음의 문장이 맞으면 ○, 틀리면 ×를 고르시오.

원가대상은 원가계산 목적에 따라 달라진다.

① ○ ② ×

정답 ① 원가대상은 완성된 제품이나 독립된 서비스로 원가계산 목적이나 조직관리에 필요한 원가정보가 무엇인가에 따라 매번 달라진다.

Q4 다음의 문장이 맞으면 ○, 틀리면 ×를 고르시오.

활동기준원가계산을 위한 첫 단계는 활동분석이다.

① ○ ② ×

정답 ① 활동분석은 병원 경영 활동을 기술하고 활동 원가 및 성과를 결정할수 있는 기준을 확립하기 위해 조직의 주요 활동을 규명하는 것으로 활동기준원가계산을 위한 첫 단계이다.

Q5 다음의 문장이 맞으면 ○, 틀리면 ×를 고르시오.

활동기준원가계산은 경영의사결정 시, 조직의 의사결정의 질을 더 높일 수 있는 장점이 있다.

① ○ ② ×

정답 ① 활동기준원가계산은 원가를 인과관계를 중심으로 추적하여 조직의 의사결정 질을 한 차원 더 높일 수 있는 장점이 있다.

정리하기

1. 활동기준원가계산의 기초

1) 활동기준원가계산 발전 과정

기존의 원가계산방법에서 간접비 배부 방법의 정확성이 떨어지는 것을 보완하기 위해 고안된 방법

2) 활동기준원가계산 개념

원가는 활동에 의해 야기되는 것으로 보고, 자원동인과 활동동인을 이용한 2단계 배부를 통해 원가를 계산함

3) 활동기준원가계산 구성요소

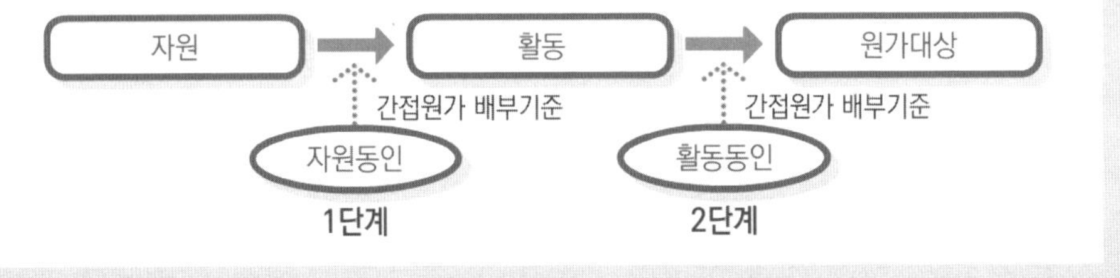

2. 활동기준원가계산 방법

1) 활동기준원가계산 과정

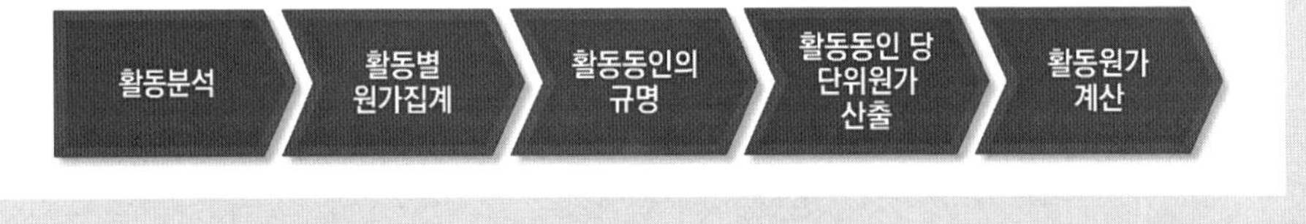
활동분석
활동별 원가집계
활동동인의 규명
활동동인 당 단위원가 산출
활동원가 계산

2) 활동기준원가계산 활용

- 정확한 원가계산과 보고 기능
- 전략적 의사결정에 이용 가능
- 장·단기의 원가통제에 유용

제6장

시간동인 활동기준원가계산 (TD-ABC)

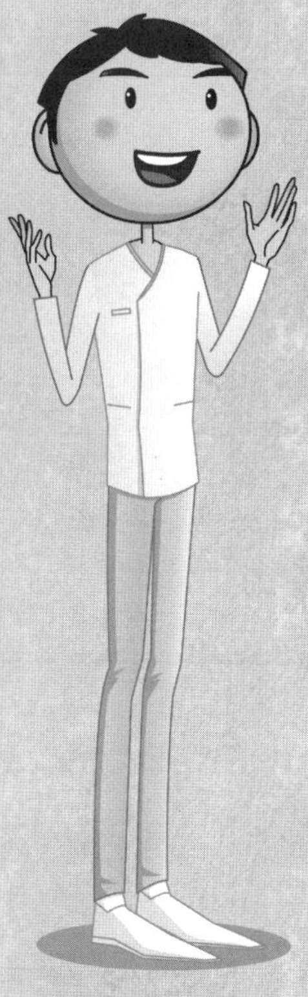

- 학습내용

1. 시간동인 활동기준원가계산의 기초
2. 시간동인 활동기준원가계산 방법

- 학습목표

1. 시간동인 활동기준원가계산의 도입 배경과 개념을 설명할 수 있다.
2. 시간동인 활동기준원가계산 사례를 이해하고 간호단위 원가계산에 활용할 수 있다.

1 시간동인 활동기준원가계산의 기초

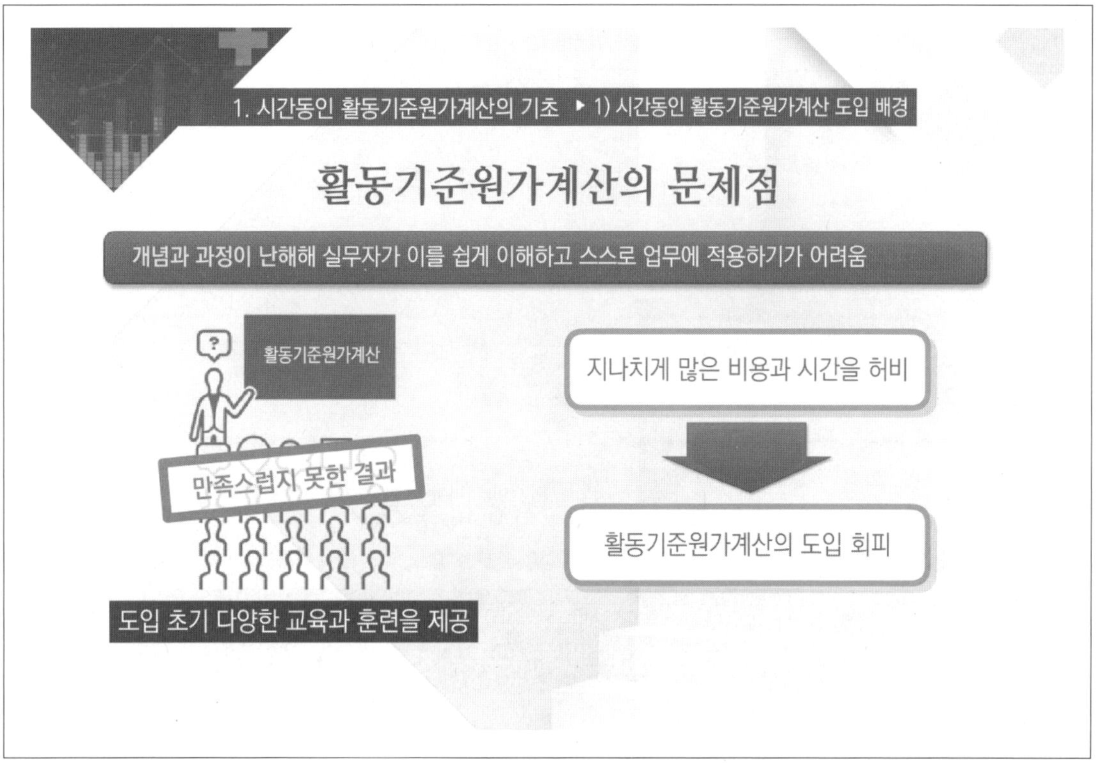

- 활동기준원가계산의 문제점
  - 활동기준원가계산의 개념과 적용과정이 난해해 실무자가 이를 쉽게 이해하고 스스로 업무에 적용하기가 어려움
  - 이를 위해 도입 초기에 많은 병원에서 활동기준원가계산을 이해시키기 위한 다양한 교육과 훈련을 제공하였으나 만족스럽지 못한 결과가 대부분이었음
- 이러한 과정에서 지나치게 많은 비용과 시간을 허비하게 되고
- 구성원들로부터 활동기준원가계산 도입의 반발을 사게 됨
- 결과적으로 활동기준원가계산의 도입을 회피하는 요인으로 작용함

1 시간동인 활동기준원가계산의 기초

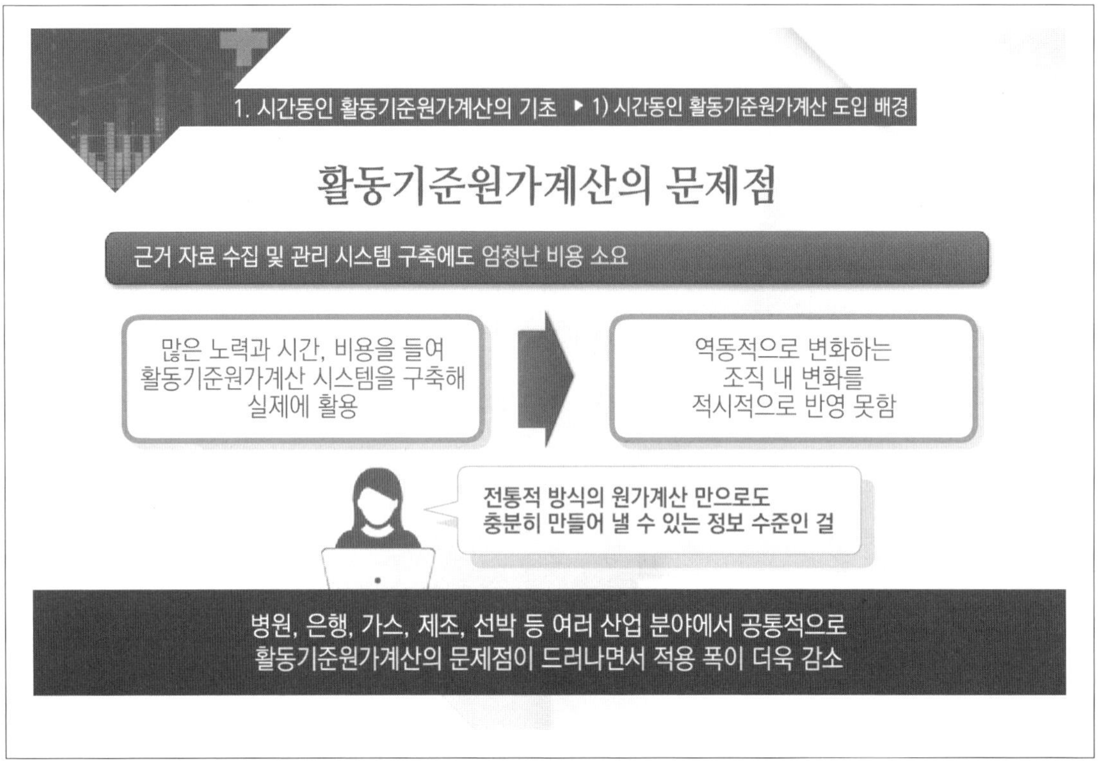

- 활동기준원가계산을 수행하기 위해 근거 자료를 수집하고 이를 관리하는 시스템을 구축에도 엄청난 비용 소요
  - 많은 노력과 시간, 비용을 들여 활동기준원가계산 시스템을 구축해 실제에서 활용해 본 결과, 활동기준원가계산 시스템이 역동적으로 변화하는 조직 내 변화를 적시적으로 반영하지 못함을 확인함
  - 또한 제공하는 원가정보가 기존의 전통적 방식의 원가계산 만으로도 충분히 만들어 낼 수 있는 정보 수준이라는 인식이 확대됨
- 활동기준원가계산의 이러한 문제점은 병원, 은행, 가스, 제조, 선박 등 여러 산업 분야에서 공통적으로 드러나면서 점점 적용의 폭이 좁아짐

1 시간동인 활동기준원가계산의 기초

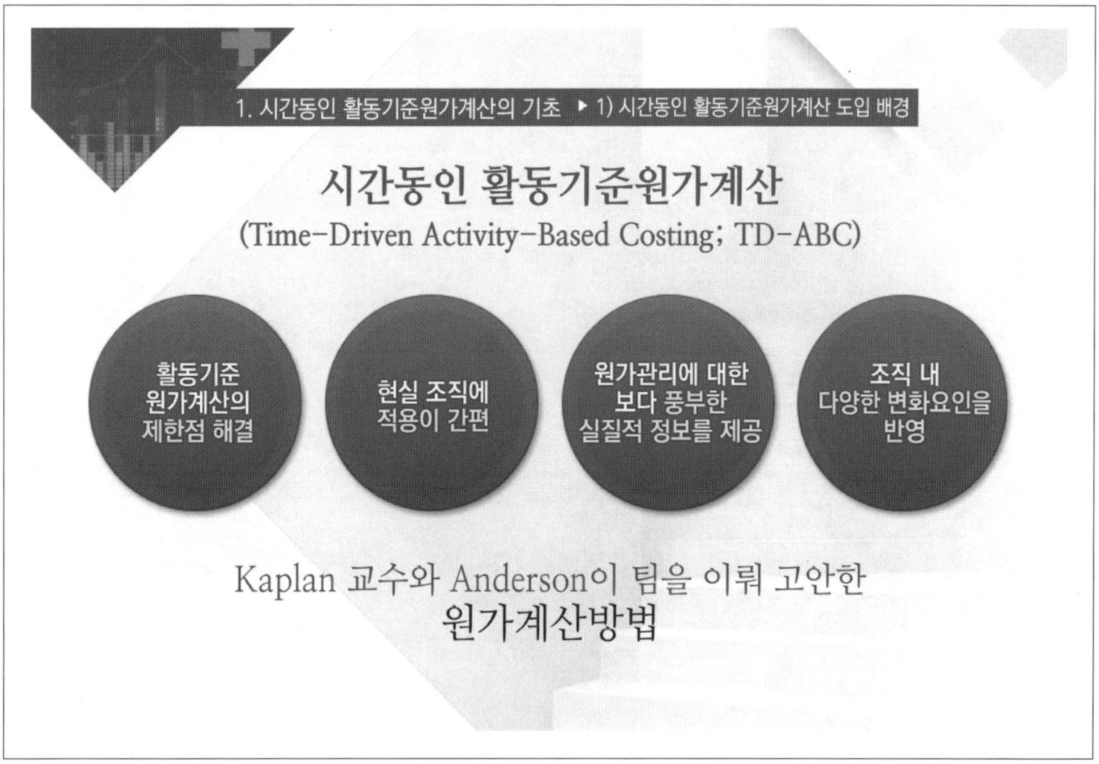

- 시간동인 활동기준원가계산 : 미국 하버드 경영대학원의 Kaplan교수가 Anderson과 팀을 이루어 고안한 원가계산방법
  - 활동기준원가계산의 제한점을 해결하고
  - 현실 조직에 적용이 간편하면서
  - 원가관리에 대한 보다 풍부한 실질적 정보를 제공하며
  - 조직 내 다양한 변화요인을 반영할 수 있는 원가계산방법을 제안함

1 시간동인 활동기준원가계산의 기초

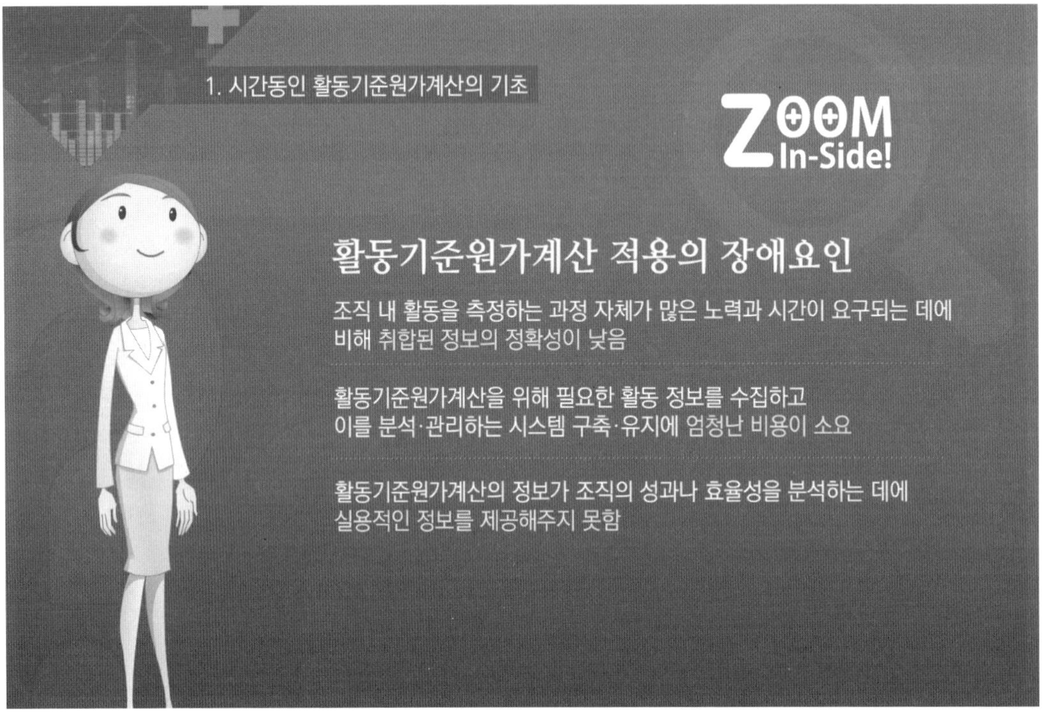

- 활동기준원가계산 적용의 장애요인은 시간동인 활동기준원가계산이 등장하게 된 중요한 원인이자 배경 요인
- 활동기준원가계산 적용의 장애요인의 극복이 곧 시간동인 활동기준원가계산의 장점임
- 활동기준원가계산 적용의 장애요인
  - 조직 내 활동을 측정하는 과정 자체가 많은 노력과 시간이 요구되는 데에 비해 취합된 정보의 정확성이 낮음
  - 활동기준원가계산을 위해 필요한 활동 정보를 수집하고 이를 분석, 관리하는 시스템을 구축하고 유지하는 데에 엄청난 비용이 소요됨
  - 활동기준원가계산의 정보가 조직의 성과나 효율성을 분석하는 데에 실용적인 정보를 제공해주지 못함

1 시간동인 활동기준원가계산의 기초

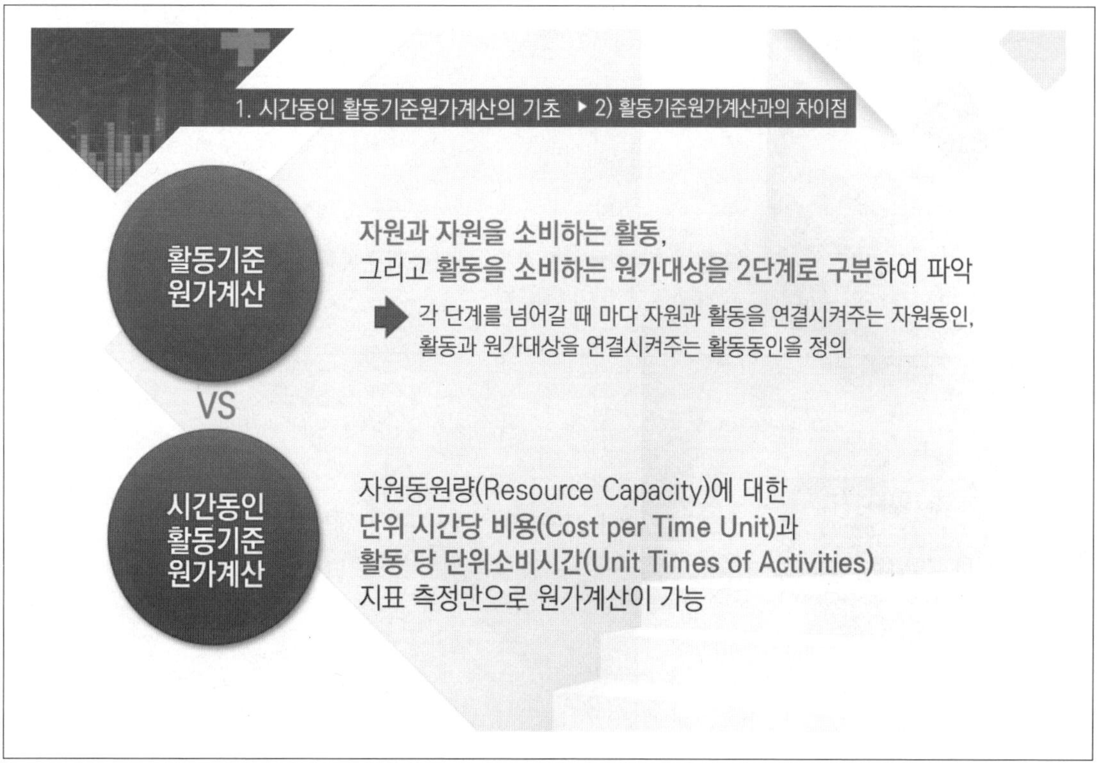

- 활동기준원가계산과 시간동인 활동기준원가계산의 차이점
- 활동기준원가계산
  - 자원과 자원을 소비하는 활동, 그리고 활동을 소비하는 원가대상을 2단계로 구분하여 파악
  - 각 단계를 넘어갈 때 마다 자원과 활동을 연결시켜주는 자원동인, 활동과 원가대상을 연결시켜주는 활동동인을 사용함
- 시간동인 활동기준원가계산
  - 자원동원량(Resource Capacity)에 대한 단위 시간당 비용(Cost per Time Unit)
  - 활동 당 단위소비시간(Unit Times of Activities)
  - 위의 두 가지 지표만으로 원가계산이 가능

1 시간동인 활동기준원가계산의 기초

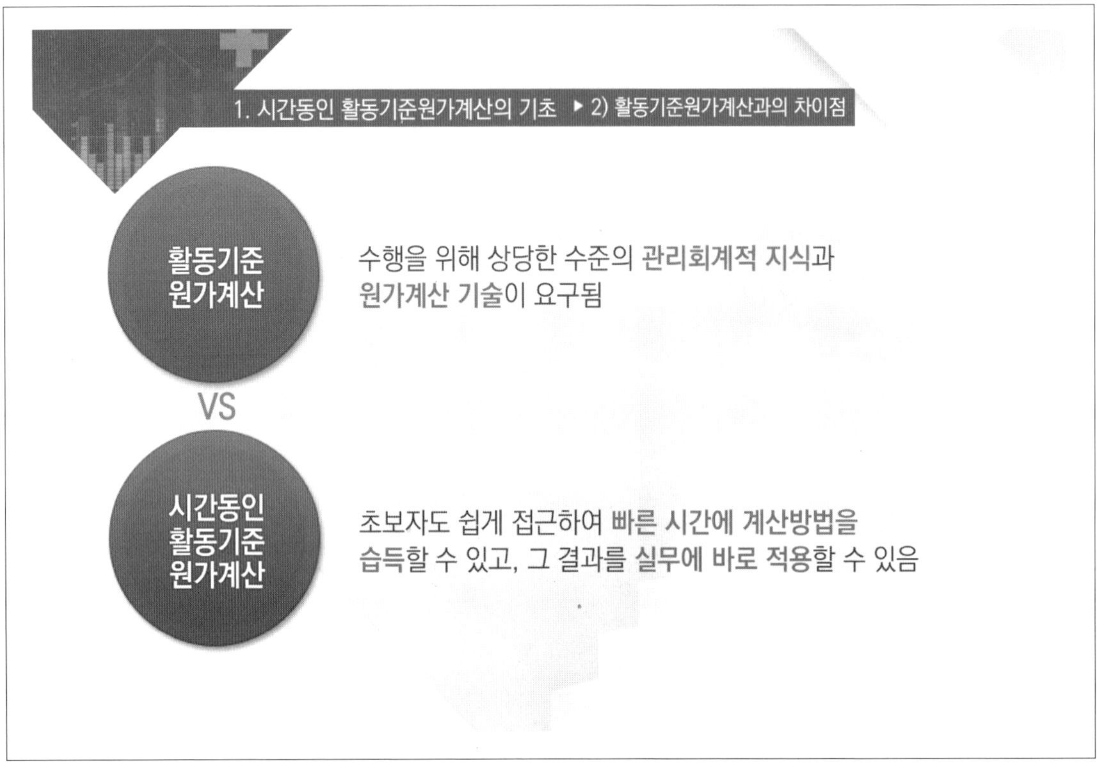

- 활동기준원가계산을 수행하기 위해서는 상당한 수준의 관리회계적 지식과 원가계산 기술을 필요로 함
- 반면 시간동인 활동기준원가계산은 초보자도 쉽게 접근하여 빠른 시간에 계산방법을 습득할 수 있음
  - 그 결과를 실무에 바로 적용할 수 있음
  - 두 가지 지표를 확인함에 있어서도 시간동인 활동기준원가계산에서는 손쉬운 방법을 선택
- 활동기준원가계산의 초점 : 정확한 원가의 계산
- 시간동인 활동기준원가계산의 초점 : 원가 정보를 이용한 다양한 원가 관리와 이의 활용

1 시간동인 활동기준원가계산의 기초

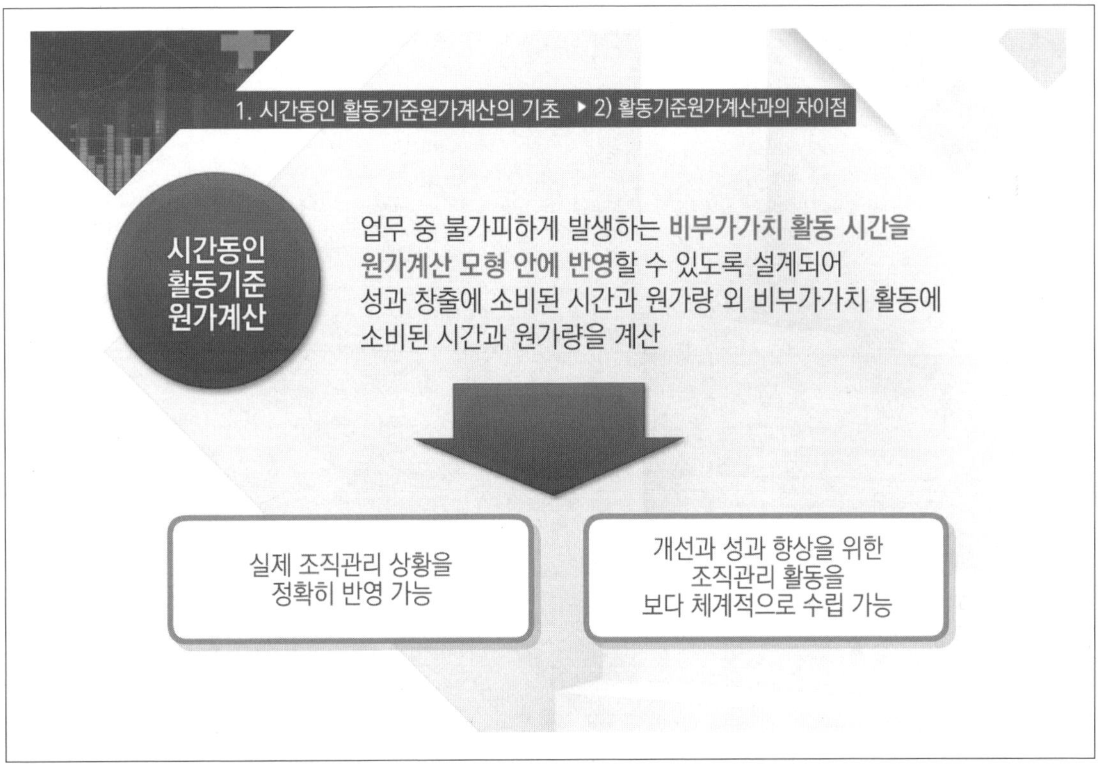

- 시간동인 활동기준원가계산
  - 업무 중 불가피하게 발생하는 비부가가치 활동 시간을 원가계산 모형 안에 반영할 수 있도록 설계되어, 성과 창출에 소비된 시간과 원가량 외에 비부가가치 활동에 소비된 시간과 원가량을 계산할 수 있음
  - 따라서 조직관리 상황을 정확히 반영할 수 있고
  - 조직 개선과 성과 향상을 위한 조직관리 활동을 보다 체계적으로 수립하는 것이 가능함
  - 즉 시간동인 활동기준원가계산은 단순한 원가계산을 넘어 원가분석과 원가관리를 통한 조직관리가 가능하다는 점에서 이전의 원가계산방법과 차이가 있음

1 시간동인 활동기준원가계산의 기초

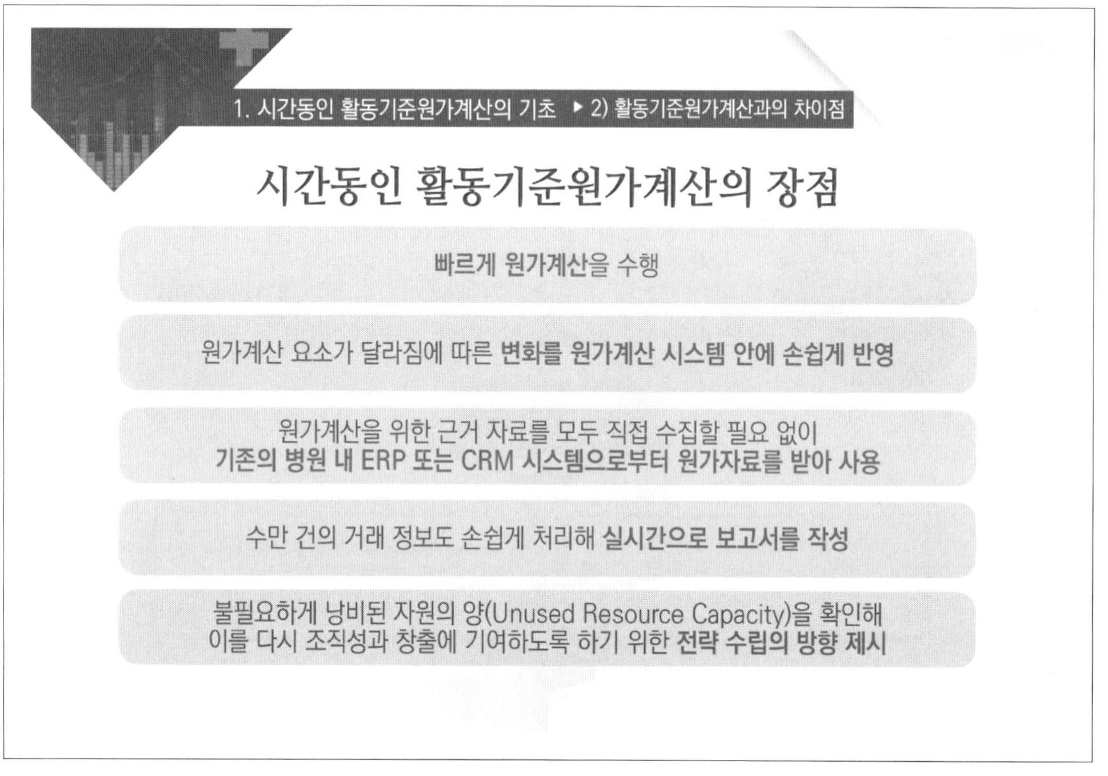

- 시간동인 활동기준원가계산의 장점
  - 시간동인 활동기준원가계산은 빠르게 원가계산을 수행할 수 있음
  - 원가계산 요소가 달라짐에 따른 변화를 원가계산 시스템 안에 손쉽게 반영 가능함
  - 원가계산을 위한 근거 자료를 모두 직접 수집할 필요 없이 기존의 병원 내 ERP 또는 CRM 시스템으로부터 원가자료를 받아 사용하는 것이 가능함
  - 수만건의 거래 정보도 손쉽게 처리하여 실시간으로 보고서를 작성할 수 있음
  - 간호관리자에게 필요한 정보인 불필요하게 낭비된 자원의 양을 확인해 이를 다시 조직성과 창출에 기여하도록 하기 위한 전략 수립의 방향을 제시해 줌

1 시간동인 활동기준원가계산의 기초

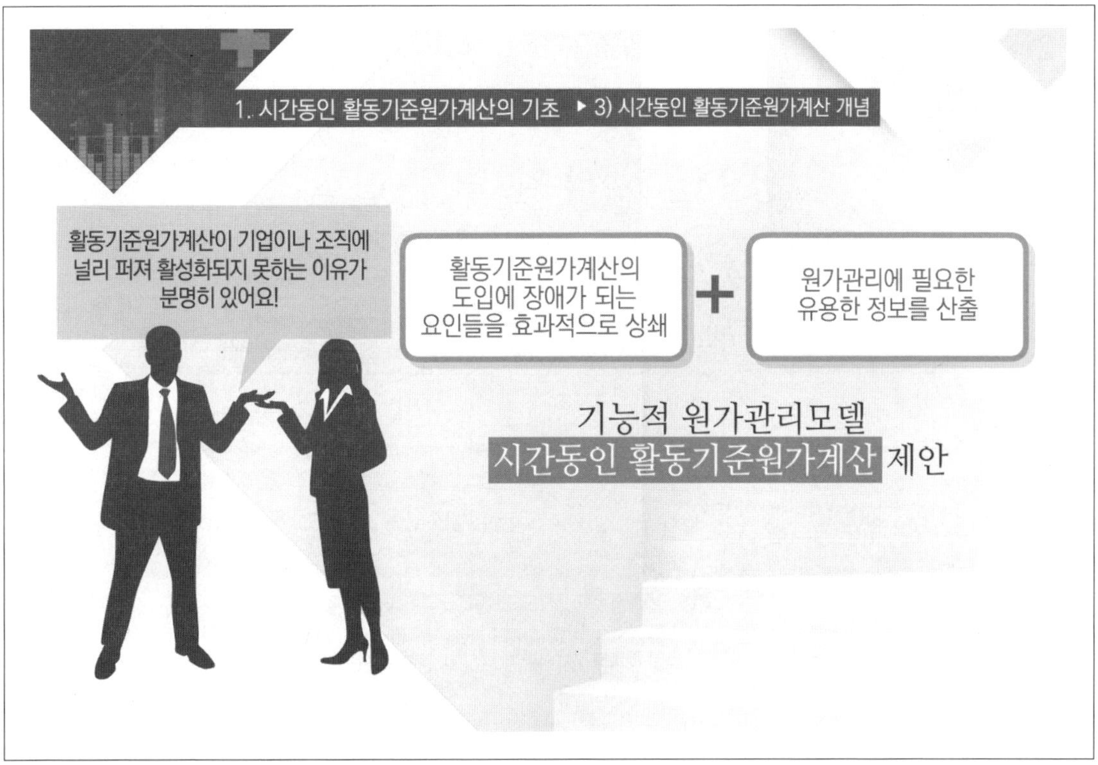

- Kaplan과 Anderson이 시간동인 활동기준원가 계산을 제시하게 된 이유
  - 이전의 활동기준원가계산이 기업이나 조직에 널리 퍼져 활성화되지 못하는 데에 의문을 가짐
  - 반대의 관점에서 활동기준원가계산의 도입에 장애가 되는 요인들을 효과적으로 상쇄하며
  - 원가관리에 필요한 유용한 정보를 산출하는
  - 기능적 원가관리모델을 제안함
- 시간동인 활동기준원가계산 : 이전의 활동기준원가계산에 비해 이해하기 쉽고, 적용이 간편하며 실용적으로 활용될 수 있도록 하는 데에 초점을 두고 개발됨
- 시간동인 활동기준원가계산에서는 활동이 소비하는 자원을 배분하기 위해
  - 관리자가 쉽게 측정하거나 현장에서 구할 수 있는 2개의 원가계산 지표를 확인하는 것만으로 원가계산 및 해당 조직의 원가효율성 평가가 가능하도록 개발되었음

1 시간동인 활동기준원가계산의 기초

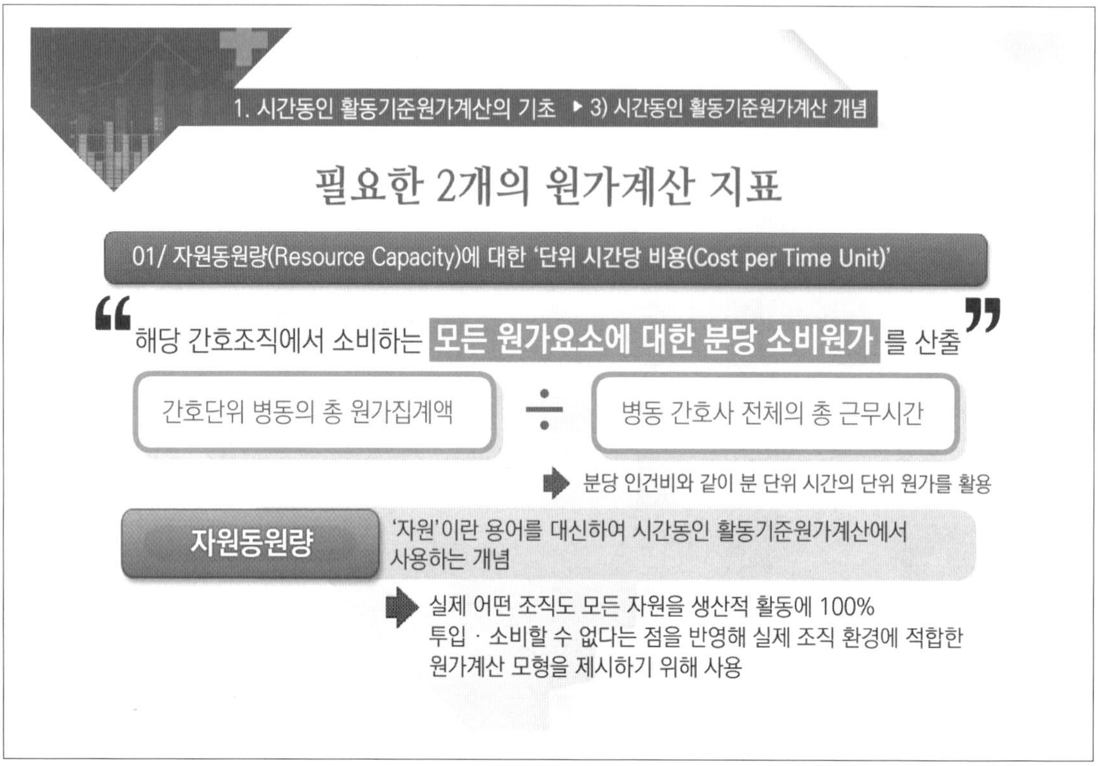

- 자원동원량(Resource Capacity)에 대한 '단위 시간당 비용(Cost per Time Unit)'
  - 해당 간호조직에서 소비하는 모든 원가요소에 대한 분당 소비원가를 산출
  - 예) 간호단위 병동의 총 원가집계액/ 병동 간호사 전체의 총 근무시간
  - 분당 인건비와 같이 분 단위 시간의 단위 원가를 활용

- 자원동원량 : 활동기준원가계산에서 사용하였던 '자원'이란 용어를 대신하여 시간동인 활동기준원가계산에서 사용하는 개념
  - Kaplan과 Anderson은 실제 어떤 조직도 모든 자원을 생산적 활동에 100% 투입, 소비할 수 없다는 점을 시간동인 활동기준원가계산의 가정으로 받아들임
  - 보다 실제 조직 환경에 적합한 원가계산 모형을 제시하고자 함
  - 이러한 관점이 반영된 개념이 자원동원량임

1 시간동인 활동기준원가계산의 기초

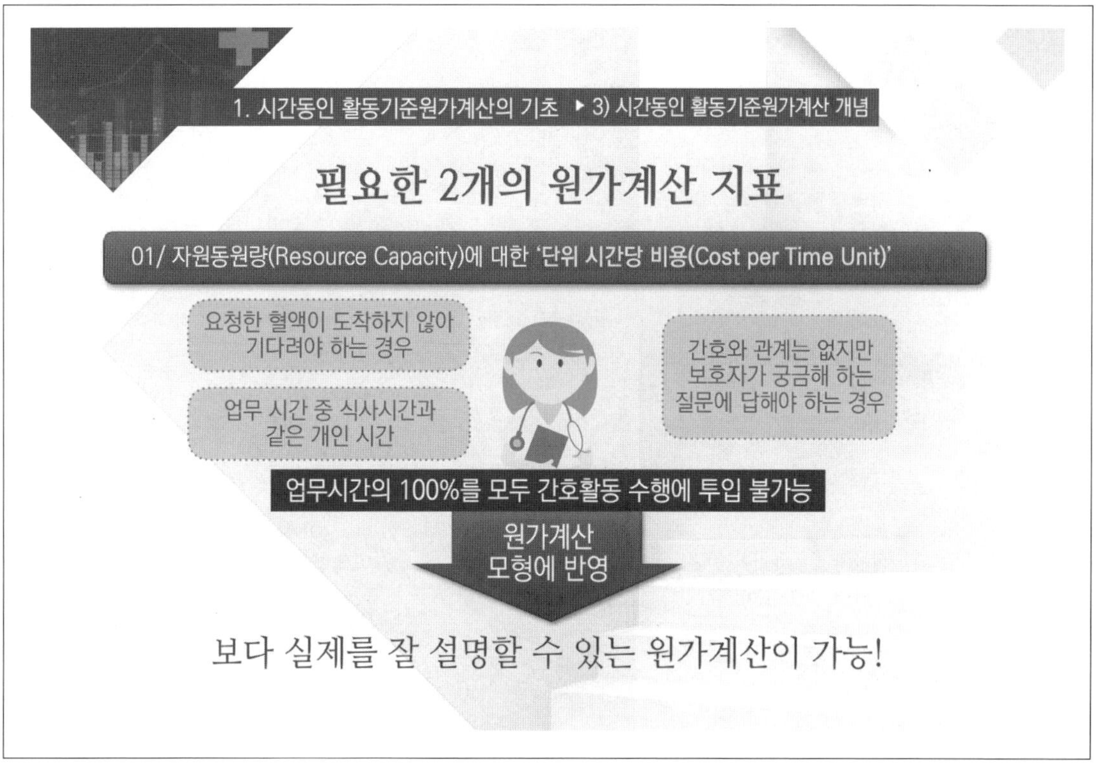

예시 병동 간호사의 자원동원량 산출 사례

- 간호사가 근무하다 보면 업무 시간 중에 식사시간과 같은 개인 시간이 발생하거나
- 때론 요청한 혈액이 도착하지 않아 기다려야 할 때
- 또는 간호와 관계는 없지만 보호자가 궁금해 하는 질문에 답해야 하는 경우

• 이와 같이 업무시간의 100%를 모두 간호활동 수행에 투입할 수 없는 것이 현실임
  - 시간동인 활동기준원가계산에서는 이러한 상황을 원가계산 모형에 반영하여
  - 보다 실제를 잘 설명할 수 있는 원가계산이 가능함

1 시간동인 활동기준원가계산의 기초

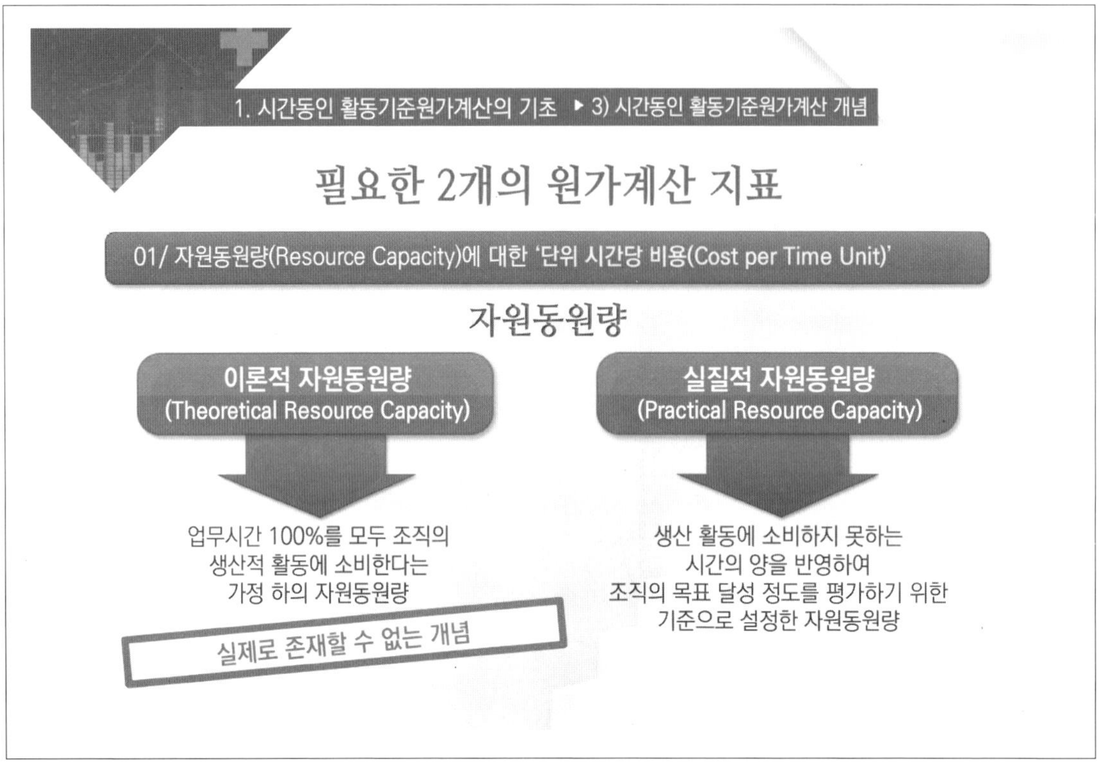

- 자원동원량 : 이론적 자원동원량(Theoretical Resource Capacity)과 실질적 자원동원량(Practical Resource Capacity)으로 구분
- 이론적 자원동원량 : 업무시간 100%를 모두 조직의 생산적 활동에 소비한다는 가정 하의 자원동원량
  - 실제로 존재할 수 없는 개념이기 때문에 이름도 이론적 자원동원량이라 붙임
- 실질적 자원동원량 : 생산 활동에 소비하지 못하는 시간의 양을 반영하여 조직의 목표 달성 정도를 평가하기 위한 기준으로 설정한 자원동원량
- Kaplan과 Anderson은 실무적으로 유용한 원가계산과 원가관리 전략을 수립하기 위해서는 관리자에게 이론적 자원동원량보다 실질적 자원동원량의 개념이 중요하다고 제안
- 실질적 자원동원량 : 전체 업무시간 중, 실제 조직의 목적 활동 즉, 생산 활동의 업무를 수행하는 데에 투입된 근무시간의 양을 의미
  - '조직의 관점에서 최소한 이 만큼은 성과 창출 활동에 직접적으로 원가가 소비되어야 지...' 하고 결정해 놓은 관리자의 원가관리 목표량임

1 시간동인 활동기준원가계산의 기초

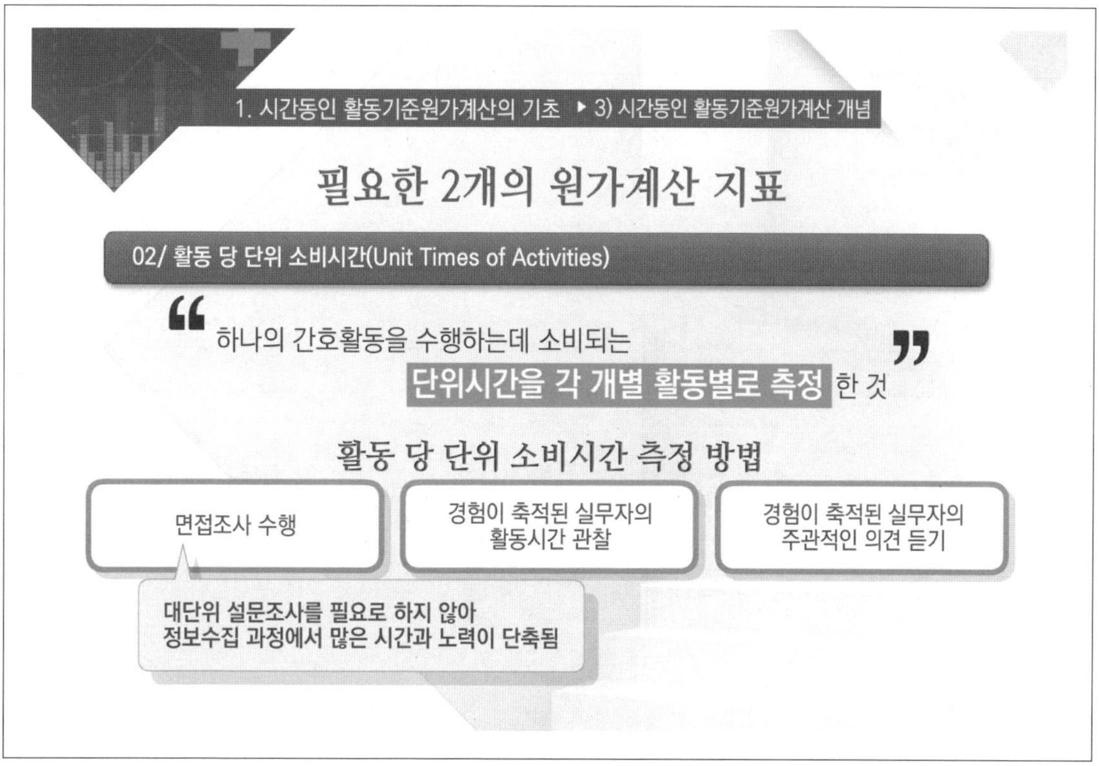

- 활동 당 단위 소비시간(Unit Times of Activities)
  - 하나의 간호활동을 수행하는 데 소비되는 단위시간을 각 개별 활동별로 측정한 것
- 활동 당 단위 소비시간 측정 방법
  - 면접조사의 수행
  - 경험이 축적된 실무자의 활동시간을 관찰
  - 경험이 축적된 실무자의 주관적인 의견 듣기 등 다양한 방법 적용 가능함
- 특히 기존의 활동기준원가계산에서와는 달리 면접 조사를 수행할 때에도 대단위 설문조사를 필요로 하지 않아 정보수집 과정에서 많은 시간과 노력이 단축됨

1 시간동인 활동기준원가계산의 기초

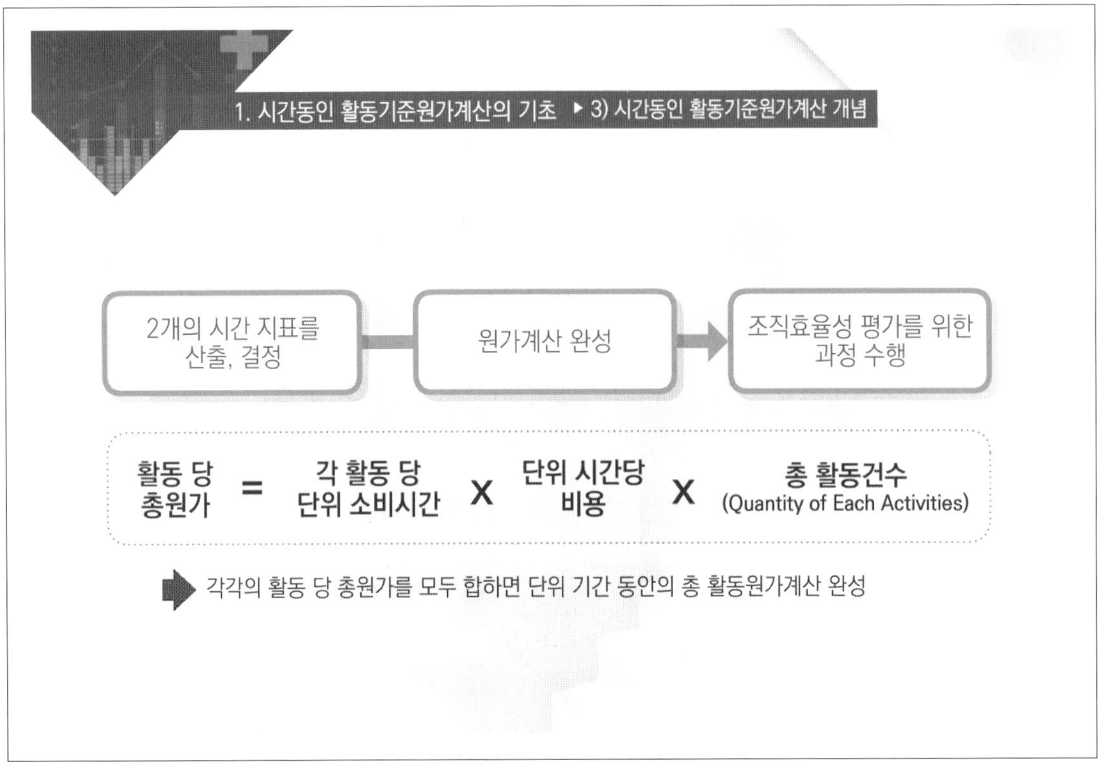

- 2개의 시간 지표를 산출, 결정하고 나면 이를 이용하여 이제 시간동인 활동기준원가계산을 완성할 수 있음
  - 아울러 조직효율성 평가를 위한 과정을 수행할 수 있음
- 활동 당 총원가 = 각 활동 당 단위 소비시간×단위 시간당 비용×총 활동건수(Quantity of Each Activities)
- 산출된 각각의 활동 당 총원가를 모두 합하면 단위 기간 동안의 총 활동원가의 계산이 완성됨

2 시간동인 활동기준원가계산 방법

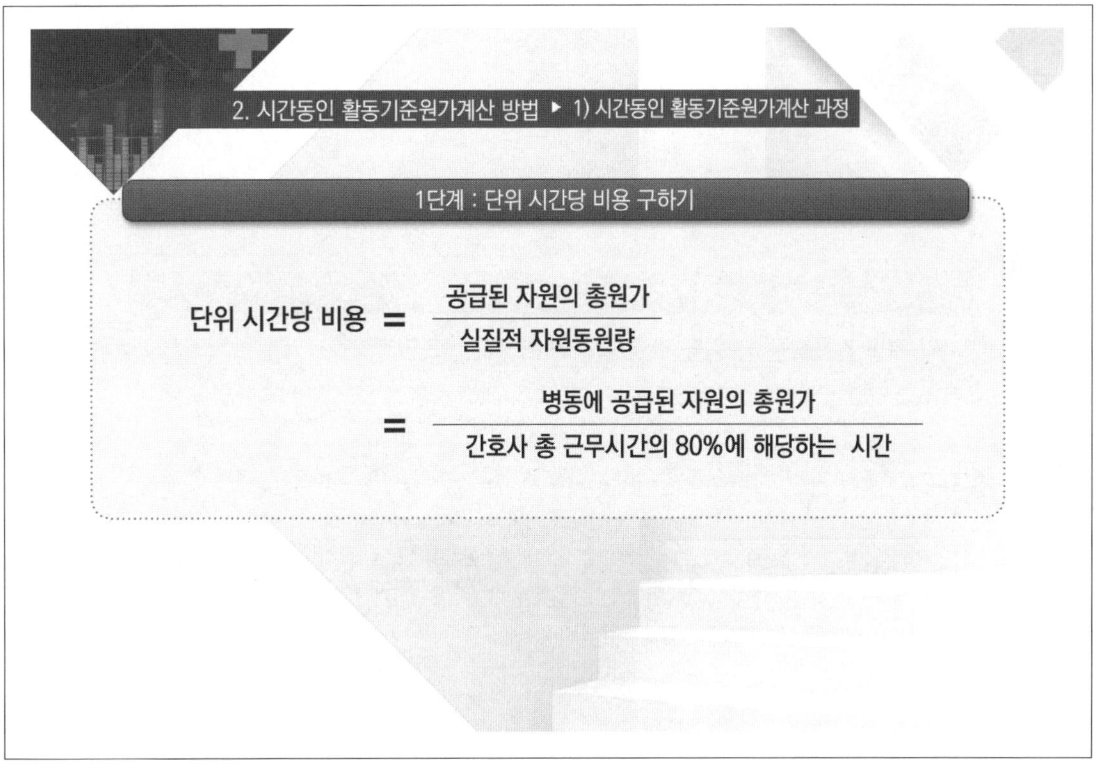

- 1단계 : 단위 시간당 비용 구하기
  - 단위 시간당 비용 : 공급된 자원의 총원가/실질적 자원동원량으로 산출
- 간호단위 병동에 적용 한다면
  - 실질적 자원동원량을 간호사 근무시간 중 80%는 병동 성과 관련 활동 수행에 직접 소비한다고 가정했을 때, 간호사 총 근무시간의 80%에 해당하는 시간이 됨
  - 병동에 공급된 자원의 총원가 : 인건비, 재료비, 관리비의 원가의 3요소로 구성
  - 경우에 따라, 행정 지원 부서로부터 배부받은 보조부문비가 포함되기도 함
  - 이를 계산하면 분당 병동 자원 소비 원가를 알 수 있음

2 시간동인 활동기준원가계산 방법

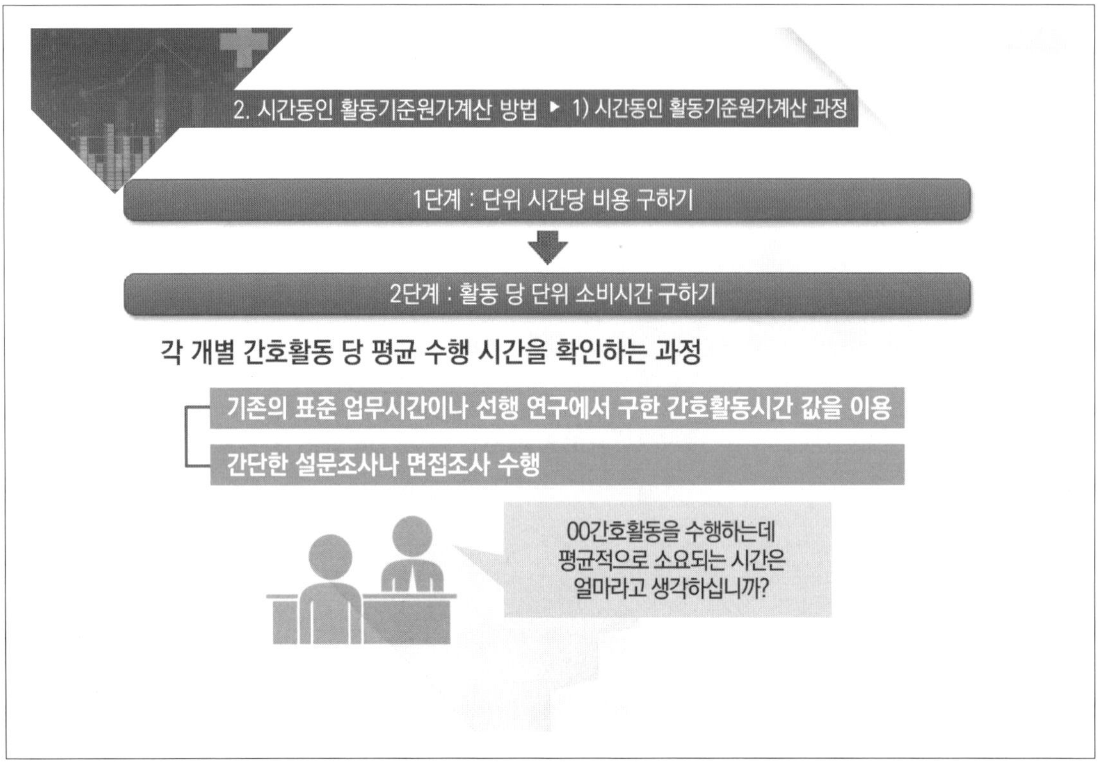

- 2단계 : 활동 당 단위 소비시간 구하기
  - 각 개별 간호활동 당 평균 수행 시간을 확인하는 과정
  - 기존의 표준 업무시간이나 선행 연구에서 구한 간호활동시간 값을 이용함
  - 또는 간단한 설문조사나 면접조사를 수행 : '00간호활동을 수행하는데 평균적으로 소요되는 시간은 얼마라고 생각하십니까?'와 같이 간단한 질문으로도 활동당 단위 소비시간을 구할 수 있음

2 시간동인 활동기준원가계산 방법

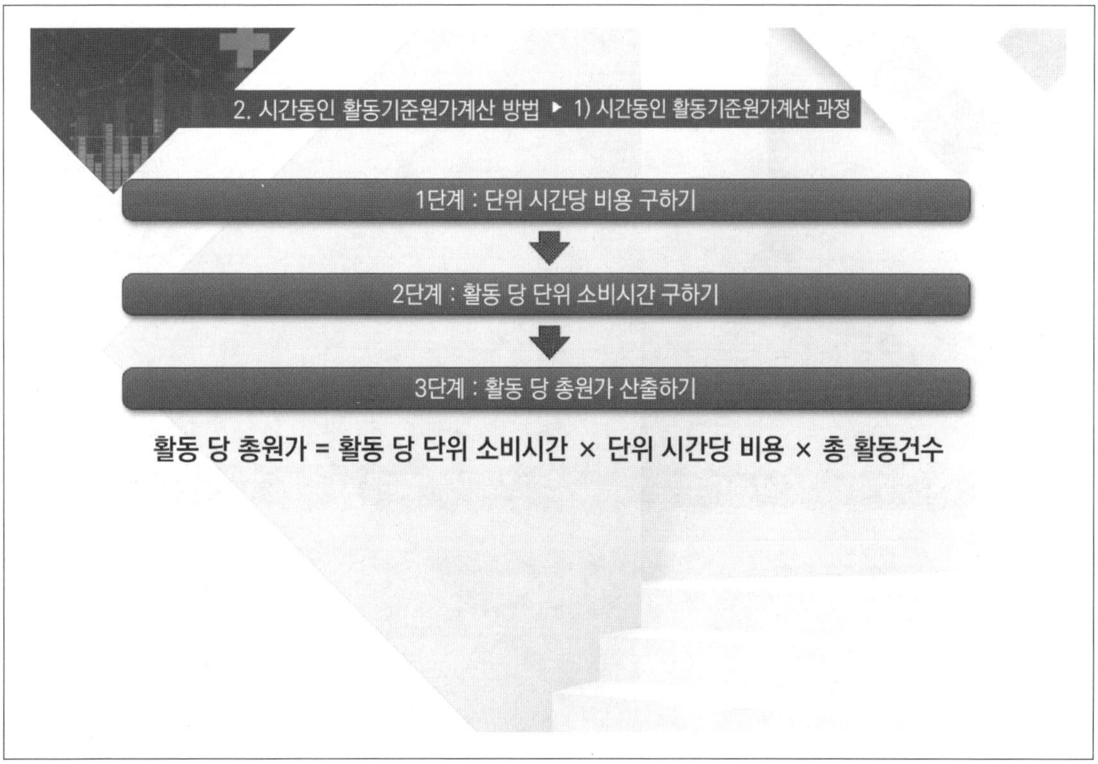

- 3단계 : 활동 당 총원가 산출
  - 활동 당 총원가 = 활동 당 단위 소비시간 × 단위 시간당 비용 × 총 활동건수
  - 활동별 총 활동건수 : 조직관리 차원에서 어느 조직이나 시스템으로 관리하는 일반적인 지표이므로 쉽게 파악가능함
    예) 지난 한 달 간 A병동의 입원간호 건수

2 시간동인 활동기준원가계산 방법

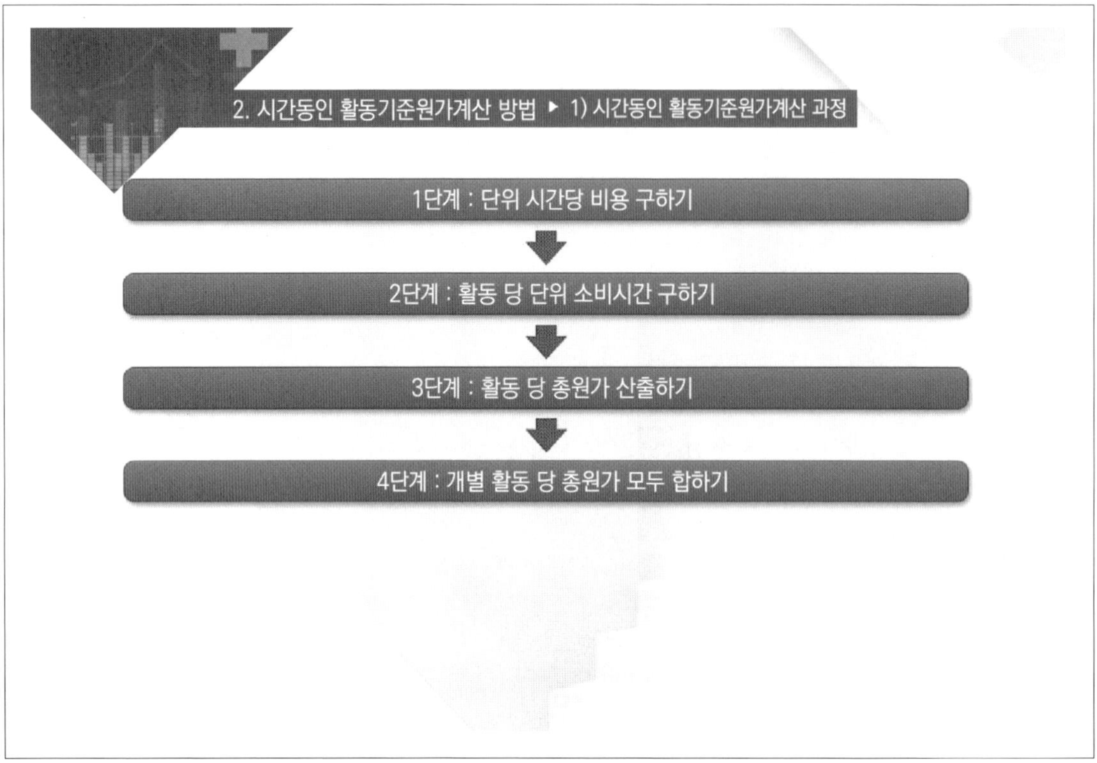

- 4단계 : 개별 활동 당 총원가를 모두 합치기
  - 이로써 시간동인 활동기준원가계산을 이용한 원가계산이 완성됨

2 시간동인 활동기준원가계산 방법

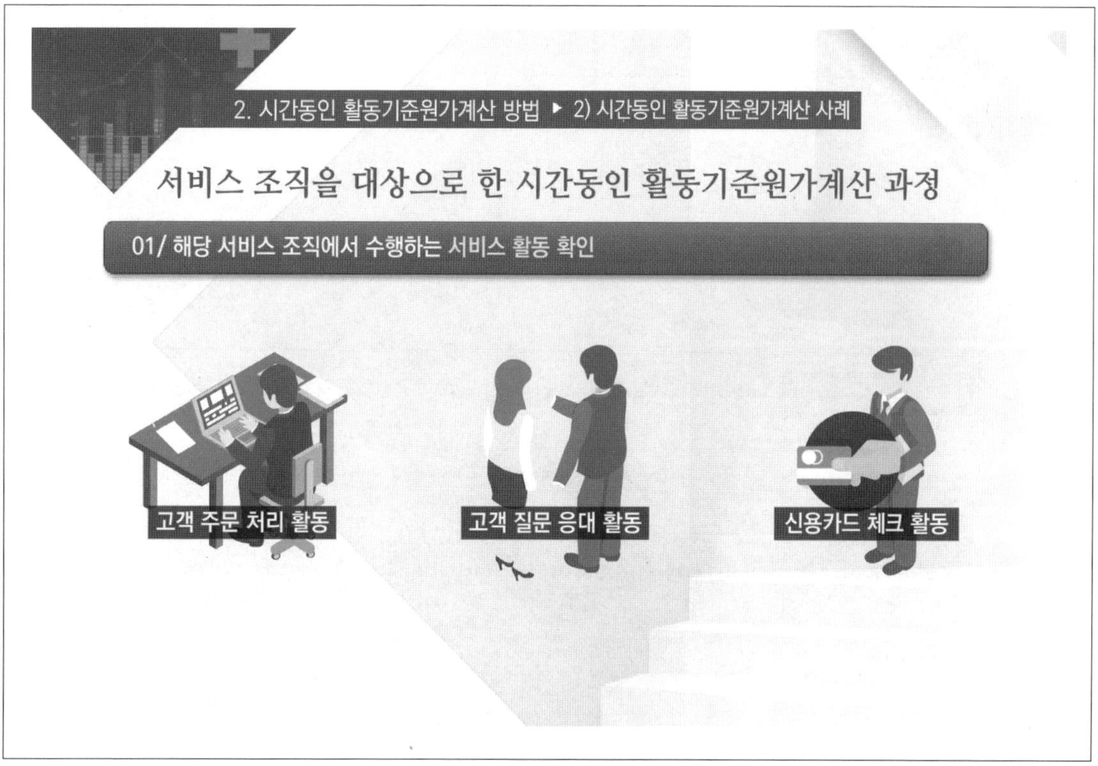

- 시간동인 활동기준원가계산 사례
- Kaplan과 Anderson은 서비스 조직을 대상으로 시간동인 활동기준원가계산 과정을 보여줌
- 1단계 : 해당 서비스 조직에서 수행하는 서비스 활동을 확인함
  - 예) 고객 주문 처리 활동, 고객 질문 응대 활동, 그리고 신용카드 체크 활동의 3가지 활동으로 정의

2 시간동인 활동기준원가계산 방법

2. 시간동인 활동기준원가계산 방법 ▸ 2) 시간동인 활동기준원가계산 사례

서비스 조직을 대상으로 한 시간동인 활동기준원가계산 과정

02/ 자원동원량에 대한 단위 시간당 비용 구하기

실질적 자원동원량 = 이론적 자원동원량 × 0.80 = 887,040 × 0.80 = 709,632(분)

※ 실제로 이론적 자원동원량인 887,040분의 80%는 709,632분이나
Kaplan과 Anderson의 연구에서는 9,632분은 무시하고 70만분을 기준점으로 적용

단위 시간당 비용 $= \frac{\text{공급된 자원의 총원가}}{\text{실질적 자원동원량}} = \frac{560{,}000\$}{700{,}000\text{min}} = 0.80\$/\text{min}$

- 2단계 : 자원동원량에 대한 단위 시간당 비용 구하기
  - 예) 자원동원량은 28명의 직원이 각자 10,560분씩 일하는 근무시간이 이론적 자원동원량임
  - 이에 따른 실질적 자원동원량은 대략 이의 80%로 계산하여 700,000분으로 산출
  - 실제로 이론적 자원동원량인 887,040분의 80%는 709,632분이나 Kaplan과 Anderson의 연구에서는 9,632분은 무시하고 70만분을 기준점으로 적용했다는 점 참고
- 단위 시간 당 비용 = 공급된 자원의 총원가/실질적 자원동원량
  - 여기서 공급된 자원의 총원가 : 28명의 3개월간 임금으로 총 56만 달러임
  - 구한 단위 시간당 비용 : 56만 달러 나누기 7십만분은 0.8달러, 즉 분당 0.8달러가 단위시간 당 비용임

2 시간동인 활동기준원가계산 방법

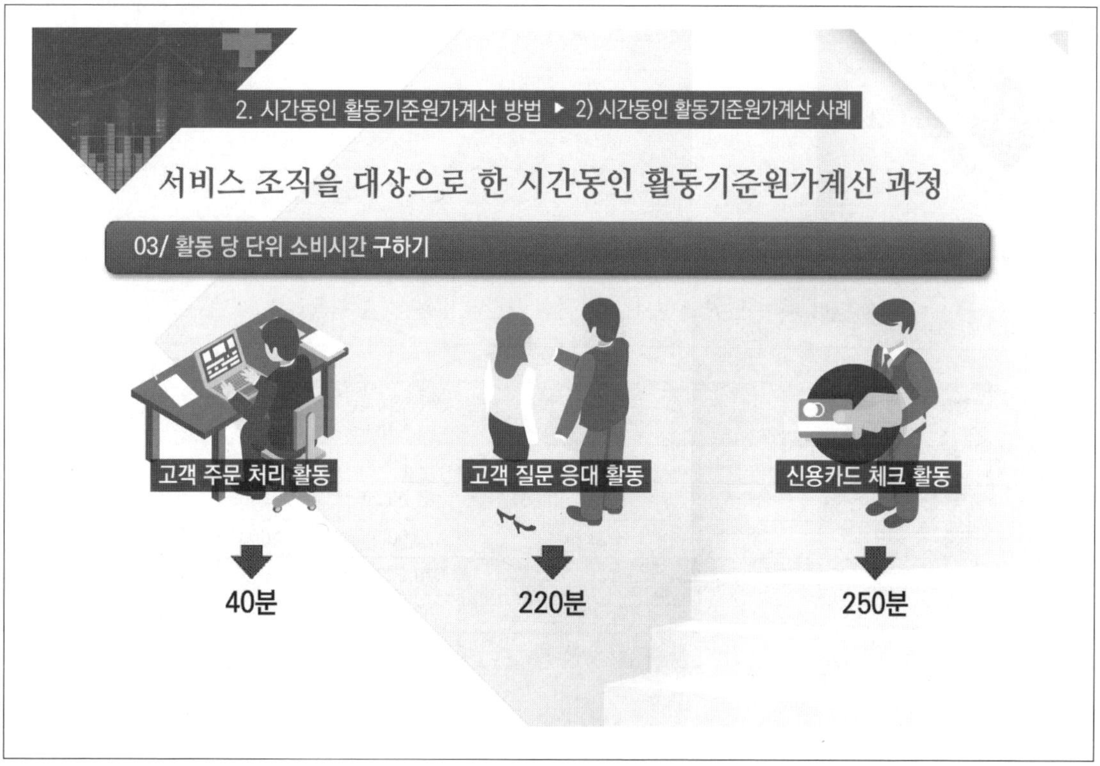

- 3단계 : 활동 당 단위 소비시간, 즉 개별 활동 수행에 필요한 평균 소요 시간 구하기
  - 예) Kaplan과 Anderson의 연구에서는 고객 주문 처리 활동 40분, 고객 질문 응대 활동 220분, 신용카드 체크 활동 250분으로 산출함

2 시간동인 활동기준원가계산 방법

2. 시간동인 활동기준원가계산 방법 ▸ 2) 시간동인 활동기준원가계산 사례

서비스 조직을 대상으로 한 시간동인 활동기준원가계산 과정

04/ 합산하기

활동 당 총원가 = 단위 소비시간 × 단위 시간당 비용 × 총 활동건수

계산 결과

활동	활동 당 단위 소비시간	총 활동건수	단위 시간당 비용	활동 당 단위 소비시간	활동 당 총원가	총 활동원가
고객 주문 처리 활동	40min	9,800	0.80$/min	392,000min	313,600$	462,880$
고객 질문 응대 활동	220min	280		61,600min	49,280$	
신용카드 체크 활동	250min	500		125,000min	100,000$	
		Total Used		578,600min		462,880$
		Total Supplied		700,000min		560,000$
		Unused Capacity		121,400min		97,120$

- 4단계 : 합산하기
  - 활동 당 총원가 : 활동 당 단위 소비시간×단위 시간당 비용×총 활동건수
  - 먼저 각 활동 당 총 활동건수를 조직 내 관리 DB로부터 추출하여 파악함
  - 개별 활동 별 원가계산 과정 및 결과는 제시한 표를 참조
  - 원가계산 결과를 중심으로 그 의미를 해석 : 1분기 3개월 동안 투입된 원가총액 560,000달러에 대해
  - 실질적 자원동원량인 700,000분을 기준으로 계산했을 시 : 분당 인건비 0.8달러
  - 실제 3개 활동에 대한 각각의 활동 당 단위 소비시간과 총 활동건수에 단위 시간당 비용을 곱하여 구한 총 활동원가 : Total Used 462,880달러
  - 투입한 원가 총액인 Total Supplied 금액 560,000달러에 훨씬 못 미치는 금액임
  - 차액인 Unused Capacity : 97,120달러임을 확인함

2 시간동인 활동기준원가계산 방법

2. 시간동인 활동기준원가계산 방법 ▸ 2) 시간동인 활동기준원가계산 사례

서비스 조직을 대상으로 한 시간동인 활동기준원가계산 과정

04/ 합산하기

계산 결과

활동	활동 당 단위 소비시간	총 활동건수	단위 시간당 비용	활동 당 단위 소비시간	활동 당 총원가	총 활동원가
고객 주문 처리 활동	40min	9,800	0.80$/min	392,000min	313,600$	462,880$
고객 질문 응대 활동	220min	280		61,600min	49,280$	
신용카드 체크 활동	250min	500		125,000min	100,000$	
		Total Used		578,600min		462,880$
		Total Supplied		700,000min		560,000$
		Unused Capacity		121,400min		97,120$

➡ 조직의 목표 기준인 80%의 자원동원량(실질적 자원동원량)을 기준으로 원가 분석을 했을 때, 목표 활동에 소비한 시간이 기준치에 미달

- 활동 당 총 소비시간을 분석한 결과 : 실제 3개 활동 수행에 소요된 총 시간(Total Used)은 578,600분
  - 기준인 Total Supplied 700,000분 대비 Unused Capacity 121,400분의 차이가 발생함
- 조직의 목표 기준인 80%의 자원동원량, 즉 실질적 자원동원량을 기준으로 원가 분석시
  - 목표 활동에 소비한 시간이 기준치에 미달하여 약 121,400분의 손실 시간이 발생함
  - 이를 화폐가치로 환산했을 시는 약 97,120달러가 의미 없이 허비되었다는 점을 알려 주는 것임
- 시간동인 활동기준원가계산 : 사용된 자원과 제공된 자원 간의 차이인 미사용 자원량을 알려 줌
  - 원가계산 결과를 바탕으로 조직관리자가 미사용 자원량이 발생한 원인을 분석하여
  - 이를 바탕으로 조직의 성과를 더 높일 수 있는 효과적인 관리 전략을 개발하는 출발점을 제공해 줌
- 원가 관리 정보를 제공해 준다는 점 : 시간동인 활동기준원가계산의 최대의 장점
  - 이러한 장점이 시간동인 활동기준원가계산을 원가계산이 아닌 원가관리 초점의, 또는 조직 관리 전략 개발 초점의 원가계산방법이라 부르는 이유임

2 시간동인 활동기준원가계산 방법

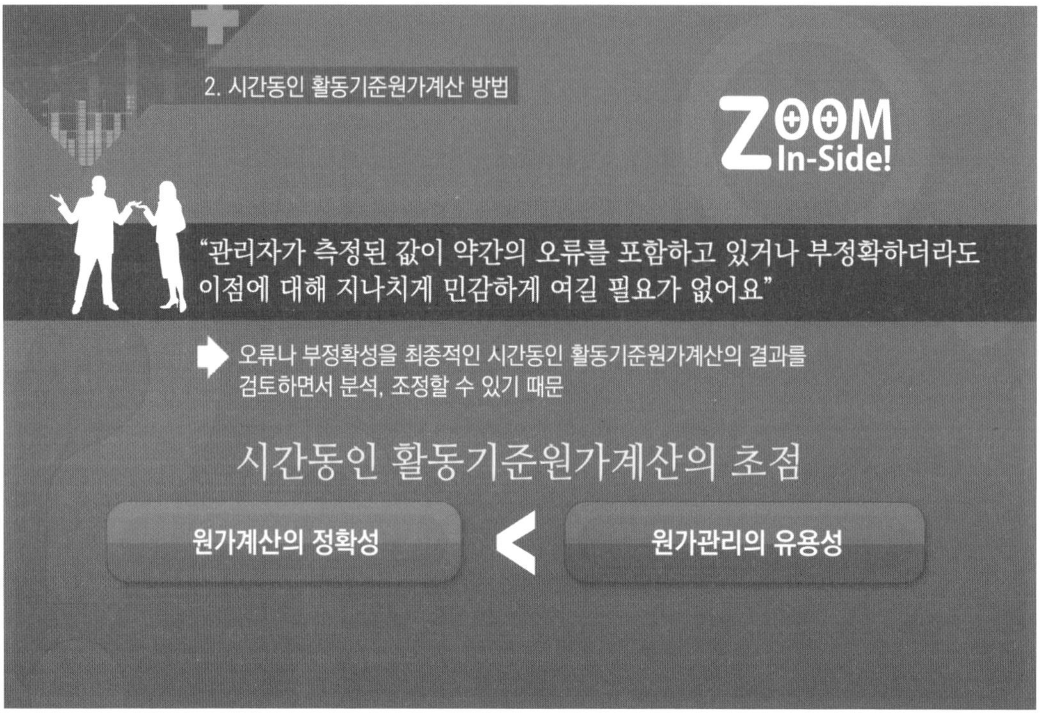

- 시간동인 활동기준원가계산에서 이론적 자원동원량과 다르게 실질적 자원동원량을 설정하는 이유
  - Kaplan과 Anderson은 관리자가 측정된 값이 약간의 오류를 포함하고 있거나 부정확하더라도 이 점에 대해 지나치게 민감하게 여길 필요가 없다고 함
  - 왜냐하면 이러한 오류나 부정확성을 최종적인 시간동인활동기준원가계산의 결과를 검토하면서 분석, 조정할 수 있기 때문
- 시간동인 활동기준원가계산 : 원가계산의 정확성 보다는 원가관리의 유용성에 더 초점을 둠

2 시간동인 활동기준원가계산 방법

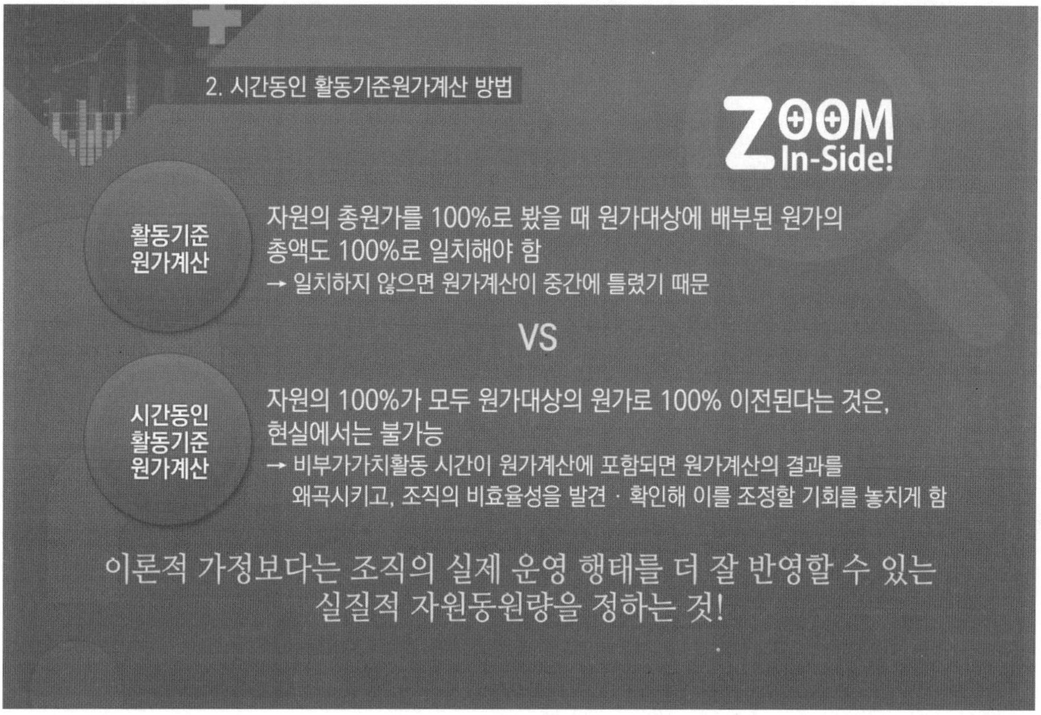

- 활동기준원가계산에서는 자원의 총원가를 100%로 봤을 때 원가대상에 배부된 원가의 총액도 100%로 일치함
  - 이것이 일치하지 않으면 원가계산이 중간에 틀렸기 때문이라고 판단
- 반면 시간동인 활동기준원가계산에서는 자원의 100%가 모두 원가대상의 원가로 100% 이전된다는 것은 현실에서 불가능함을 인정함
  - 현실에서는 휴식, 식사 등 개인시간 발생과 업무 지연에 따른 대기 시간이 발생하는데
  - 이러한 개인 시간과 대기 시간과 같은 비부가가치활동 시간도 원가계산에 포함하게 되면 결과적으로 원가계산의 결과를 왜곡시키고, 관리자가 조직의 비효율성을 발견, 확인하여 이를 조정할 기회를 놓치게 한다고 봄
- 이론적 가정보다는 조직의 실제 운영 행태를 더 잘 반영 할 수 있는 실질적 자원동원량을 정하고 이를 관리하는 것이 더 중요하다고 봄
- 따라서 시간동인 활동기준원가계산은 단순한 원가계산의 차원을 벗어나 점차 원가관리 및 원가통제를 통한 조직의 목표 달성, 성과 창출에 더 가중치를 두는 현대 관리회계의 트렌드를 반영한다고 볼 수 있음

확인하기

Q1 다음의 문장이 맞으면 ○, 틀리면 ×를 고르시오.

실질적 자원동원량은 조직의 모든 자원이 생산활동에 100% 투입되어 소비된다는 가정하의 자원동원량이다.

① ○ ② ×

정답 ② 조직의 모든 자원이 생산활동에 100% 투입되어 소비된다는 가정하의 자원동원량은 이론적 자원동원량이다.

Q2 다음의 문장이 맞으면 ○, 틀리면 ×를 고르시오.

시간동인 활동기준원가계산은 비부가가치 활동 소비시간을 반영할 수 있다.

① ○ ② ×

정답 ① 시간동인 활동기준원가계산은 비부가치 활동 소비시간을 모형 안에 반영하여 조직관리 상황을 반영할 수 있다.

Q3 다음의 문장이 맞으면 ○, 틀리면 ×를 고르시오.

시간동인 활동기준원가계산을 위해서는 자원동인과 활동동인을 정의해야 한다.

① ○ ② ×

정답 ② 자원동인과 활동동인은 활동기준원가계산 시 필요한 항목이다.

Q4 다음의 문장이 맞으면 ○, 틀리면 ×를 고르시오.

단위 시간당 비용은 실질적 자원동원량 분에 공급되는 자원의 총 원가의 비로 구한다.

① ○ ② ×

정답 ① 단위 시간당 비용 계산을 위해서는 공급된 자원의 총 원가를 실질적 자원동원량으로 나누어 계산할 수 있다.

Q5 다음의 문장이 맞으면 ○, 틀리면 ×를 고르시오.

시간동인 활동기준원가계산시 필요한 두 개의 시간지표는 활동 당 단위 소비시간과 단위 시간당 비용이다.

① ○ ② ×

정답 ① 시간동인 활동기준원가계산시 필요한 두 개의 시간지표는 활동 당 단위 소비시간과 단위 시간당 비용이다.

정리하기

1. 시간동인 활동기준원가계산의 기초

1) 시간동인 활동기준원가계산 도입 배경

- 활동기준원가계산 적용의 장애요인 극복을 위해 도입

2) 활동기준원가계산과의 차이점

- 원가계산을 빠르고 쉽게 할 수 있음
- 원가계산을 위한 자료 수집이 용이함
- 원가관리에 대한 보다 풍부한 실질적 정보 제공
- 조직 내 다양한 변화 요인 반영

3) 시간동인 활동기준원가 개념

활동당 총 원가 = 자원동원량에 대한 단위 시간당 비용 × 활동당 단위 소비시간×총 활동건수

① 자원동원량에 대한 단위 시간당 비용
- 해당 간호조직에서 소비하는 모든 원가 요소에 대한 분당 소비원가를 산출
- 간호단위 병동의 총 원가집계액을 병동 간호사 전체의 총 근무시간으로 나누어 산출

② 활동당 단위 소비시간 : 간호활동을 수행하는데 소비되는 단위시간을 개별 활동별로 측정한 시간

③ 총 활동건수 : 활동 당 발생 건수의 합

2. 시간동인 활동기준원가계산의 방법

1) 시간동인 활동기준원가계산 과정

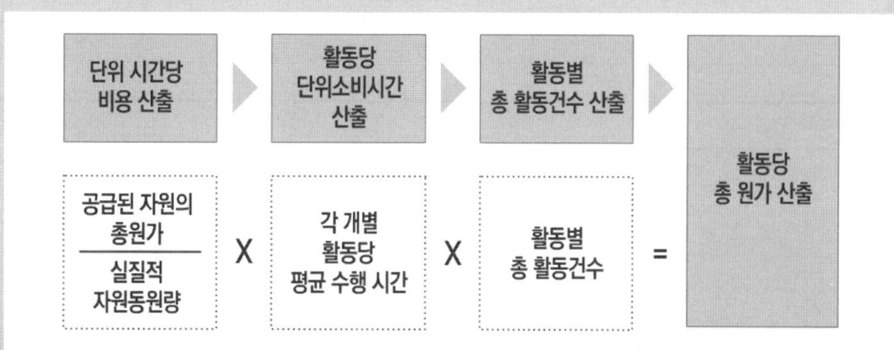

제 7 장

원가계산 시뮬레이션

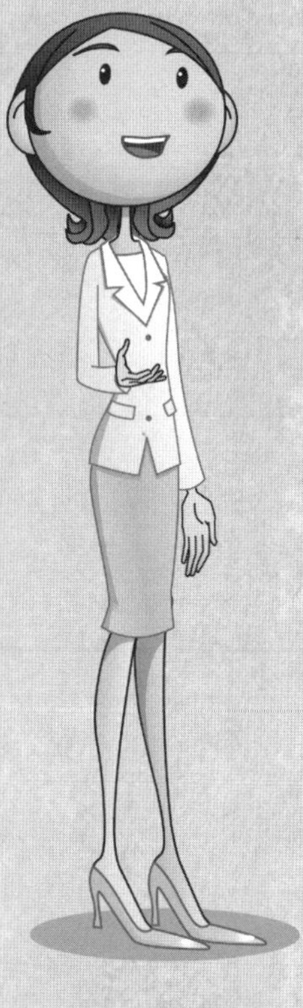

● 학습내용

1. 활동기준원가계산을 이용한 간호단위 원가계산 시뮬레이션
2. 시간동인 활동기준원가계산을 이용한 간호단위 원가계산 시뮬레이션

● 학습목표

1. 활동기준원가계산 시뮬레이션 사례를 활용하여 간호단위 간호활동 원가계산을 수행할 수 있다.
2. 시간동인 활동기준원가계산 시뮬레이션 사례를 활용하여 간호단위 간호활동 원가계산을 수행하고 있다.

* 원가계산 시뮬레이션 엑셀파일은 KOCW(http://www.kocw.net) '간호사를 위한 알기쉬운 원가관리' 동영상 교육 프로그램의 7 모듈에서 다운받아 사용하실 수 있습니다.

1 활동기준원가계산을 이용한 간호단위 원가계산 시뮬레이션

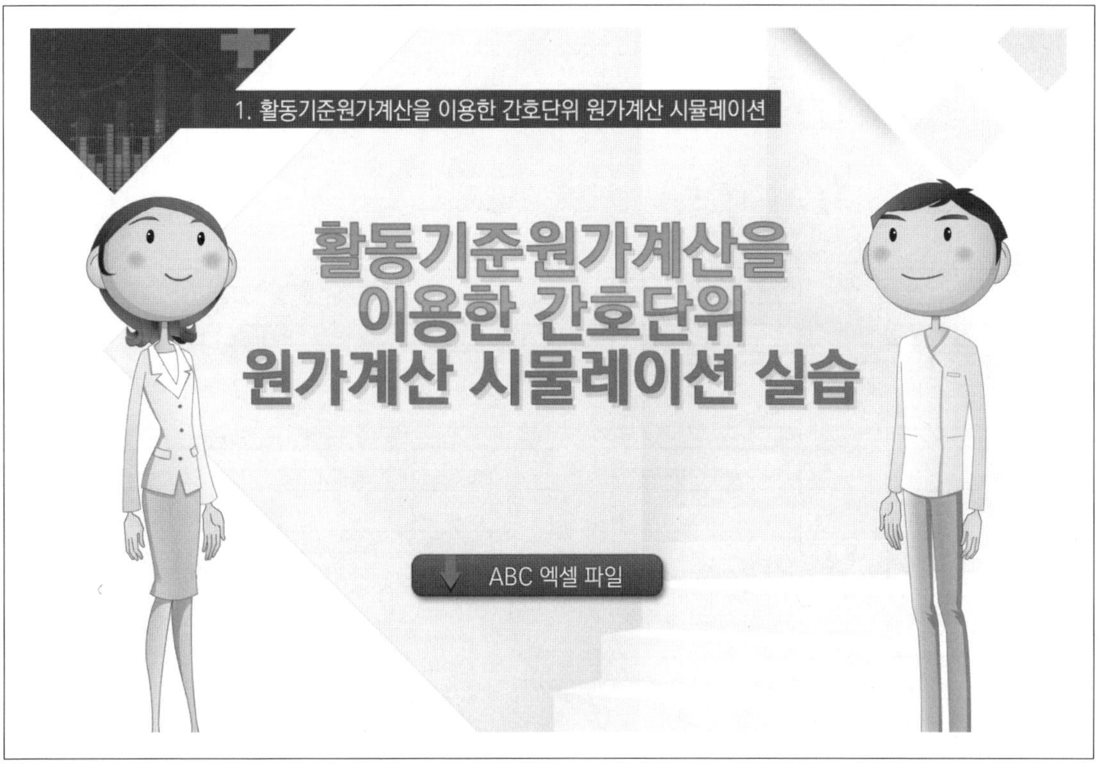

- 활동기준원가계산을 이용한 간호단위 원가계산 시뮬레이션 실습
  - ABC 엑셀 파일을 컴퓨터에 다운
  - 화면의 설명에 따라 다운받은 엑셀 파일에 값을 입력
  - 실제 활동기준원가계산이 어떻게 이루어지는 지 직접 그 과정을 연습

1 활동기준원가계산을 이용한 간호단위 원가계산 시뮬레이션

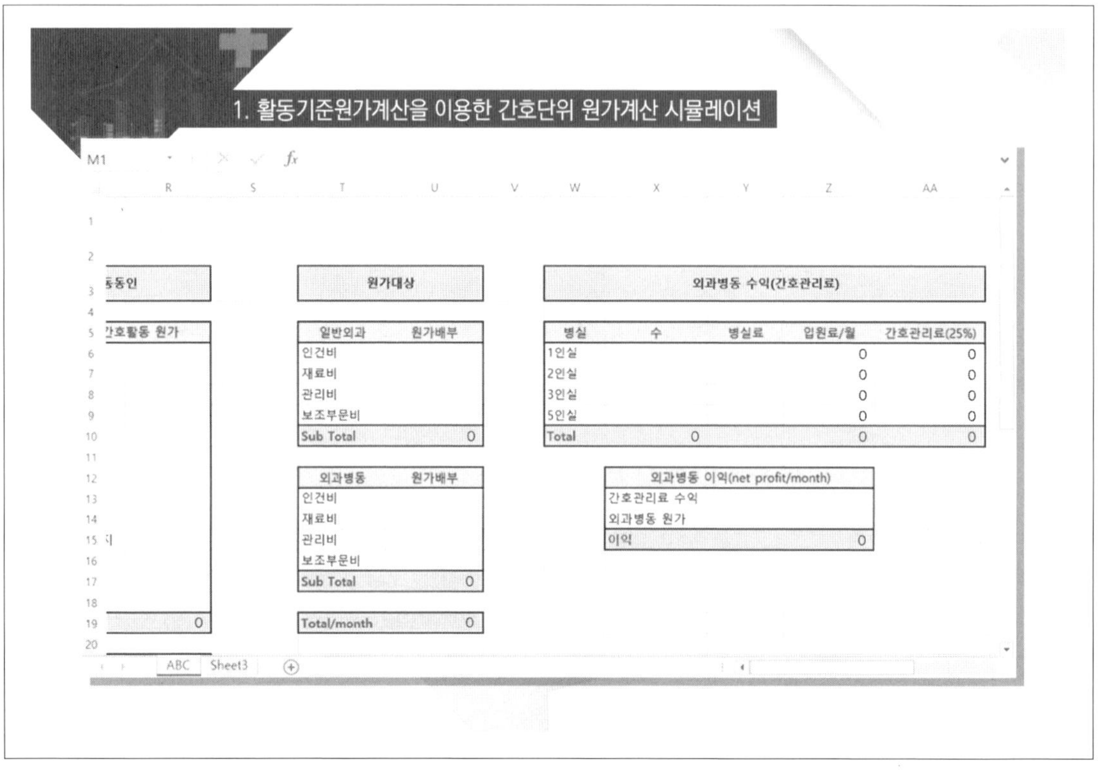

- 종합병원 외과병동 기준 시행기준 활동원가계산 시뮬레이션 사례의 주제와 제목이 상단에 제시
- 활동기준원가계산의 5요소에 따라 자원, 자원동인, 활동, 활동동인, 원가대상의 박스가 있음
- 본 사례는 병동 단위 활동원가계산 및 수익과 이익분석을 목적으로, 일 외과 간호단위 병동을 대상으로, 한 달 기간 동안의 간호활동원가를 계산하는 시뮬레이션 사례임

1 활동기준원가계산을 이용한 간호단위 원가계산 시뮬레이션

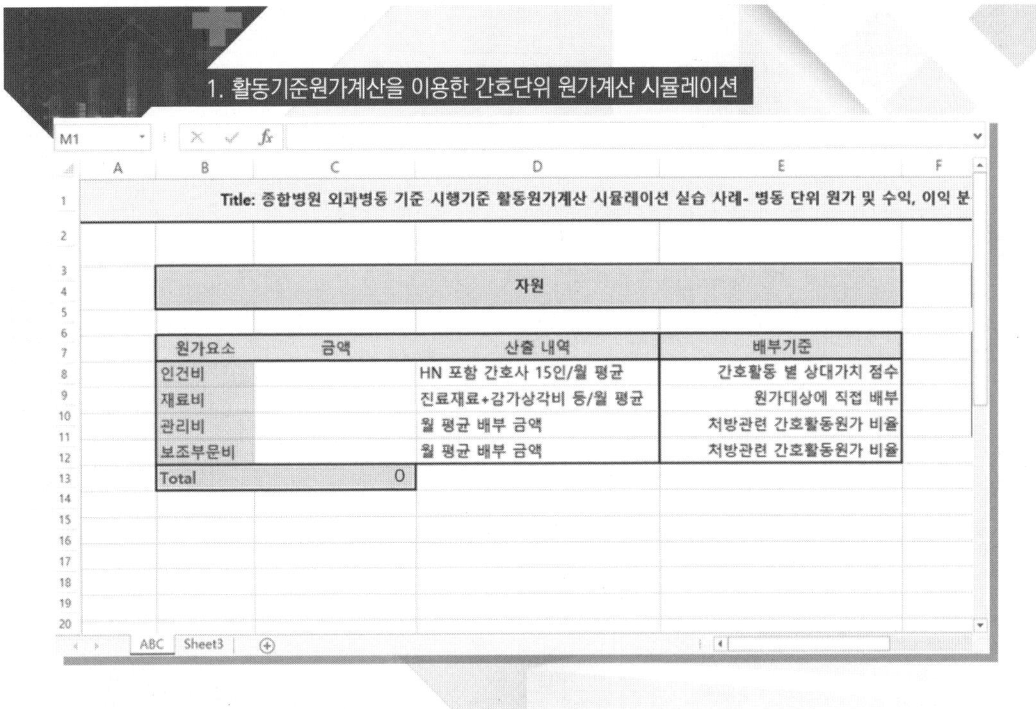
1. 활동기준원가계산을 이용한 간호단위 원가계산 시뮬레이션

Title: 종합병원 외과병동 기준 시행기준 활동원가계산 시뮬레이션 실습 사례- 병동 단위 원가 및 수익, 이익 분

자원			
원가요소	금액	산출 내역	배부기준
인건비		HN 포함 간호사 15인/월 평균	간호활동 별 상대가치 점수
재료비		진료재료+감가상각비 등/월 평균	원가대상에 직접 배부
관리비		월 평균 배부 금액	처방관련 간호활동원가 비율
보조부문비		월 평균 배부 금액	처방관련 간호활동원가 비율
Total	0		

- 간호단위 병동에서 소비한 자원의 목록과 소비한 원가량을 확인
- 자원의 목록 : 인건비, 재료비, 관리비, 보조부문비로 구성

1 활동기준원가계산을 이용한 간호단위 원가계산 시뮬레이션

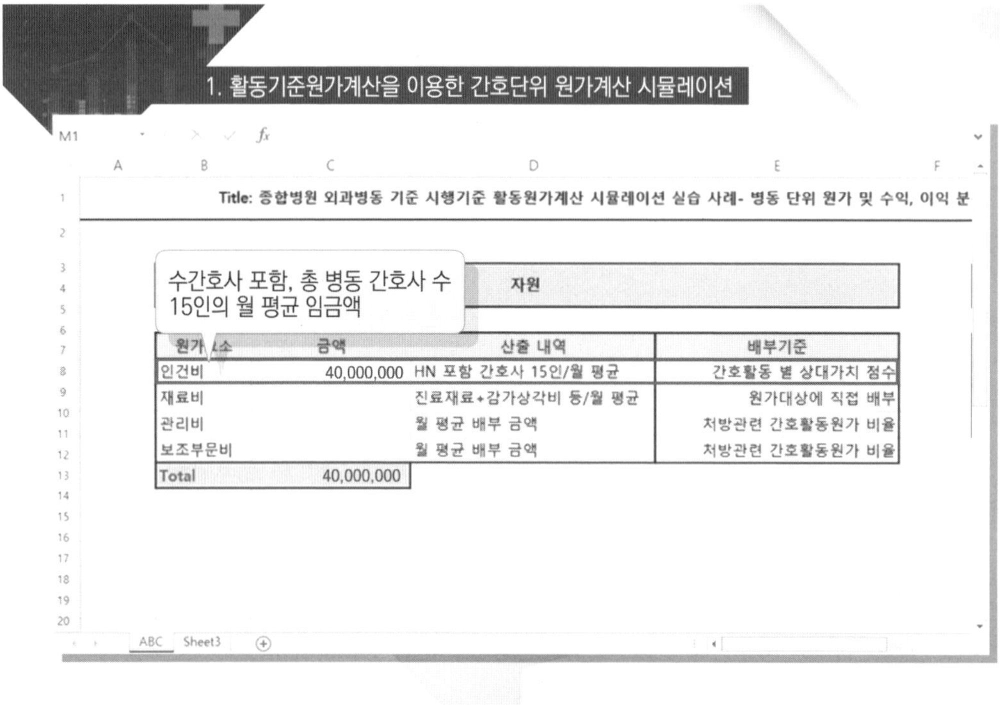

원가요소	금액	산출 내역	배부기준
인건비	40,000,000	HN 포함 간호사 15인/월 평균	간호활동 별 상대가치 점수
재료비		진료재료+감가상각비 등/월 평균	원가대상에 직접 배부
관리비		월 평균 배부 금액	처방관련 간호활동원가 비율
보조부문비		월 평균 배부 금액	처방관련 간호활동원가 비율
Total	40,000,000		

- 인건비 : 수간호사 포함, 총 병동 간호사 수 15인의 월 평균 임금액
  - 화면의 인건비 금액 칸에 4천만 원 입력

1 활동기준원가계산을 이용한 간호단위 원가계산 시뮬레이션

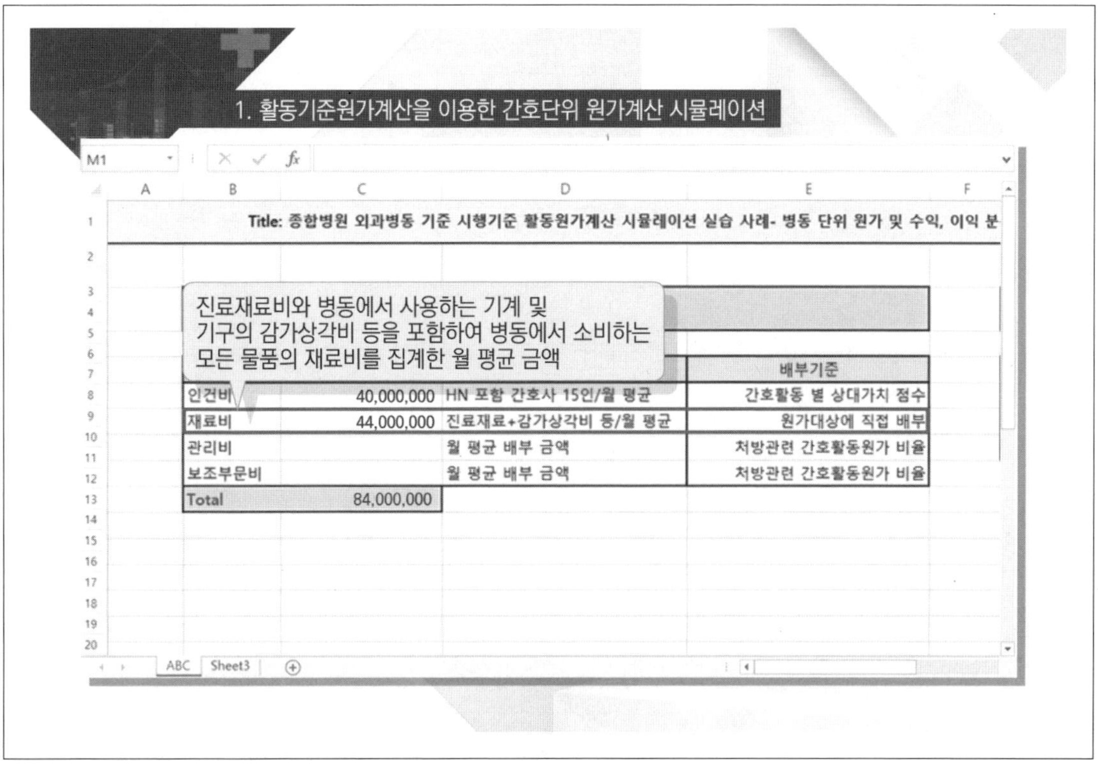

- 재료비 : 진료재료비와 병동에서 사용하는 기계 및 기구의 감가상각비 등을 포함하여 병동에서 소비하는 모든 물품의 재료비를 집계한 월 평균 금액을 의미
  - 화면의 재료비 금액 칸에 4천4백만원 입력

1 활동기준원가계산을 이용한 간호단위 원가계산 시뮬레이션

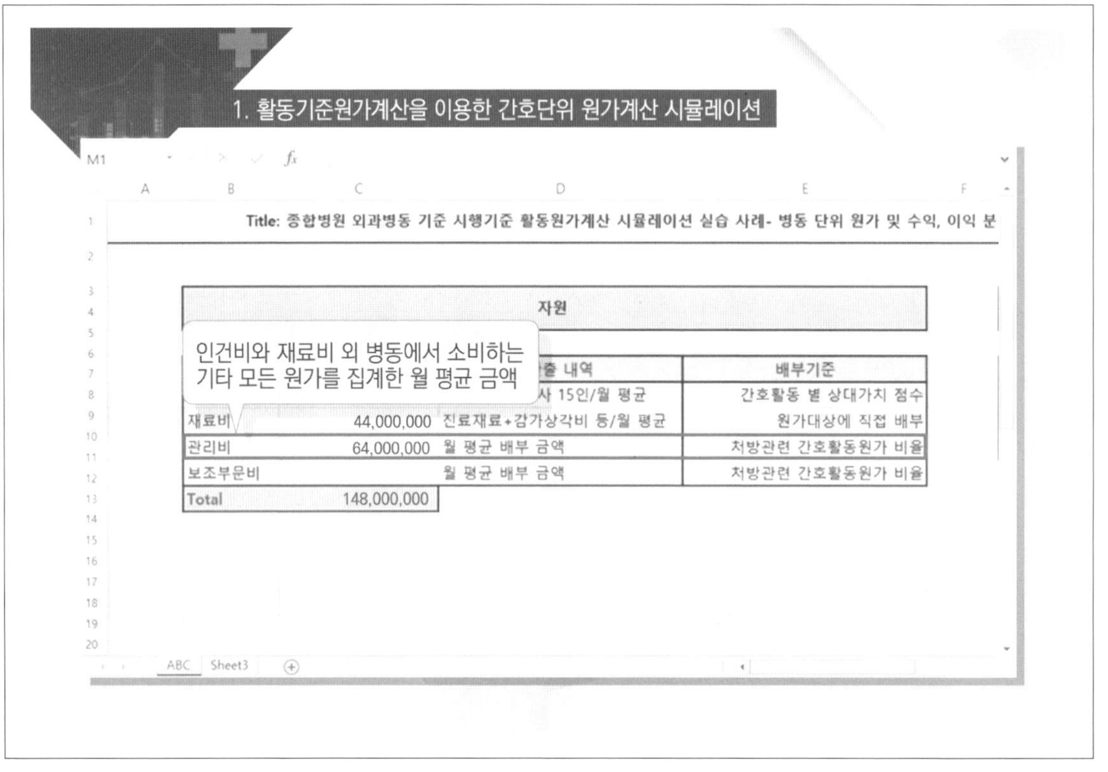

- 관리비 : 인건비와 재료비 외에 병동에서 소비하는 기타 모든 원가를 집계한 월 평균 금액을 의미
  - 화면의 관리비 금액 칸에 6천4백만원 입력

1 활동기준원가계산을 이용한 간호단위 원가계산 시뮬레이션

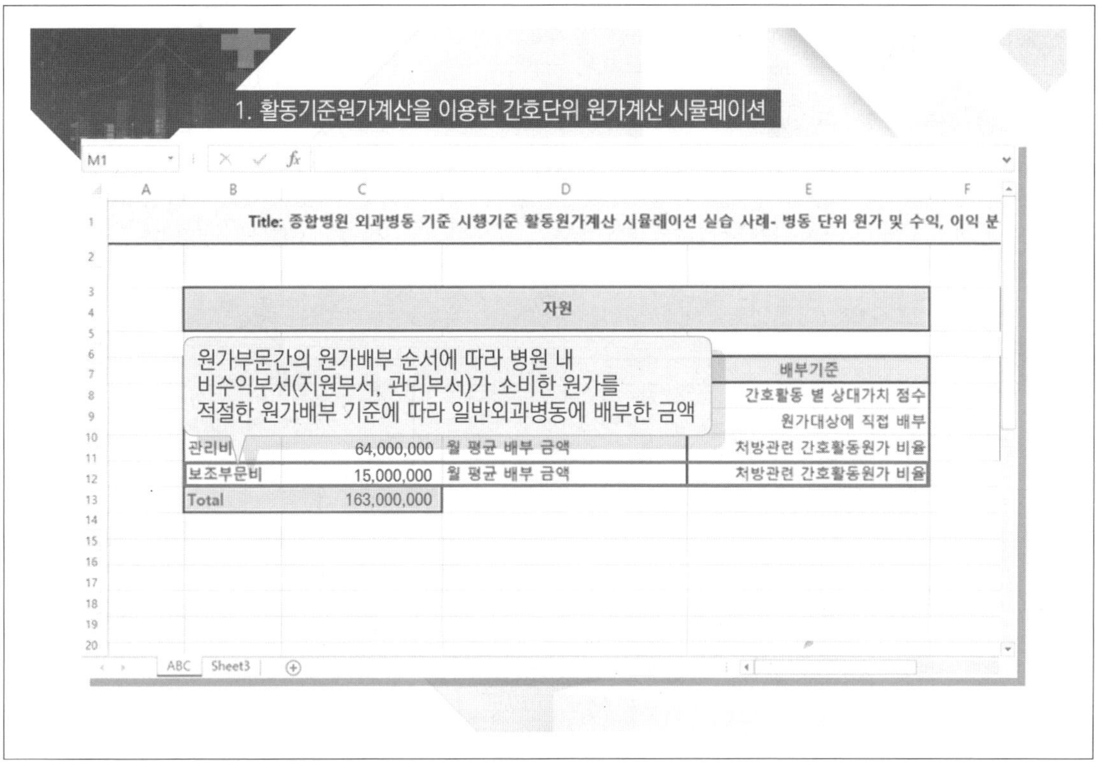

- 보조부문비 : 원가부문간의 원가배부 순서에 따라 병원 내 비수익부서 즉 기계실, 통신실, 방제센터와 같은 지원부서와 원무팀, 총무팀, 교육연구팀 등 관리부서가 소비한 원가를 적절한 원가배부 기준에 따라 일반외과병동에 배부한 금액을 의미
  - 화면의 보조부문비 금액 칸에 1천5백만원 입력

1 활동기준원가계산을 이용한 간호단위 원가계산 시뮬레이션

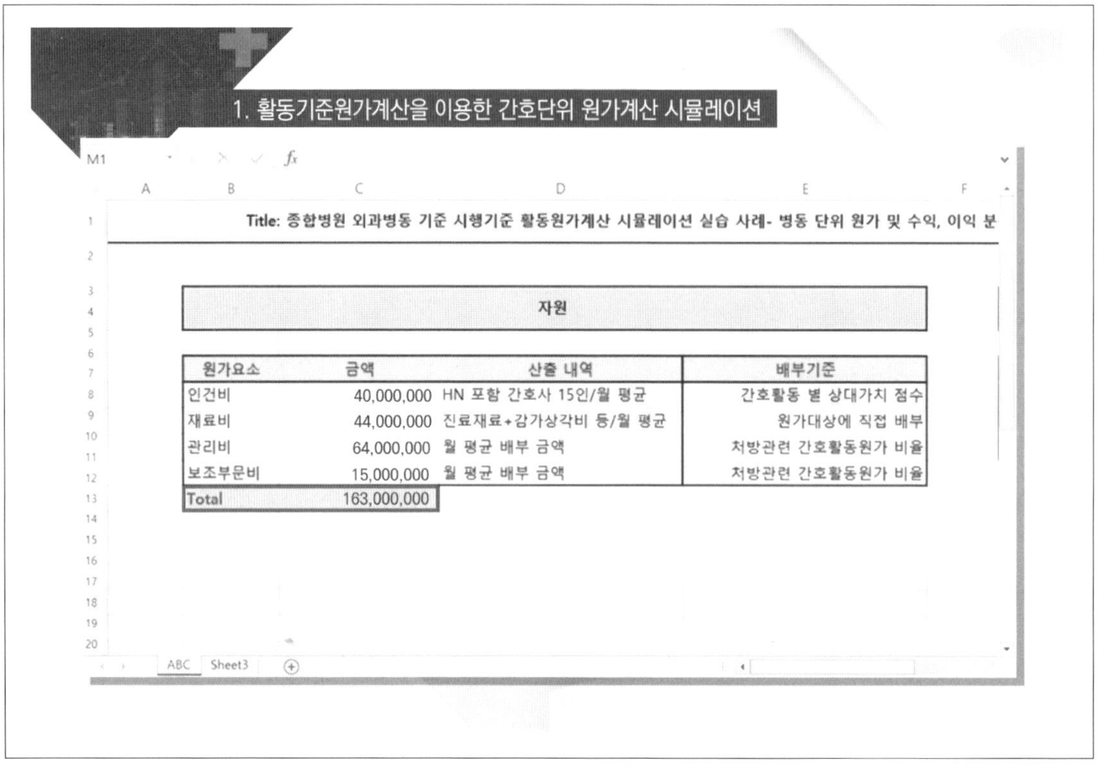

1. 활동기준원가계산을 이용한 간호단위 원가계산 시뮬레이션

Title: 종합병원 외과병동 기준 시행기준 활동원가계산 시뮬레이션 실습 사례- 병동 단위 원가 및 수익, 이익 분

자원

원가요소	금액	산출 내역	배부기준
인건비	40,000,000	HN 포함 간호사 15인/월 평균	간호활동 별 상대가치 점수
재료비	44,000,000	진료재료+감가상각비 등/월 평균	원가대상에 직접 배부
관리비	64,000,000	월 평균 배부 금액	처방관련 간호활동원가 비율
보조부문비	15,000,000	월 평균 배부 금액	처방관련 간호활동원가 비율
Total	163,000,000		

- 각 요소에 해당 숫자를 입력하면 총액이 자동 계산됨
  - 일반외과병동의 자원의 총 원가 : 1억6천3백만원

1 활동기준원가계산을 이용한 간호단위 원가계산 시뮬레이션

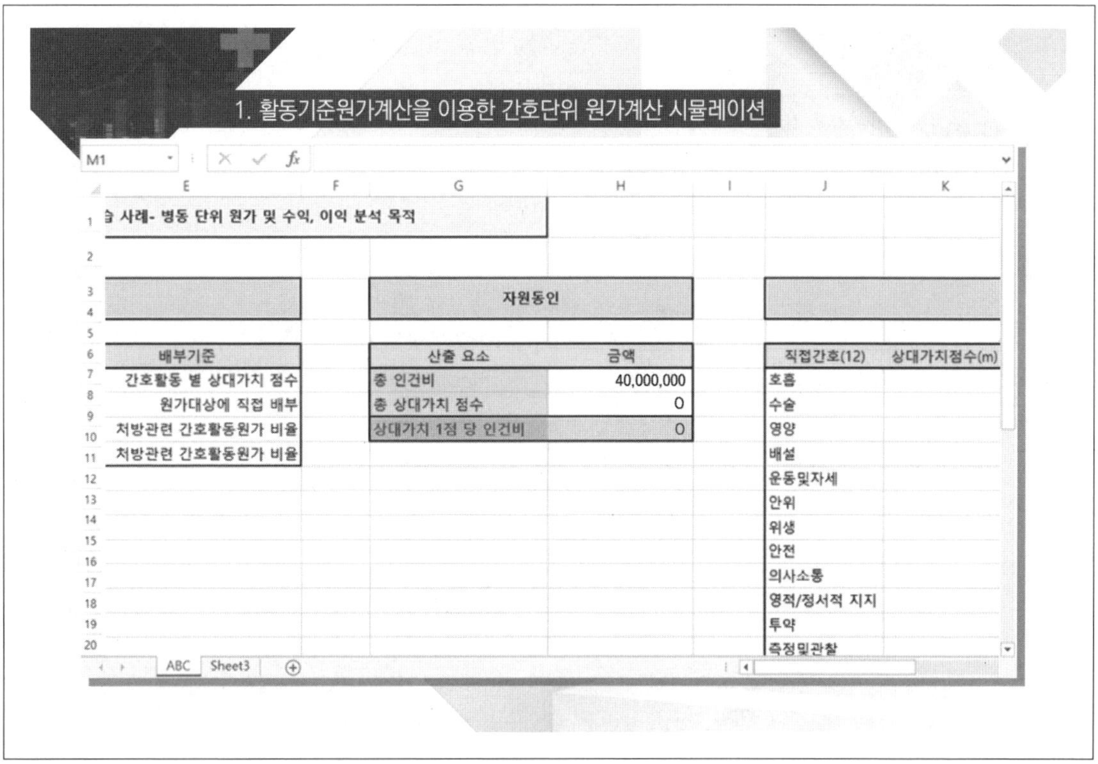

- 자원동인칸으로 이동
- 자원동인은 '상대가치 1점당 인건비'임. 자원동인 단위값을 계산하기 위해서는
  - 총 인건비와 총 상대가치 점수의 두 가지 값 필요

1 활동기준원가계산을 이용한 간호단위 원가계산 시뮬레이션

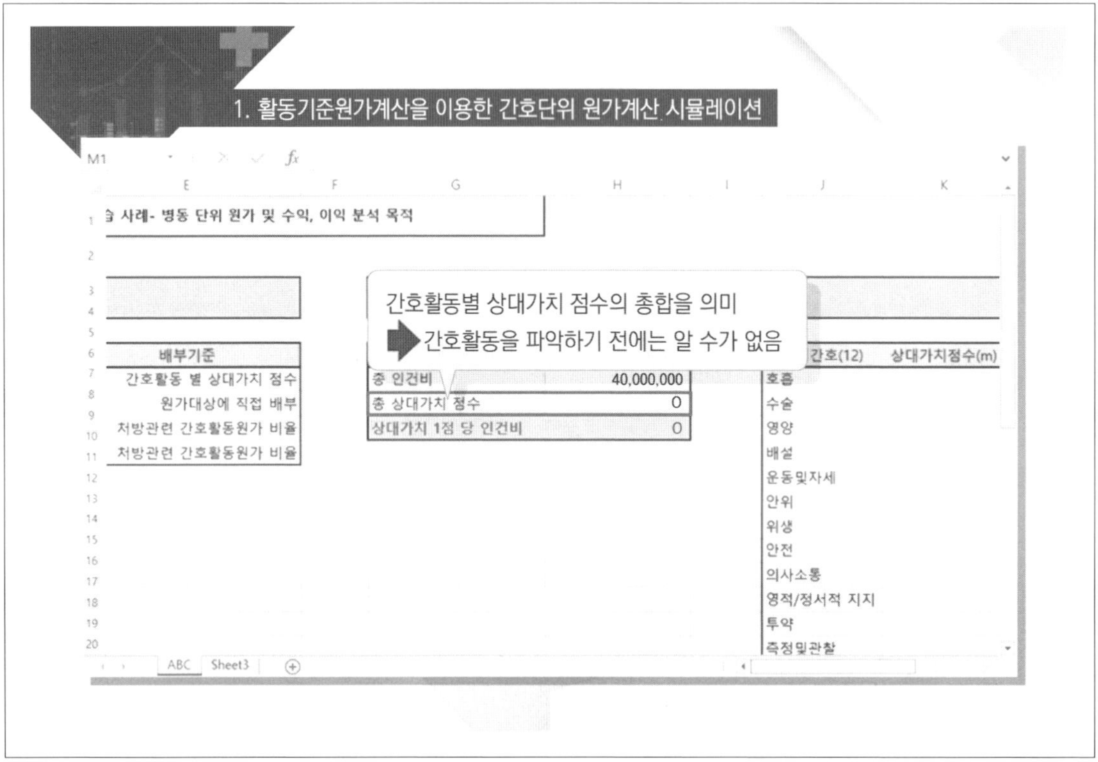

- 총 인건비 : 앞서 구한 자원의 간호사 인건비와 동일한 4천만 원
- 총 상대가치 점수 : 간호활동별 상대가치 점수의 총합을 의미
  - 간호활동을 파악하기 전에는 알 수가 없음
  - 간호활동박스의 값을 채운 후 계산식에 따라 값이 자동 생성됨
  - 일단 옆의 활동칸으로 이동함

1 활동기준원가계산을 이용한 간호단위 원가계산 시뮬레이션

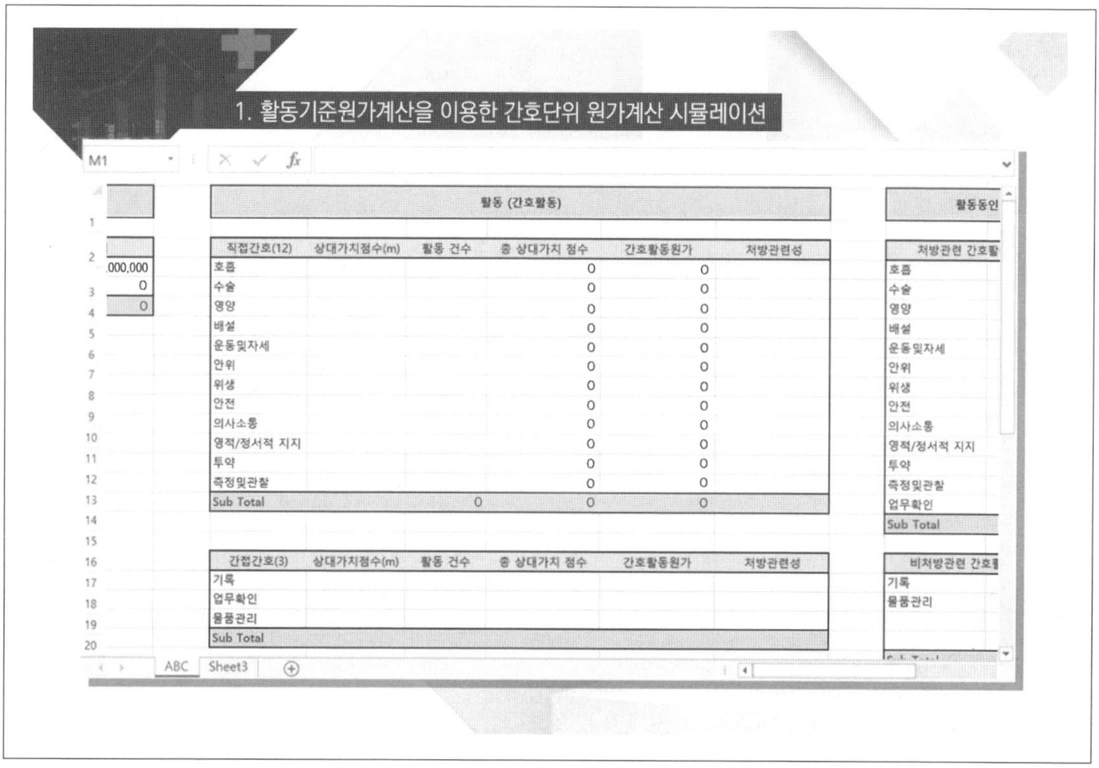

- 활동(간호활동)박스로 이동
- 간호활동을 분석하여 일반외과병동의 간호활동원가계산에 필요한 간호활동 별 원가를 구하는 과정
- 본 단계가 활동기준원가계산의 가장 핵심적인 단계임
- 간호활동 박스
  - 직접간호활동 12항목과 간접간호활동 3항목이 정리되어 있음
  - 실무에서 실제 이루어지고 있는 간호활동을 15개 활동으로 간략히 구분하여 재구성함

1 활동기준원가계산을 이용한 간호단위 원가계산 시뮬레이션

1. 활동기준원가계산을 이용한 간호단위 원가계산 시뮬레이션

활동 (간호활동)

직접간호(12)	상대가치점수(m)	활동 건수	총 상대가치 점수	간호활동원가	처방관련성
호흡	2.8		0	0	
수술	4.0		0	0	
영양	3.9		0	0	
배설	3.7		0	0	
운동및자세	3.3		0	0	
안위	2.4		0	0	
위생	4.2		0	0	
안전	5.3		0	0	
의사소통	4.0		0	0	
영적/정서적 지지	3.6		0	0	
투약	4.1		0	0	
측정및관찰	3.2		0	0	
Sub Total		0	0	0	

- 총 상대가치 점수 계산
  - 간호활동별 상대가치 점수와 활동 건수 필요

- 직접간호 박스에 값을 입력
  - 직접간호에서 호흡의 상대가치 점수는 2.8 수술 4.0 영양 3.9 배설 3.7 운동 및 자세 3.3 안위 2.4 위생 4.2 안전 5.3 의사소통 4.0 영적/정서적 지지 3.6 투약 4.1 측정 및 관찰 3.2를 각각 상대가치 점수 칸에 차례대로 입력

1 활동기준원가계산을 이용한 간호단위 원가계산 시뮬레이션

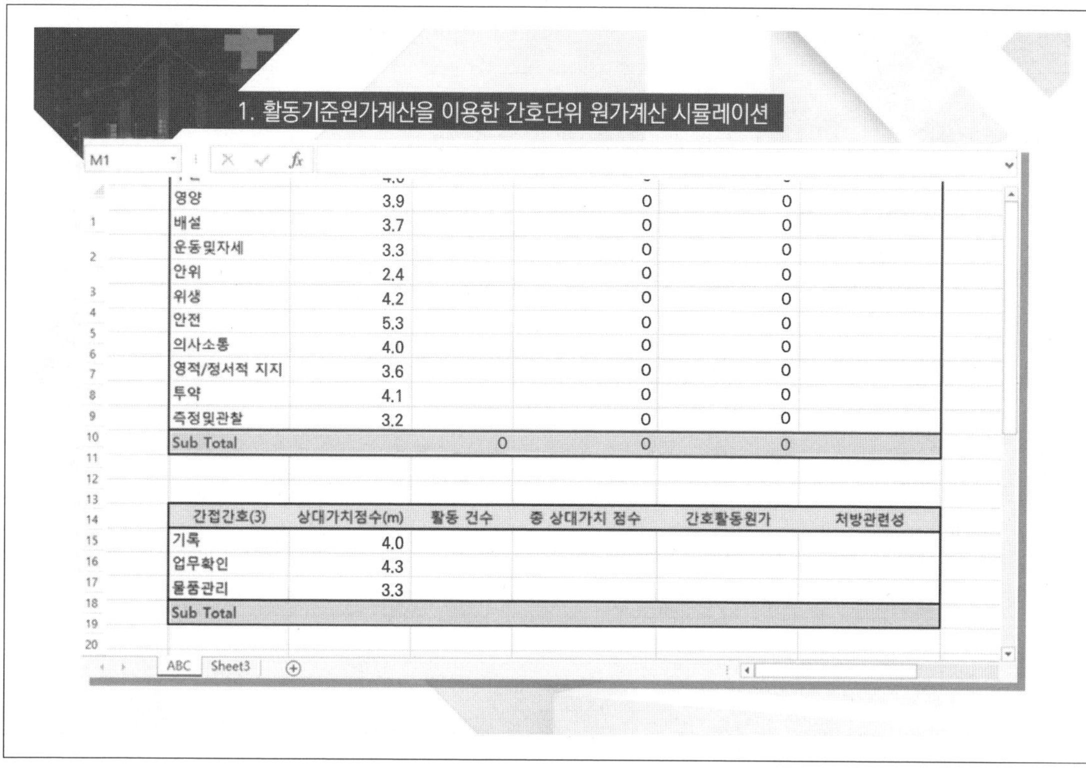

영양	3.9		0	0	
배설	3.7		0	0	
운동및자세	3.3		0	0	
안위	2.4		0	0	
위생	4.2		0	0	
안전	5.3		0	0	
의사소통	4.0		0	0	
영적/정서적 지지	3.6		0	0	
투약	4.1		0	0	
측정및관찰	3.2		0	0	
Sub Total		0	0	0	

간접간호(3)	상대가치점수(m)	활동 건수	총 상대가치 점수	간호활동원가	처방관련성
기록	4.0				
업무확인	4.3				
물품관리	3.3				
Sub Total					

- 간접간호 박스에 값을 입력
  - 기록의 상대가치 점수 칸에 4.0 입력, 업무확인 4.3 물품관리 3.3을 차례대로 입력

1 활동기준원가계산을 이용한 간호단위 원가계산 시뮬레이션

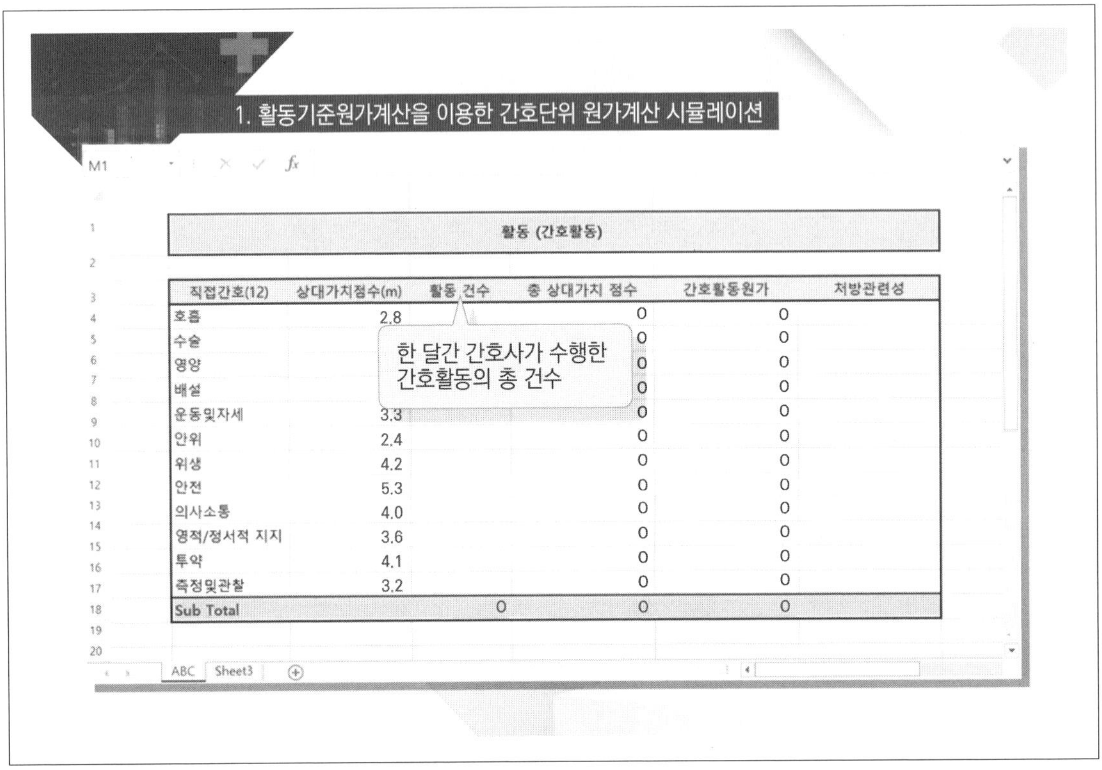

활동 (간호활동)					
직접간호(12)	상대가치점수(m)	활동 건수	총 상대가치 점수	간호활동원가	처방관련성
호흡	2.8		0	0	
수술			0	0	
영양			0	0	
배설			0	0	
운동및자세	3.3		0	0	
안위	2.4		0	0	
위생	4.2		0	0	
안전	5.3		0	0	
의사소통	4.0		0	0	
영적/정서적 지지	3.6		0	0	
투약	4.1		0	0	
측정및관찰	3.2		0	0	
Sub Total		0	0	0	

- 간호활동 박스의 활동건수 값 입력
- 활동건수 : 해당 간호활동 항목별로 한 달간 간호사가 수행한 간호활동의 총 건수를 의미

1 활동기준원가계산을 이용한 간호단위 원가계산 시뮬레이션

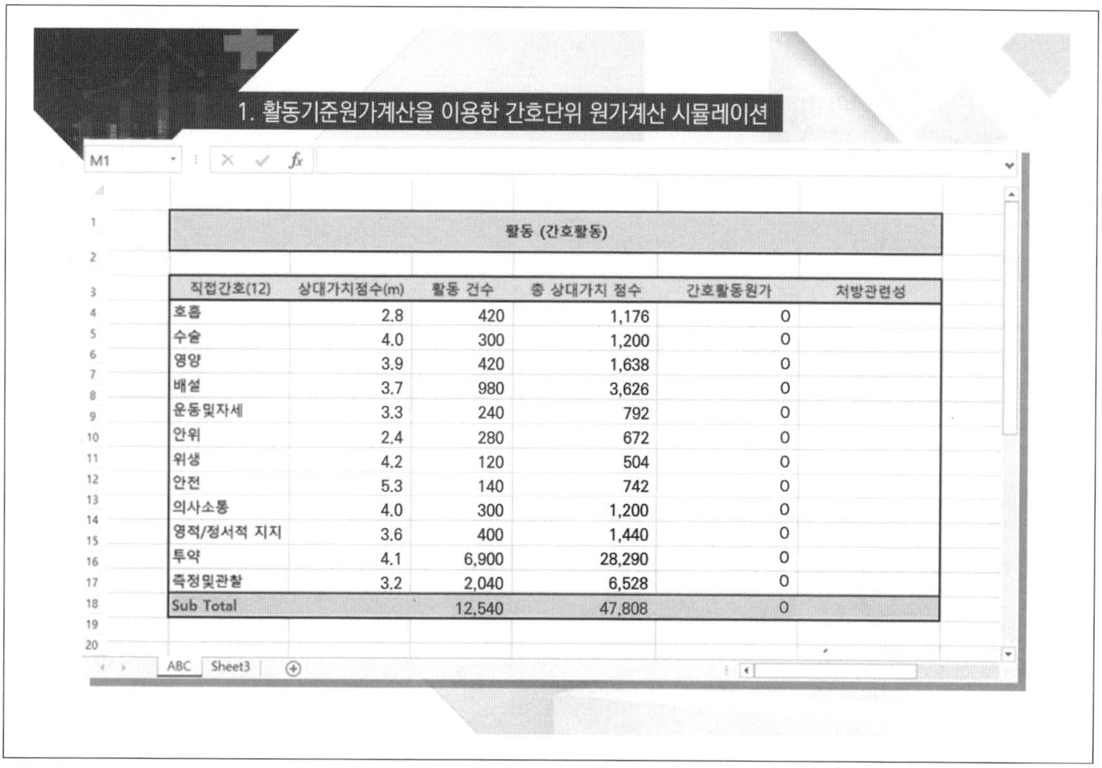

활동 (간호활동)					
직접간호(12)	상대가치점수(m)	활동 건수	총 상대가치 점수	간호활동원가	처방관련성
호흡	2.8	420	1,176	0	
수술	4.0	300	1,200	0	
영양	3.9	420	1,638	0	
배설	3.7	980	3,626	0	
운동및자세	3.3	240	792	0	
안위	2.4	280	672	0	
위생	4.2	120	504	0	
안전	5.3	140	742	0	
의사소통	4.0	300	1,200	0	
영적/정서적 지지	3.6	400	1,440	0	
투약	4.1	6,900	28,290	0	
측정및관찰	3.2	2,040	6,528	0	
Sub Total		12,540	47,808	0	

- 직접간호 박스에 활동 건수 입력
  - 호흡 420 수술 300 영양 420 배설 980 운동 및 자세 240 안위 280 위생 120 안전 140 의사소통 300 영적/정서적 지지 400 투약 6,900 측정 및 관찰 2,040을 각각 활동건수 칸에 차례대로 입력

1 활동기준원가계산을 이용한 간호단위 원가계산 시뮬레이션

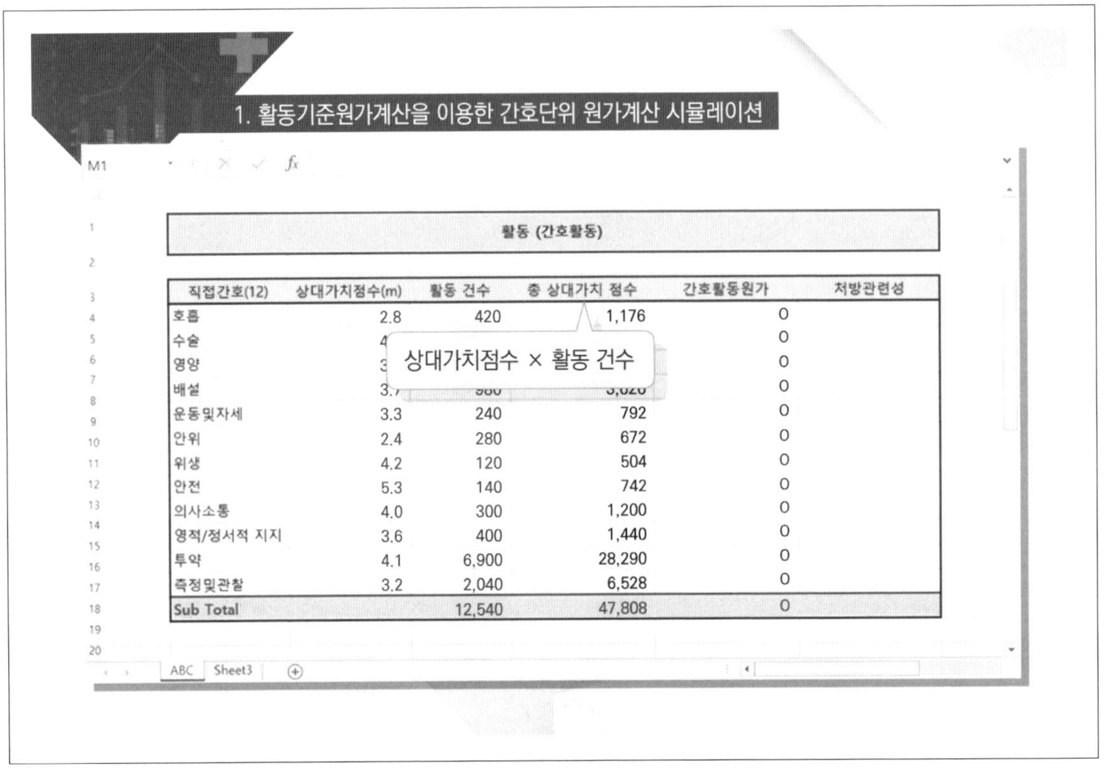

활동 (간호활동)					
직접간호(12)	상대가치점수(m)	활동 건수	총 상대가치 점수	간호활동원가	처방관련성
호흡	2.8	420	1,176	0	
수술	[illegible]	[illegible]	[illegible]	0	
영양	[illegible]	[illegible]	[illegible]	0	
배설	3.7	980	[illegible]	0	
운동및자세	3.3	240	792	0	
안위	2.4	280	672	0	
위생	4.2	120	504	0	
안전	5.3	140	742	0	
의사소통	4.0	300	1,200	0	
영적/정서적 지지	3.6	400	1,440	0	
투약	4.1	6,900	28,290	0	
측정및관찰	3.2	2,040	6,528	0	
Sub Total		12,540	47,808	0	

- 상대가치점수와 활동 건수를 입력하면, 총 상대가치 점수가 자동으로 계산됨
  - 총 상대가치 점수 = 상대가치 점수 × 활동건수로 계산

1 활동기준원가계산을 이용한 간호단위 원가계산 시뮬레이션

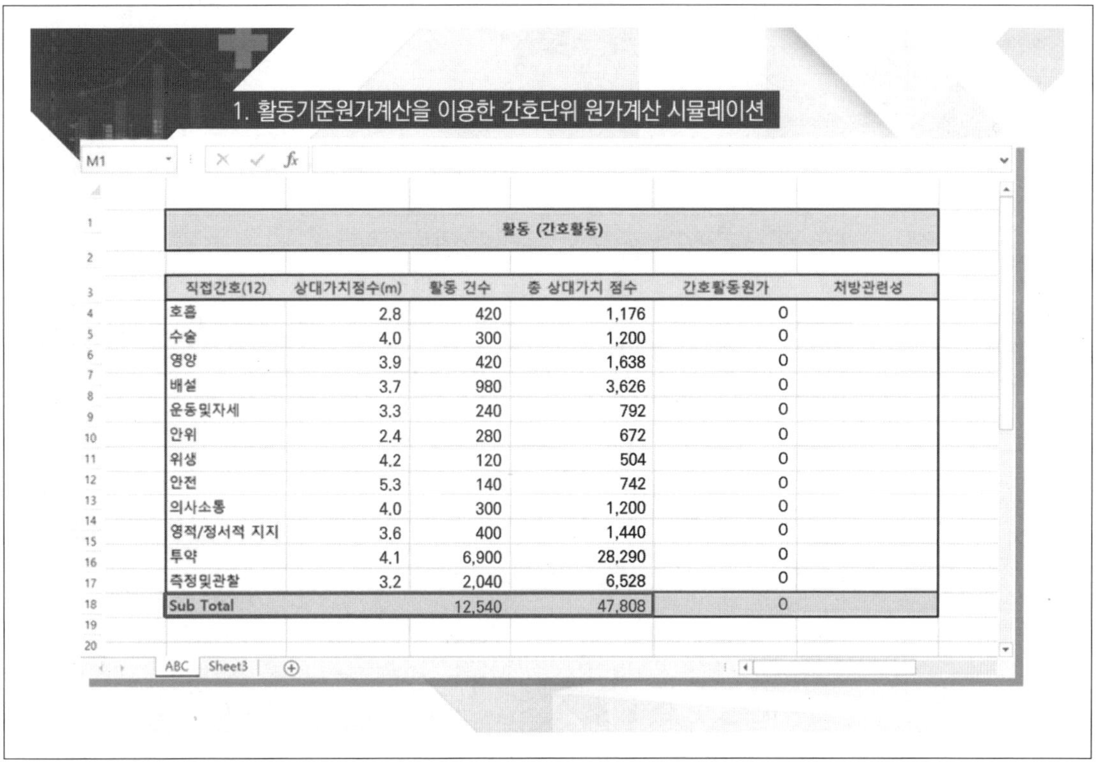

활동 (간호활동)					
직접간호(12)	상대가치점수(m)	활동 건수	총 상대가치 점수	간호활동원가	처방관련성
호흡	2.8	420	1,176	0	
수술	4.0	300	1,200	0	
영양	3.9	420	1,638	0	
배설	3.7	980	3,626	0	
운동및자세	3.3	240	792	0	
안위	2.4	280	672	0	
위생	4.2	120	504	0	
안전	5.3	140	742	0	
의사소통	4.0	300	1,200	0	
영적/정서적 지지	3.6	400	1,440	0	
투약	4.1	6,900	28,290	0	
측정및관찰	3.2	2,040	6,528	0	
Sub Total		12,540	47,808	0	

- Sub Total 자동 계산
  - 직접간호 활동건수의 Sub Total은 12,540건
  - 한 달 동안 일반외과병동에서 수행한 모든 직접간호활동의 총 건수는 12,540건임

1 활동기준원가계산을 이용한 간호단위 원가계산 시뮬레이션

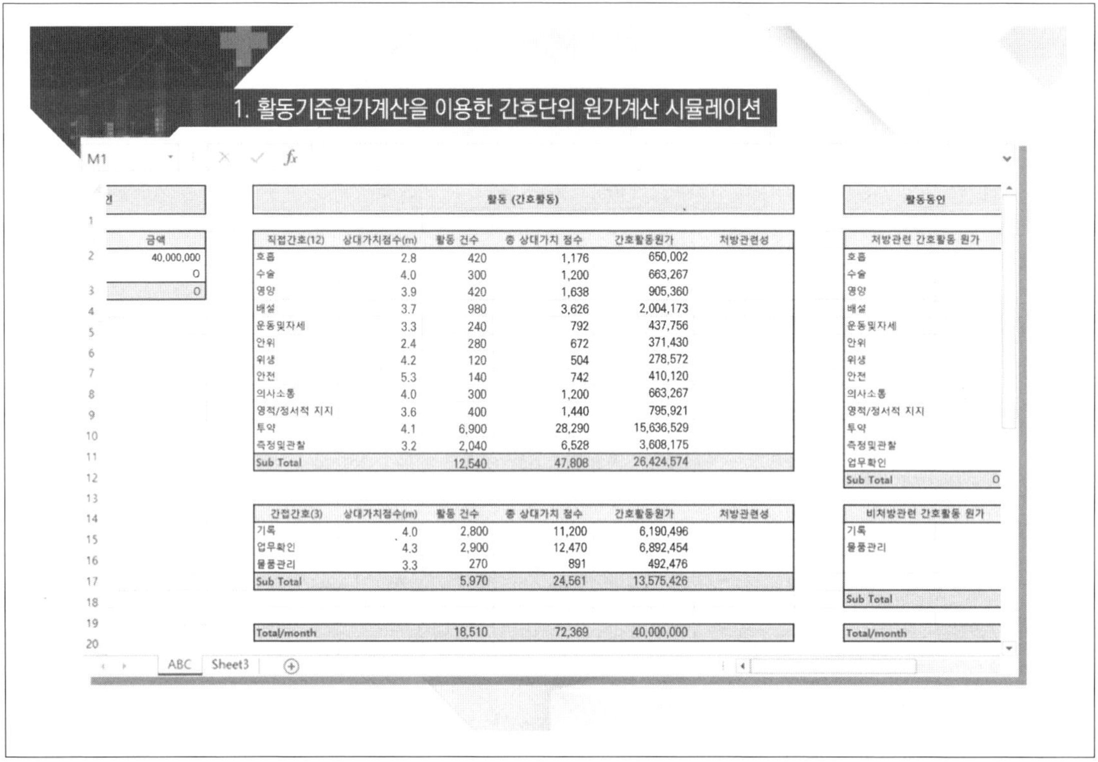

금액
40,000,000
0
0

활동 (간호활동)

직접간호(12)	상대가치점수(m)	활동 건수	총 상대가치 점수	간호활동원가	처방관련성
호흡	2.8	420	1,176	650,002	
수술	4.0	300	1,200	663,267	
영양	3.9	420	1,638	905,360	
배설	3.7	980	3,626	2,004,173	
운동및자세	3.3	240	792	437,756	
안위	2.4	280	672	371,430	
위생	4.2	120	504	278,572	
안전	5.3	140	742	410,120	
의사소통	4.0	300	1,200	663,267	
영적/정서적 지지	3.6	400	1,440	795,921	
투약	4.1	6,900	28,290	15,636,529	
측정및관찰	3.2	2,040	6,528	3,608,175	
Sub Total		12,540	47,808	26,424,574	

간접간호(3)	상대가치점수(m)	활동 건수	총 상대가치 점수	간호활동원가	처방관련성
기록	4.0	2,800	11,200	6,190,496	
업무확인	4.3	2,900	12,470	6,892,454	
물품관리	3.3	270	891	492,476	
Sub Total		5,970	24,561	13,575,426	
Total/month		18,510	72,369	40,000,000	

활동동인

처방관련 간호활동 원가	
호흡	
수술	
영양	
배설	
운동및자세	
안위	
위생	
안전	
의사소통	
영적/정서적 지지	
투약	
측정및관찰	
업무확인	
Sub Total	0

비처방관련 간호활동 원가
기록
물품관리
Sub Total
Total/month

- 간접간호 박스에 활동 건수 입력
  - 기록 2,800 업무확인 2,900 물품관리 270을 차례대로 입력
- Sub Total은 5,970건
- 직접간호활동과 간접간호활동의 합한 총 간호활동 건수 18,510건
- 계산 집계된 총 상대가치 점수 : 직접간호활동의 Sub Total이 47,808점
  간접간호활동의 Sub Total이 24,561점
- 총 상대가치 점수 합계 : 72,369점을 확인함

1 활동기준원가계산을 이용한 간호단위 원가계산 시뮬레이션

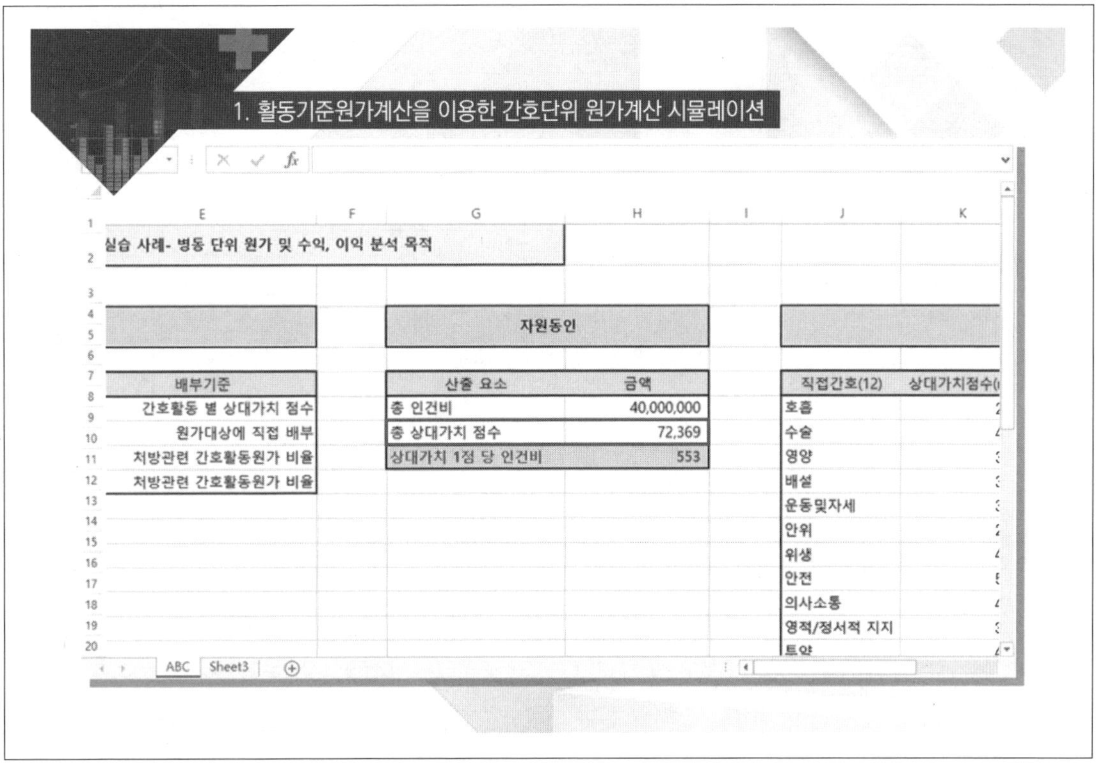

• 총 상대가치 점수 합계가 계산되면 앞에서 빈칸으로 남겨 두고 온 자원동인의 총 상대가치 점수 칸에 자동으로 72,369점이 계산됨

• 상대가치 1점 당 인건비 계산 위해 필요한 두 번째 필요값인 총 상대가치 점수 계산이 완성되면
  - 상대가치 1점당 인건비가 553원으로 자동 계산됨
  - 상대가치 1점에 해당하는 간호활동을 수행하는 데, 간호사 인건비 553원이 평균적으로 소비된다는 것을 의미

1 활동기준원가계산을 이용한 간호단위 원가계산 시뮬레이션

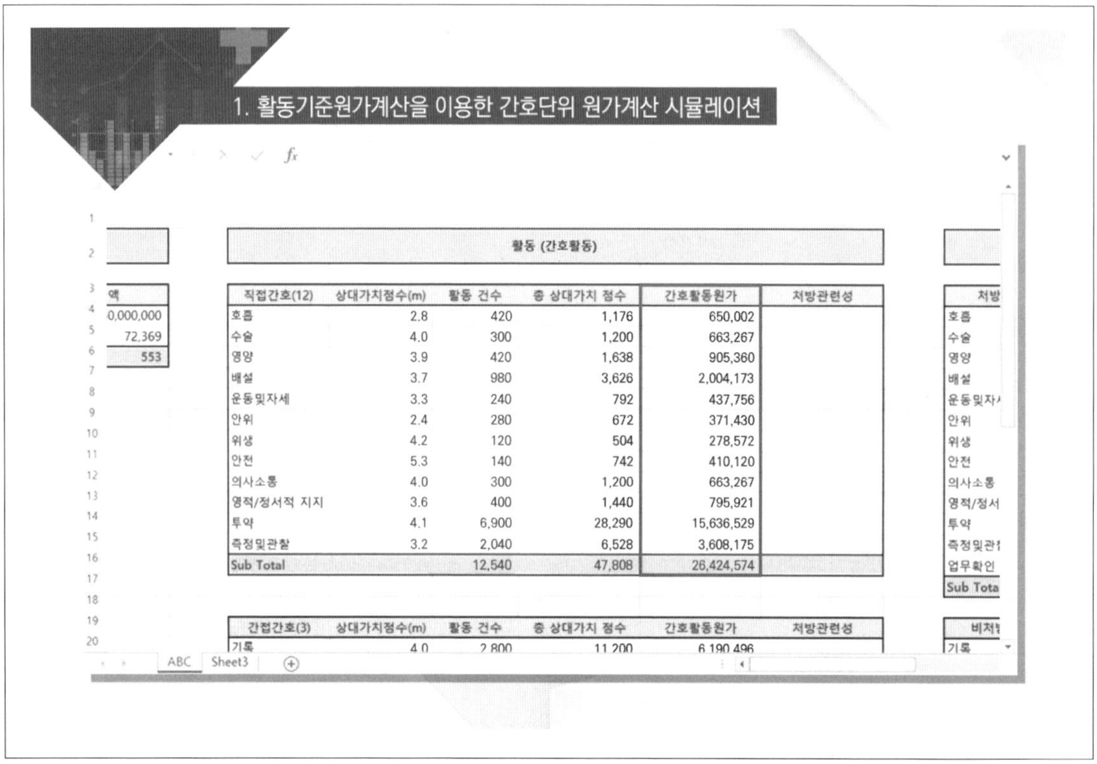

직접간호(12)	상대가치점수(m)	활동 건수	총 상대가치 점수	간호활동원가	처방관련성
호흡	2.8	420	1,176	650,002	
수술	4.0	300	1,200	663,267	
영양	3.9	420	1,638	905,360	
배설	3.7	980	3,626	2,004,173	
운동및자세	3.3	240	792	437,756	
안위	2.4	280	672	371,430	
위생	4.2	120	504	278,572	
안전	5.3	140	742	410,120	
의사소통	4.0	300	1,200	663,267	
영적/정서적 지지	3.6	400	1,440	795,921	
투약	4.1	6,900	28,290	15,636,529	
측정및관찰	3.2	2,040	6,528	3,608,175	
Sub Total		12,540	47,808	26,424,574	

간접간호(3)	상대가치점수(m)	활동 건수	총 상대가치 점수	간호활동원가	처방관련성
기록	4.0	2,800	11,200	6,190,496	

- 상대가치 1점당 인건비가 산출되면 간호활동 박스의 간호활동원가도 자동 계산되어 생성됨
- 호흡의 경우, 650,002원
- 호흡의 총 간호활동원가는 총 상대가치 점수 1,176점 × 상대가치 1점 당 인건비 553원 = 650,002원으로 계산됨

1 활동기준원가계산을 이용한 간호단위 원가계산 시뮬레이션

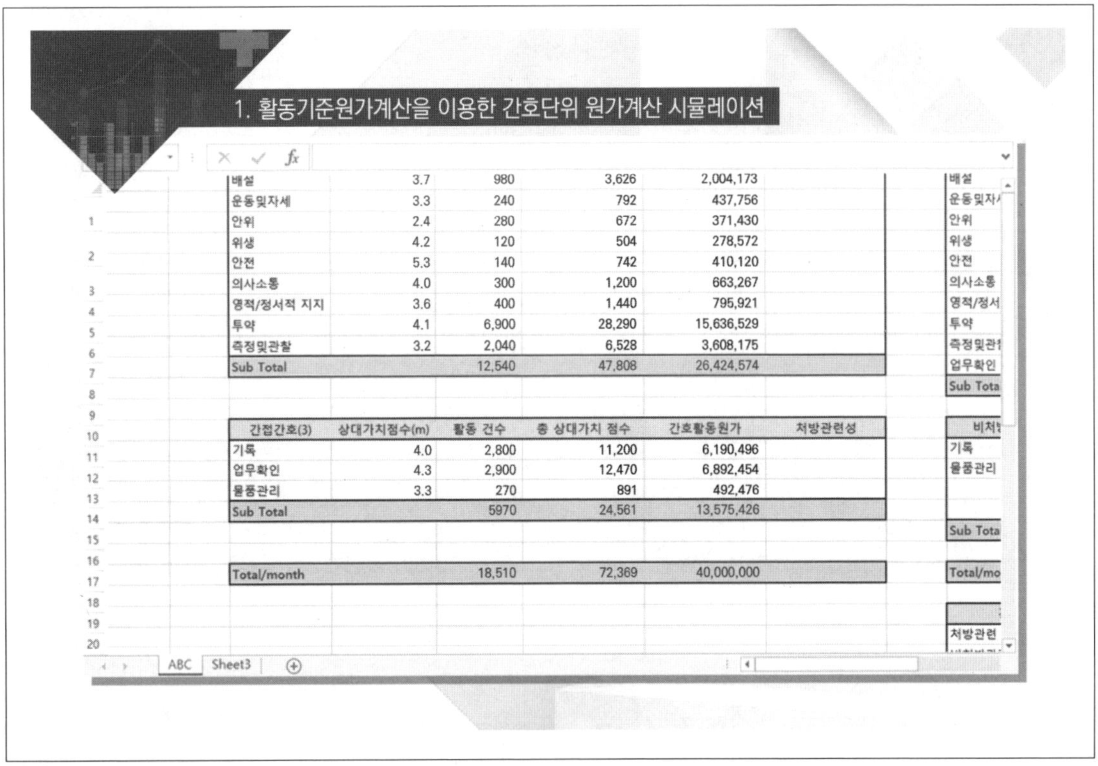

배설	3.7	980	3,626	2,004,173	
운동및자세	3.3	240	792	437,756	
안위	2.4	280	672	371,430	
위생	4.2	120	504	278,572	
안전	5.3	140	742	410,120	
의사소통	4.0	300	1,200	663,267	
영적/정서적 지지	3.6	400	1,440	795,921	
투약	4.1	6,900	28,290	15,636,529	
측정및관찰	3.2	2,040	6,528	3,608,175	
Sub Total		12,540	47,808	26,424,574	

간접간호(3)	상대가치점수(m)	활동 건수	총 상대가치 점수	간호활동원가	처방관련성
기록	4.0	2,800	11,200	6,190,496	
업무확인	4.3	2,900	12,470	6,892,454	
물품관리	3.3	270	891	492,476	
Sub Total		5970	24,561	13,575,426	
Total/month		18,510	72,369	40,000,000	

- 각각의 간호활동원가의 빈칸이 자동 계산, 생성되면 동시에 직접간호활동의 간호활동원가 Sub Total도 함께 계산되어 화면에 제시됨
- 직접간호활동의 간호활동원가 Sub Total : 26,424,574원
- 같은 원리로 자동계산, 생성되는 간접간호활동의 간호활동원가 Sub Total : 13,575,426원
- 직접간호와 간접간호의 간호활동원가의 합계 총액 : 4천만 원으로 간호사 인건비 총액 4천만 원과 일치함

1 활동기준원가계산을 이용한 간호단위 원가계산 시뮬레이션

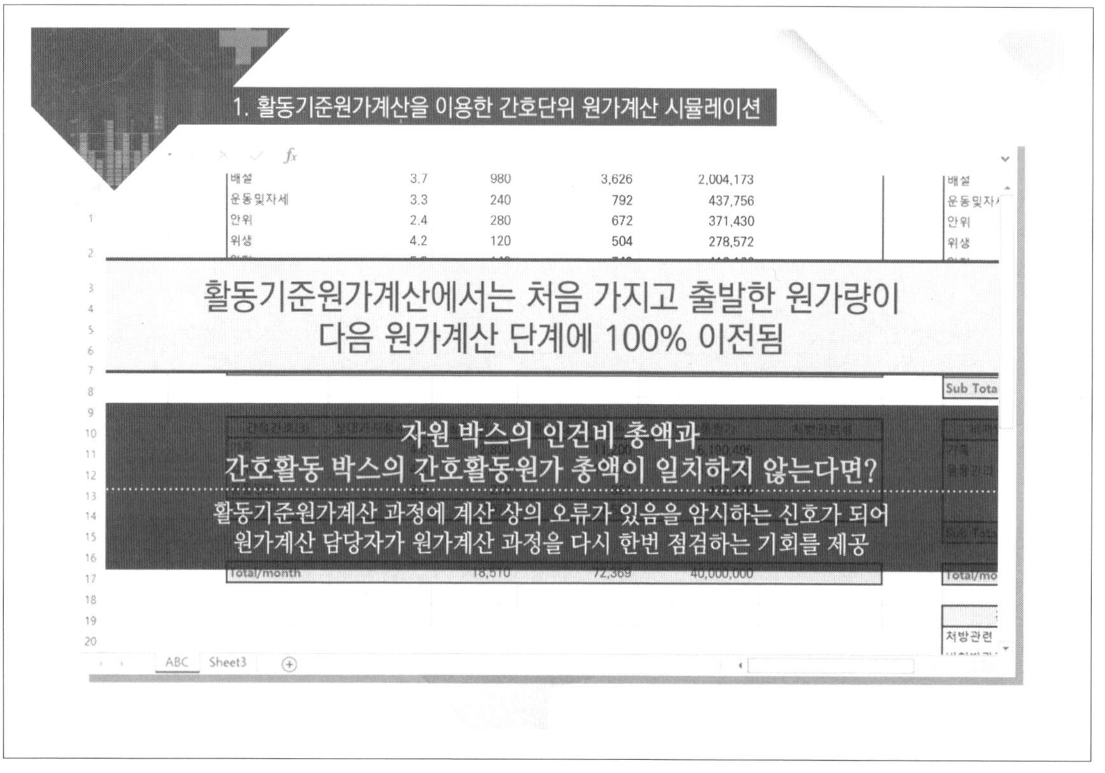

- 활동기준원가계산에서는 처음 가지고 출발한 원가량이 중간에 소멸, 또는 변경되는 일 없이 다음 원가계산 단계에 100% 이전됨을 원칙으로 함
- 자원 박스의 인건비 총액과 간호활동 박스의 간호활동원가 총액이 일치하지 않는다면, 이는 활동기준원가계산 과정에 계산 상의 오류가 있음을 암시하는 신호임
  - 원가계산 담당자가 원가계산 과정을 다시 한번 점검하는 기회를 제공함
- 지금까지의 계산 과정을 통해 자원박스의 모든 값이 입력되었고, 자원동인 박스의 모든 값이 계산 완료됨
- 간호활동 박스도 거의 대부분 계산이 완성
- 활동기준원가계산의 5요소 중 자원, 자원동인, 활동의 3요소의 계산을 완성하는 과정을 시뮬레이션하였음

1 활동기준원가계산을 이용한 간호단위 원가계산 시뮬레이션

1. 활동기준원가계산을 이용한 간호단위 원가계산 시뮬레이션

활동 (간호활동)

직접간호(12)	상대가치점수(m)	활동 건수	총 상대가치 점수	간호활동원가	처방관련성
호흡	2.8	420	1,176	650,002	
수술	4.0	300	1,200	663,267	
영양	3.9	420	1,638	905,360	
배설	3.7	980	3,626	2,004,173	
운동및자세	3.3	240	792	437,756	
안위	2.4	280	672	371,430	
위생	4.2	120	504	278,572	
안전	5.3	140	742	410,120	
의사소통	4.0	300	1,200	663,267	
영적/정서적 지지	3.6	400	1,440	795,921	
투약	4.1	6,900	28,290	15,636,529	
측정및관찰	3.2	2,040	6,528	3,608,175	
Sub Total		12,540	47,808	26,424,574	

- 화면의 간호활동박스에서 마지막 한 칸(처방관련성)이 공란
- 처방관련성 칸은 각각의 간호활동을 이를 소비하는 원가 대상에 배부하기 위한, 즉 활동동인과 연결하기 위한 결정 요소임
- 활동동인은 병원 조직 내에서 간호사가 간호활동을 수행하는 근거가 무엇인 지를 확인하여, 이를 배부 기준으로 삼아 간호활동원가를 원가대상에 배부하기 위한 요소임
- 처방관련성의 의미 : 간호활동을 수행함에 있어 처방이 따르느냐, 처방없이 이루어지느냐에 따른 구분
  – 처방관련성이 있으면 'ㅇ' 처방관련성이 없으면 'x'로 표시함

1 활동기준원가계산을 이용한 간호단위 원가계산 시뮬레이션

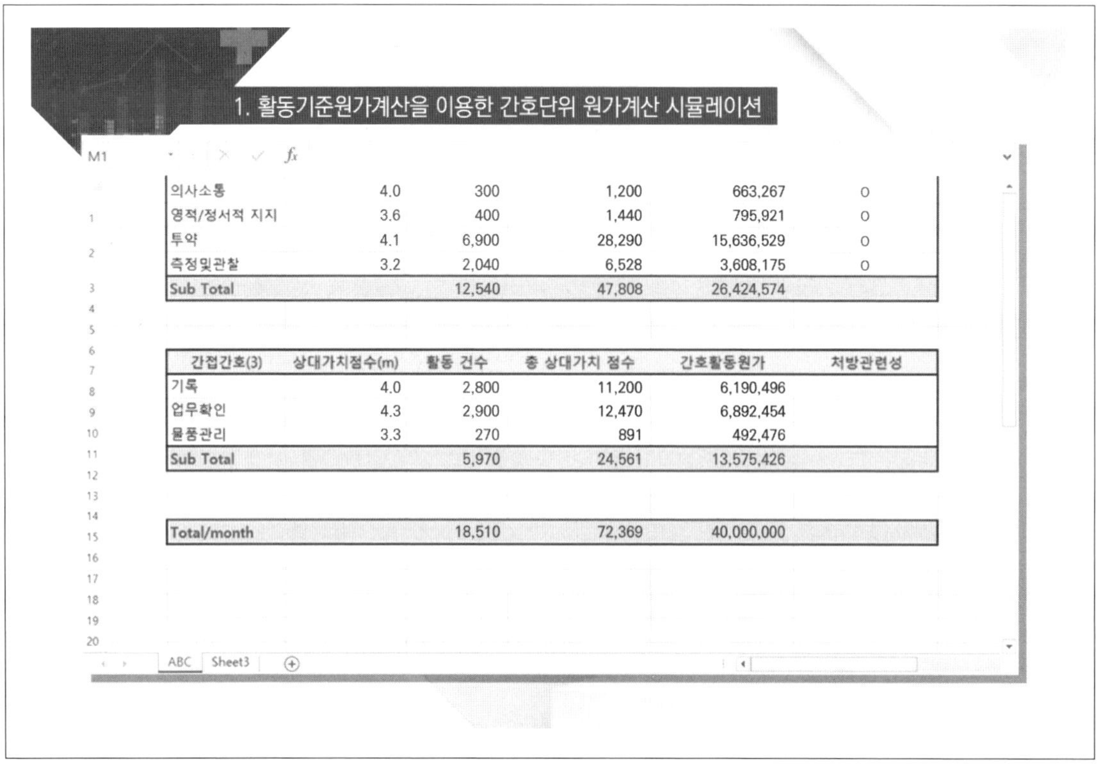

의사소통	4.0	300	1,200	663,267	ㅇ
영적/정서적 지지	3.6	400	1,440	795,921	ㅇ
투약	4.1	6,900	28,290	15,636,529	ㅇ
측정및관찰	3.2	2,040	6,528	3,608,175	ㅇ
Sub Total		12,540	47,808	26,424,574	

간접간호(3)	상대가치점수(m)	활동 건수	총 상대가치 점수	간호활동원가	처방관련성
기록	4.0	2,800	11,200	6,190,496	
업무확인	4.3	2,900	12,470	6,892,454	
물품관리	3.3	270	891	492,476	
Sub Total		5,970	24,561	13,575,426	

Total/month		18,510	72,369	40,000,000	

- 직접간호활동 12개 항목 : 모두 처방관련성이 있으므로 'ㅇ'를 입력
- 간접간호활동의 3개 항목 중 기록과 물품관리는 처방관련성이 없으므로, 즉 간호사의 자율적 판단에 따른 간호활동 : '×'로 표시
- 업무확인은 오더 체크, 검사 결과 확인 등과 같이 처방과 관련성이 있으므로 'ㅇ'로 표시

1 활동기준원가계산을 이용한 간호단위 원가계산 시뮬레이션

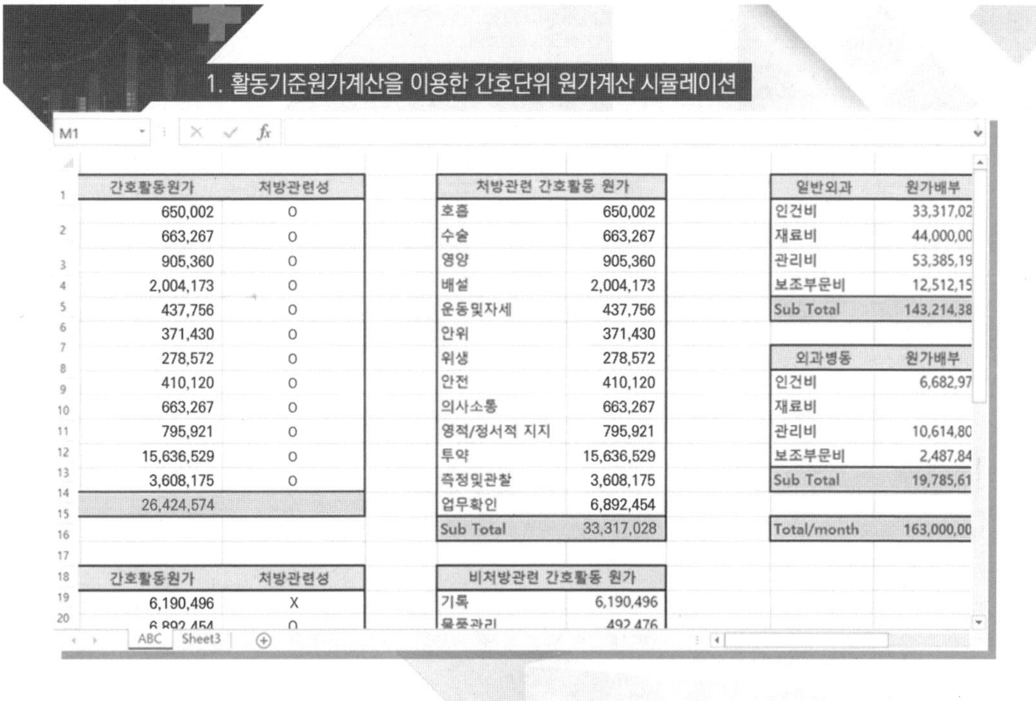

간호활동원가	처방관련성
650,002	O
663,267	O
905,360	O
2,004,173	O
437,756	O
371,430	O
278,572	O
410,120	O
663,267	O
795,921	O
15,636,529	O
3,608,175	O
26,424,574	

처방관련 간호활동 원가	
호흡	650,002
수술	663,267
영양	905,360
배설	2,004,173
운동및자세	437,756
안위	371,430
위생	278,572
안전	410,120
의사소통	663,267
영적/정서적 지지	795,921
투약	15,636,529
측정및관찰	3,608,175
업무확인	6,892,454
Sub Total	33,317,028

일반외과	원가배부
인건비	33,317,02
재료비	44,000,00
관리비	53,385,19
보조부문비	12,512,15
Sub Total	143,214,38

외과병동	원가배부
인건비	6,682,97
재료비	
관리비	10,614,80
보조부문비	2,487,84
Sub Total	19,785,61

Total/month	163,000,00

간호활동원가	처방관련성
6,190,496	X
6,892,454	O

비처방관련 간호활동 원가	
기록	6,190,496
물품관리	492,476

- 처방관련 간호활동원가 : 활동동인인 처방관련성에 따라 처방을 필요로 하는 'ㅇ'에 해당하는 간호활동원가를 모두 집계하여 총액을 구한 것
- 처방관련 간호활동원가의 Sub Total은 33,317,028원

1 활동기준원가계산을 이용한 간호단위 원가계산 시뮬레이션

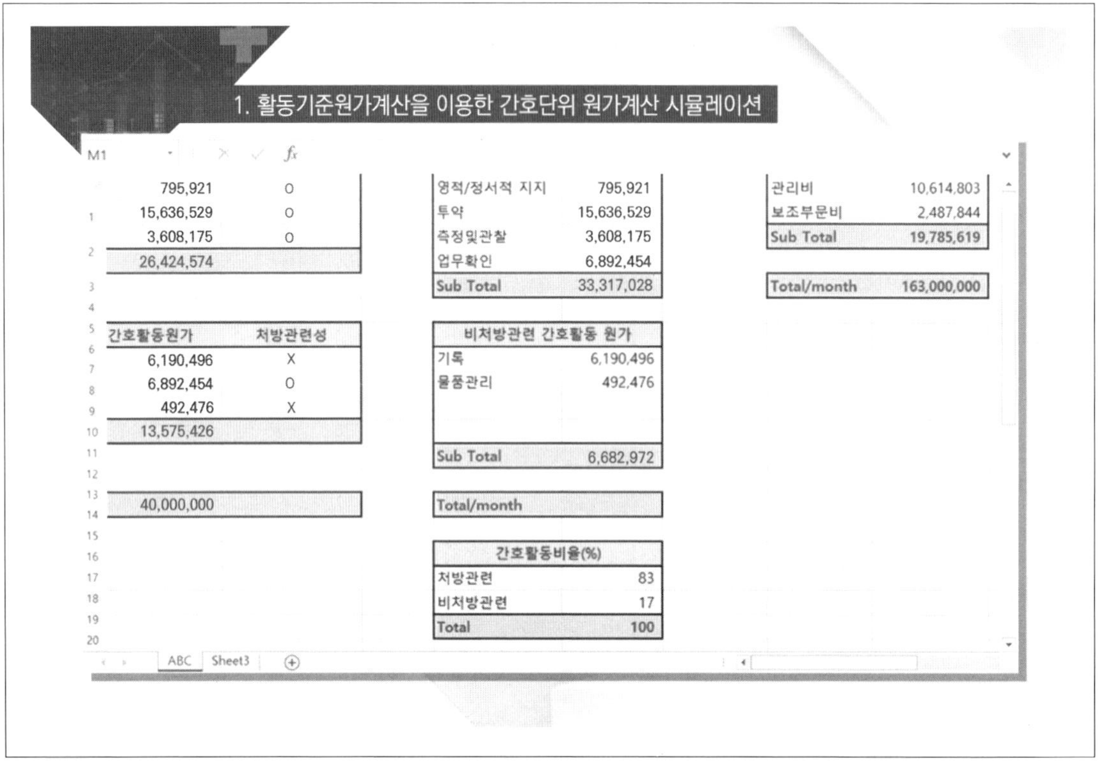

- 비처방관련 간호활동원가 : 처방을 필요로 하지 않는 간호활동원가를 모두 집계하여 총액을 구한 것
- 비처방관련 간호활동원가의 Sub Total은 6,682,972원
- 처방관련 간호활동 원가와 비처방관련 간호활동 원가를 모두 합한 총 간호활동 원가 : 4천만 원

1 활동기준원가계산을 이용한 간호단위 원가계산 시뮬레이션

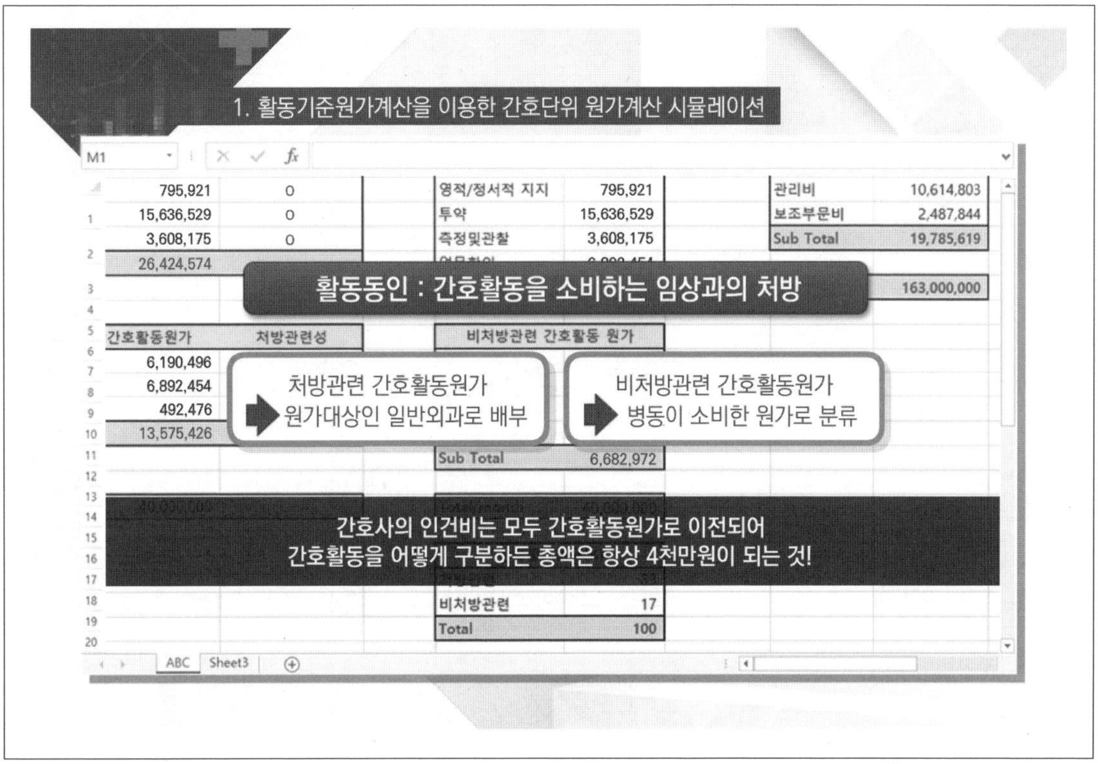

- 활동기준원가계산에서는 자원에서 집계한 총원가가 중간의 배부과정에서 소멸, 또는 변경되는 일 없이 100% 다음 단계로 이전됨
  - 즉 간호사의 인건비는 모두 간호활동원가로 이전
  - 이처럼 간호활동을 직접간호활동과 간접간호활동으로 구분하든, 처방관련 간호활동과 비처방관련 간호활동으로 구분하든, 이와는 상관없이 총액은 항상 4천만 원이 되는 것임
- 활동동인을 간호활동을 소비하는 임상과의 처방으로 설정하면, 활동기준원가계산의 경로를 따라 처방관련 간호활동 원가는 원가대상인 일반외과로 배부되고, 비처방관련 간호활동 원가는 병동이 소비한 원가로 최종 분류됨

1 활동기준원가계산을 이용한 간호단위 원가계산 시뮬레이션

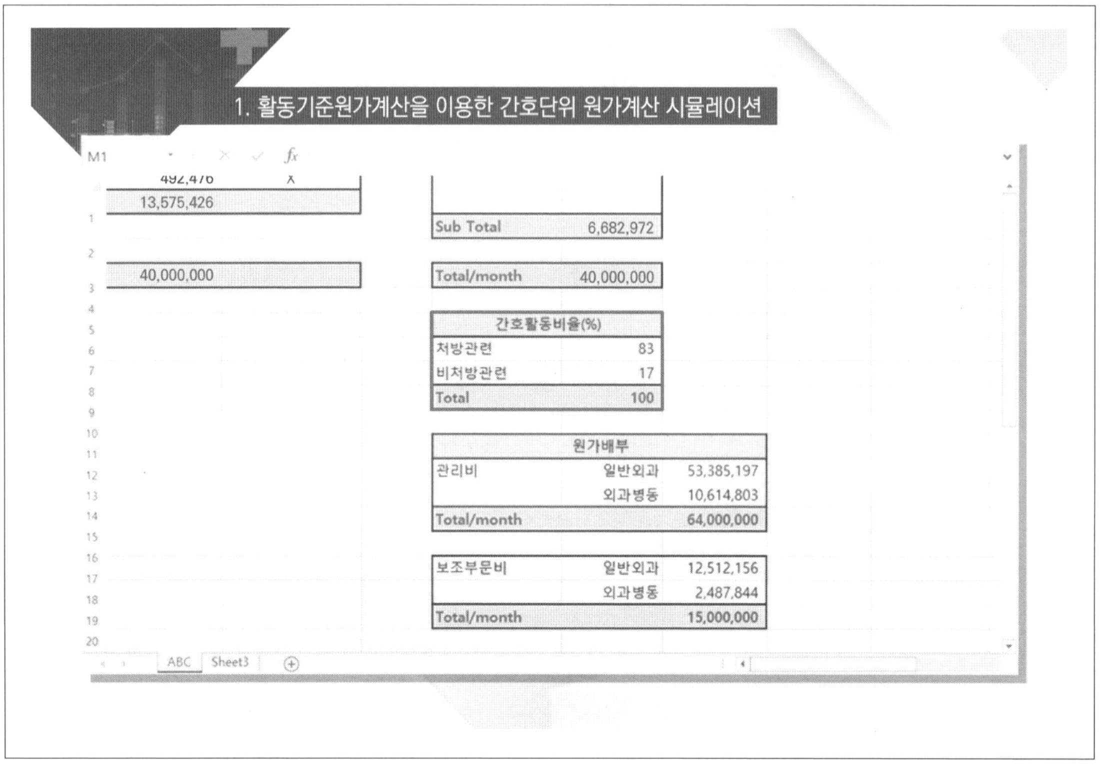

- 활동동인 박스의 간호활동비율 칸 자동 계산, 생성됨
- 처방관련 간호활동 비율 : 간호사 인건비 중 처방관련 간호활동원가가 차지하는 비율
- 비처방관련 간호활동 비율 : 간호사 인건비 중 비처방관련 간호활동원가가 차지하는 비율
- 시뮬레이션 사례에서는 처방관련 간호활동비율이 83%, 비처방관련 간호활동비율이 17%로 이를 합하면 100%가 됨
- 간호사 인건비 중 처방관련 간호활동원가 비율과 비처방관련 간호활동원가 비율을 따로 계산하는 이유
  - 재료비는 환자의 진료 목적으로 소비되는 것이므로 원가대상인 일반외과에 직접 배부가 가능한 반면, 관리비와 보조부문비는 처방관련 간호활동원가 비율을 기준으로 배부하기 때문에 비율값이 필요한 것임

1 활동기준원가계산을 이용한 간호단위 원가계산 시뮬레이션

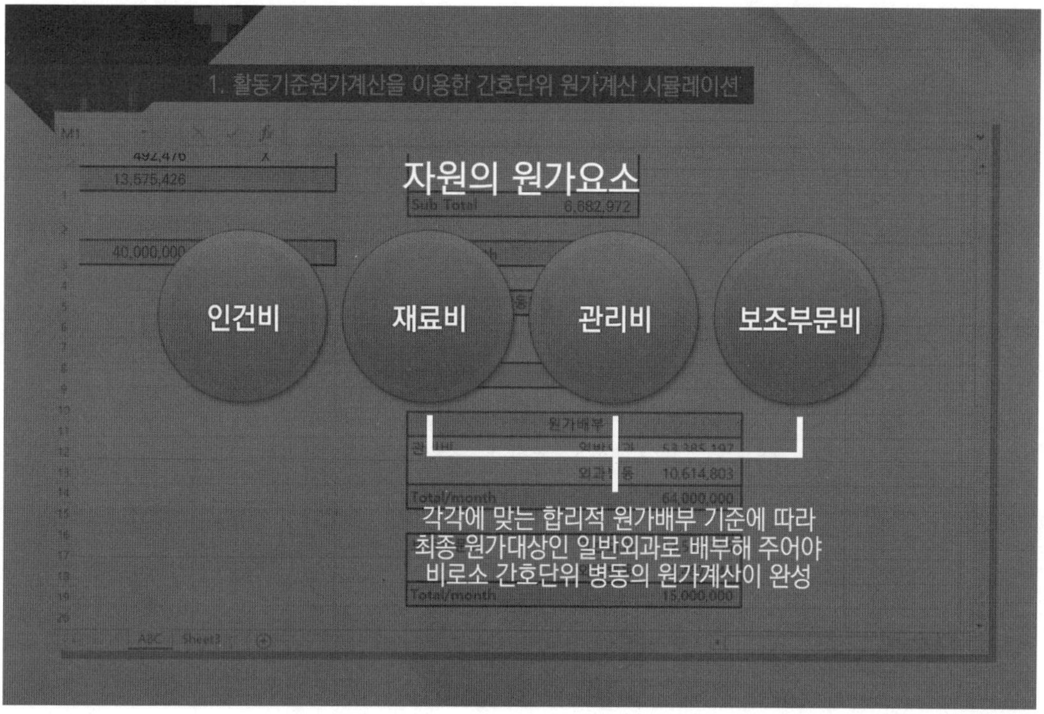

- 지금까지의 간호활동원가 계산 과정
  - 자원의 원가요소 중 하나인 인건비를 배부하기 위한 과정
- 실제로 병동에 부과되는 원가인 재료비, 관리비 그리고 보조부문비의 원가 3요소도 각각에 맞는 합리적 원가배부 기준에 따라 최종 원가대상인 일반외과로 배부해 주어야 비로소 간호단위 병동의 원가계산이 완성됨

1 활동기준원가계산을 이용한 간호단위 원가계산 시뮬레이션

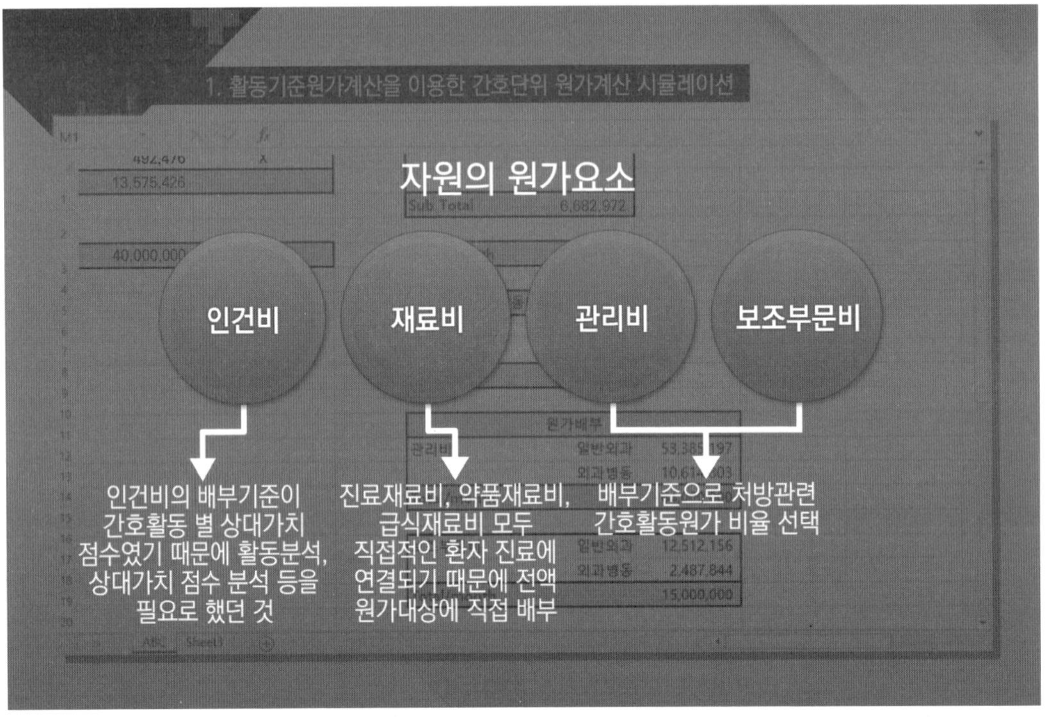

- 인건비의 경우는 인건비의 배부기준 : 간호활동 별 상대가치 점수를 이용하여
  - 활동분석, 상대가치 점수 분석 등을 필요로 했던 것임
- 재료비의 경우는 진료재료비, 약품재료비, 급식재료비 모두 직접적인 환자 진료에 연결되므로
  - 전액 원가대상에 배부되고, 따라서 별도의 배부기준 필요 없이 직접 배부 가능함
- 관리비와 보조부문비는 이를 원가대상이 사용한 정도에 따라 적절히 배부하기 위한 배부기준이 필요
- 본 사례에서는 간호활동원가계산이 초점이므로 관리비와 보조부문비에 대하여는 처방관련 간호활동원가 비율을 배부기준으로 선택함

1 활동기준원가계산을 이용한 간호단위 원가계산 시뮬레이션

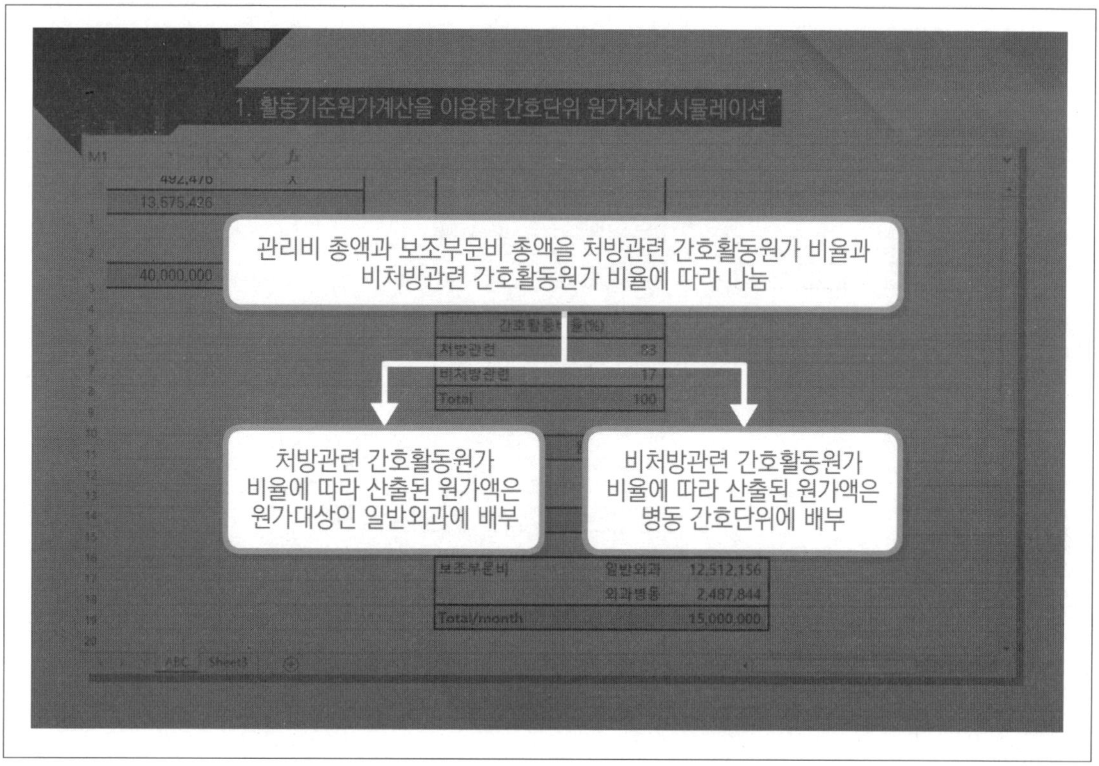

- 관리비 총액과 보조부문비 총액을 처방관련 간호활동원가 비율과 비처방관련 간호활동원가 비율에 따라 나눔
  - 처방관련 간호활동원가 비율에 따라 산출된 원가액은 원가대상인 일반외과에 배부
  - 비처방관련 간호활동원가 비율에 따라 산출된 원가액은 병동 간호단위에 배부하여 원가계산을 완성함

1 활동기준원가계산을 이용한 간호단위 원가계산 시뮬레이션

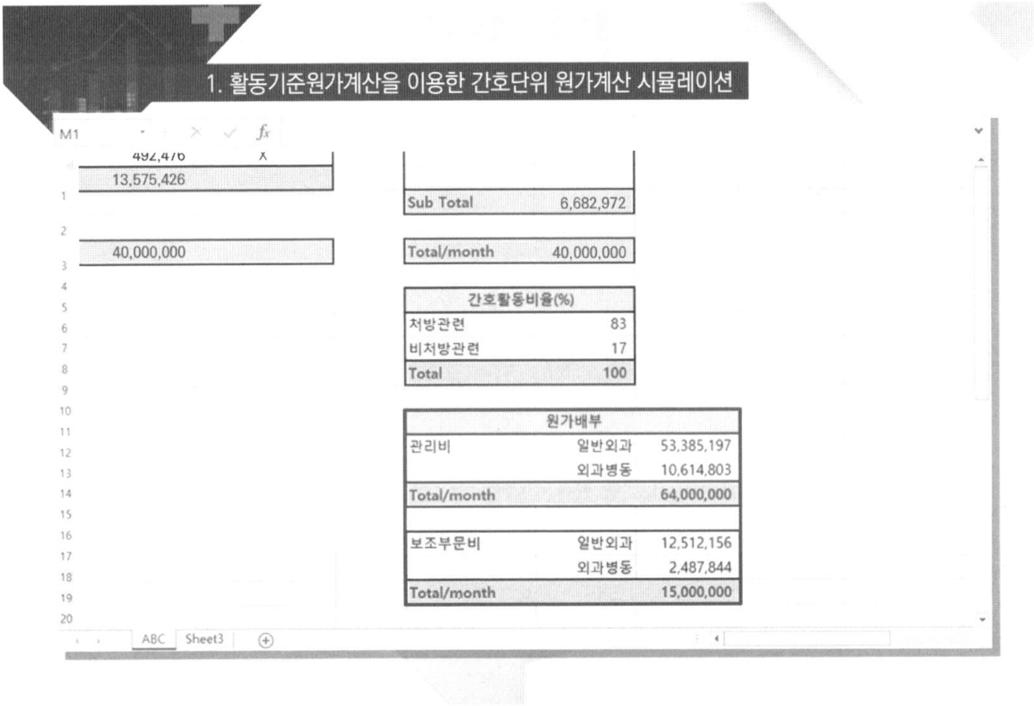

- 원가배부 칸 : 배부 기준에 따라 관리비와 보조부문비의 원가가 쪼개져서, 각각 일반외과와 외과병동으로 나뉜 금액이 자동 계산됨
- 관리비 : 총액 6천4백만원 중 83%에 해당하는 53,385,197원은 일반외과에서 소비한 원가로 배부, 나머지는 병동이 소비한 원가로 계산
- 보조부문비 : 1천5백만원 중 83%에 해당하는 12,512,156원은 일반외과로 배부, 나머지는 병동이 소비한 원가로 계산

1 활동기준원가계산을 이용한 간호단위 원가계산 시뮬레이션

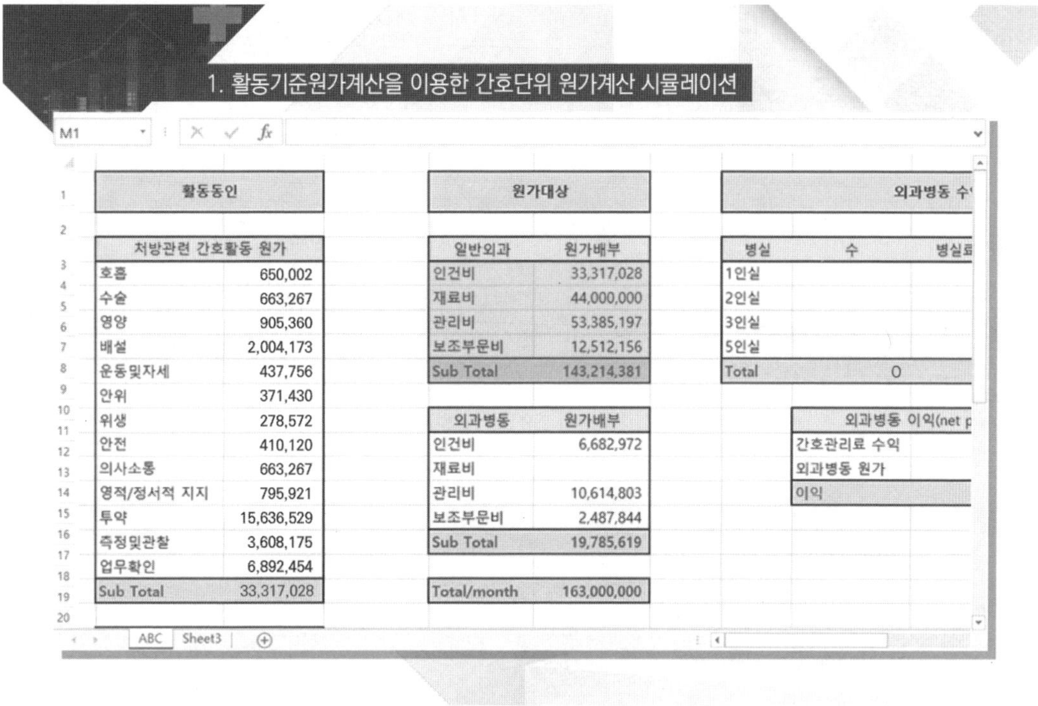

활동동인	
처방관련 간호활동 원가	
호흡	650,002
수술	663,267
영양	905,360
배설	2,004,173
운동및자세	437,756
안위	371,430
위생	278,572
안전	410,120
의사소통	663,267
영적/정서적 지지	795,921
투약	15,636,529
측정및관찰	3,608,175
업무확인	6,892,454
Sub Total	33,317,028

원가대상	
일반외과	원가배부
인건비	33,317,028
재료비	44,000,000
관리비	53,385,197
보조부문비	12,512,156
Sub Total	143,214,381
외과병동	원가배부
인건비	6,682,972
재료비	
관리비	10,614,803
보조부문비	2,487,844
Sub Total	19,785,619
Total/month	163,000,000

외과병동 수		
병실	수	병실료
1인실		
2인실		
3인실		
5인실		
Total	0	

외과병동 이익(net p
간호관리료 수익
외과병동 원가
이익

- 일반외과 병동에 집계된 총 원가 중 최종 원가대상인 일반외과로 배부되는 원가 총액
  - 인건비 33,317,028원
  - 재료비 44,000,000원
  - 관리비 53,385,197원
  - 보조부문비 12,512,156원
  - 합계 : 143,214,381원
- 간호단위 외과병동에서 소비하는 원가 총액
  - 인건비 6,682,972원
  - 재료비 0원(전액 일반외과로 배부)
  - 관리비 10,614,803원
  - 보조부문비 2,487,844원
  - 합계 : 19,785,619원
- 일반외과 원가배부액 + 간호단위 외과병동 원가배부액을 합한 총액 = 앞의 첫 자원 단계에서와 같이 1억6천3백만원으로 일치함

1 활동기준원가계산을 이용한 간호단위 원가계산 시뮬레이션

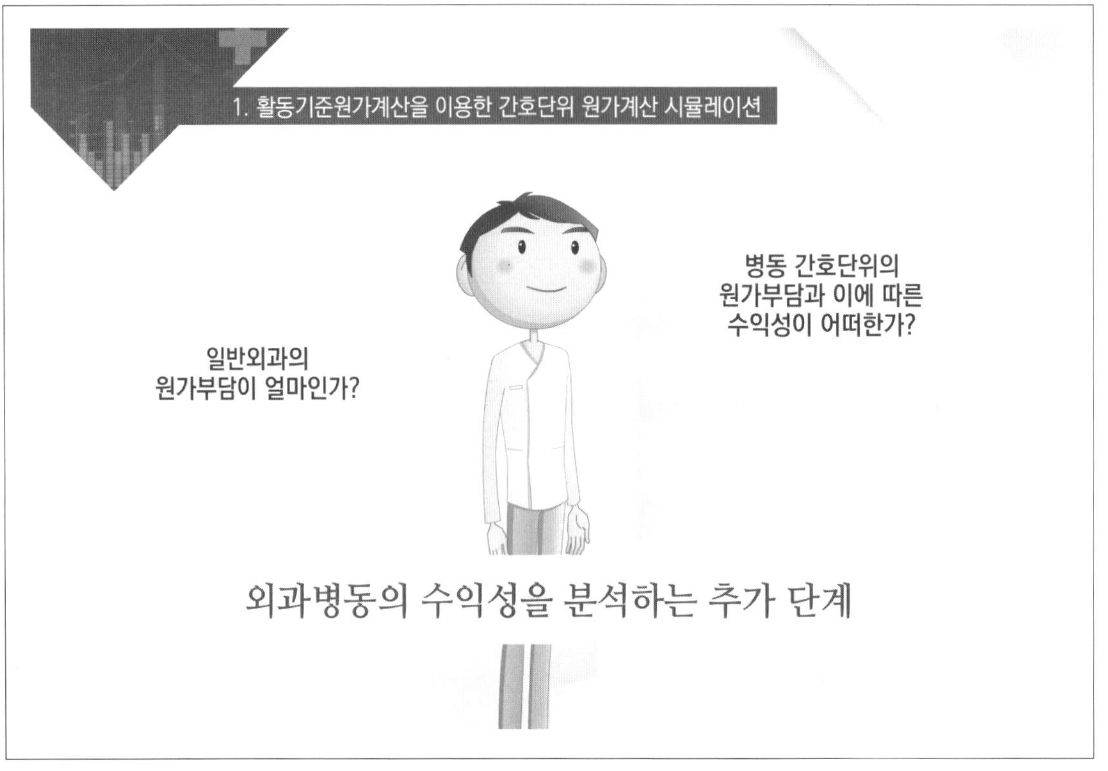

- 외과병동의 수익성 분석
- 실제 간호관리자 또는 간호사의 관심사는 일반외과의 원가부담이 얼마인가 뿐 아니라 병동 간호단위의 원가부담과 이에 따른 수익성임

1 활동기준원가계산을 이용한 간호단위 원가계산 시뮬레이션

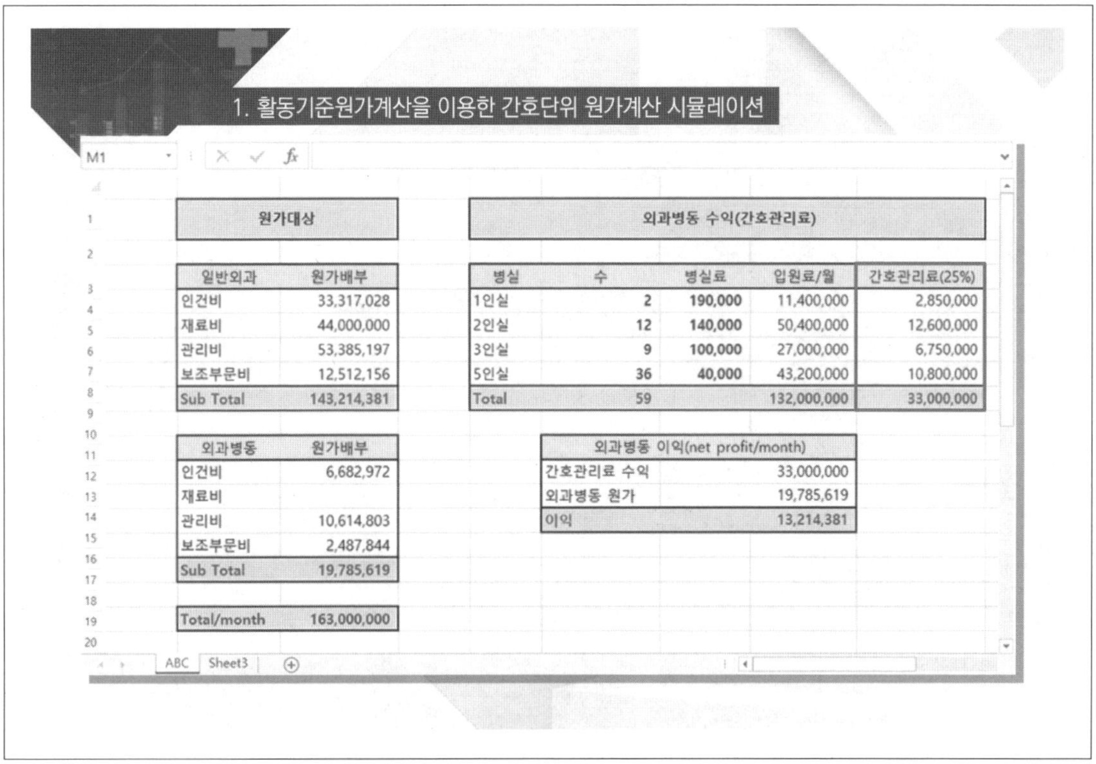
1. 활동기준원가계산을 이용한 간호단위 원가계산 시뮬레이션

원가대상	
일반외과	원가배부
인건비	33,317,028
재료비	44,000,000
관리비	53,385,197
보조부문비	12,512,156
Sub Total	143,214,381

외과병동	원가배부
인건비	6,682,972
재료비	
관리비	10,614,803
보조부문비	2,487,844
Sub Total	19,785,619

Total/month	163,000,000

외과병동 수익(간호관리료)				
병실	수	병실료	입원료/월	간호관리료(25%)
1인실	2	190,000	11,400,000	2,850,000
2인실	12	140,000	50,400,000	12,600,000
3인실	9	100,000	27,000,000	6,750,000
5인실	36	40,000	43,200,000	10,800,000
Total	59		132,000,000	33,000,000

외과병동 이익(net profit/month)	
간호관리료 수익	33,000,000
외과병동 원가	19,785,619
이익	13,214,381

- 외과병동의 수익 : 환자 당 입원관리료의 25%에 해당하는 간호관리료를 산출
- 활동기준원가계산을 통해 구한 간호단위 외과병동 원가배부 총액을 비용으로 함
- 수익에서 비용을 뺀 나머지 차액을 가지고 이익분석을 함
- 외과병동의 간호관리료 수익은 3천3백만원
- 외과병동의 원가 총액은 19,785,619원
- 차액 13,214,381원이 남아 이익이 발생함
- 한 달 동안 간호단위 외과병동을 운영하는데 들어간 원가 총액은 1억6천3백만원인데
- 이 중 일반외과의 수익을 창출하는 데에 소비된 143,214,381원을 제외하면
- 나머지 금액 19,785,619원이 간호단위 외과병동이 소비한 비용이 됨
- 같은 기간 병동에 입원환자를 받음으로써 발생한 간호관리료 총액이 3천3백만원이므로
- 간호관리료 총액 3천3백만원과 이를 비교하면 외과병동 간호단위가 총 13,214,381원의 이익을 냈음을 의미함

1 활동기준원가계산을 이용한 간호단위 원가계산 시뮬레이션

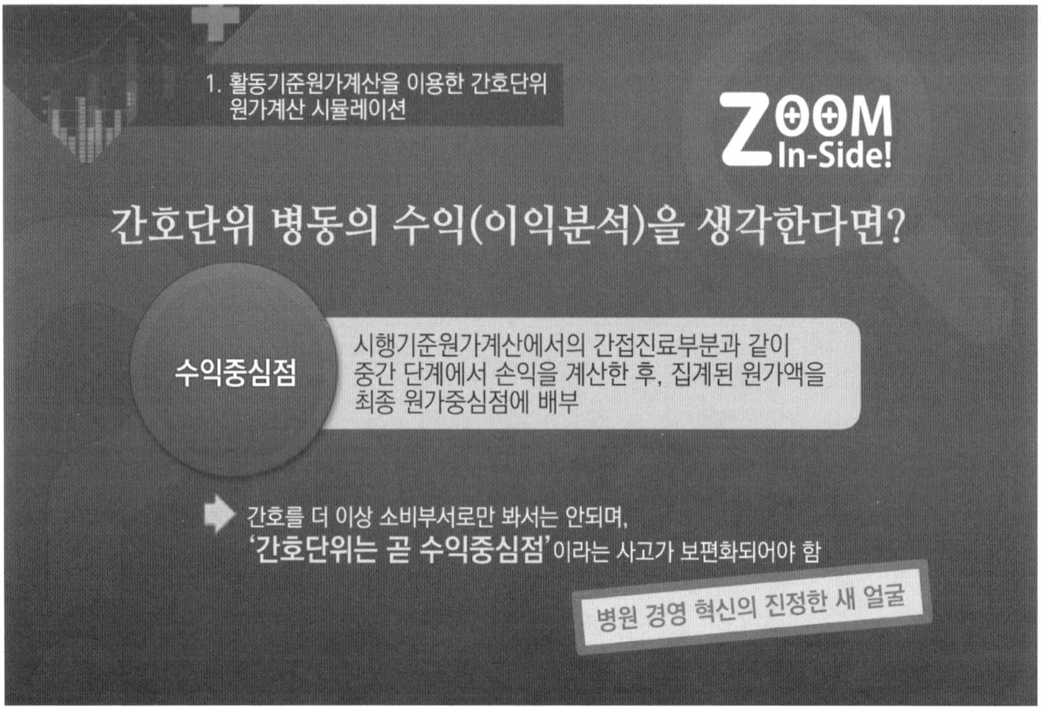

- 간호단위 병동의 수익 또는 이익분석을 생각한다면 병동은 더 이상 원가중심점이 아니어야 함
- 기능상 간호단위 병동은 시행기준원가계산에서의 간접진료부분과 같이 중간 단계에서 손익을 계산한 후, 집계된 원가액을 최종 원가중심점에 배부해주는 수익중심점이 될 수 있음
- 병원 내에서의 간호부의 역할과 간호사의 기여도를 생각해 볼 때, 앞으로는 간호를 소비부서로만 봐서는 안되며, '간호단위는 곧 수익중심점'이라는 사고가 보편화되어야 함

1 활동기준원가계산을 이용한 간호단위 원가계산 시뮬레이션

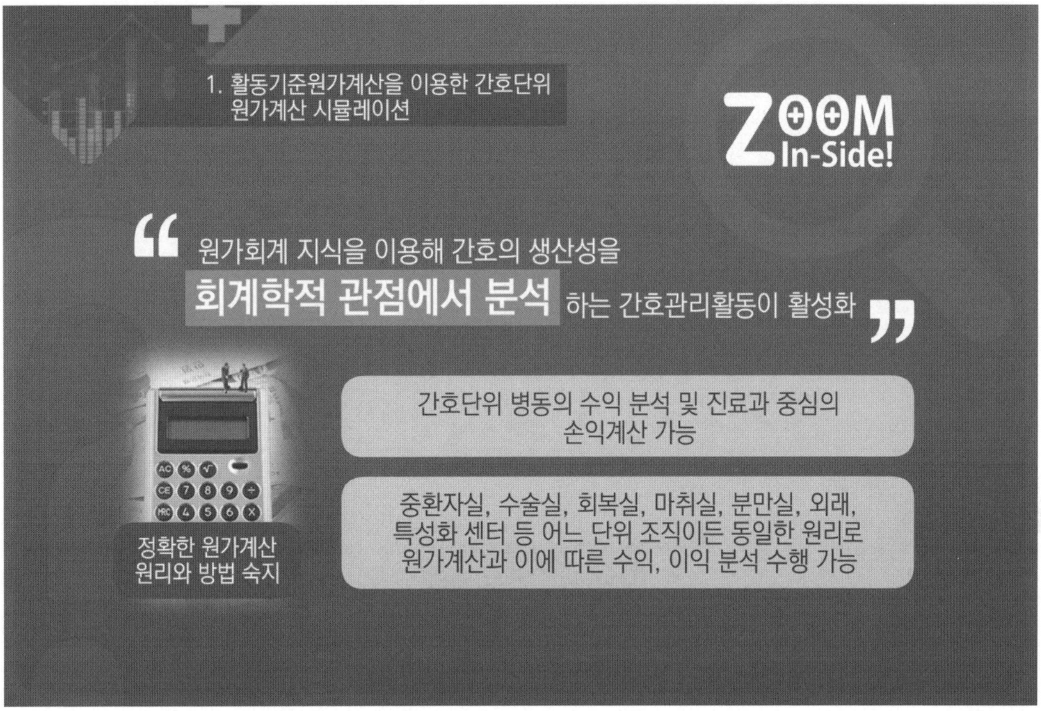

- 간호단위는 곧 수익중심점이라는 사고를 보편화시킬 수 있는 방법
- 원가회계 지식을 이용하여 간호의 생산성을 회계학적 관점에서 분석하는 간호관리활동이 활성화
  - 정확한 원가계산 원리와 방법만 숙지한다면 간호단위 병동의 수익을 분석하여
  - 이를 최종 소비한 진료과에 적절해 배부함으로써 진료과 중심의 손익계산을 완성하고 간호단위 원가계산도 완성할 수 있음
  - 외과 병동, 중환자실, 수술실, 회복실, 마취실, 분만실, 외래, 특성화 센터 등 어느 단위 조직이든지, 동일한 원리로 원가계산과 이에 따른 수익, 이익 분석의 수행이 가능함
- 간호관리자, 간호사, 간호부의 역할
  - 간호조직 스스로 간호서비스를 병원의 핵심 서비스 활동으로 인지
  - 간호활동이 병원의 수익 달성에 미치는 기여도를 분석
  - 간호의 가치를 재평가하는 선도적 역할을 담당

2 시간동인 활동기준원가계산을 이용한 간호단위 원가계산 시뮬레이션

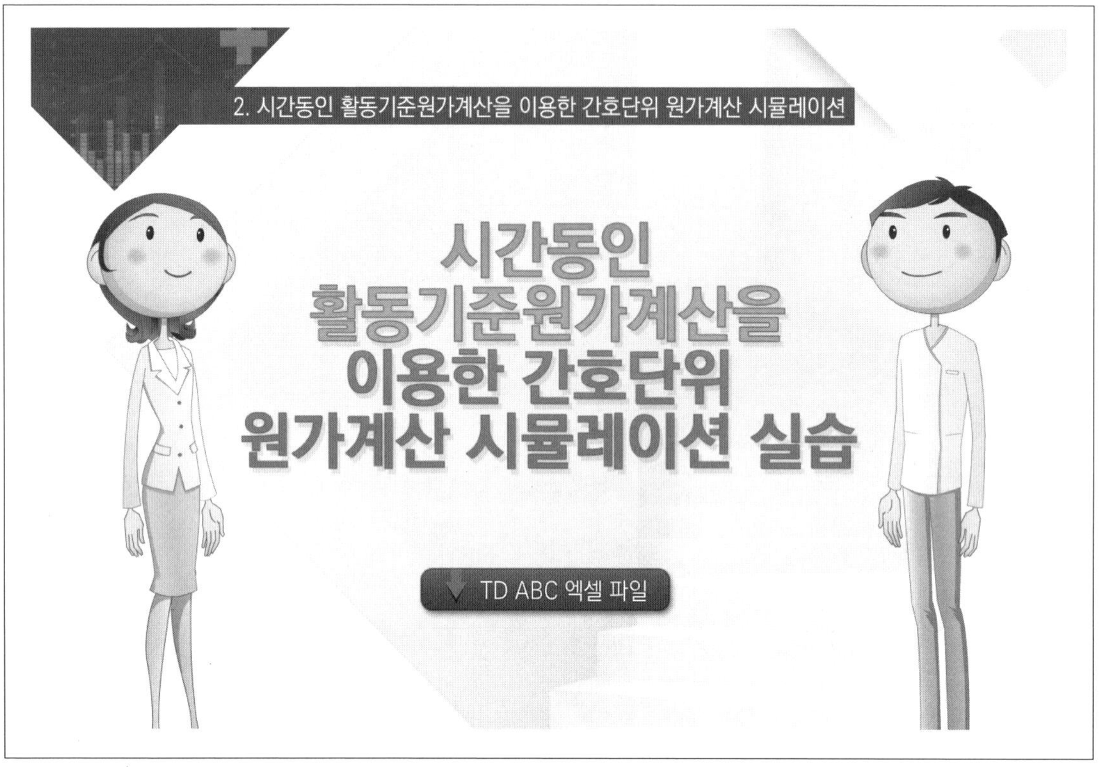

- 시간동인 활동기준원가계산을 이용한 간호단위 원가계산 시뮬레이션실습
  - TD ABC 엑셀 파일을 컴퓨터에 다운
  - 화면의 설명에 따라 다운받은 엑셀파일에 값을 입력
  - 실제 시간동인 활동기준원가계산이 어떻게 이루어지는 지 직접 그 과정을 연습

2 시간동인 활동기준원가계산을 이용한 간호단위 원가계산 시뮬레이션

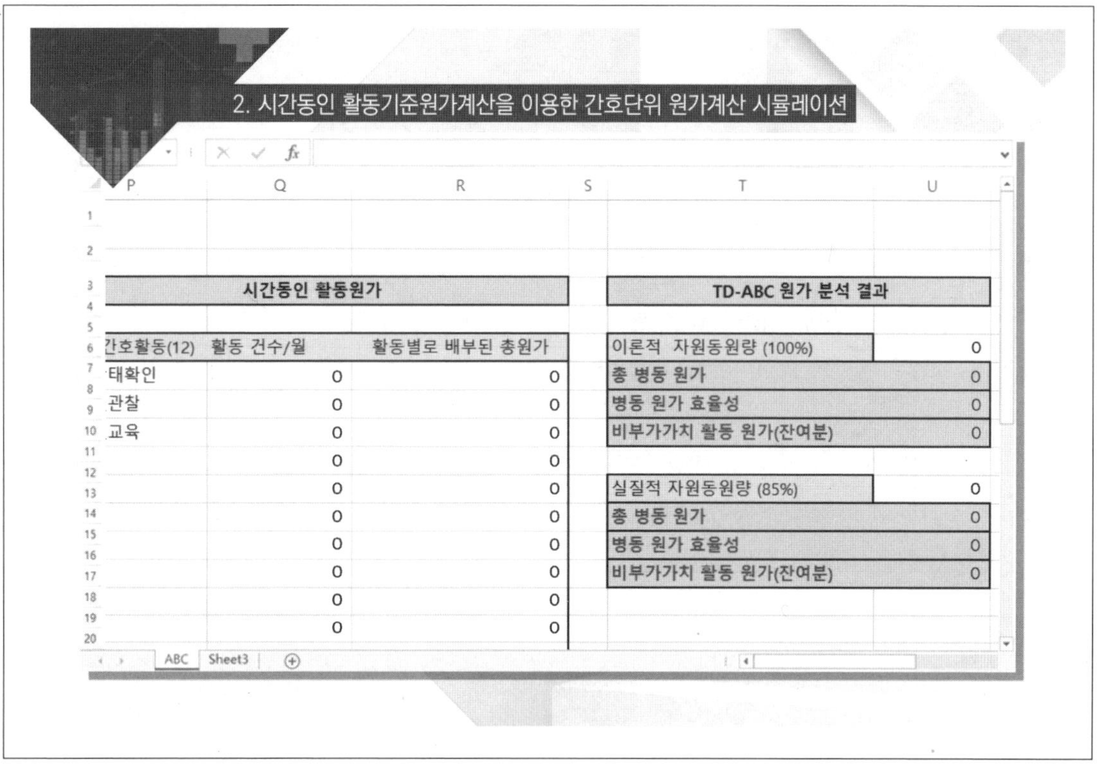

- 엑셀 파일을 열어보면, 종합병원 일 내과병동 기준 시간동인 활동기준원가계산이라는 시뮬레이션 사례의 주제와 제목이 상단에 제시
- 시간동인 활동기준원가계산에 필요한 간호단위 총원가, 단위 시간당 비용, 활동 당 표준 소비시간, 시간동인 활동기준원가 박스가 있음
- 사례를 따라 빈 칸을 하나하나 채워 나가면서 시간동인 활동기준원가계산의 실제 계산 과정을 연습함
- 본 사례는 간호단위 병동의 원가관리 및 원가통제를 목적으로 일 내과 간호단위 병동을 대상으로, 한 달 기간 동안의 시간동인 활동기준원가를 계산하는 시뮬레이션 사례임

2 시간동인 활동기준원가계산을 이용한 간호단위 원가계산 시뮬레이션

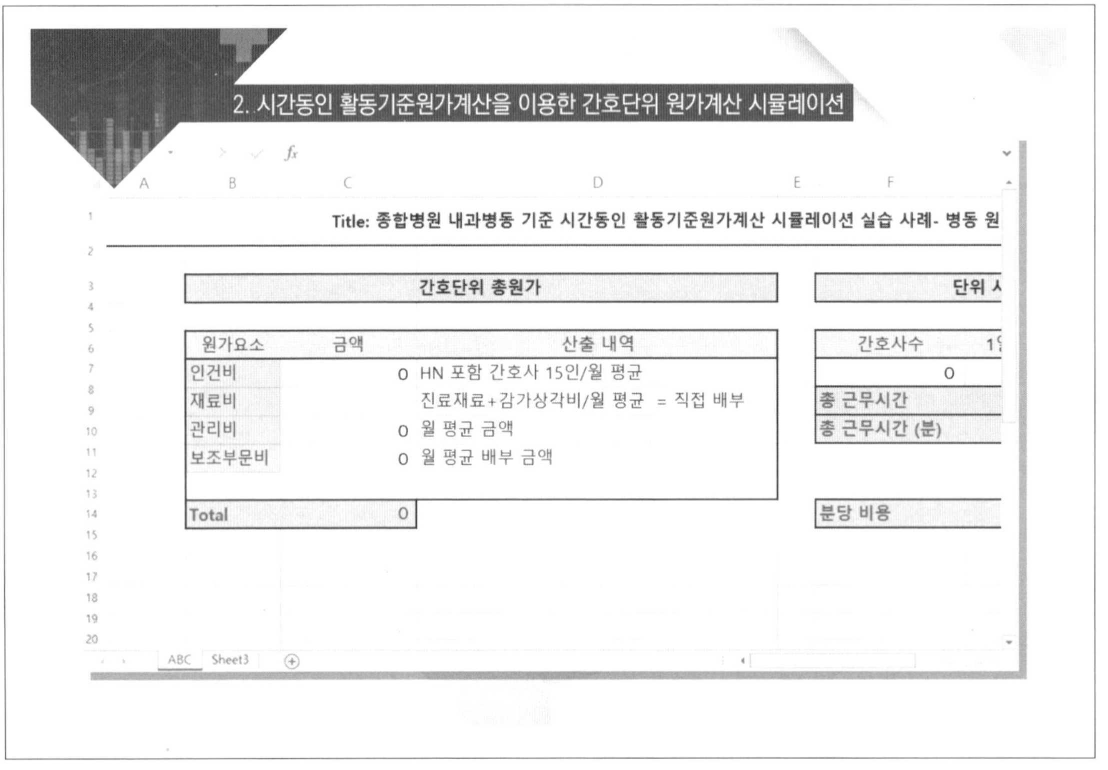

- 간호단위 총원가 박스 : 원가요소 아래 인건비, 재료비, 관리비, 보조부문비로 구성
- 간호단위를 대상으로 하는 원가계산에서, 첫 단계인 원가요소는 해당 간호단위의 인건비, 재료비, 관리비, 이전 단계의 지원 부문으로부터 배부받은 보조부문비로 구성됨

2 시간동인 활동기준원가계산을 이용한 간호단위 원가계산 시뮬레이션

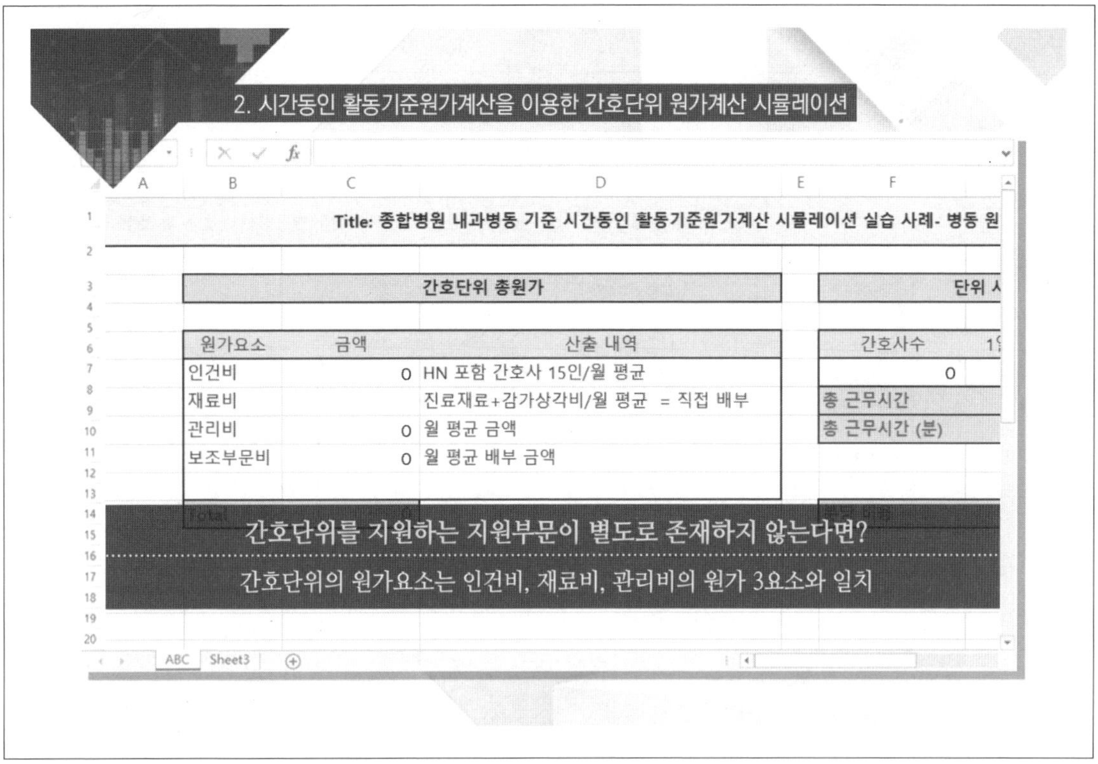

- 만일 간호단위를 지원하는 지원부문이 별도로 존재하지 않는다면
- 예를 들어 장기요양 방문간호센터와 같이 간호단위를 지원하는 지원부문이 없는 경우
  - 간호단위의 원가요소는 인건비, 재료비, 관리비의 원가의 3요소와 일치함

2 시간동인 활동기준원가계산을 이용한 간호단위 원가계산 시뮬레이션

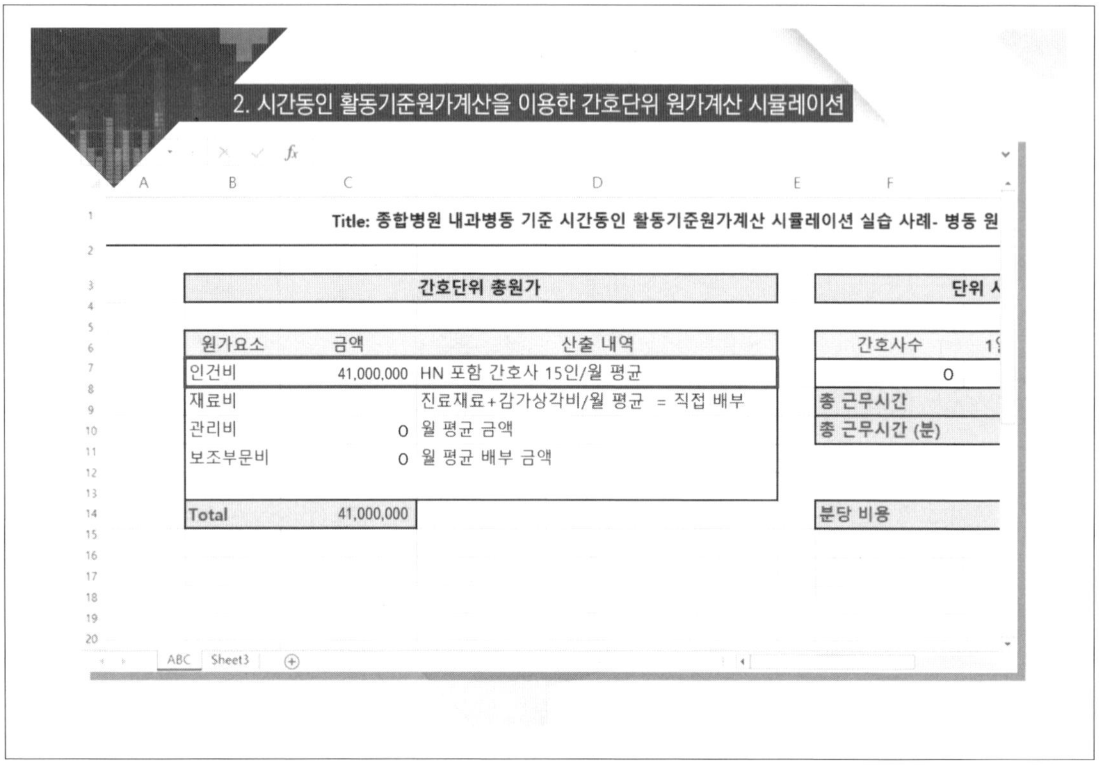

- 간호단위 총원가 박스 아래 인건비 금액 칸 : 4천백만원 입력
- 재료비 : 산출 내역에서 보면 전액 직접 배부하는 것으로 되어 있음
  - 본 장에서 학습하시는 실습사례에서는 금액을 따로 적어 넣을 필요가 없으니 그대로 빈칸으로 둠
- 관리비 : 간호단위 병동에 부과되는 월 평균 금액으로 5천3백만원 입력
- 보조부문비 : 병동을 지원하는 지원부문으로부터 배부 받는 월 평균 보조부문비 배부 금액으로 1천5백만원 입력
- Total 금액 : 1억9백만원

2 시간동인 활동기준원가계산을 이용한 간호단위 원가계산 시뮬레이션

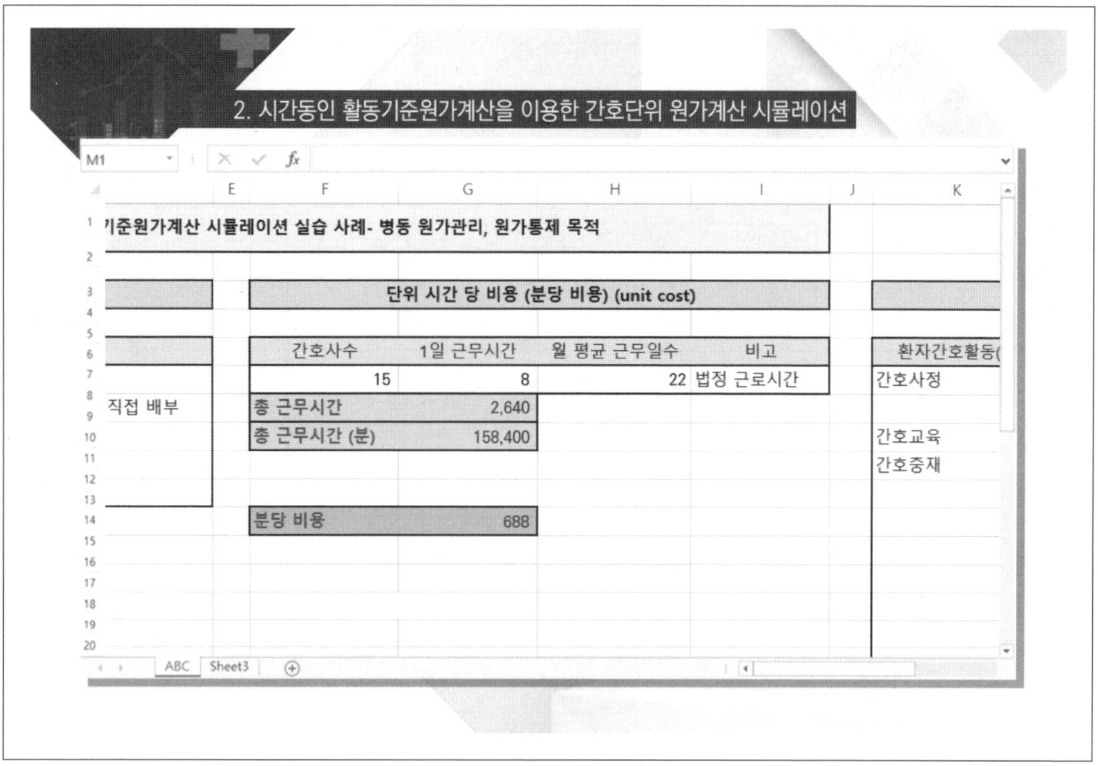

- 시간동인 활동기준원가계산을 위해 두 개의 지표값 필요
  - 첫 번째 지표값인 단위 시간 당 비용을 계산하기 위해, 단위 시간 당 비용(분당 비용) 박스로 이동
- 단위 시간 당 비용 박스 아래 간호사수, 1일 근무시간, 월 평균 근무일수 각각의 빈 칸에 순서대로 간호사수는 15, 1일 근무시간은 8, 월 평균 근무일수에는 22를 입력함
- 프로그램에서 자동으로 총 근무시간 2,640시간과 이를 분으로 환산한 총 근무시간 분 158,400분이 계산됨
  - 아래 분당 비용 688원이 계산되어 화면에 나타남
- 총 근무시간 : 간호사수 15명×1일 근무시간 8시간×월 평균 근무일수 22일을 계산한 값
- 총 근무시간 분 = 2,640시간×60분을 계산한 값
- 분당 비용은 간호단위 병동에서 소비하는 총 원가의 분당 소비량을 계산한 것
  - 간호단위 총원가 박스에서 구한 Total 값을 단위시간 당 비용 박스에서 구한 총 근무시간 분으로 나누어 구한 값

2 시간동인 활동기준원가계산을 이용한 간호단위 원가계산 시뮬레이션

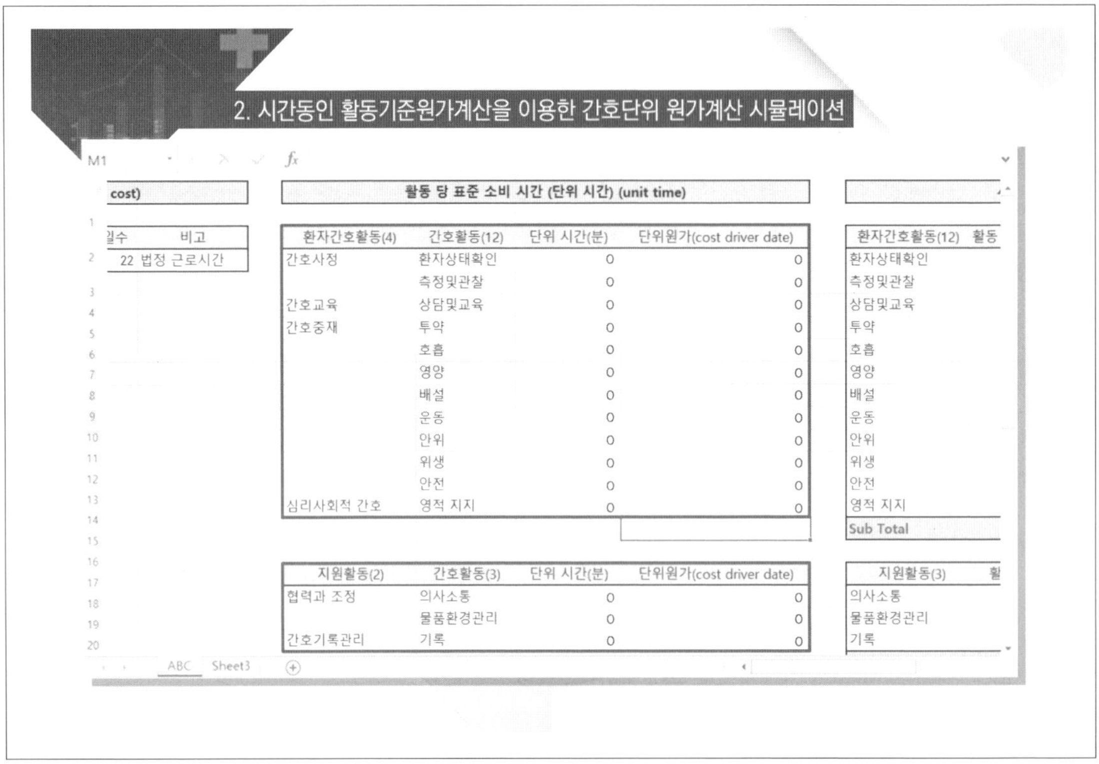

환자간호활동(4)	간호활동(12)	단위 시간(분)	단위원가(cost driver date)
간호사정	환자상태확인	0	0
	측정및관찰	0	0
간호교육	상담및교육	0	0
간호중재	투약	0	0
	호흡	0	0
	영양	0	0
	배설	0	0
	운동	0	0
	안위	0	0
	위생	0	0
	안전	0	0
심리사회적 간호	영적 지지	0	0

지원활동(2)	간호활동(3)	단위 시간(분)	단위원가(cost driver date)
협력과 조정	의사소통	0	0
	물품환경관리	0	0
간호기록관리	기록	0	0

- 시간동인 활동기준원가계산을 위해 필요한 두 개의 지표값 중 두 번째인 활동 당 표준 소비시간을 계산하기 위해 활동 당 표준 소비시간 박스로 이동
- 활동 당 표준 소비시간 박스 : 간호활동을 환자간호활동과 지원활동으로 구분
- 환자간호활동에 해당하는 12개 영역의 세부 간호활동 목록과, 지원활동에 해당하는 3개 영역의 세부 간호활동 목록이 제시됨
- 간호활동의 내용은 활동기준원가계산의 직접간호활동과 간접간호활동의 분류와 크게 다르지는 않음
  - 다만 원가계산 시뮬레이션 실습에 목적을 두어 다양한 간호활동 분류를 이용할 수 있다는 예를 보이기 위해 다른 분류들을 적용한 것임
- 근무하는 병원의 간호활동 분류가 이와 다르다면 해당 내용으로 추가 또는 변경하여 사용하여도 무방함

2 시간동인 활동기준원가계산을 이용한 간호단위 원가계산 시뮬레이션

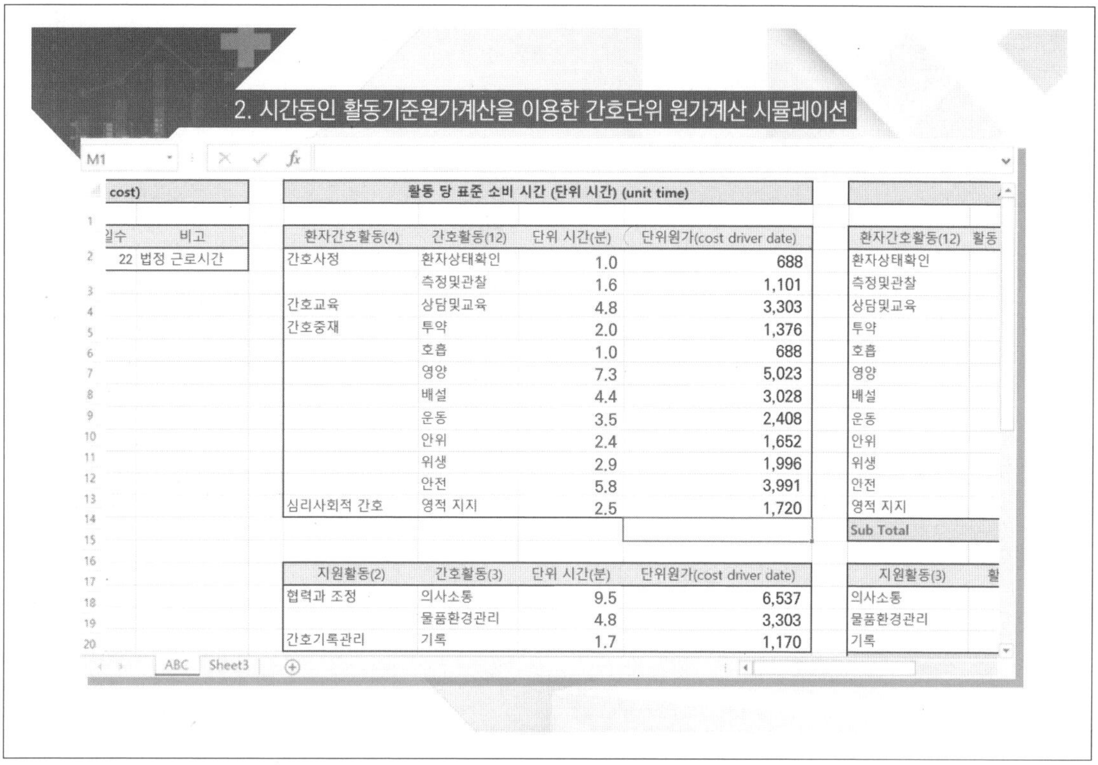

2. 시간동인 활동기준원가계산을 이용한 간호단위 원가계산 시뮬레이션

활동 당 표준 소비 시간 (단위 시간) (unit time)

환자간호활동(4)	간호활동(12)	단위 시간(분)	단위원가(cost driver date)
간호사정	환자상태확인	1.0	688
	측정및관찰	1.6	1,101
간호교육	상담및교육	4.8	3,303
간호중재	투약	2.0	1,376
	호흡	1.0	688
	영양	7.3	5,023
	배설	4.4	3,028
	운동	3.5	2,408
	안위	2.4	1,652
	위생	2.9	1,996
	안전	5.8	3,991
심리사회적 간호	영적 지지	2.5	1,720

지원활동(2)	간호활동(3)	단위 시간(분)	단위원가(cost driver date)
협력과 조정	의사소통	9.5	6,537
	물품환경관리	4.8	3,303
간호기록관리	기록	1.7	1,170

- 활동 당 표준 소비시간(단위 시간) 입력
  - 단위 시간 : 직접 관찰을 통해 구한 것이 아니라, 병동의 경험에 의한 예상 단위 시간이나 기존의 간호활동 표준 수행시간과 같은 이차 자료의 값을 이용하여도 됨
- 환자간호활동의 환자상태 확인의 단위 시간 빈칸에 1.0 입력
  - 측정 및 관찰 1.6 상담 및 교육 4.8 투약 2.0 호흡 1.0 영양 7.3 배설 4.4 운동 3.5 안위 2.4 위생 2.9 안전 5.8 영적 지지 2.5를 차례대로 입력
- 지원활동의 의사소통의 단위시간 빈칸에 9.5 입력, 물품환경관리 4.8 기록 1.7을 입력
- 단위 시간을 입력하면 프로그램에서 자동으로 각 활동별 단위 원가를 계산하여 옆의 빈칸인 단위 원가칸에 보여 줌
- 단위 원가 = 활동 당 단위 시간(활동 당 표준 소비시간)×단위 시간 당 비용(분당 비용)
  - 단위 원가를 자동으로 계산해 보여줌

2 시간동인 활동기준원가계산을 이용한 간호단위 원가계산 시뮬레이션

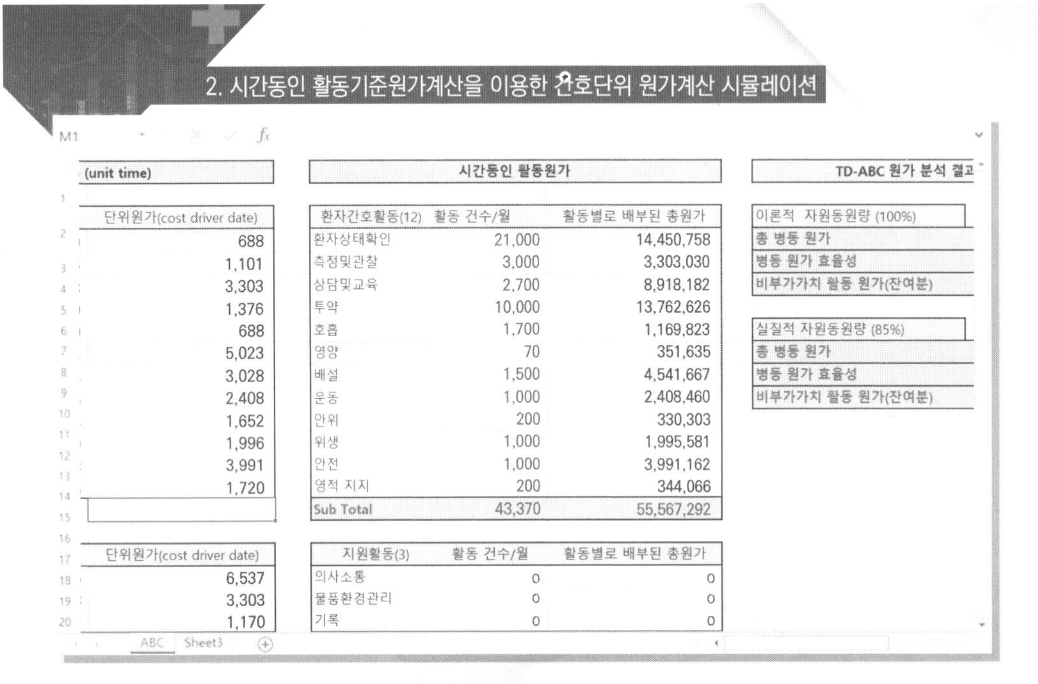

2. 시간동인 활동기준원가계산을 이용한 간호단위 원가계산 시뮬레이션

(unit time)
단위원가(cost driver date)
688
1,101
3,303
1,376
688
5,023
3,028
2,408
1,652
1,996
3,991
1,720

시간동인 활동원가		
환자간호활동(12)	활동 건수/월	활동별로 배부된 총원가
환자상태확인	21,000	14,450,758
측정및관찰	3,000	3,303,030
상담및교육	2,700	8,918,182
투약	10,000	13,762,626
호흡	1,700	1,169,823
영양	70	351,635
배설	1,500	4,541,667
운동	1,000	2,408,460
안위	200	330,303
위생	1,000	1,995,581
안전	1,000	3,991,162
영적 지지	200	344,066
Sub Total	43,370	55,567,292

단위원가(cost driver date)
6,537
3,303
1,170

지원활동(3)	활동 건수/월	활동별로 배부된 총원가
의사소통	0	0
물품환경관리	0	0
기록	0	0

TD-ABC 원가 분석 결과
이론적 자원동원량 (100%)
총 병동 원가
병동 원가 효율성
비부가가치 활동 원가(잔여분)
실질적 자원동원량 (85%)
총 병동 원가
병동 원가 효율성
비부가가치 활동 원가(잔여분)

- 환자간호활동 별 활동건수 입력
- 간호활동 중 환자상태 확인의 월 단위 활동건수 빈칸에 21,000을 입력
  - 측정 및 관찰 3,000 상담 및 교육 2,700 투약 10,000 호흡 1,700 영양 70 배설 1,500 운동 1,000 안위 200 위생 1,000 안전 1,000 영적 지지 200을 각각 차례대로 입력
- 활동건수를 모두 입력하면 바로 아래 월 단위 활동 건수의 Sub Total 값이 자동 계산됨
  - 화면에 43,370건
- 월 단위 활동건수 옆의 빈칸인 활동별로 배부된 총원가도 자동 계산되어 나타남
- 환자상태 확인의 경우
  - 월 단위 활동건수(21,000건) × 활동 별 단위 원가(688원) = 14,450,758원
- 같은 원리로 나머지 간호활동에 대한 활동별로 배부된 총원가도 계산
- 이를 합산한 Sub Total 값 : 55,567,292원이 계산됨

2 시간동인 활동기준원가계산을 이용한 간호단위 원가계산 시뮬레이션

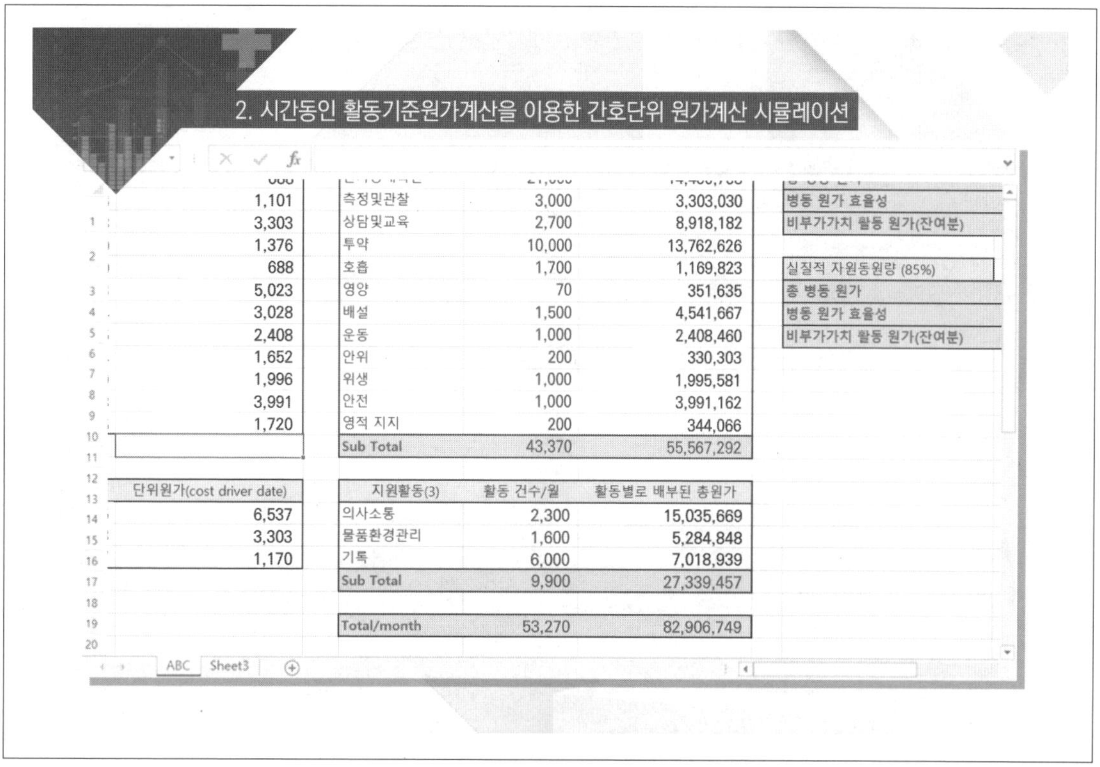

- 지원활동도 월 단위 활동건수를 빈칸에 입력
  - 의사소통 2,300 물품환경관리1,600 기록 6,000을 차례대로 입력
- 지원활동의 Sub Total 값 : 9,900건
- 환자간호활동과 지원활동을 모두 합한 월 단위 총 활동건수 : 53,270건
- 지원활동에서 활동별로 배부된 총원가도 앞의 환자간호활동 계산과 동일한 원리로 자동 계산
  - 의사소통 15,035,669원이 계산됨
- 나머지 지원활동의 원가를 합산한 Sub Total 값 : 27,339,457원
- 환자간호활동의 총원가와 지원활동의 총원가를 모두 합한 총원가 : 82,906,749원이 계산됨

2 시간동인 활동기준원가계산을 이용한 간호단위 원가계산 시뮬레이션

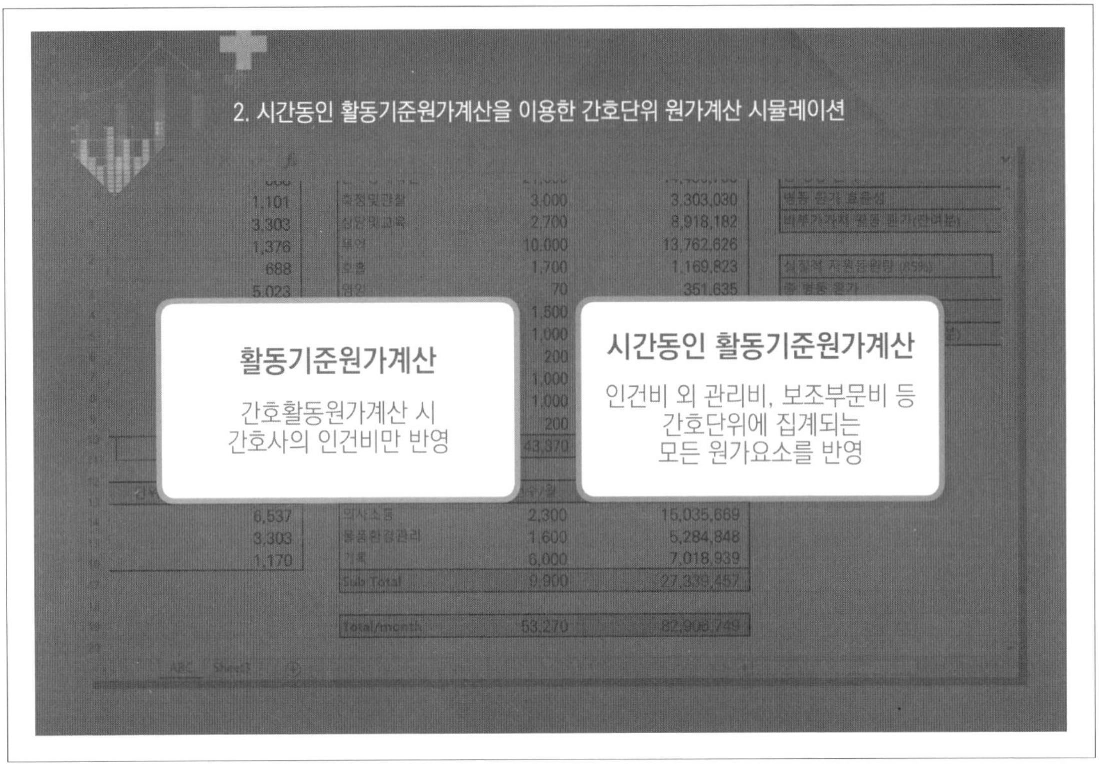

- 두 시뮬레이션 사례의 차이점
- 활동기준원가계산 : 간호활동원가계산 시 간호사의 인건비만 반영하며 원가를 계산함
- 시간동인 활동기준원가계산 : 인건비 외에도 관리비, 보조부문비 등 간호단위에 집계되는 모든 원가요소를 반영하여 총원가를 계산함

2 시간동인 활동기준원가계산을 이용한 간호단위 원가계산 시뮬레이션

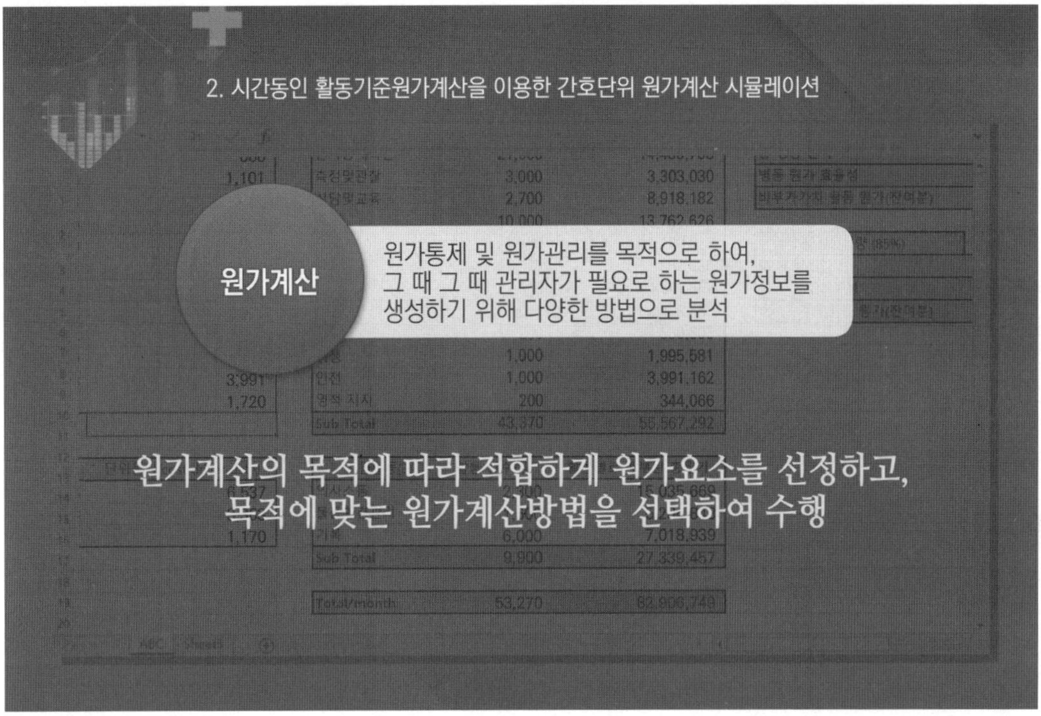

- 원가계산 : 원가통제 및 원가관리를 목적
  - 재무회계와는 달리 일정한 규정이나 양식이 있는 것이 아님
  - 그 때 그 때 관리자가 필요로 하는 원가정보를 생성하기 위하여 다양한 방법으로 분석
- 원가계산의 목적
  - 간호단위 병동을 이용하는 최종 원가대상에 간호원가 배부를 목적으로 하는 지
  - 병동 자체의 원가관리 효율성이나 생산성 분석을 목적으로 하는 지
  - 등에 따라 목적에 적합하게 원가요소를 선정하고, 목적에 맞는 원가계산방법을 선택하여 수행하여야 함
- 활동기준원가계산이 총원가의 정확한 원가배부 과정을 보여주는 것에 목적을 둔다면
- 시간동인 활동기준원가계산은 자원동원량 대비 얼마의 원가를 목적 활동에 소비하였는 가를 보여 줌으로써 조직의 생산성과 원가 효율성을 분석하는 것에 목적을 둠

2 시간동인 활동기준원가계산을 이용한 간호단위 원가계산 시뮬레이션

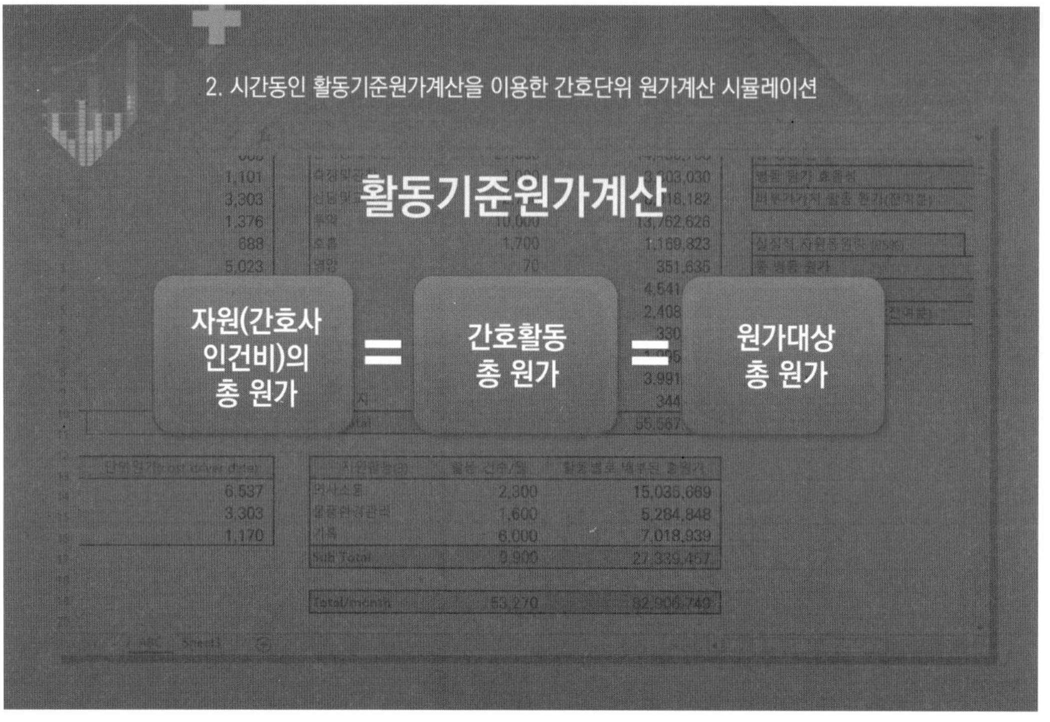

- 활동기준원가계산
  - 집계된 총원가와 이를 자원동인을 거쳐 각 간호활동에 배부하였을 때의 합계 총액은 처음과 같아야 함
  - 다시 활동동인을 거쳐 원가대상에 배부하였을 때에도 역시 그 합계 총액은 처음과 같아야 함
- 자원의 총 원가 = 간호활동 총 원가 = 원가대상 총 원가

2 시간동인 활동기준원가계산을 이용한 간호단위 원가계산 시뮬레이션

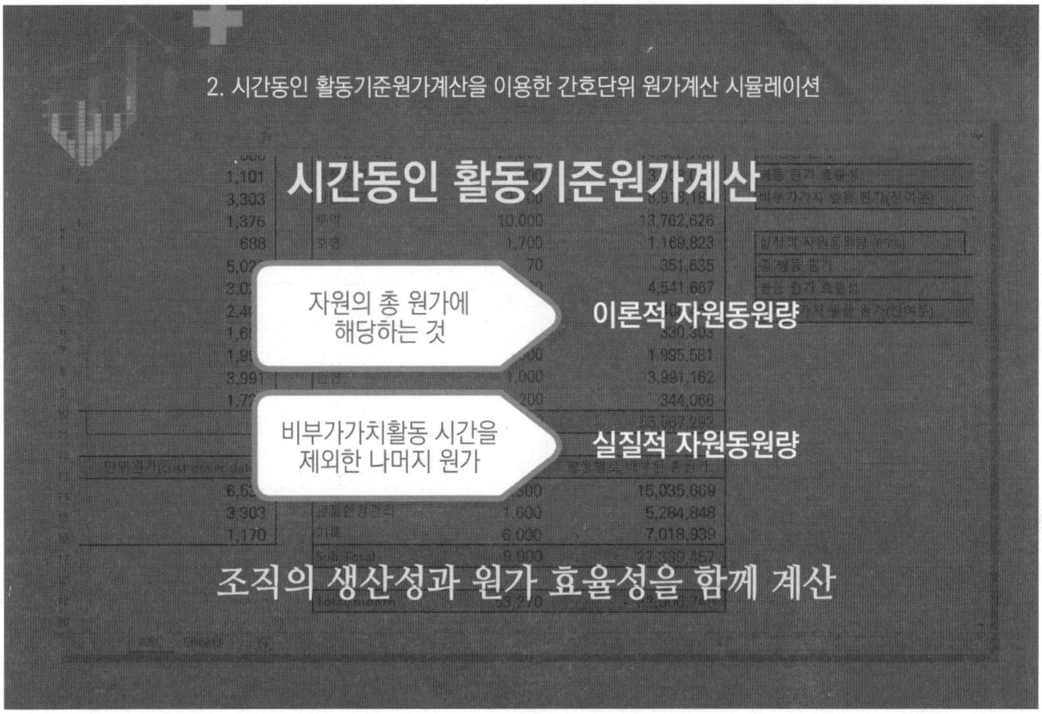

- 시간동인 활동기준원가계산
  - 활동기준원가계산에서 '자원의 총 원가'에 해당하는 것을 '이론적 자원동원량'으로 정의
  - 실제로 조직 업무 수행 중 발생할 수 있는 휴식, 교육, 지연 등의 비부가가치활동 시간을 제외한 나머지 원가를 '실질적 자원동원량'으로 정의
- 따라서 실질적 자원동원량을 기준으로 원가를 계산하였다면 투입된 총 자원과 계산된 총 원가는 일치하지 않음
- 이 점이 시간동인 활동기준원가계산이 기존의 활동기준원가계산으로는 알 수 없는 조직의 생산성과 원가 효율성을 함께 계산해 주는 장점임

2 시간동인 활동기준원가계산을 이용한 간호단위 원가계산 시뮬레이션

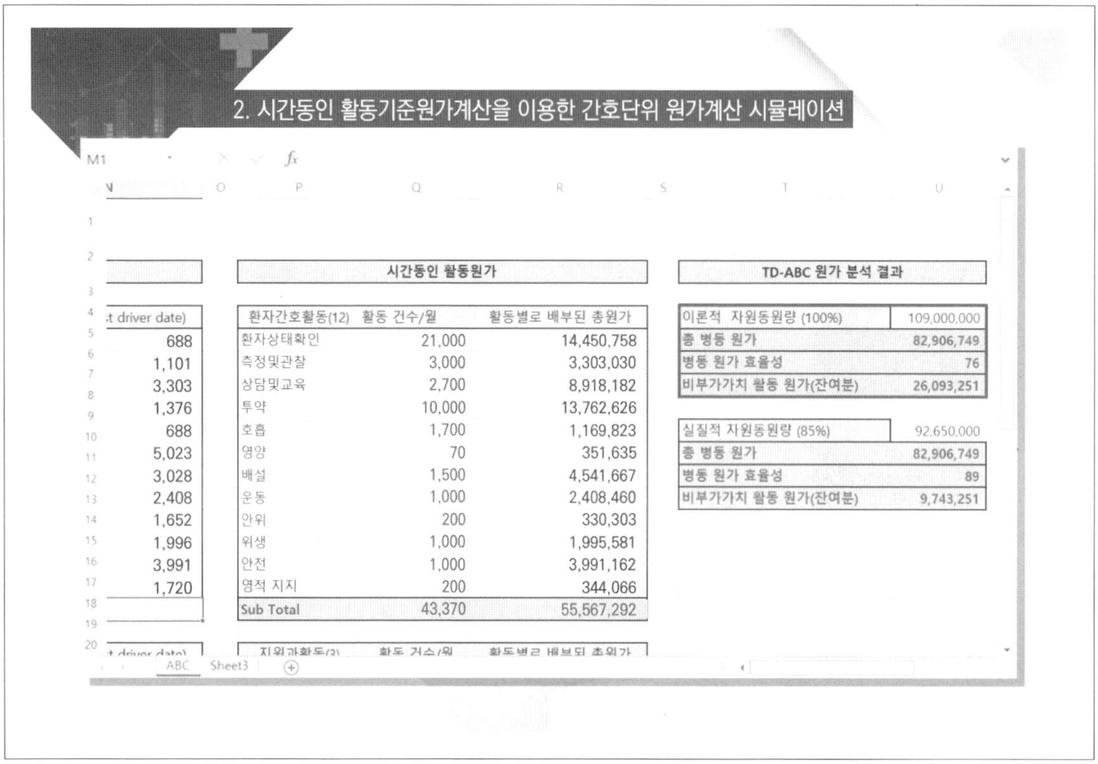

t driver date)
688
1,101
3,303
1,376
688
5,023
3,028
2,408
1,652
1,996
3,991
1,720

시간동인 활동원가

환자간호활동(12)	활동 건수/월	활동별로 배부된 총원가
환자상태확인	21,000	14,450,758
측정및관찰	3,000	3,303,030
상담및교육	2,700	8,918,182
투약	10,000	13,762,626
호흡	1,700	1,169,823
영양	70	351,635
배설	1,500	4,541,667
운동	1,000	2,408,460
안위	200	330,303
위생	1,000	1,995,581
안전	1,000	3,991,162
영적 지지	200	344,066
Sub Total	43,370	55,567,292

TD-ABC 원가 분석 결과

이론적 자원동원량 (100%)	109,000,000
총 병동 원가	82,906,749
병동 원가 효율성	76
비부가가치 활동 원가(잔여분)	26,093,251

실질적 자원동원량 (85%)	92,650,000
총 병동 원가	82,906,749
병동 원가 효율성	89
비부가가치 활동 원가(잔여분)	9,743,251

- TD ABC 원가분석 결과 박스에서 이론적 자원동원량, 즉 간호단위 총원가인 1억9백만원을 기준으로 하였을 때
- 이 값에서 앞의 시간동인 활동기준원가 박스에서 계산한 Total 값인 82,906,749원이 차지하는 비율은 약 76%
  - 병동의 원가 효율성은 대략 76% 수준임을 알 수 있음
- 1억9백만원에서 82,906,749원을 뺀 나머지 잔액 26,093,251원
  - 비부가가치 활동에 소비된 원가로 생산적 활동에 투입되도록 관리가 필요한 영역
- 실제로 병원에서 소비한 1억9백만원의 원가 중 성과창출활동에 투입된 원가는 약 76% 수준
  - 나머지 약 2천6백만원은 성과없이 소비, 낭비되었다고 할 수 있음
- 이론적 자원동원량 대신 이의 85% 수준인 92,650,000원을 실질적 자원동원량으로 정의하면
  - 동일한 총 병동원가 82,906,749원을 소비하였어도, 병동 원가 효율성은 89%로 상승
  - 비부가가치활동에 소비된 원가는 9,743,251원으로 감소

2 시간동인 활동기준원가계산을 이용한 간호단위 원가계산 시뮬레이션

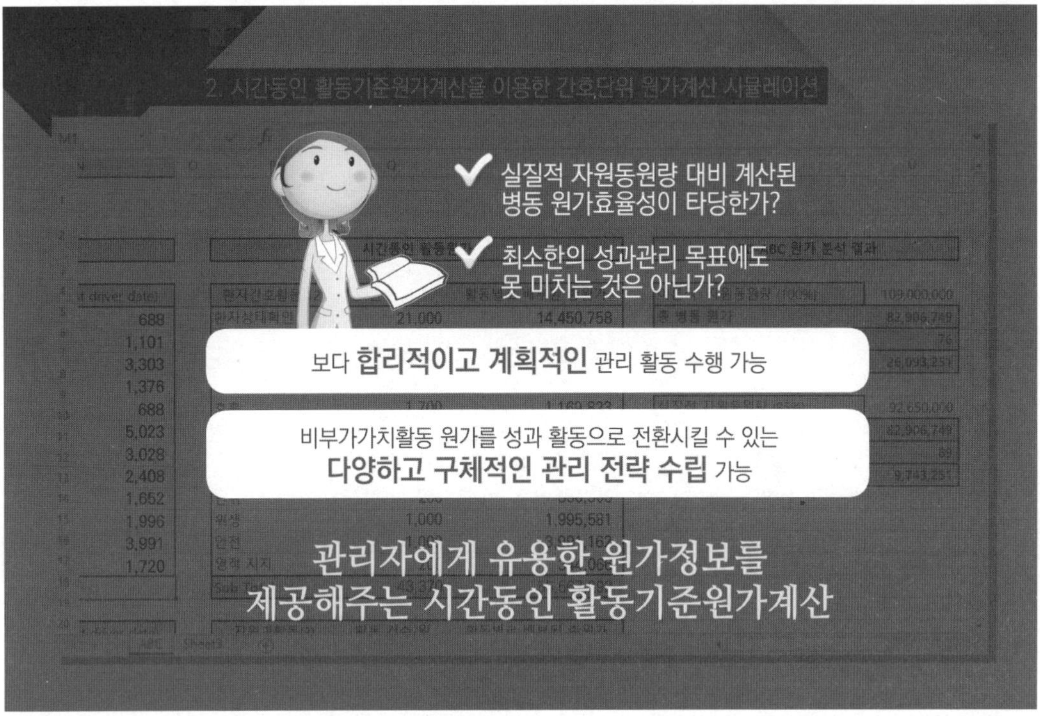

- 조직 관리를 아무리 효율적으로 한다 하더라도 자연의 물리학처럼 완벽하게 100%를 모두 성과 창출활동에 소비한다는 것은 인간 사회에서는 불가능하다는 한계점을 인정
- 조직이 스스로 달성 가능한 목표 수준을 정하고, 어떠한 조건에서도 최소한 이 목표 수준 만큼의 원가는 모두 생산활동이나 성과 창출에 쓰여지도록 조직을 관리하는 것이 합리적임
- 이론적 자원동원량, 실질적 자원동원량 하에서의 원가 효율성을 분석할 수 있다는 점
  - 시간동인 활동기준원가계산만이 가지고 있는 중요한 특성
- 관리자의 관점에서
  - 실질적 자원동원량 대비 계산된 병동 원가 효율성이 타당한가, 최소한의 성과관리 목표에도 못 미치는 것은 아닌가, 보다 합리적이고 계획적인 관리 활동을 수행 가능
  - 비부가가치활동 원가를 성과 활동으로 전환시킬 수 있는 다양하고 구체적인 관리 전략을 수립 가능
- 시간동인 활동기준원가계산은 관리자에게 필요한 유용한 원가정보를 제공해 주는 원가계산방법이라 할 수 있음

확인하기

Q1 다음의 문장이 맞으면 ○, 틀리면 ×를 고르시오.

각각의 간호활동을 이를 직접 소비하는 원가대상에 배부하기 위한 활동동인과 매칭하기 위한 결정 요소로 처방관련성을 이용할 수 있다.

① ○ ② ×

정답 ① 처방관련성은 각각의 간호활동을 이를 직접 소비하는 원가대상에 배부하기 위한 활동동인과 매칭하기 위한 결정 요소로서, 병원 조직 내에서 간호사가 간호활동을 수행하는 근거가 무엇인지를 확인하여 이를 배부 기준으로 삼아 간호활동원가를 원가대상에 배부하기 위해 활용한다.

Q2 다음의 문장이 맞으면 ○, 틀리면 ×를 고르시오.

활동기준원가계산을 위해 필요한 원가동인은 자원동인과 활동동인이다.

① ○ ② ×

정답 ① 활동기준원가계산을 위해 필요한 원가동인은 자원과 활동을 연결하는 자원동인과 활동과 원가대상을 연결하는 활동동인으로 2개의 원가 동인이 필요하다.

Q3 다음의 문장이 맞으면 ○, 틀리면 ×를 고르시오.

간호활동기준원가계산 시 자원동인으로 상대가치 점수를 활용하고 있다.

① ○ ② ×

정답 ① 국내, 외 여러 연구에서 간호활동기준원가계산 시 자원동인으로 활동 당 수행시간, 소비시간 비율 또는 상대가치 점수 등을 활용하였다.

Q4 다음의 문장이 맞으면 ○, 틀리면 ×를 고르시오.

시간동인 활동기준원가계산 시의 투입된 자원량을 100% 반영하는 이론적 자원동원량과 관리 수준에 맞추어 목표량을 설정하는 실질적 자원동원량의 두 가지 기준을 모두 적용할 수 있다.

① ○ ② ×

정답 ① 시간동인 활동기준원가계산 시에는 투입된 자원량을 100% 반영하는 이론적 자원동원량과 관리 수준에 맞추어 목표량을 설정하는 실질적인 자원동원량의 두 가지 기준을 모두 적용할 수 있으므로, 실질적 자원동원량으로 설정한 기준에 따라 변화하는 간호단위 원가 효율성을 파악할 수 있다.

Q5 다음의 문장이 맞으면 ○, 틀리면 ×를 고르시오.

활동기준원가계산은 정확한 원가계산에 목적을 두는 반면, 시간동인 활동기준원가계산은 실제적인 원가관리에 더 큰 목적을 둔다는 점에서 차이가 있다.

① ○ ② ×

정답 ① 활동기준원가계산은 정확한 원가계산에 목적을 두는 반면, 시간동인 활동기준원가계산은 실제적인 원가관리에 더 큰 목적을 둔다는 점에서 차이가 있고 바로 이러한 점 때문에 시간동인 활동기준원가계산이 실무에서 더 많이 활용될 수 있는 잠재력이 크다고 할 수 있다.

정리하기

1. 활동기준원가계산을 이용한 간호단위 원가계산 시뮬레이션

Excel 기반 활동기준원가계산 단계(ABC)

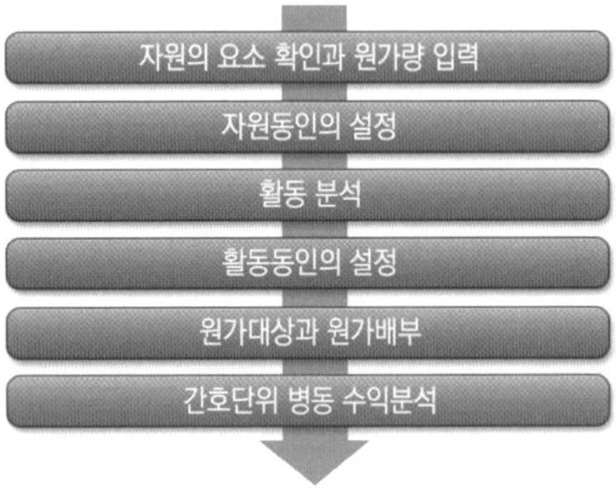

2. 시간동인 활동기준원가계산을 이용한 간호 단위 원가계산 시뮬레이션

Excel 기반 시가농인 활동기준원가계산 단계(TD-ABC)

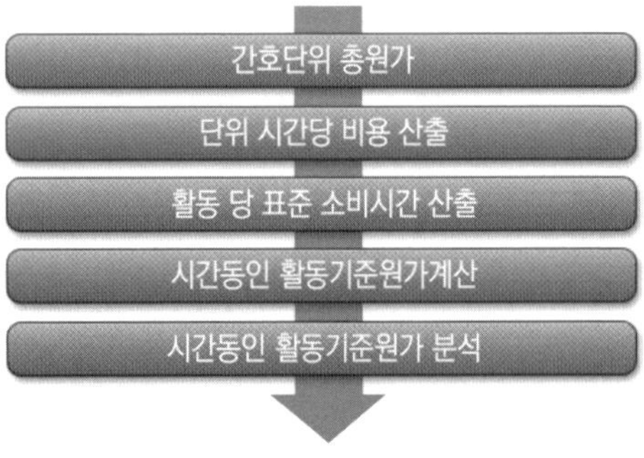

04

원가 활용

제8장

원가정보와 성과관리

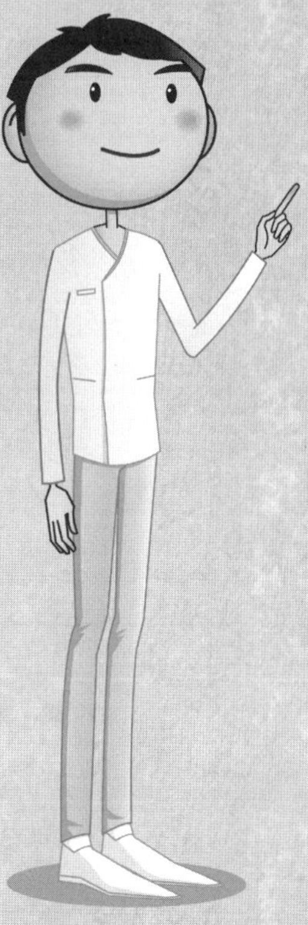

● **학습내용**

1. 공헌이익과 손익분기점
2. 회계와 성과평가

● **학습목표**

1. 공헌이익과 이를 이용한 손익분기점을 수행할 수 있다.
2. 원가정보를 활용한 책임회계 개념을 이해하고 이를 간호단위 조직관리에 적용할 수 있다.

1 공헌이익과 손익분기점

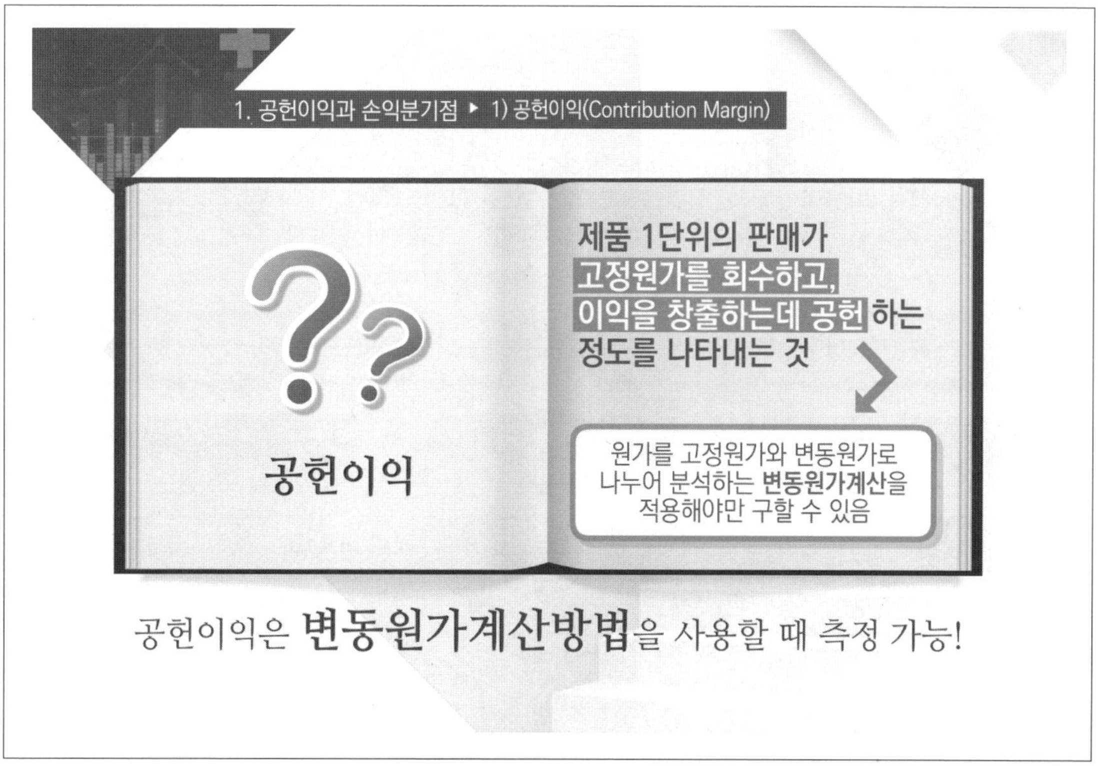

- 공헌이익 : 제품 1단위의 판매가 고정원가를 회수하고 이익을 창출하는데 공헌하는 정도를 나타내는 개념
  - 원가를 고정원가와 변동원가로 나누어 분석하는 변동원가계산을 적용해야만 구할 수 있음
  - 변동원가계산 방법을 사용할 때, 공헌이익 측정 가능
- 공헌이익을 구하는 2가지 방법
  - 매출총액에서 변동비 총액을 뺀 값으로 공헌이익을 구하는 방법 : 일 회계기간 동안 발생한 총 공헌이익을 구하는 방법
  - 제품 단위 당 판매가격에서 단위 당 변동원가를 뺀 값으로 공헌이익을 구하는 방법 : 제품 단위당 공헌이익을 구하는 방법

1 공헌이익과 손익분기점

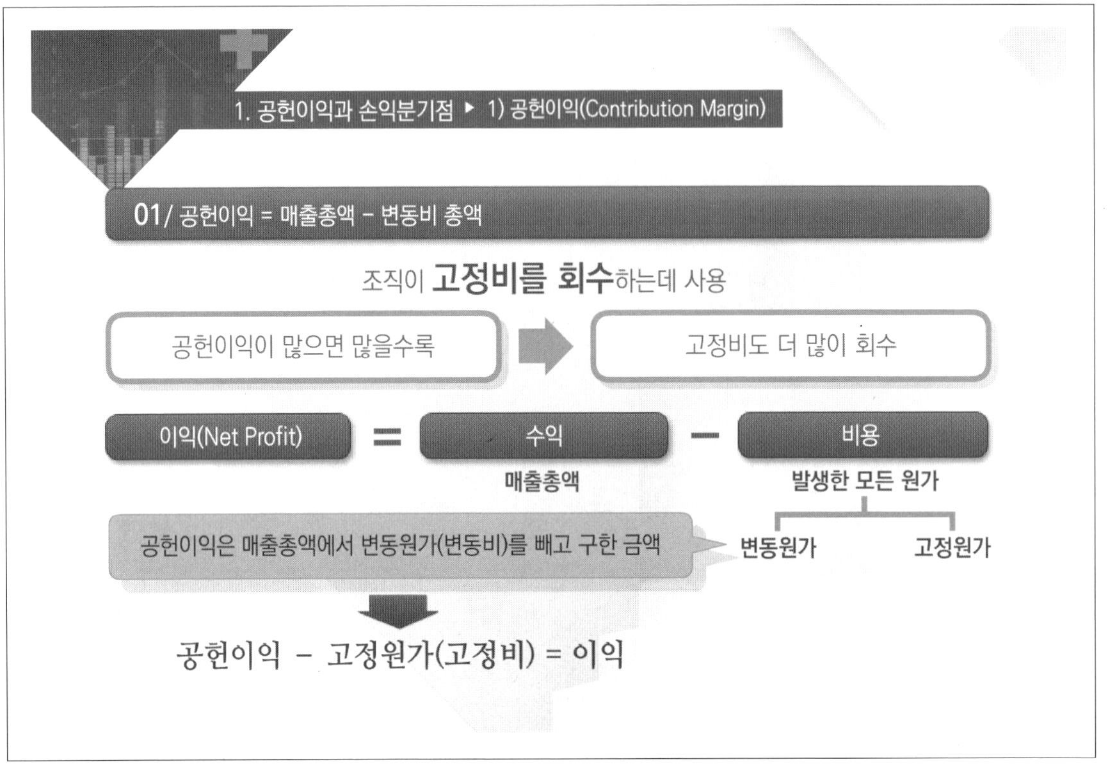

- 공헌이익 = 매출총액 – 변동비 총액
  - 총 공헌이익은 조직이 고정비를 회수하는 데 사용
  - 공헌이익이 많으면 많을수록 고정비도 더 많이 회수할 수 있다는 의미
  - 이익 = 수익(매출총액) – 비용(발생한 모든 원가) 인데
  - 원가 : 변동원가와 고정원가로 구성됨
  - 공헌이익은 이미 매출총액에서 변동원가(변동비)를 빼고 구한 금액이므로
  - 공헌이익에서 고정원가 즉 고정비를 빼면, 그 남는 금액이 바로 이익이 됨
  - 따라서 공헌이익은 조직의 이익분석, 성과분석 등에 많이 사용됨

1 공헌이익과 손익분기점

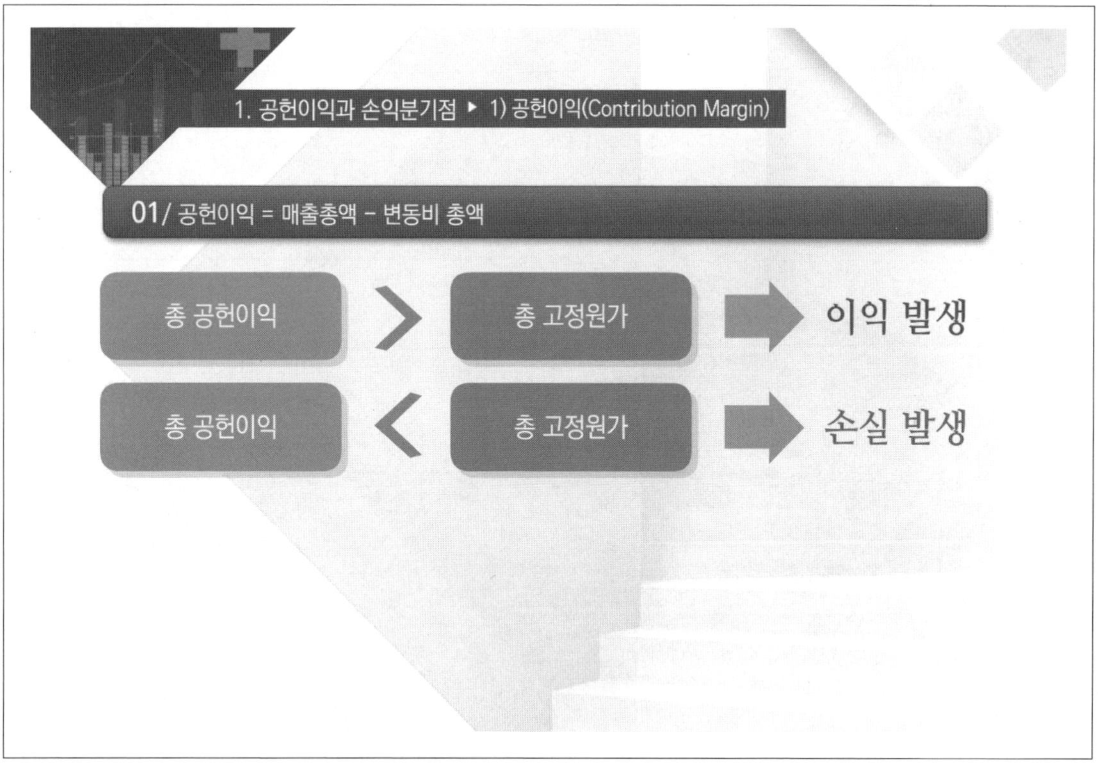

- 총 공헌이익이 고정비 총액보다 커지면 초과된 금액만큼 이익이 발생함
- 공헌이익이 고정비 총액보다 작아지면 손실이 발생함

1 공헌이익과 손익분기점

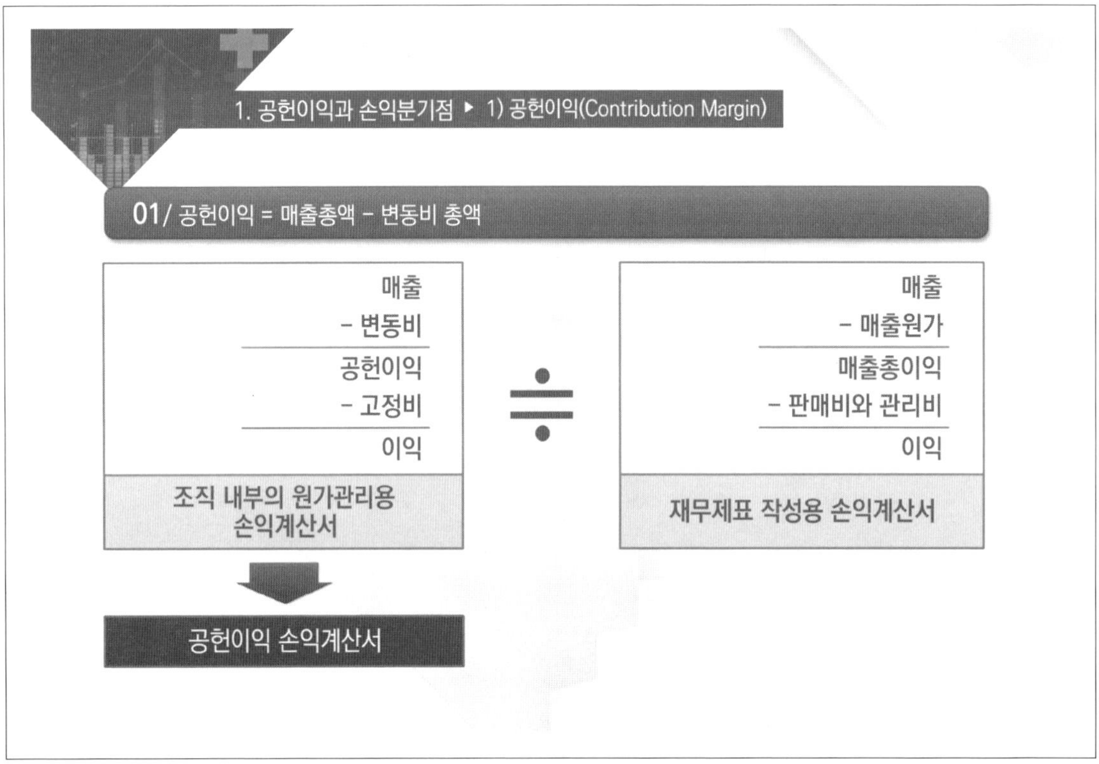

- 공헌이익 손익계산서의 이해
- 매출에서 변동비를 빼서 공헌이익을 구하고 여기에 다시 고정비를 빼서 이익을 구하는 과정은 재무제표 중 손익계산서 작성과정의 앞부분과 매우 흡사함
- 재무제표 작성 목적의 손익계산서 : 매출에서 매출원가를 뺀 후 매출총이익을 구하는 방식의 손익계산서
- 공헌이익 손익계산서 : 매출에서 변동비를 뺀 후 공헌이익을 구하는 방식의 손익계산서
- 공헌이익 손익계산서라고 부르는 이유
  - 변동원가계산 방법을 이용하여 손익계산서를 작성하면, 매출에서 변동비를 뺀 잔액인 공헌이익이 구해짐
  - 이 때 공헌이익이 조직 관리자가 필요로 하는 중요한 원가관리 정보를 가지고 있기 때문에, 이의 중요성을 강조하기 위해서 '공헌이익 손익계산서'라 함

1 공헌이익과 손익분기점

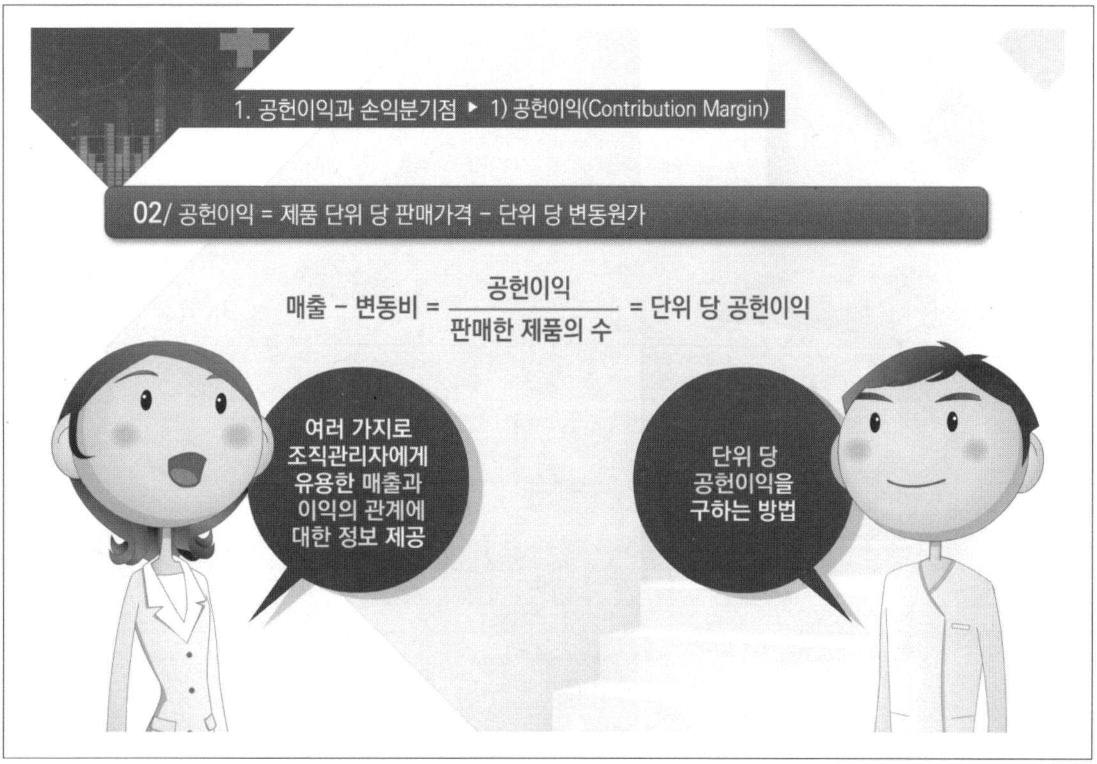

- 공헌이익 = 제품 단위 당 판매가격 − 단위 당 변동원가
  - 매출에서 변동비를 빼서 구한 공헌이익에서 이를 판매한 제품의 수로 나누어 제품 하나 당의 단위 공헌이익을 구하는 것임
  - 단위당 공헌이익 : 조직관리자에게 유용한 매출과 이익의 관계에 대한 정보를 제공

1 공헌이익과 손익분기점

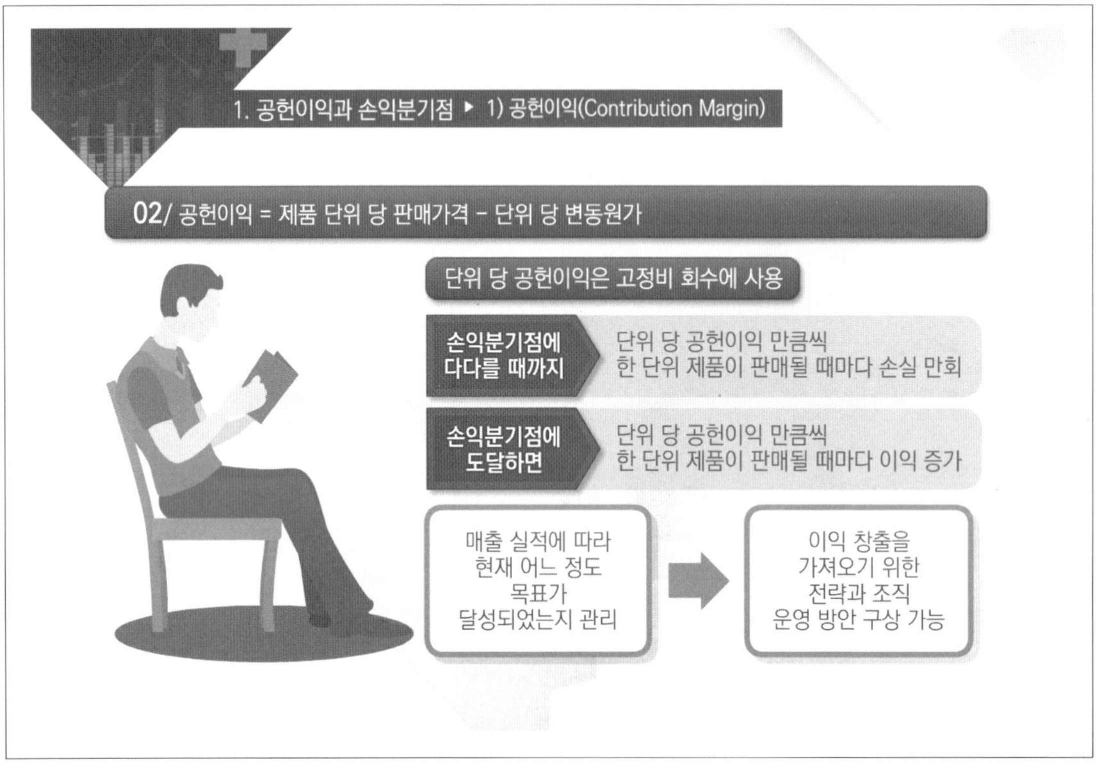

- 단위 당 공헌이익 : 고정비를 회수하는데 사용
- 손익분기점에 다다를 때까지 단위 당 공헌이익 만큼씩 한 단위 제품이 판매될 때마다 손실을 만회해 줌
- 손익분기점에 도달하면, 그 때 부터는 단위 당 공헌이익 만큼씩 한 단위 제품이 판매될 때마다 이익이 발생함
- 따라서 공헌이익을 활용하면 관리자로 하여금 이익 측면에서 현재 어느 정도 목표가 달성되었는지의 관리가 가능하고
- 매일 매일 매출 실적에 따라 이를 관리하는 것과, 적극적으로 이익 창출을 가져오기 위한 조직 운영 방안을 구상하는 것도 가능함

1 공헌이익과 손익분기점

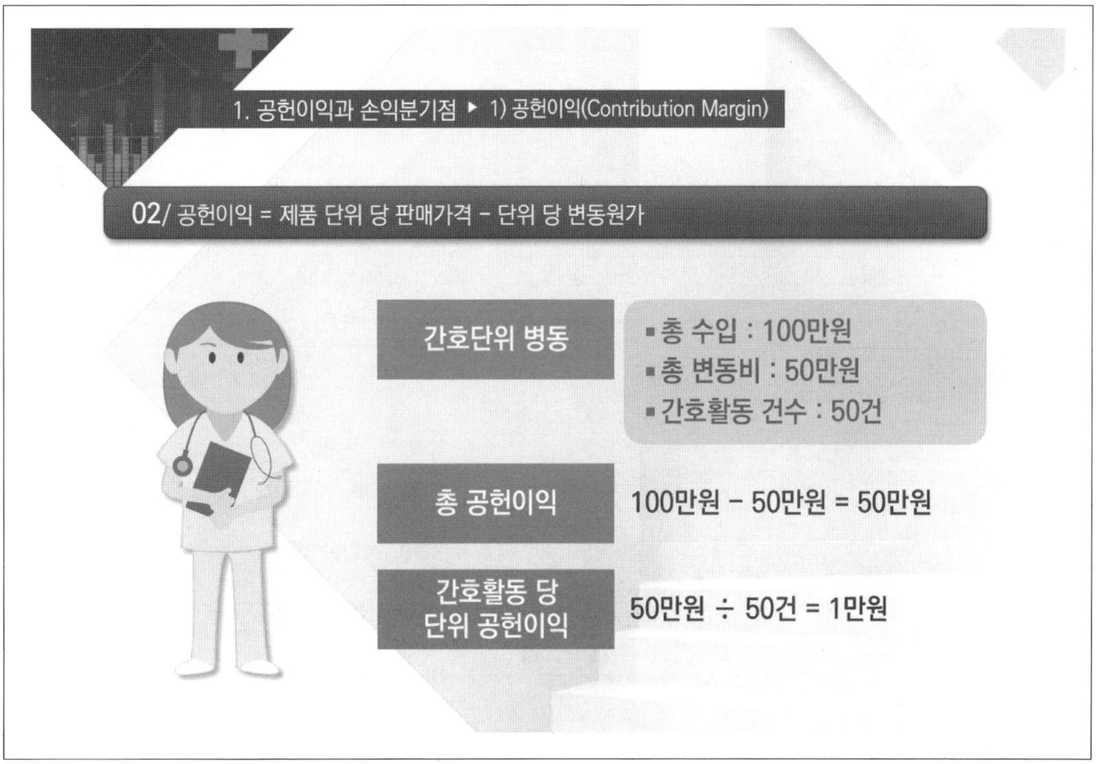

예시 한 달간 간호단위 병동에서 벌어들인 총 수입이 100만원이고, 총 변동비가 50만원이라고 가정해 간호활동 당 공헌이익을 계산한 사례

- 공헌이익 : 총 수입 100만원에서 총 변동비 50만원을 뺀 나머지 50만원
- 한 달간 간호단위 병동에서 간호활동 서비스를 제공하여 구한 총 공헌이익이 됨
- 이 때 간호단위 병동에서 제공한 간호활동 서비스의 활동 건수가 50건이라면, 총 공헌이익 50만원을 간호활동 건수 50건으로 나누어 구한 1만원이 바로 간호활동 당 단위 공헌이익이 됨

• 간호활동 당 단위 공헌이익이 1만원이라는 것은
  - 간호활동 서비스가 하나 제공될 때마다 병동은 1만원의 이익이 생긴다는 것을 의미

1 공헌이익과 손익분기점

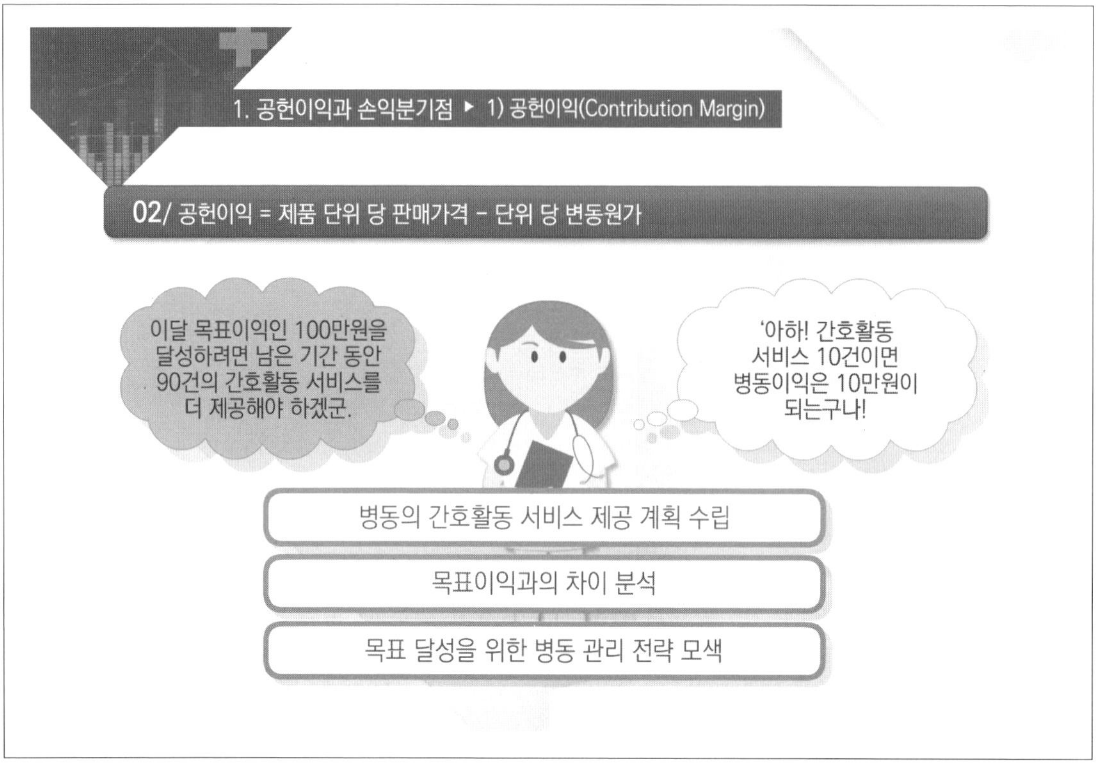

- 단위 당 공헌이익은 간호 관리자에 손쉽게 병동의 간호활동 서비스 제공 계획을 수립할 수 있도록 함
  - 간호활동 서비스 10건이면 병동이익은 10만원
  - 이달의 목표이익인 100만원을 달성하려면 남은 기간 동안 90건의 간호활동 서비스 제공 필요
- 목표이익과의 차이 분석 가능
- 목표 달성을 위한 병동 관리 전략 모색 가능
- 공헌이익 접근 방식이 중요한 이유
  - 조직의 내부 계획 수립과 의사결정 시 유용하고
  - CVP 분석에 활용 가능하며
  - 부문의 성과 관리와 보고, 평가 시에 필요한 정보를 생성해 줌

1 공헌이익과 손익분기점

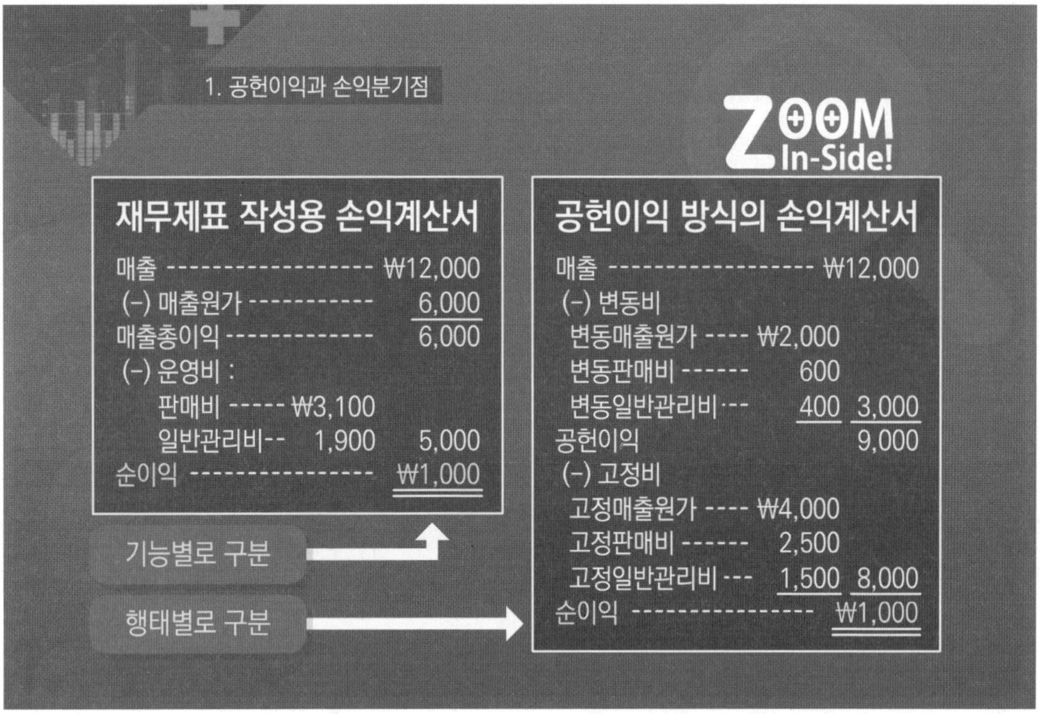

- 재무제표 작성용 손익계산서와 공헌이익 손익계산서의 차이점
- 재무제표 작성용 손익계산서 : 매출에서 매출원가를 빼서 매출총이익을 구한 후, 여기서 모든 판매비와 일반관리비를 제하는 방식으로 순이익을 계산함
  - 이때 변동비와 고정비를 구분하지 않고 제조원가에 해당하는지, 아니면 판매비 또는 일반관리비에 해당하는지에 따라 구분하는 방식
- 공헌이익 방식의 손익계산서 : 매출에서 제조원가 및 운영에 관련된 모든 변동비 만을 반영하여 제하는 방식으로 공헌이익을 구함
  - 여기서 다시 제조원가 및 운영에 관련된 모든 고정비를 제하여 순이익을 계산
- 어떤 방식을 따르던 간에 마지막에 계산되는 순이익은 동일함(₩1,000)
- 차이점 : 원가를 기능별로 보고 구분하느냐 아니면 행태별로 보고 구분하느냐의 차이점

1 공헌이익과 손익분기점

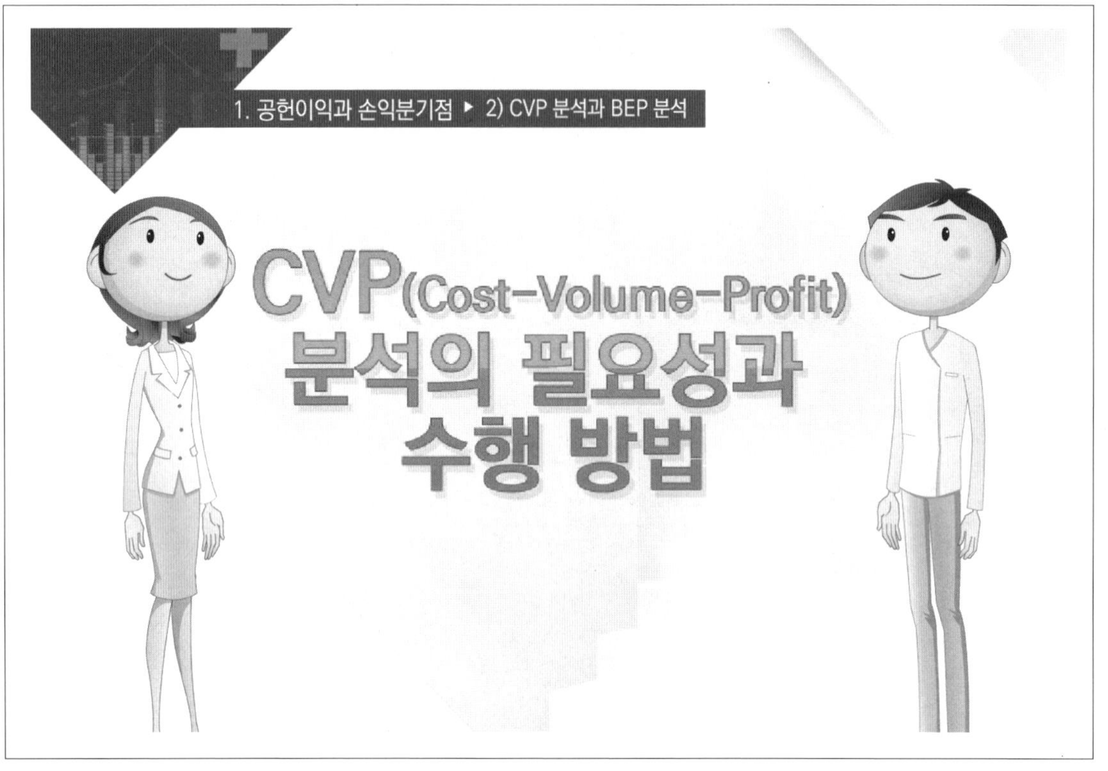

- 어떤 의사결정을 내리든 CVP 분석은 필수임
- CVP 분석 : 원가, 조업도 이익간의 관계를 분석하는 것
  - 실제로 관리회계에 있어 광범위하게 적용되기 때문에 관리자가 수행하는 거의 모든 일에 관련되어 있음

1 공헌이익과 손익분기점

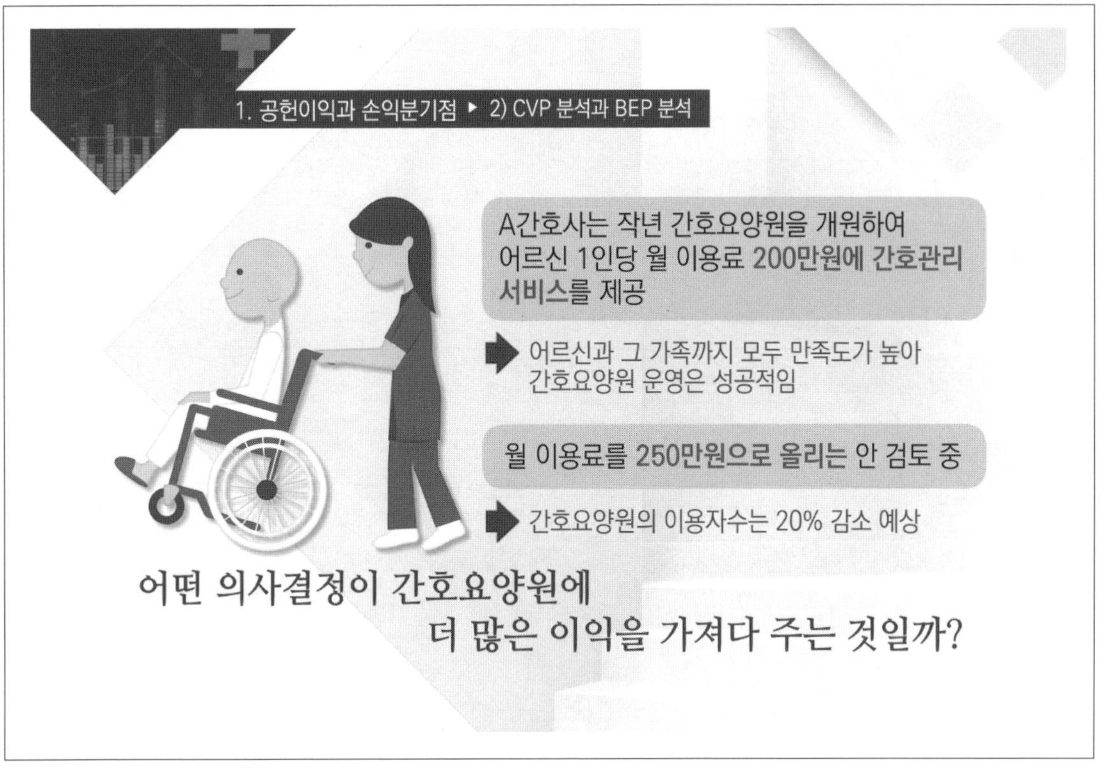

예시 CVP 분석의 간호 적용 사례

- A간호사는 작년에 간호요양원을 개원하여 어르신 1인당 월 이용료 200만원에 간호관리 서비스를 제공하고 있음
- 어르신과 그 가족까지 모두 만족도가 높아 간호요양원의 운영은 성공적으로 잘 이루어짐
- 지금 A간호사는 월 이용료를 250만원으로 올릴 지의 안을 검토 중
- 만일 월 이용료를 250만원으로 인상한다면, 간호요양원의 이용자수는 20% 감소할 것으로 예상됨
- A간호사는 과연 가격 인상을 해야 할 지, 어떤 의사결정이 간호요양원에 더 많은 이익을 가져다 줄 지 고민중임
- 이에 대한 체계적인 분석이 필요함

1 공헌이익과 손익분기점

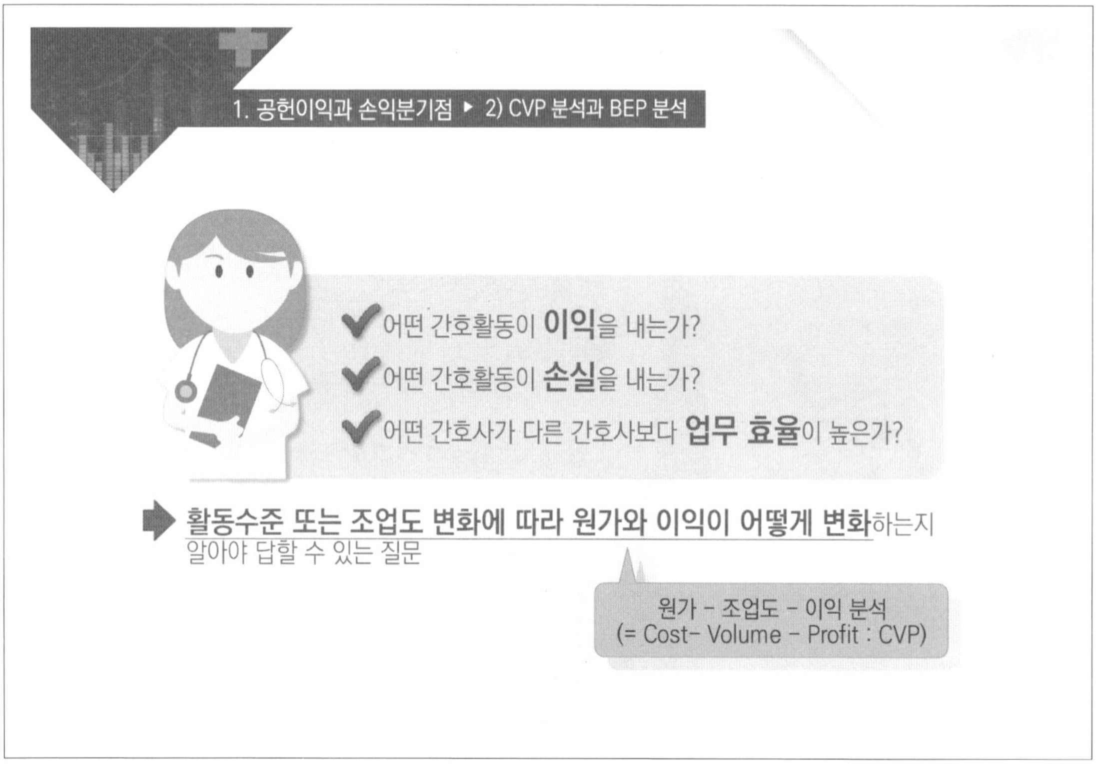

- 조직의 경영자나 관리자가 되어 보면 어떤 사안에 대해 궁금증을 느끼거나, 또는 직접적으로 의사결정을 내려야 하는 순간에 자주 마주치게 됨

- 간호단위 병동에서도 다음과 같은 질문에 답을 알아야 함
  - 어떤 간호활동이 이익을 내는 지
  - 어떤 간호활동이 손실을 내는 지
  - 어떤 간호사가 다른 간호사보다 업무 효율이 높은 지

- 이러한 질문의 답은 활동수준 또는 조업도가 변화할 때 원가가 어떻게 변화하고 따라서 이익이 어떻게 변화하는 가를 알아야 알 수 있음
  - CVP 분석 : 활동수준 또는 조업도 변화에 따라 원가와 이익이 어떻게 변화하는 가를 분석하는 것을 원가-조업도-이익(CVP) 분석이라 함

1 공헌이익과 손익분기점

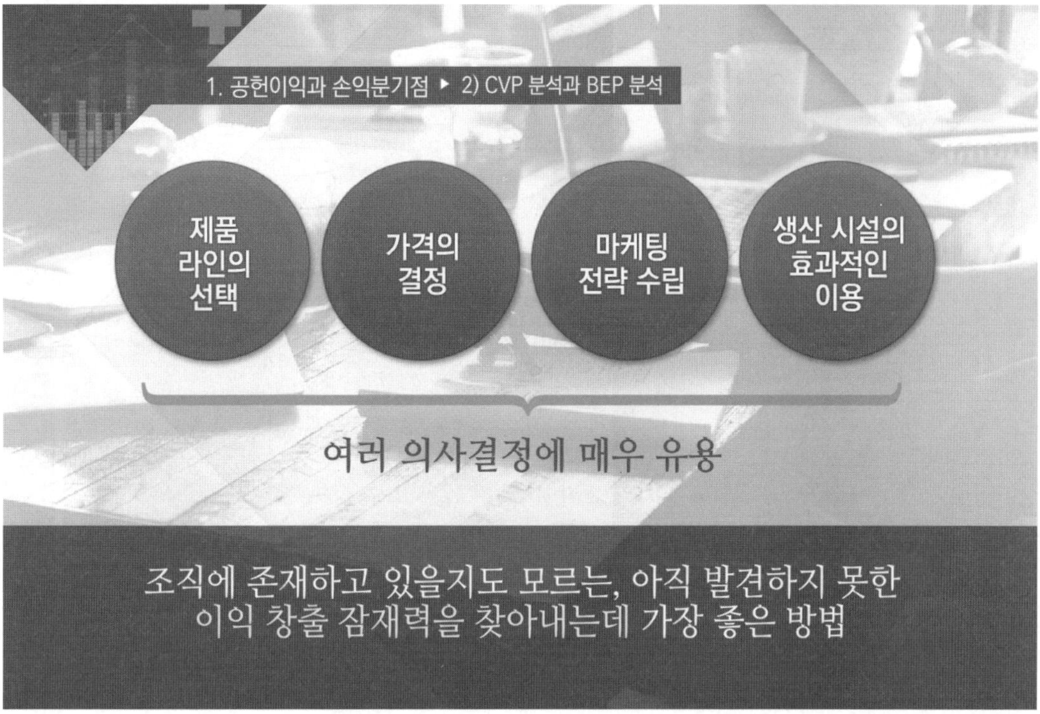

- CVP 분석이 필요한 이유
  - 제품 라인의 선택
  - 가격의 결정
  - 마케팅 전략 수립
  - 생산 시설의 효과적인 이용 등을 포함한 의사결정에 매우 유용한 방법임
- CVP 분석은 잘 활용하면 조직에 존재하고 있을지도 모르는 아직 발견하지 못한 이익 창출 잠재력을 찾아내는 데 가장 좋은 방법임

1 공헌이익과 손익분기점

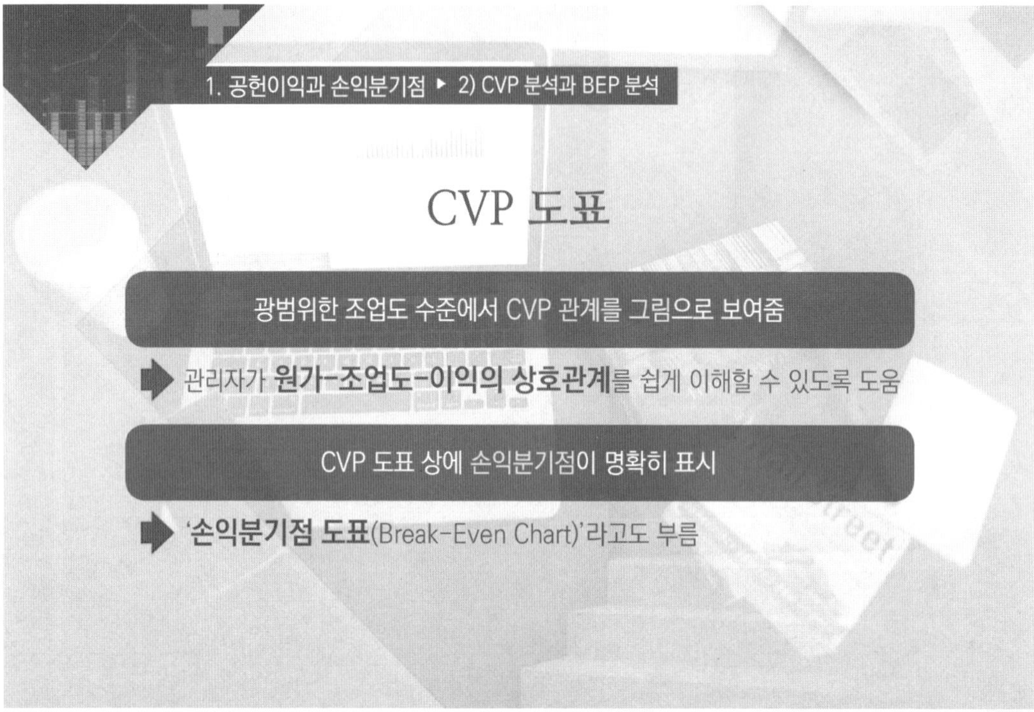

- CVP 도표의 작성 : CVP 분석 수행의 기본
- CVP 도표는 광범위한 조업도 수준에서 CVP 관계를 그림으로 보여주어
- 관리자가 원가-조업도-이익의 상호관계를 쉽게 이해할 수 있도록 도움
- CVP 도표를 그리면 CVP 도표 상에 손익분기점이 명확히 표시되기 때문에 이 도표를 종종 손익분기점 도표라고도 함

1 공헌이익과 손익분기점

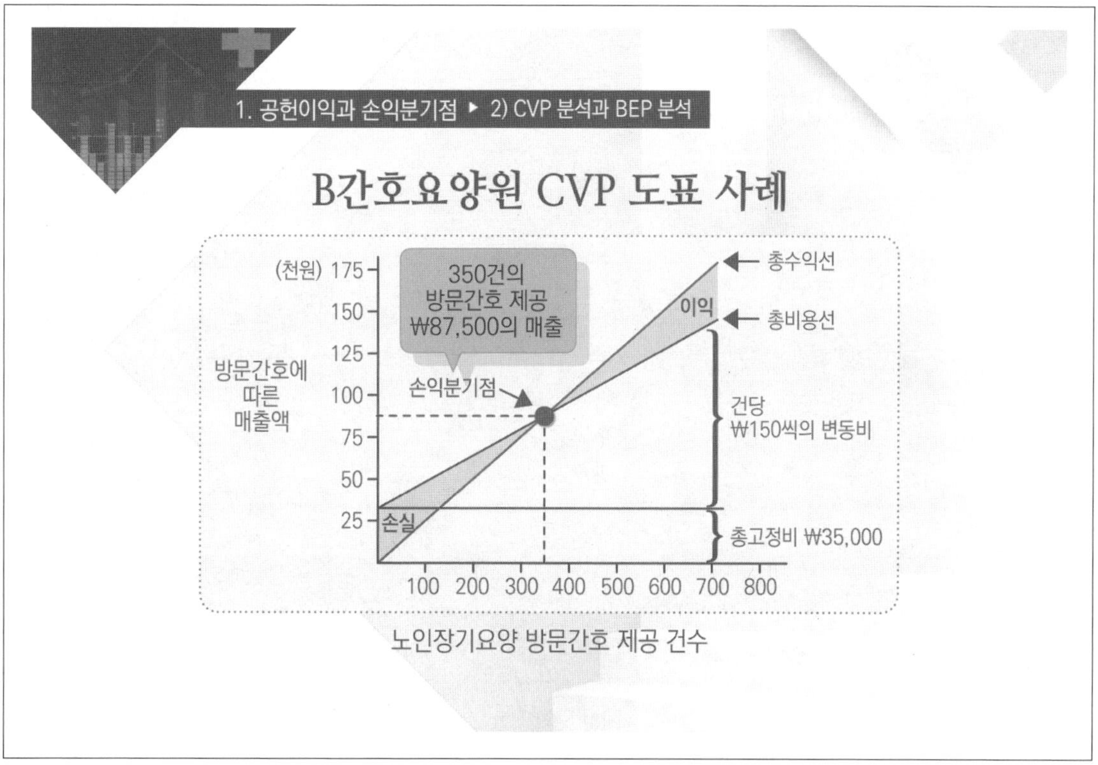

예시 노인장기요양 방문간호를 제공하는 B간호요양원의 CVP 도표 분석 사례

- 가로축 : 노인장기요양 방문간호 제공 건수
- 세로축 : 방문간호에 따른 매출액
- 손익분기점 : 총 수익선과 총 비용선이 교차하는 점
- 해당 사례에서는 350건의 방문간호서비스를 제공하여 87,500원의 매출을 달성하는 점

- 손익분기점을 기준으로 도표의 아래 부분에서는 손실이 발생
- 손익분기점을 지나는 바로 그 위 부분부터는 이익이 발생
- 방문간호를 350건 이상 제공해야 이익이 남기 시작
- 350건일 경우는 플러스 마이너스 제로로 바로 손익분기점이 되고
- 350건 보다 적게 수행할 경우는 손해를 본다는 의미

1 공헌이익과 손익분기점

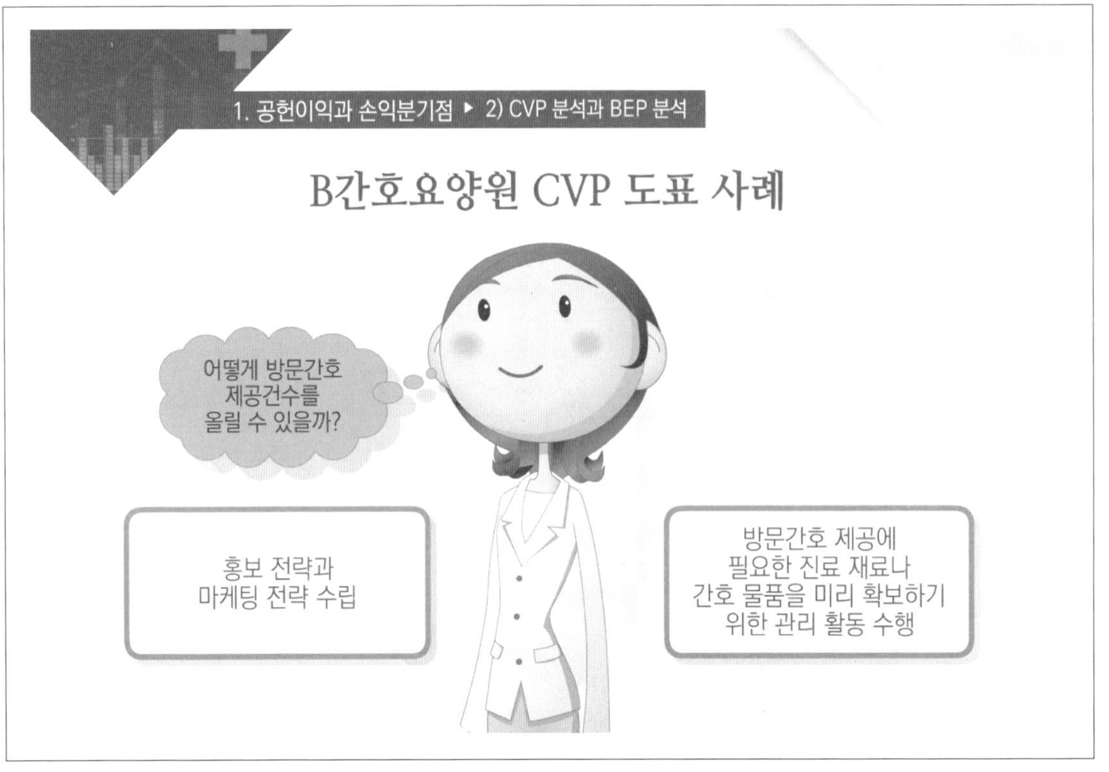

- CVP 도표 분석 결과를 이용하여
- 관리자는 CVP 도표를 보면서 어떻게 방문간호 제공 건수를 올릴 수 있을지 아이디어를 도출함
  - 홍보 전략과 마케팅 전략을 수립하거나
  - 350건의 방문간호 제공에 필요한 진료 재료나 간호 물품을 미리 확보하기 위한 관리 활동을 수행하게 됨
- 이와 같이 CVP 도표를 이용하니, 손쉽게 손익분기점과 손익분기점에 도달하기 위해 필요한 판매량 및 손익분기점이 달성되는 매출액 확인이 가능함

1 공헌이익과 손익분기점

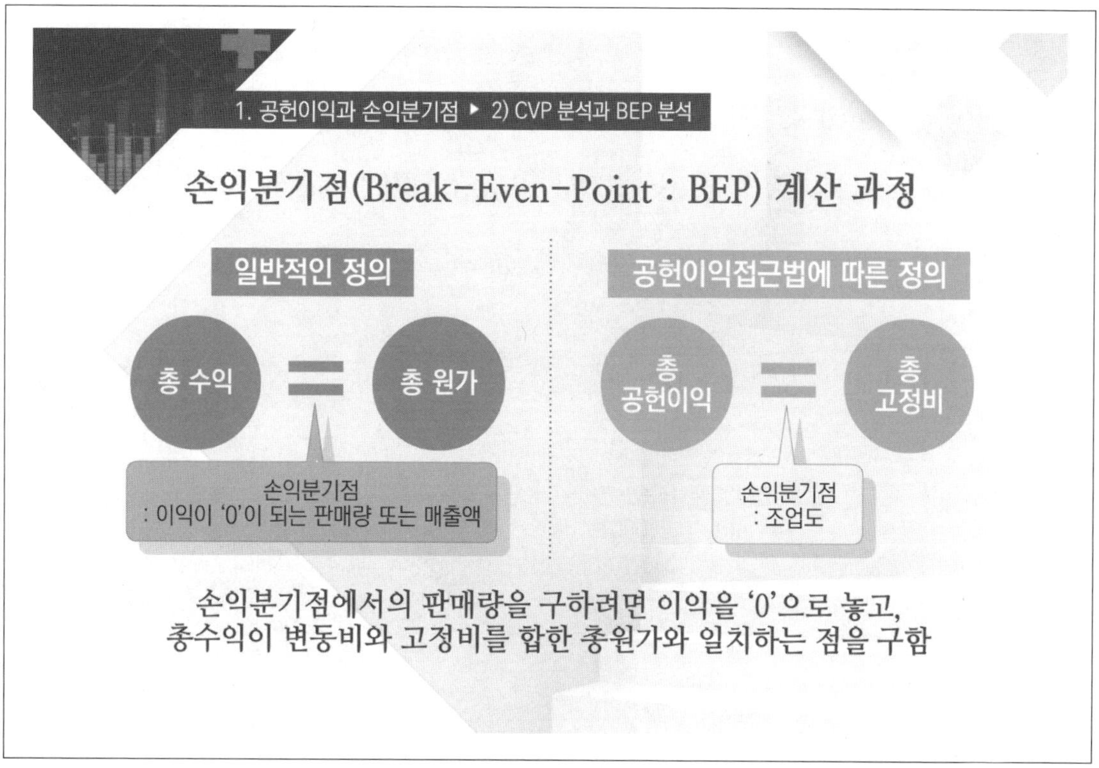

- 손익분기점의 계산
- 간단한 식을 이용하여 실제 손익분기점을 계산하는 방법
  - 손익분기점, BEP는 일반적으로 '총 수익이 총 원가와 같아져 이익이 '0'이 되는 판매량 또는 매출액'을 나타냄
  - 공헌이익을 이용하는 경우에는 '총 공헌이익이 총 고정비와 같아질 때'의 조업도를 나타냄
  - 손익분기점에서의 이익은 '0'이므로, 손익분기점에서의 판매량을 구하기 위해서는 이익을 '0'으로 놓고 총 수익이 변동비와 고정비를 합한 총 원가와 일치하는 점을 구하면 손익분기점이 계산됨

1 공헌이익과 손익분기점

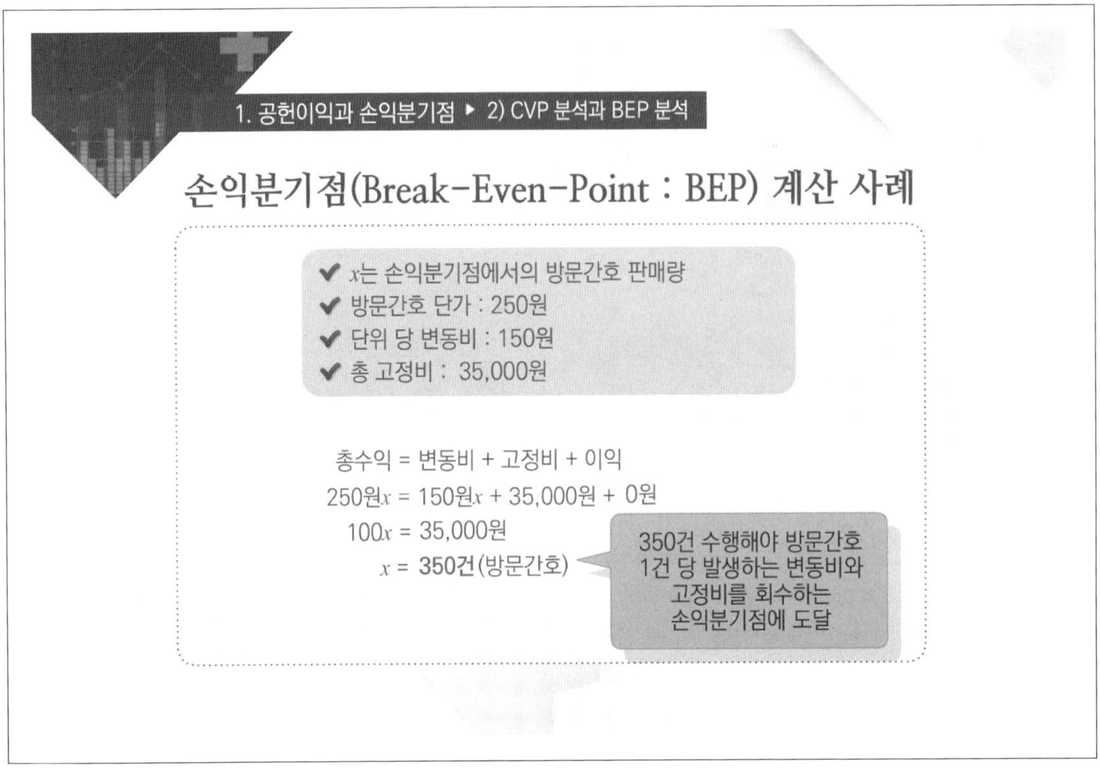

예시 B간호요양원 손익분기점 분석 사례

- 총수익 = 판매단가 × 판매량

  '250원 X = 150원 X + 고정비 3만5천원 + 이익 0원' 으로 식을 세우고 이 때 등식이 성립하는 X 를 구하면 이것이 바로 손익분기점에서의 방문간호 판매량이 됨

- 예시에서는 350건으로, 방문간호를 350건 수행해야 비로소 방문간호 1건 당 발생하는 변동비과 고정비를 회수하는 손익분기점에 도달한다는 것을 알 수 있음

• 손익분기점에서의 매출액은 350건 × 250원 = 87,500원 임을 알 수 있음

1 공헌이익과 손익분기점

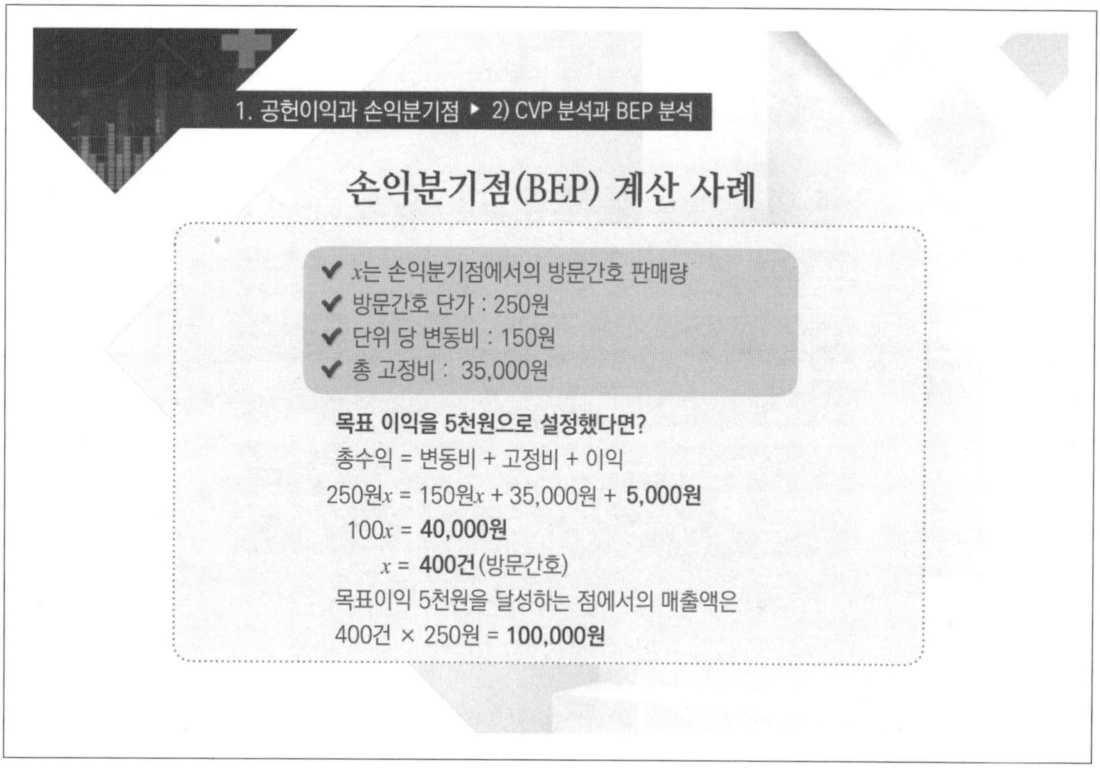

- 손익분기점 계산을 이용한 목표이익분석
- 목표이익을 5천원으로 설정한 경우
  - 앞의 식에서 '0'원으로 넣었던 이익에 5,000원을 넣어 줌
  - B간호요양원의 경우 5천원의 목표이익을 달성하기 위해서는 방문간호 400건을 제공해야 하고, 이는 손익분기점의 350건을 넘어 50건의 방문간호를 더 제공해야 함을 알 수 있음
  - 목표이익 5,000원을 달성하는 기점에서의 매출액은 100,000원이 됨
- 이와 같이 간단한 식으로 손익분기점을 분석해, 손익분기점 뿐 아니라 조직이 설정한 목표이익을 달성하기 위해 필요한 판매량, 그 때 달성되는 매출액의 규모 등도 알 수 있어 손익분기점 분석은 관리자에게 매우 유용함

1 공헌이익과 손익분기점

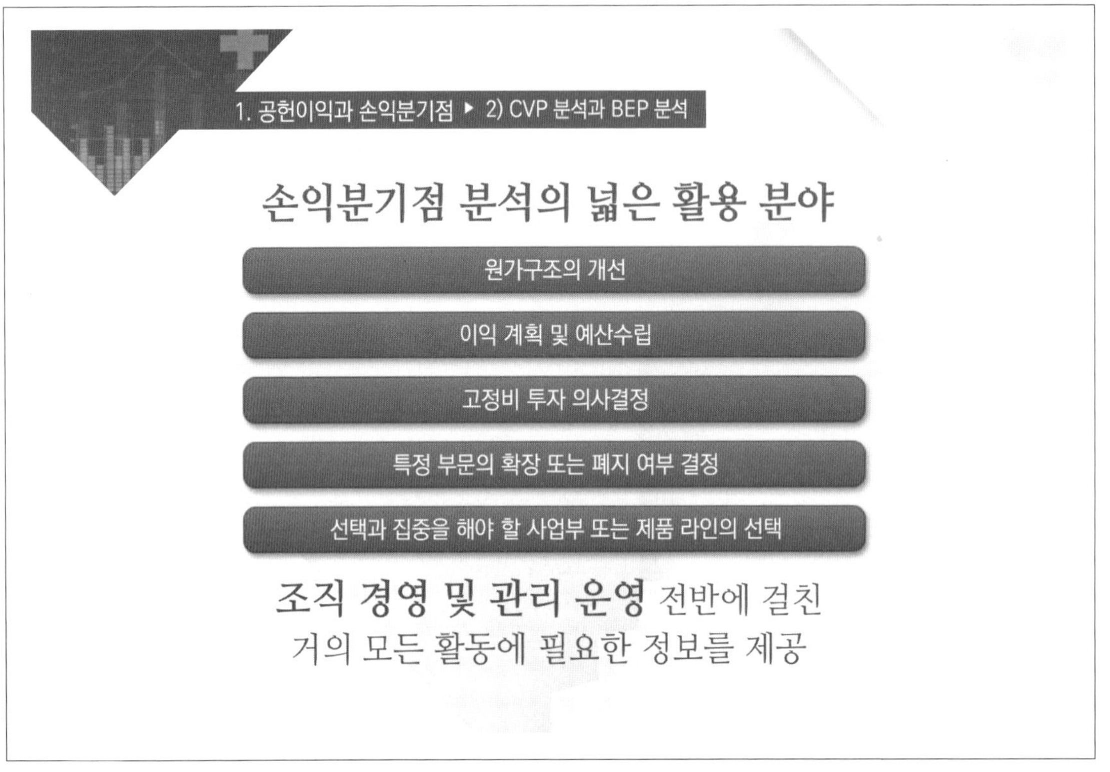

- 앞의 사례에서와 같이 CVP와 이를 이용한 BEP 분석은 조직관리에 활용한다면 매우 유용함
- 손익분기점 분석의 활용 범위
  - 원가구조의 개선
  - 이익 계획 및 예산 수립
  - 고정비 투자 의사결정
  - 특정 부문의 확장 또는 폐지 여부 결정
  - 선택과 집중을 해야 할 사업부 또는 제품 라인의 선택
- 이와 같이 CVP와 손익분기점 분석은 조직 경영 및 관리 운영 전반에 걸친 거의 모든 활동에 필요한 정보를 제공함

2 회계와 성과평가

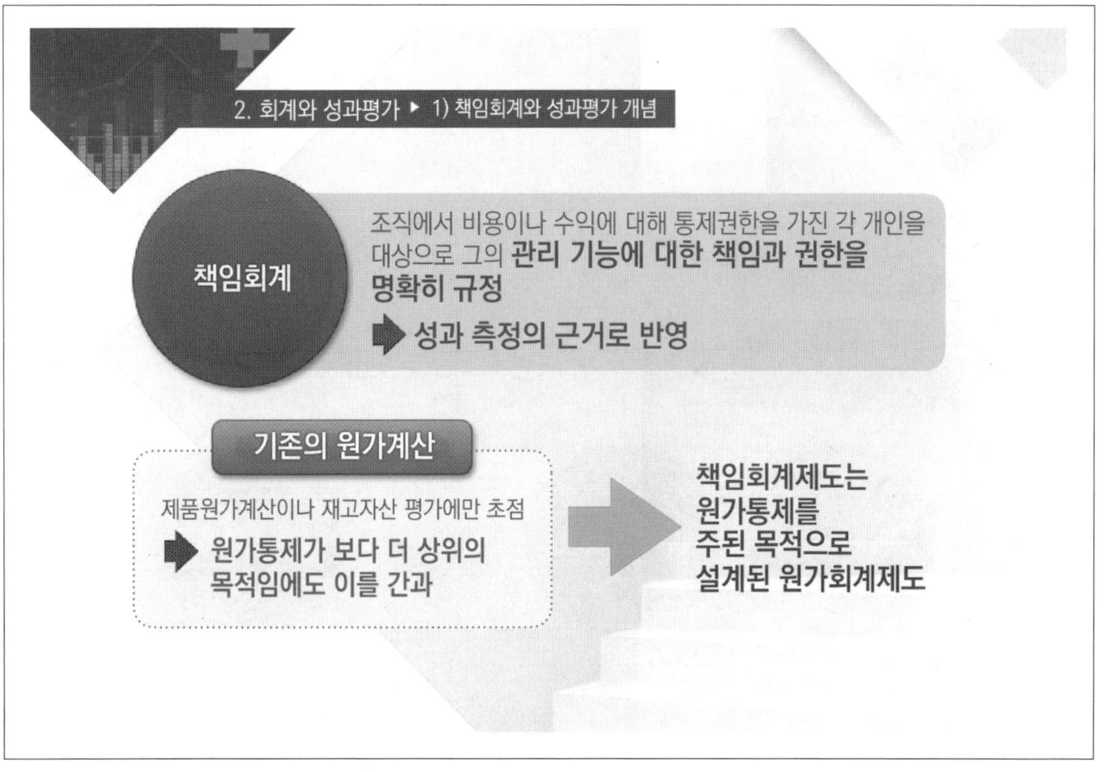

- 책임회계와 성과평가
- 책임회계 : 조직에서 비용이나 수익에 대해 통제 권한을 가진 각 개인을 대상으로 그의 관리 기능에 대한 책임과 권한을 명확히 규정하여 이를 성과 측정의 근거로 반영하는 원가회계 기반의 조직 성과관리 체계
- 기존의 원가계산과의 차이점
  - 기존의 원가계산은 제품원가계산이나 재고자산 평가에만 초점을 두고 있을 뿐, 효율적인 원가통제 목적에는 큰 비중을 두지 않음
  - 경영관리의 측면에서 보면, 제품의 원가계산보다 원가통제가 보다 더 상위의 목적임에도 불구하고 이를 간과해 옴
  - 이에 원가통제를 주된 목적으로 하여 설계된 원가회계 제도가 바로 책임회계 제도임
- 책임회계의 특징 : 특정 비용과 수익의 발생에 대해 누가 책임을 질 것인지를 명확히 규정
  - 관리자로 하여금 통제 권한에 기반하여 비용과 수익의 관리를 효율적으로 수행할 수 있도록 자료를 집계하고 분석하여 결과를 보고하는 일련의 모든 과정에 대해 책임을 지도록 함

2 회계와 성과평가

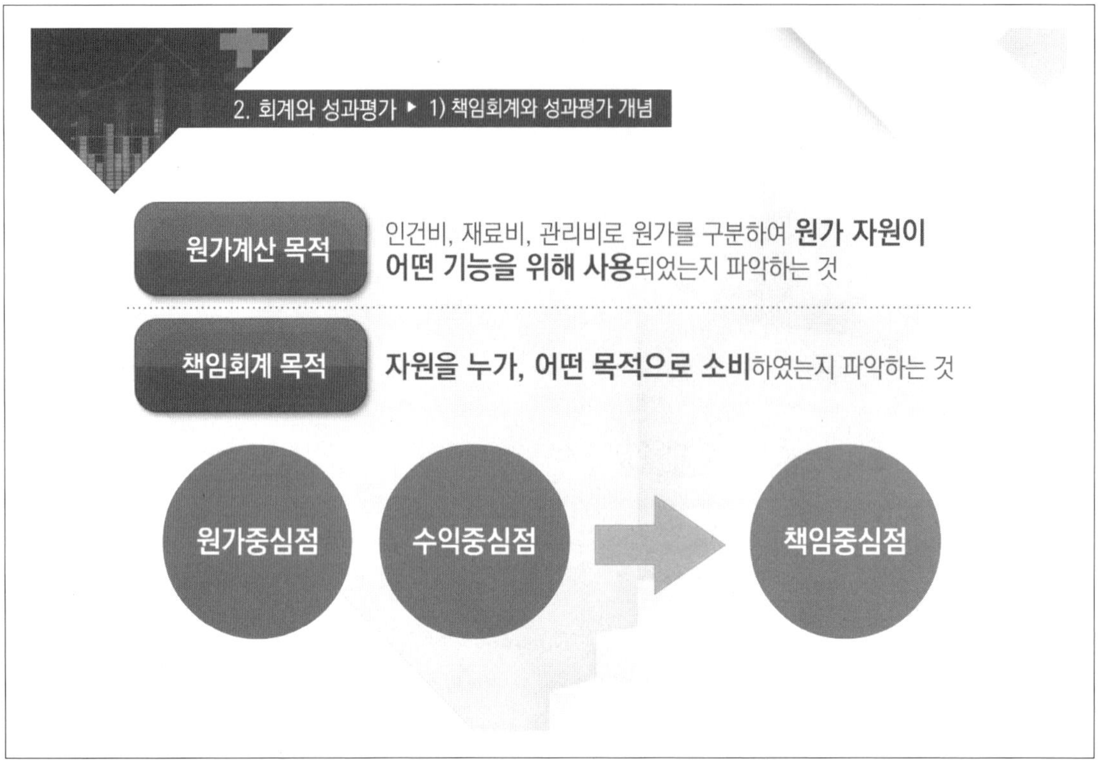

- 원가계산의 목적 : 인건비, 재료비, 관리비로 원가를 구분하여 원가 자원이 어떤 기능을 위해 사용되었는 지를 파악하는 데 목적을 둠
- 책임회계의 목적 : 자원을 누가, 어떤 목적으로 소비하였는 지를 파악하는데 목적을 둠
- 따라서 책임회계에서는 원가중심점, 수익중심점이란 용어를 대신하여 책임중심점이란 개념을 사용함
- 책임중심점은 책임회계에서의 평가 단위, 부서, 또는 관리자가 될 수 있음
- 책임회계
  - 자원을 누가 썼는 지
  - 어떻게 썼는 지
  - 목적은 타당했는 지
  - 결과적으로 목표는 달성했는 지 등 관리자가 조직을 평가할 때 알아야 할 여러 관련된 정보를 생성, 분석, 요약, 보고하는 기능으로
  - 조직의 효율적인 관리와 투명한 성과 평가를 이룸

2 회계와 성과평가

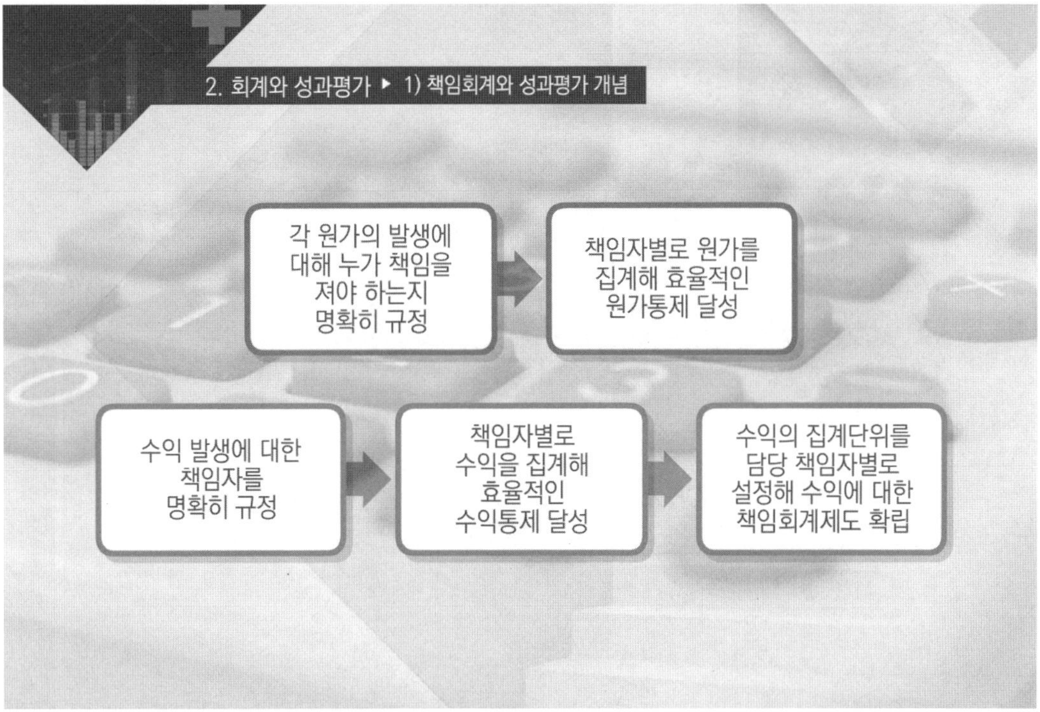

- 책임회계 도입의 요건
- 원가의 발생에 대해 누가 책임을 져야 하는 지를 명확히 규정
- 책임자별로 원가를 집계해 효율적인 원가통제 목적을 달성
- 수익 발생에 대한 책임자를 명확히 규정
- 책임자별로 수익을 집계해 효율적인 수익 통제를 달성
- 수익의 집계 단위를 담당 책임자별로 설정하여 수익에 대한 책임제도를 확립
- 최근 병원도 성과 중심 인사평가 제도를 도입하고 있고, 승진, 승급 뿐 아니라 인센티브, 연봉 책정 시에도 성과 평가 결과가 매우 중요한 근거 자료로 활용됨
  - 각 부문 또는 각 개인에 대한 성과 평가가 체계적인 방법으로, 합리적인 기준에 의해, 객관적으로, 공정하게 이루어졌는 가의 여부는 관리 활동의 성패를 좌우하는 핵심 사항임
  - 그 만큼 성과 평가와 관련된 조직 내부 간의 이해관계가 첨예하기 때문임
  - 따라서 병원 인사평가 제도의 신뢰도와 투명성 제고를 위해서 책임회계 제도의 도입은 피할 수 없음

2 회계와 성과평가

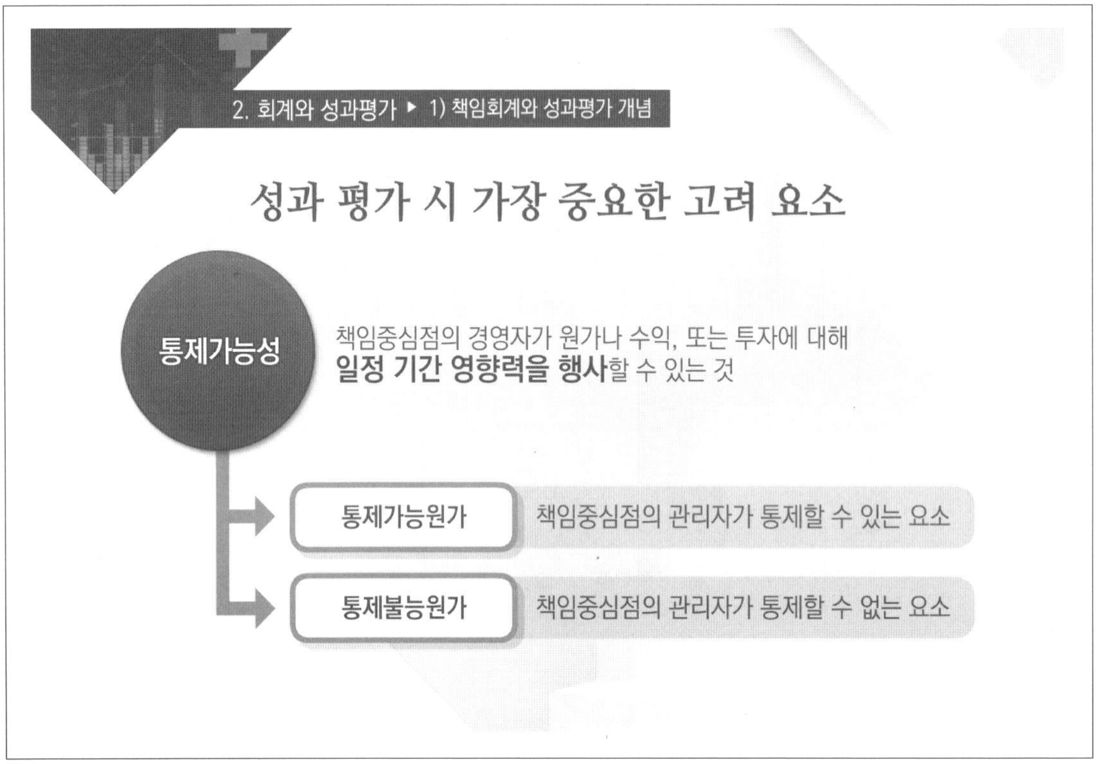

- 책임중심점의 성과를 평가할 때 가장 중요하게 고려해야 하는 요소 : 통제가능성
  - 통제가능성 : 책임중심점의 경영자가 원가나 수익, 또는 투자에 대하여 일정 기간 행사할 수 있는 영향력의 정도
  - 책임중심점의 관리자가 통제할 수 있는 요소는 통제가능원가
  - 책임중심점의 관리자가 통제할 수 없는 요소는 통제불능원가
- 통제가능원가 : 단기간에 있어서 특정 관리자가 그 발생의 영향을 미칠 수 있는 원가
  - 특정 관리자가 특정 원가를 결정할 수 있는 권한을 갖고 있음
  - 관리자가 원가발생을 통제할 수 있는 재량권을 갖고 있음
- 통제불능원가 : 특정 관리자가 그 발생을 통제할 수 없는 원가
  - 한 회계기간 동안에 일정하게 발생하는 고정원가나 과거에 이루어진 의사결정에 의해서 발생하는 감가상각비 등 이미 발생한 원가
  - 관리자가 원가 발생을 통제할 수 없는 것

2 회계와 성과평가

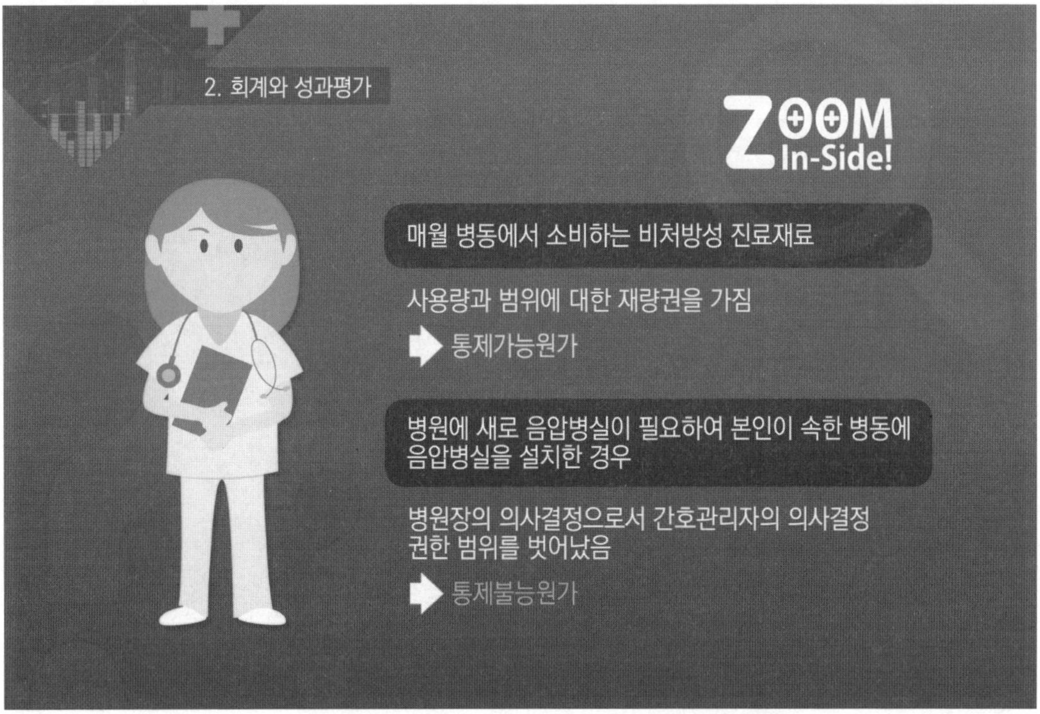

- 간호단위 병동 간호관리자의 관점에서
- 매월 병동에서 소비하는 비처방성 진료재료의 원가
  - 비처방성 진료재료의 사용량과 범위에 대한 재량권을 가지고 있음
  - 이에 대한 원가는 통제가능원가
- 병원에 새로 음압병실이 필요하여 본인이 속한 병동에 음압병실을 설치한다고 할 때 이에 대한 원가
  - 병원 경영자의 의사결정으로서 간호관리자의 의사결정 권한 범위를 벗어남
  - 이에 대한 원가는 통제불능원가

2 회계와 성과평가

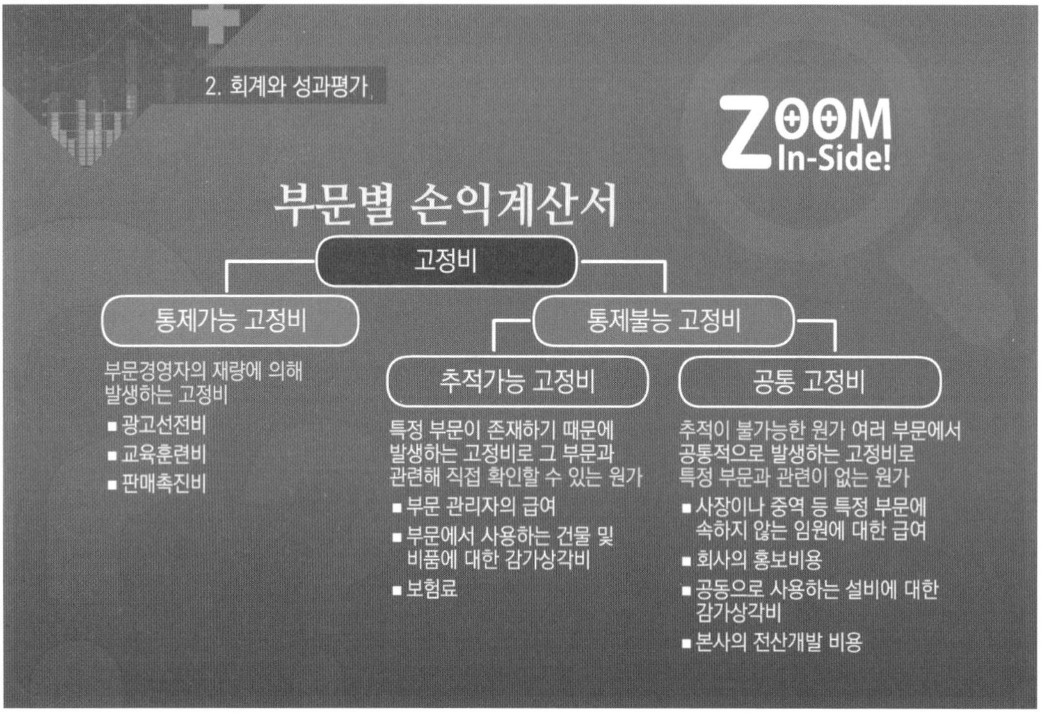

- 고정비와 통제가능원가, 통제불능원가의 관계
- 대부분의 통제불능원가는 고정비로 분류됨
- 다만 부문 관리자가 통제 권한을 가지고 있는 광고선전비, 교육훈련비, 판매촉진비는 통제가능 고정비로 구분됨

2 회계와 성과평가

2. 회계와 성과평가 ▸ 2) 책임회계와 성과평가 사례

부산C병원의 경영성과

매출액	10억 원
변동비	5억 원
총 공헌이익	5억 원
통제가능 고정비	2억 원
간호본부장의 공헌이익	3억 원
추적가능 고정비	2억 원
부산C병원의 공헌이익	1억 원
공통고정비 배부액	1억 5천만 원
경영 성과	**-5천만 원**

예시 책임회계를 적용하여 각 부문의 성과를 평가한 사례

- C병원의 부속 병원인 부산C병원의 경우 5천만 원의 순손실이 발생
- 그러나 부산C병원의 간호본부장의 경영성과는 매우 우수

- 도표를 보면 부산C병원은 책임회계 제도를 통해 부문 조직의 성과를 평가할 때, 변동원가계산의 공헌이익 개념을 이용함
- 부산C병원의 총 매출액에서 변동비를 뺀 나머지 잔액인 총 공헌이익을 산출
  - 여기까지는 일반적인 공헌이익 손익계산서 작성의 단계와 일치함

2 회계와 성과평가

2. 회계와 성과평가 ▸ 2) 책임회계와 성과평가 사례

부산C병원의 경영성과

매출액	10억 원
변동비	5억 원
총 공헌이익	5억 원
통제가능 고정비	2억 원
간호본부장의 공헌이익	3억 원
추적가능 고정비	2억 원
부산C병원의 공헌이익	1억 원
공통고정비 배부액	1억 5천만 원
경영 성과	**-5천만 원**

- 다음 단계에서 고정비를 제외할 때 통제가능고정비와 추적가능고정비 그리고 공통고정비로 구분한 후 하나씩 단계적으로 제외해 나감
  - 제조원가와 판매비, 관리비에 포함된 고정비를 그 성격에 따라 통제가능, 추적가능, 공통고정비로 구분하여 단계적으로 제외해 나감

2 회계와 성과평가

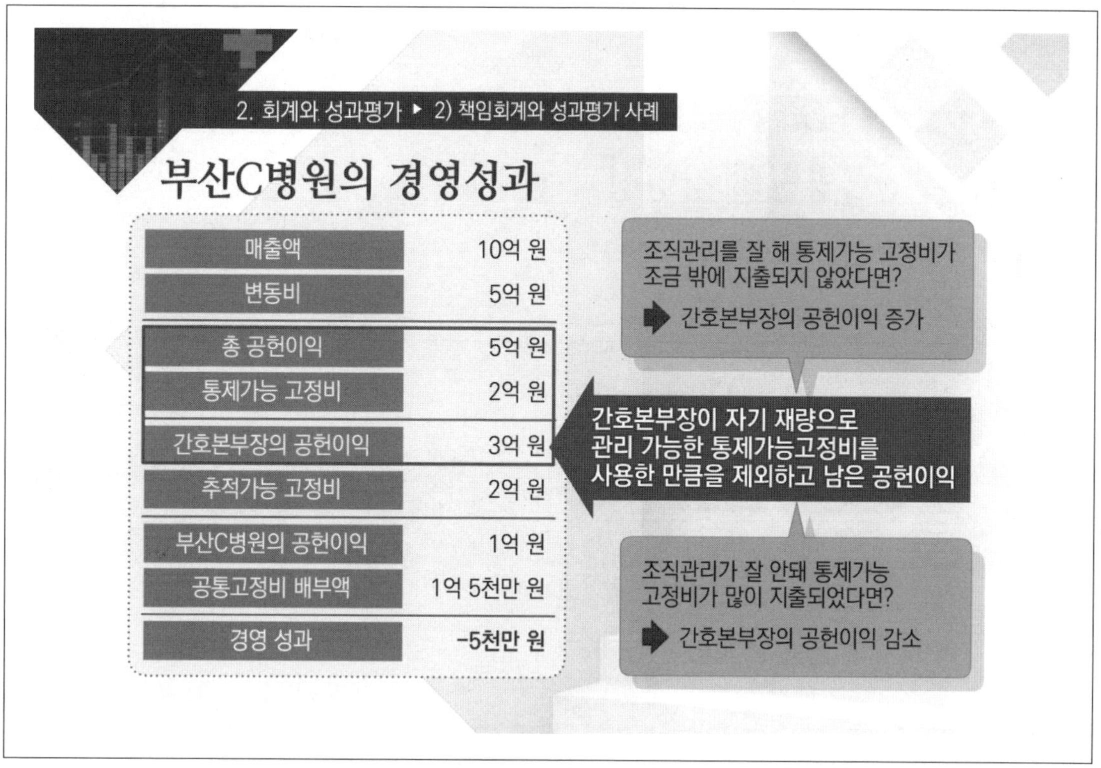

- 먼저 매출액 10억 원에서 변동비 5억 원을 빼면 총 공헌이익 5억 원이 산출됨
- 이제 총 공헌이익 5억 원에서 통제가능 고정비 2억 원을 제하고 나면 간호본부장의 공헌이익인 3억 원이 산출됨
  - 간호본부장이 자기 재량으로 관리 가능한 통제가능 고정비를 사용한 만큼을 제외하고 남은 공헌이익이 간호본부장의 성과가 되는 것임
  - 만일 간호본부장이 조직의 원가관리를 잘 해서 통제가능고정비가 조금 밖에 지출되지 않았다면 그 만큼 남는 간호본부장의 공헌이익은 커짐
  - 반대로 조직관리가 잘 안되어 통제가능 고정비가 많이 지출되었다면 그 만큼 간호본부장의 공헌이익은 줄어듦
- 통제가능 고정비를 제외하고 남은 간호본부장의 공헌이익
  - 바로 간호본부장의 성과를 평가하는 근거이자 지표

2 회계와 성과평가

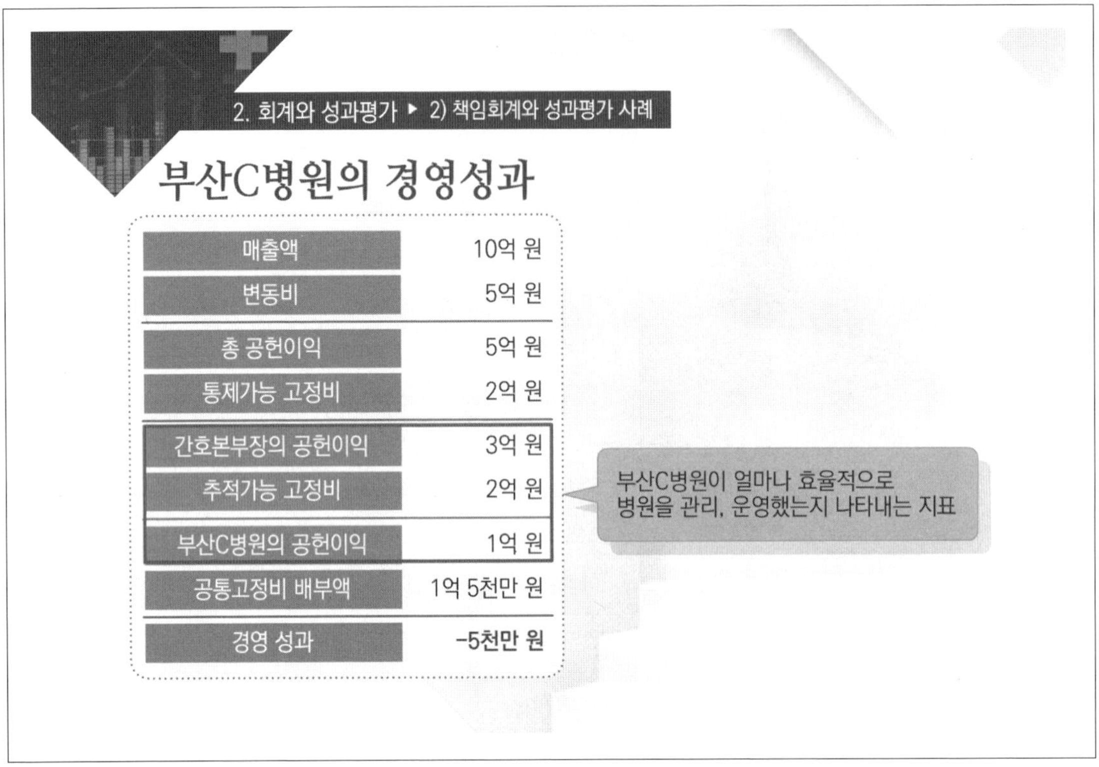

- 3억 원의 간호본부장의 공헌이익에서 다시 추적가능 고정비 2억 원을 제외하면
  - 부산C병원의 공헌이익이 산출됨
  - 이는 부산C병원이 얼마나 효율적으로 병원을 관리, 운영하였는 지를 나타내는 지표
  - 부산C병원에서 자체적으로 발생한 추적가능 고정비 2억 원을 제외한 나머지인 부산C병원의 공헌이익은 1억 원이 됨

2 회계와 성과평가

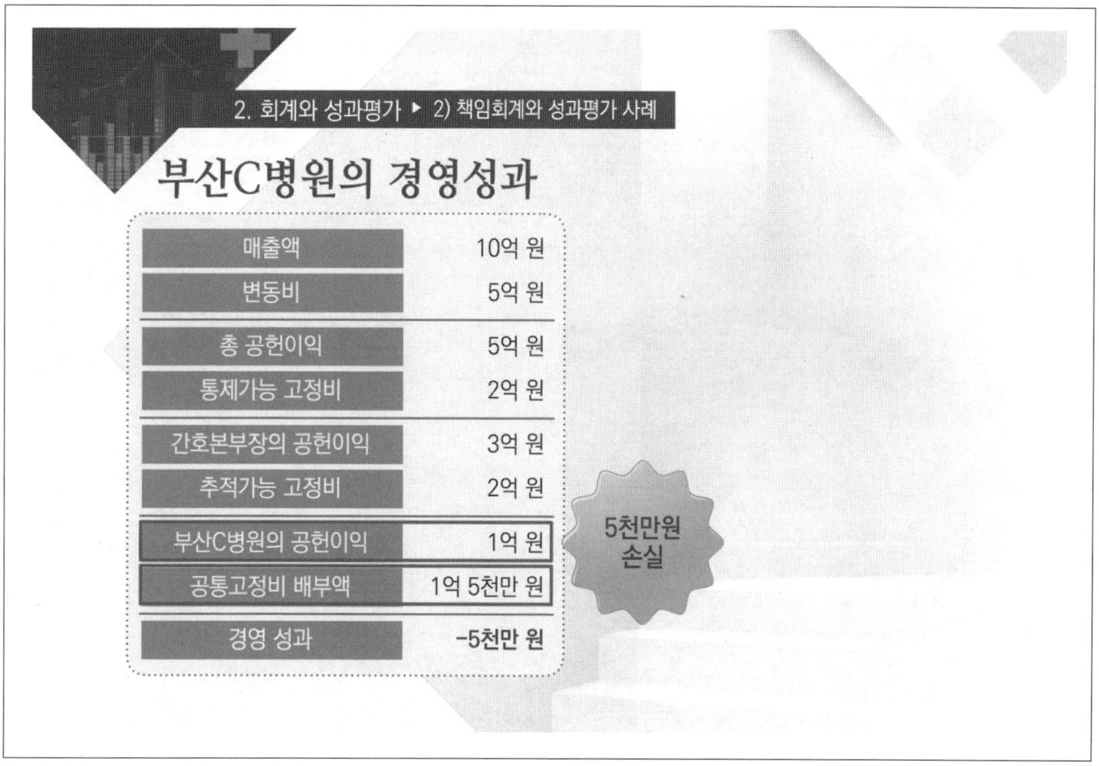

- 남은 1억 원의 부산C병원 공헌이익에서 본부 병원의 업무 지원과 홍보 활동 등으로부터 발생하는 공통 비용 또는 공동으로 사용하는 의료기기에 대한 감가상각비 등으로 인해 배부받은 공통고정비 배부액 1억 5천만 원을 제외하면
  - 배부받아야 할 공통고정비가 1억 5천만 원으로 남아 있는 부산C병원의 공헌이익 1억 원을 초과
  - 부산C병원은 5천만 원의 손실이 발생하여
  - 그 결과 최종적으로 적자를 기록하게 됨

2 회계와 성과평가

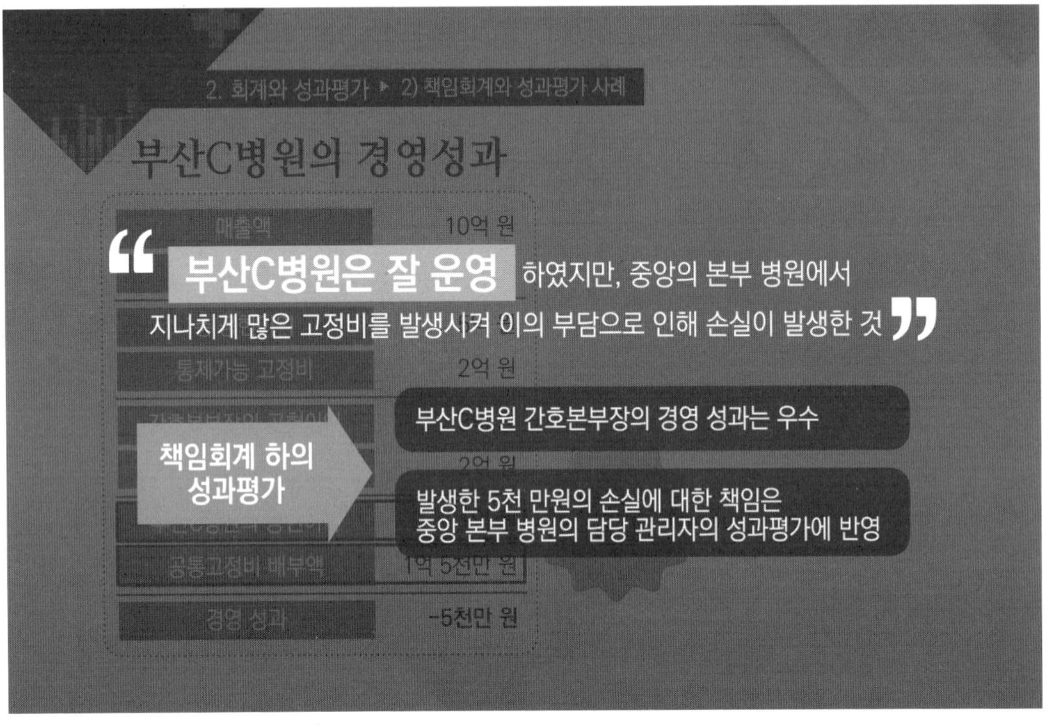

- 부산C병원은 잘 운영하였지만, 중앙의 본부 병원에서 지나치게 많은 고정비를 발생시켜 이의 부담으로 인해 손실을 기록함
- 이와 같이 책임회계 하의 성과 평가시 병원 전체는 손실을 기록하더라도, 본인의 직무관련 영역에서는 이익을 낸 부산C병원의 간호본부장의 경영 성과는 우수하다는 결론이 나올 수 있음
- 또한 부산C병원에 발생한 5천만 원의 손실에 대한 책임은 지나친 홍보비와 장비 구입에 지출한 중앙의 본부 병원의 담당 관리자의 성과평가에 반영되어야 함

2 회계와 성과평가

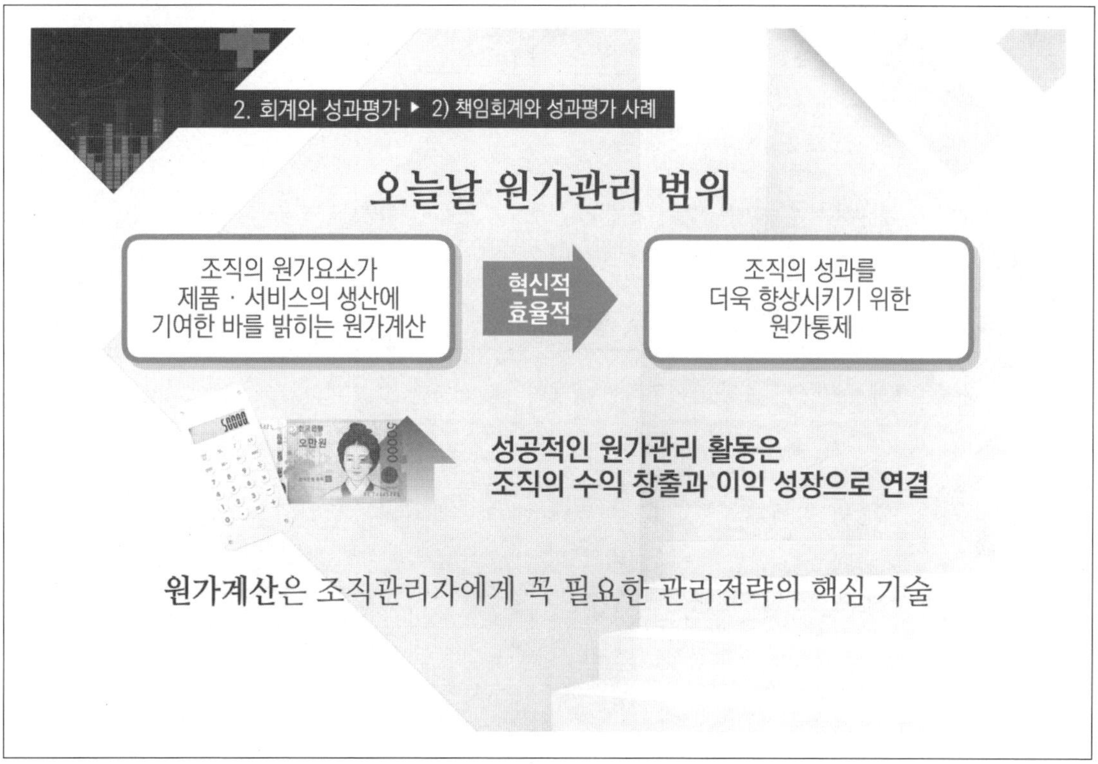

- 오늘날의 원가관리는 단순히 조직에서 소비한 원가요소가 최종 산출물인 제품 또는 서비스의 생산에 어떻게 기여했는 가를 밝히는 원가계산에서 그치는 것이 아님
  - 그러한 과정을 좀 더 혁신적으로, 효율적으로 관리함으로써 조직의 성과를 더욱 향상시키기 위한 원가통제까지 그 활용 범위가 점차 확대됨
- 성공적인 원가관리 활동의 결과는 조직의 수익 창출과 이익 성장으로 연결됨
  - 원가계산은 조직관리자에게 꼭 필요한 관리전략의 핵심 기술임

확인하기

Q1 다음의 문장이 맞으면 ○, 틀리면 ×를 고르시오.

공헌이익 손익계산서와 재무제표의 손익계산서는 동일하다.

① ○ ② ×

정답 ② 재무제표의 손익계산서에는 매출총이익을 구한 후 판매비와 관리비를 차감하여 순이익을 계산하지만, 공헌이익 손익계산서에서는 매출에서 변동비를 차감하여 순이익을 계산한다는 점에서 차이가 있다.

Q2 다음의 문장이 맞으면 ○, 틀리면 ×를 고르시오.

매출총액에서 변동비 총액을 차감하여 공헌이익을 산출할 수 있다.

① ○ ② ×

정답 ① 공헌이익은 매출총액에서 변동비 총액을 차감하는 방법으로 산출할 수 있다.

Q3 다음의 문장이 맞으면 ○, 틀리면 ×를 고르시오.

원가-조업도-이익 분석의 목적은 조직의 이익을 외부에 공시하기 위함이다.

① ○ ② ×

정답 ② 원가-조업도-이익 분석을 통해 조직의 이익 창출 잠재력을 탐색하여 조직의 의사결정에 기초 자료로 활용하기 위함이며 외부에 공사하기 위한 목적은 아니다.

Q4 다음의 문장이 맞으면 ○, 틀리면 ×를 고르시오.

순익분기점은 총수익과 총원가가 같아져 이익이 0이 되는 판매량이다.

① ○ ② ×

정답 ① 손익분기점은 일반적으로 '총수익이 총원가와 같아져 이익이 0이 되는 판매량 또는 매출액'을 나타낸다.

Q5 다음의 문장이 맞으면 ○, 틀리면 ×를 고르시오.

통제가능원가는 책임중심점의 관리자가 원가나 수익, 또는 투자에 대하여 일정한 영향력을 행사하여 통제할 수 있는 것이다.

① ○ ② ×

정답 ① 책임중심점의 관리자의 통제가능성에 따라 통제가능원가와 통제불능원가로 분류하며, 통제가능원가는 책임중심점의 관리자가 원가나 수익, 또는 투자에 대하여 일정한 영향력을 행사하여 통제할 수 있는 것을 의미한다.

정리하기

1. 공헌이익과 손익분기점

1) 공헌이익

• 공헌이익 계산법
 - 매출총액에서 변동비 총액을 차감
 - 제품 단위 당 판매가격에서 단위 당 변동원가를 차감

• 공헌이익 손익계산서
 - 조직 내부의 원과관리를 위한 목적으로 매출에서 변동비를 차감한 공헌이익을 산출하여 작성하는 손익계산서

2) CVP(원가-조업도-이익)분석과 BEP(손익분기점)분석

• CVP(원가-조업도-이익) 분석
 - 활동수준 또는 조업도 변화에 따라 원가와 이익이 이렇게 변화하는 가를 원가-조업도-이익의 3요소간의 관계를 이용하여 분석하는 방법

• BEP(손익분기점)분석
 - 원가-조업도-이익 분석 중 총 수익이 총 원가와 같아져 이익이 '0'이 되는 시점에서의 판매량 또는 매출액을 분석하는 방법

2. 회계와 성과평가

1) 책임회계와 성과평가

• 책임회계
 - 조직에서 비용이나 수익에 대해 통제권한을 가진 각 개인을 대상으로 그의 관리기능에 대한 책임과 권한을 명확히 규정하여 성과 측정의 근거로 반영하는 원가회계 기반 조직 성과관리체계 또는 제도

• 책임중심점
 - 책임회계에서 지원을 누가, 어떤 목적으로 소비하는 가를 파악하기 위한 목적으로 구분하는 책임회계의 단위